中西医结合神经病学

主编　孙锦平　张　睿　郑　一

科学技术文献出版社
SCIENTIFIC AND TECHNICAL DOCUMENTATION PRESS

·北京·

图书在版编目（CIP）数据

中西医结合神经病学 / 孙锦平，张睿，郑一主编. —北京：科学技术文献出版社，2021.9

ISBN 978-7-5189-8321-6

Ⅰ.①中…　Ⅱ.①孙…　②张…　③郑…　Ⅲ.①神经病学—中西医结合—诊疗　Ⅳ.①R741

中国版本图书馆 CIP 数据核字（2021）第 178316 号

中西医结合神经病学

策划编辑：薛士滨　　责任编辑：吕海茹　张雪峰　　责任校对：张吲哚　　责任出版：张志平

出 版 者	科学技术文献出版社
地 址	北京市复兴路15号　邮编 100038
编 务 部	(010) 58882938，58882087（传真）
发 行 部	(010) 58882868，58882870（传真）
邮 购 部	(010) 58882873
官方网址	www.stdp.com.cn
发 行 者	科学技术文献出版社发行　全国各地新华书店经销
印 刷 者	北京虎彩文化传播有限公司
版 次	2021 年 9 月第 1 版　2021 年 9 月第 1 次印刷
开 本	787×1092　1/16
字 数	601千
印 张	26
书 号	ISBN 978-7-5189-8321-6
定 价	98.00元

中西医结合神经病学
编写委员会

名誉主编　张美增

主　　编　孙锦平　张　睿　郑　一

主　　审　郭云良

副 主 编　李广文　刘振东　张　栩　谷传凯　代明营

编　　委　（以姓氏笔画排序）

万　超　马学强　王素平　王雅婧　王旖旎

田嘉伟　吕敬雷　刘　涛　刘　翠　刘天蔚

李　暘　李大成　陈　光　骆　锋　梁　爽

蔡施霞　滕金龙

前　言

　　神经病学（neurology）是专门研究人类神经系统疾病与骨骼肌疾病的一门临床医学学科。神经系统和肌肉疾患的诊断和防治在早期曾为内科学的一个重要组成部分，由于近代医学的发展及其本身的特殊性便从内科学中派生出来，成为专业性和系统性较强、相对独立、与内科学并列的临床医学二级学科，在医学教育中越来越受到重视。

　　由于目前缺乏适合中西医结合专业学生及医师使用的神经病学专著及工具用书，在一定程度上影响中西医结合神经病学的前进步伐，因此，为适应中西医结合事业的建设和发展，作者将多年来在中西医结合领域里，对神经系统疾病诊治的经验加以总结和升华，撰写了《中西医结合神经病学》一书。本书是一本中西医并重，以突出中西医结合为特色的专业书籍。它既重视基础理论、基本知识、基本技能的内涵，又能够反映近年来国内外研究进展。全书共分为18章，沿西医和中医这两条主线，针对神经系统各种疾病的病因、症状、体征、诊断、鉴别诊断和治疗都做了详细的描述。同时对每种疾病的中医药治疗都从辨证、用药、选方，以及针灸治疗的取穴、针法各方面做了认真的编选，内容力求全面、精简、新颖、实用。本书可供中西医结合专业、神经病学专业的专科医生，尤其是主治医生、住院医生、进修医生及有关科室的医护人员使用。

　　本书的编者均是在中西医结合专业和神经病学专业中有着丰富的教学、临床和科研经验的中青年骨干，他们在临床工作十分繁忙的情况下，积极努力、不辞辛劳、一丝不苟，力求编写出令读者满意的精品，在此对所有参编者的辛勤劳动表示衷心的感谢。

　　由于编者水平有限，书中难免存在不妥之处，恳请读者、同人批评指正。

目 录

第一章 绪 论

中医学、西医学是在各自不同的历史条件下形成的不同医学体系。神经病学本属于西医学的疾病范畴，但其有关内容在中医学中亦早有记载。在卷帙浩繁的中医古籍中，历代医家对与神经系统有关的解剖、生理、病理，以及疾病的诊断、治疗等知识各有精辟的论述，并饱含着丰富的临床经验。中西医结合神经病学则是从中西医结合内科学中派生的一门年轻的临床学科，它是综合运用中医学、西医学、中西医结合医学等理论阐明中枢神经系统、周围神经系统及骨骼肌疾病的病因、发病机制、病理、临床表现、诊断、治疗及预防、康复的一门分支学科。

神经系统解剖在中医学的发源较早，历代医学书籍中对神经系统的解剖有许多精辟的论述。从殷墟出土的甲骨文中，便已有"首""耳""目""鼻""骨"等多种人体器官名称。在《灵枢·海论篇》指出天灵盖至风府为脑，风府以下为髓，在部位上清楚地划分了脑与脊髓。在《史记》中就有俞跗用割腹治疾的记载："一拔见病之位，五脏之输，乃割皮解肌，决脉结筋……"，清楚论述了古代医学家通过人体解剖学知识，不但发展了脏腑经络学说，还直接用于指导临床实践。经络的解剖部位深在体内，出入脏腑筋骨肌肉之间，遍布全身上下，它是通过经气使机体与外界环境保持密切联系来感知外界环境变化的。经络穴位和神经节段的分布有很大的一致性，其经络实质可能是以神经系统为主导的，包括体液血管在内的综合功能系统。

神经系统的生理功能在中医脏象学说中也有充分反映，《素问·五脏生成篇》中说"诸髓者，皆属于脑"，明确了脑是髓汇集的场所。古代学者解释"凡骨之有髓，惟脑为最巨，故为髓海"，意思是说脑和脊髓靠水谷之精维持其正常的生理功能，同时脑与全身各部都有密切的联系，内而脏腑，外而肢节的正常生理活动，均是在脑的支配下完成的。在《张氏医通》中写道："头者，天之象，阳之分也。六腑清阳之气，五脏精华之血皆朝会与高巅"，明确指出了脑与各部的关系，五脏六腑之精华上荣于脑，精神活动、视觉、听觉、前庭位置觉及肢节皮毛的作用正常发挥，有赖于脏腑精气的濡养，脑髓充实。清代《医学原始》中亦指出，"耳、目、口、鼻之所导人，最近于脑，必以脑先受其象而觉之，而寄之，而存之也"，认为五官之所以能发挥灵敏、清晰的感觉，完全是由于脑的作用，更加明确地认识到五官接受外界的信号并反应到脑中，脑有存储这些信号的功能，这些古代文献的记载已经相当接近现代神经生理学的认识了。

随着科学技术的发展及几代人的努力，中西医结合在神经内科学方面，无论从病因病机的探讨，还是诊断治疗方法的提高，均取得了很大的成绩。辨证与辨病相结合，宏观辨证与微观辨证相结合，中医与西医治疗方法相结合，能够明显提高临床疗效。例如，脑血管病是以肝肾阴虚为基础，气［气虚（阴虚、气虚、血虚）、火（肝火、心火）、风（肝风）、痰

（风痰、湿痰、痰热）、逆]、瘀（血瘀）等相互影响，相互作用，上犯于脑，或闭阻脑脉或血溢脉外而发病。随着现代医学科技的发展，中医学也逐渐认识到络脉在脑血管病发病中的重要性，认为在发病的整个病程中，痰瘀是最基本的病理改变，中西医结合治疗脑血管病最基本的治疗原则是活血化瘀，出血性中风的急性期同样运用活血化瘀法进行治疗，并从临床和实验不同角度进行了探讨，取得了可喜的成绩，也逐渐达成共识。在其他病种方面如重症肌无力、癫痫、吉兰－巴雷综合征（Guillain Barré Syndrome，GBS）、锥体外系疾病等都进行了卓有成效的中西医结合临床和实验研究。在中西医结合神经病学研究中还进行了大量针灸方面的研究，如对针刺时外周传入途径、下行抑制作用，以及尾状核、边缘系统等结构在针刺效应中的作用等进行了细致的研究，提示针刺镇痛作用机制是通过促进内阿片肽的释放，提高了机体对痛觉的调控，为针灸治疗神经系统疾病奠定了坚实的理论基础。

在当今生物－心理－社会医学模式指导下，中西医结合神经病学紧密结合临床，在反映基础理论、基本知识、基本技能的同时，体现出中西医结合的特殊性及适应新世纪疾病流行谱的改变和医学模式的转变，而且中西医结合方法在治疗神经系统疾病方面有着比单纯西医或中医治疗更为明显的疗效，因此，中西医结合治疗神经系统疾病已成为神经科学的研究热点。相信在不久的将来，中西医结合神经病学必将迅猛发展，从而推动临床神经病学的进步。

第一节　问诊诊断

《难经·论病篇》提出，临床医生根据诊疗水平的不同而分为四个层次，即"望而知之谓之神，闻而知之谓之圣，问而知之谓之工，切而知之谓之巧"。对于神经系统疾病的诊断，问诊超过任何检查手段。实际上对某些神经系统疾病，如偏头痛、癫痫和三叉神经痛等，病史是诊断的唯一线索和依据，而体格检查和辅助检查的目的是为了排除其他可能性。

神经系统疾病病史问诊包括一般情况（年龄、性别、职业、居住地、左利手或右利手）、主诉、现病史、发育情况（儿童患者）、系统回顾、既往病史、个人史和家族史。问诊过程中应当注意：①系统完整，需耐心听取患者叙述，尽量不要打断。②客观真实，询问过程中应当注意患者或其家属提供情况的可靠性。③重点突出，尽量围绕主诉提问，减少患者对于繁文末节和无关情况的叙述。④避免暗示，不要诱导性提问，特别是不能根据医生自己的主观臆测而让患者对本不存在的症状进行确认。⑤分析归纳，问诊完成后，分析所获得的病史资料，归纳患者最有关联的症状特点，初步做出可能的诊断，如果存在疑点，应再进一步询问或核实。

一、主诉

主诉包括患者在疾病过程中出现的主要症状及其持续时间。主诉往往是疾病定位和定性诊断的第一线索。

二、现病史

现病史包括发病后到本次就诊时症状发生、发展和演变的全过程。通常让患者以自己的语言叙述他们的症状，但在患者使用"术语"描述症状时，如"神志不清""头晕""抽筋""麻木"或"视物模糊"等，应询问其具体表现，以免产生误解。

（一）现病史的主要内容

1. 症状的发生情况　包括初发症状的发生时间、发病方式（急性、亚急性或慢性，发作性、间歇性或周期性）和患者能够想到的可能原因或诱因。

2. 症状的特点　包括症状的性质、部位、范围和严重程度。

3. 症状的发展和演变　病程中症状加重、减轻或是无变化，以及症状加重或减轻的变化过程及其影响因素。

4. 伴随症状及其相互关联　主要症状之外的伴随症状的特点、发生时间及相互影响。

5. 既往诊治情况　包括病程各阶段检查发现，曾经诊断、具体治疗方法及其疗效。

6. 病程中的一般情况　包括饮食、大小便、睡眠、体重和精神状态等，对婴幼儿患者或幼时起病的成人患者尚需了解发育情况。

首发症状的特点常具有定位价值，其部位和范围往往可提示病灶的位置。起病形式、症状发展和演变规律可提示疾病的性质，急性起病者多为血管性或炎性疾病；起病缓慢、逐渐进展提示变性疾病、代谢性疾病或肿瘤；发作性疾病可见于癫痫、晕厥或短暂性脑缺血发作；间歇性发作可见于周期性瘫痪；反复发作并呈波浪式进展常为多发性硬化的特征。

（二）神经系统疾病常见症状

1. 头痛　头痛是神经系统疾病常见症状，询问时需重点了解以下内容。

（1）头痛部位：整个头部疼痛、局部头痛还是部位变化不定的疼痛。如为局部头痛，应具体询问是在哪一侧，如前额、头顶或枕后。颅外结构病变引起的头痛部位可以相当精确，如三叉神经痛、枕神经痛和颞动脉炎引起的头痛。幕上病灶常导致额、颞部疼痛，后颅窝病灶引起的疼痛多位于枕部和颈背部。部位变化不定的头痛常提示良性病变。

（2）头痛发生形式：①是突然发生还是缓慢加重，动脉瘤破裂引起的头痛症状立即达到高峰；偏头痛发作在数小时内强度逐渐增加；颅内肿瘤引起的头痛呈缓慢进展。②是发作性还是持续性，三叉神经痛、偏头痛和丛集性头痛呈发作性；颅内占位性病变引起的头痛呈持续性。③头痛发作时间常在凌晨还是夜间，颅内肿瘤患者常在凌晨头痛而使睡眠中断；丛集性头痛多在夜间睡眠后发作。④如有周期性发作，则应注意与季节、气候、饮食和睡眠的关系，女性患者尚应询问与月经周期的关系。

（3）头痛性质：是胀痛、钝痛、隐痛、钻痛或跳痛，还是紧箍痛、爆裂痛、刀割痛或烧灼痛。血管性头痛常为跳痛；颅内肿瘤多为钝痛或胀痛；蛛网膜下腔出血多为爆裂痛；三叉神经痛和舌咽神经痛呈闪电样刀割痛；肌紧张性头痛常为钝痛和紧箍痛。

（4）头痛加重因素：过度劳累、睡眠缺乏、气候改变或月经期诱发头痛，提示良性病因；洗脸、咀嚼诱发颜面痛，提示三叉神经痛；吞咽引起咽后壁痛可见于舌咽神经痛；用力、低头、咳嗽和喷嚏等可使高颅压引起的头痛加重。

（5）头痛程度：疼痛强度因受主观因素的影响，所以很少有诊断价值，但了解头痛是否达到影响睡眠和工作的程度是选择对症治疗的依据。

（6）头痛伴发症状：了解有无恶心、呕吐、视物不清、耳鸣、失语和瘫痪等，对于头痛病因的鉴别诊断有较大价值。

（7）头痛先兆症状：暗点、闪光和异彩等视觉先兆，是诊断偏头痛的依据之一。

2. 疼痛　疼痛是神经系统疾病常见症状，询问时应注意以下几点。

（1）疼痛部位：是浅表还是深部，是皮肤、肌肉、关节还是难以准确描述，是固定的还是游走的，特别注意有无沿着神经根或周围神经分配区放射的现象。

（2）疼痛性质：是酸痛、胀痛、刺痛、烧灼痛还是闪电样疼痛，是放射性疼痛、扩散性疼痛还是牵涉性疼痛。

（3）疼痛的发生情况：是急性还是慢性，是发作性还是持续性。

（4）疼痛的影响因素：触摸、握压是否加重疼痛，活动是否诱发或加重疼痛，疼痛与气候和冷暖变化有无关系等。特别需注意的是，无论何种原因引起的疼痛，安慰剂治疗都可能缓解症状，因此安慰剂治疗反应不能作为鉴别心因性和器质性疼痛的依据。

（5）疼痛的伴随症状：是否伴有肢体瘫痪，是否伴有感觉减退，是否伴有皮肤色泽变化。

3. 眩晕　眩晕是一主观症状，患者感到自身和（或）周围物体旋转、漂浮或翻滚，属运动性幻觉或错觉。询问病史时应注意与头晕鉴别，后者为头重脚轻、眼花、站立不稳感，但无外界物体或自身位置变化的幻觉或错觉。对主诉眩晕的患者，尚应询问有无恶心、呕吐、面色苍白、出汗、耳鸣、听力减退、血压和脉搏的改变，发作的诱因、持续时间，以及眩晕与体位的关系等。

4. 视力障碍　注意询问下述几种情况。

（1）发生的情况：急性、慢性、渐进性。是否有缓解和复发。

（2）发生后持续时间。

（3）视力障碍的表现：视力模糊还是完全失明，双眼视力下降的程度，视野缺损的范围是局部还是全部，是否伴有复视或眼震。

5. 瘫痪　注意询问下述几种情况。

（1）发病形式：急性还是慢性起病，起病的诱因，以及症状的进展和波动情况。

（2）瘫痪的部位：是四肢瘫、偏瘫、单瘫还是仅累及部分肌群的瘫痪，如为肢体瘫痪，尚应注意远端和近端的比较。

（3）瘫痪的程度：是否影响坐、立、行走、进食、言语、呼吸或上下楼等动作，或仅影响手部的精细动作。

（4）瘫痪的伴随症状：有无感觉麻木、疼痛、抽搐、肌肉萎缩和括约肌功能障碍等。

6. 抽搐　注意询问下述几种情况。

（1）最初发病的年龄。

（2）诱发因素：抽搐发作与睡眠、饮食、情绪和月经等的关系。

（3）发作的先兆：有无眼前闪光、怪异气味、胸腹内气流上升的异常感觉等。

（4）抽搐的部位：是全身抽搐、局部抽搐还是由局部扩展至全身的抽搐。

（5）抽搐的形式：肢体是伸直、屈曲还是阵挛，有无颈部或躯干向一侧的扭转。

（6）伴随症状：有无意识丧失、口吐白沫、二便失禁、跌伤或舌咬伤等。

（7）抽搐后症状：有无昏睡、头痛或肢体一过性瘫痪等。

（8）发作的频率：应具体询问每年、每月、每周或每天的发作次数，以及最近一次发作的时间。

（9）以往诊断和治疗情况。

7. 睡眠障碍　患者是思睡还是失眠，如有失眠，应询问是入睡困难、易醒还是早醒，是否存在多梦或醒后再入睡困难，以及失眠的诱因或影响睡眠的因素。如有可能还应向家属询问患者每夜处于睡眠状态的时间、睡眠中有无肢体不自主运动及有无呼吸暂停等。

三、既往史

既往史的询问同一般内科疾病，但应特别注意与神经系统疾病有关的病史，如心脑血管病、高血压、糖尿病、脑炎、结核病、风湿病、肿瘤、甲状腺功能亢进症、血液病、中毒、头部外伤及手术史。

应当仔细分析患者既往病史特点及其与现在疾病的关系，如胃部手术可能导致维生素 B_1 缺乏；结节病可能引起面神经麻痹（Bell 麻痹）、尿崩症、眼肌麻痹和周围神经病；恶性肿瘤及其治疗措施可能直接和间接导致神经系统损伤。药物也可能造成神经系统损伤，应注意询问患者既往用药情况，如长期服用异烟肼可能引起周围神经病；镇静药可造成多种形式运动障碍。

四、个人史

个人史询问的基本内容包括出生地、居住地、文化程度、职业、是否到过疫区、生活习惯和性格特点等。对儿童患者应询问围生期和生长发育的情况。对女性患者应询问月经史和婚育史。

五、家族史

有许多神经系统疾病是遗传性或与遗传有关的，询问家族史对于确定诊断有重要价值。但是应当注意，患者家庭中其他成员基因异常的表型可能存在很大差异，不仅疾病的严重程度存在差异，而且累及器官也可能不同，如 Charcot-Marie-Tooth 病患者的亲属可能仅有弓形足；线粒体肌病患者的亲属可能表现为神经性耳聋、痴呆、癫痫发作或甲状旁腺功能减退等。而某些疾病如癫痫，可能被视为家庭隐私。因此，应当谨慎看待患者对于类似疾病家族史的否认。

第二节 体格检查

问诊诊断是疾病定位、定性及病因诊断的线索，提示多种可能性，每种可能性应当由神经系统体格检查发现的阳性体征所印证，或由阴性体征而排除。因此，神经系统体格检查用于对初步诊断的确立与鉴别。

某些情况下神经系统症状是全身性疾病的部分表现，因此不能忽视全身体格检查。关于全身体格检查的详细内容和方法可参阅《内科诊断学》，本节仅简述与神经系统疾病关系密切的部分。

一、高级神经活动

（一）意识

1. 一般情况　观察患者意识是否清晰，检查是否配合，应答是否切题，观察患者的自发活动和身体姿势，是否有拉扯衣服、自发咀嚼、眨眼或打哈欠，是否有对外物的注视或视觉追随，是否自发改变姿势。可给予刺激（用棉絮轻触鼻黏膜、针刺皮肤、压迫眶上神经）后观察患者的反射活动。

2. 眼部体征

（1）瞳孔：对瞳孔大小、形态、对称性及直接和间接对光反射的检查有重要的价值。一侧瞳孔散大和对光反射消失见于各种原因造成的动眼神经麻痹（颞叶钩回疝、后交通动脉瘤），以及外伤、手术或白内障等局部病变。一侧瞳孔缩小、上睑下垂和面部无汗可能是幕上占位病变压迫下丘脑后最先出现的体征，也见于同侧脑桥外侧部、延髓、颈髓腹外侧部及颈交感神经节后纤维损伤。双侧瞳孔散大和对光反射消失见于严重的中脑损伤或胆碱能拮抗剂中毒。针尖样瞳孔是脑桥损害的特征，由于下行交感神经纤维受损造成。中毒或代谢性疾病引起昏迷的患者，通常瞳孔对光反射保留。

（2）角膜反射：特别注意反射是否对称。如果高位脑桥和中脑未受病变累及，刺激角膜会引起眼球向上活动（Bell 现象）。一侧角膜反射消失见于同侧三叉神经或延髓病变，双侧角膜反射消失表明昏迷程度较深。

（3）眼球运动：单眼外展并有瞳孔散大，表明动眼神经麻痹。眼球内收可见于外展神经受损，或是高颅压导致的假性定位征。分离性斜视（静息状态下去共轭垂直凝视）见于脑干不同层面和小脑损害。眼球游动（眼球由一侧向另一侧的缓慢来回移动）提示大脑半球病变而脑干功能保留。眼球浮动（双眼球快速向下移动，随之缓慢恢复到静息位置）提示脑桥下部病变。眼球下沉（双眼球缓慢向下移动，随之快速向上恢复到静息位置）提示弥散缺氧性损伤。急性丘脑损伤可引起双眼球持续向下和向内偏转。中脑顶盖部病变可引起眼球垂直运动障碍。双眼球水平同向偏斜见于额叶或脑桥被盖部病变。巴比妥类、苯妥英类、苯二氮䓬类、三环类抗抑郁药和酒精中毒可抑制反射性眼球运动，但瞳孔对光反射保留。

（4）眼底：是否有视盘水肿、出血。水肿见于高颅压等，玻璃体膜下片状或块状出血见于蛛网膜下腔出血等。

3. 运动功能 判断昏迷患者是否存在肢体瘫痪的方法有以下几种。

（1）肢体坠落试验：将患者上肢抬高后让其自然下落，瘫痪侧下落速度较快；患者仰卧位，检查者使其被动屈髋和屈膝后突然松手，瘫痪侧下肢较快坠于床面。

（2）下肢外旋征：患者取仰卧位，双下肢伸直位，瘫痪侧下肢外旋。

（3）痛刺激试验：针刺肢体皮肤，健侧可见回避动作，瘫痪侧回避动作消失或明显减弱。

（4）肌张力：比较瘫痪侧肢体肌张力异常改变。

4. 呼吸形式 通过观察患者呼吸形式的变化，可以帮助判断病变部位和病情严重程度。

（1）过度换气后呼吸暂停：表现为每 5～10 次深呼吸后，有 12～30 秒呼吸暂停，为大脑半球广泛损伤所致。

（2）潮式呼吸（Cheyne-Stokes 呼吸）：渐增－渐减的呼吸频率和呼吸深度，随之有一呼吸暂停阶段。见于中线深部结构、双侧大脑半球或弥散性皮质损伤。

（3）中枢神经源性过度通气：快速节律性过度通气，30～70 次/分钟，为中脑到脑桥上部被盖区的病变所致。

（4）长吸式呼吸：表现为延长性吸气痉挛，充分吸气后，暂停 2～3 秒才呼气，见于双侧脑桥损伤。

（5）失调呼吸：表现为整个呼吸节律的异常，见于延髓损伤。

（二）精神

观察患者衣着是否整洁，主动和被动接触是否良好，对疾病的自知力是否存在；有无错觉、幻觉、联想散漫、思维迟缓、思维奔逸、妄想、逻辑障碍、情感淡漠或倒错、精神运动性兴奋或抑制等。

（三）记忆

记忆是既往经验在脑内的贮藏和再现的心理过程，包括信息的识记、保持和再现三个环节。根据记忆时间的长短可分为即刻记忆、短期记忆、近事记忆和远事记忆。记忆障碍可仅涉及一段时期和部分内容，检查记忆时应当注意全面分析检查结果。

1. 单项记忆测验

（1）数字广度记忆测验：3～12 位随机数字，检查者以每秒 1 个数的速度念出，要求受试者按相同顺序重复。正常成人能够正确复述 5～9 位数字。

（2）关联词组记忆测验：相关词 10 对（如手—足、马—牛、汽车—火车），无关词 10 对（如猫—铅笔、松树—电话、蛋糕—凳子），检查者将每一对词念过后，让受试者复述一遍并尽量记住。然后由检查者说出一对词中的一个，请受试者说出相应的另一个。最后统计正确回答数、错答数和忘记数。可重复检测 3 次，求其均数。正常成人正确回答数：相关词 8～10 对，无关词 7 对以上。

（3）故事记忆测验：检查者叙述简短故事，如"8月13日在广邻高速公路发生了一起重大交通事故，2名男青年死亡，1名女青年重伤"。在肯定受试者听清楚之后再与受试者谈论其他事情，间隔5分钟后让受试者复述故事。正常成人能够复述其主要内容。

（4）图形记忆测验：采用15张简单图形的卡片，将各卡片分别呈现给受试者约5秒，移去卡片后要求受试者将看过的图形默画在一张白纸上。每一默画的图形按错误记分，主要图形保留且容易辨认的错误不超过2处记0分，主要图形保留但容易辨认的错误超过2处记1分，或省略或增添而导致主要图形错误（如将四边形画成五边形或三角形）记2分，图形出现旋转或倒置记3分。15张图形错误分之和越高表明记忆成绩越差。正常成人15张图形的错误总分 <4 分。

（5）经历事件记忆测验：请受试者回忆近期和远期经历的生活和历史事件，如今天早晨吃的什么、昨晚几时睡觉、结婚年月、子女生日，以及众所周知的社会大事及其发生的时间顺序。请家属核实患者对于生活事件的回忆是否正确。

2. 成套记忆测验

（1）临床记忆量表（clinical memory scale）：由中国科学院心理研究所许淑莲教授主持编制，包括5项分测验：指向记忆、联想学习、图像自由回忆、无意义图形再认和人像特点联系回忆。前2项为听觉记忆，指导语和刺激词均由录音机播放；中间2项为视觉记忆，由检查者按规定时间呈现图片刺激；最后1项为听觉和视觉结合的记忆，检查者在呈现图片刺激的同时介绍图片的特征。检测结束后将5项分测验所得原始分换算成量表分，然后按不同年龄组量表分的等值记忆商换算表求得记忆商，以此衡量受试者的记忆水平。

（2）韦氏记忆量表（wechsler memory scale）：由国外心理学家 Wechsler 编制，包括7项分测验：个人和日常知识、定向力、计数、逻辑记忆、数字广度记忆、视觉记忆和成对词汇联想记忆。国内龚耀先等对原表进行了修订，增加了3项分测验：图形回忆、图形再认和触摸记忆。检测结束后将分测验所得原始分换算成量表分，然后根据量表总分的等值记忆商换算表求得记忆商，与同龄正常组平均成绩比较以衡量受试者的记忆水平。

（四）智能

智能是指认识客观事物并运用知识解决实际问题的能力，包括：①抽象智能，指理解和运用概念、符号的能力。②机械智能，指理解、创造和运用机械的能力。③社会智能，指在社会环境中采取恰当行为的适应能力。

1. 一般智能检查　对于无明显脑损伤症状的患者，通常只需要进行一般智能状况检查。首先询问患者日常生活、社会交往和工作能力有无明显变化，大致了解智能活动的基本情况。可选择下述检查：①数学计算力，让患者计算 $11 + 29$、$65 - 7$、5×13 和 $58 \div 2$ 等。②抽象能力，请患者阐述一对词组的相似性，如橘子—香蕉、马—牛、桌子—书架、牛奶—汽水等。③判断力，如 500 g 铁和 500 g 棉花重量是否相同？④信息能力，如请患者说出现任国家主席是谁、前任国家主席是谁、一年有多少个星期，以及所在省的省会城市等。⑤结构性能力，如请患者画出 11 点 15 分的时钟表面、临摹一个简单三维结构图形等。

2. 成套智能测验　对怀疑存在智能障碍的患者，为评价其严重程度和有利于随访观察，需采用智能量表评定。简易精神状态检查（mini-mental state examination，MMSE）量表共有30小项，1~5项检测时间定向，6~10项检测地点定向，11~13项检测语言即刻记忆，14~18项检测注意力和计算能力，19~21项检测短时记忆，22~23项检测物体命名，24项检测语言复述，25项检测阅读理解，26~28项检测语言理解，29项检测言语表达，30项为图形描画。每项回答或操作正确记1分，分值范围0~30分。张明园等修订的中文版，提出按接受教育程度判定认知功能缺损的分界值：文盲组（未受教育）17分，小学组（受教育年限≤6年）20分，中学及以上组（受教育年限>6年）24分。得分低于按受教育程度分组的分界值提示存在认知功能缺损。

（五）语言

1. 失语症（aphasia） 失语症是指意识清楚情况下，由于大脑语言中枢病变导致的语言表达或理解障碍。首先确定患者意识清楚，配合检查，无可能影响检查结果的运动和感觉障碍。了解患者的文化水平，是左利手还是右利手，如为左利手尚应询问书写时是否仍用右手。

语言表达能力检查包括以下几点。

（1）说：包括交谈性言语（对话）、描述性言语（看图说话）、言语复述（跟读）、自发言语（计数、叙述经历）、命名物体、唱歌、解释单词或成语的意义等。

（2）写：包括听写单词、听写句子、自动书写（造句、作文）和抄写（词、句、图）等。

（3）听：执行简单指令（睁眼、闭眼、握拳）、是非问题选择（我是坐着的吗？门是开着的吗？）、左右定向（伸出左手，用左手摸右耳）、执行复杂指令（按顺序摸鼻子、眼睛和耳朵，指指地板然后再看天花板）。

（4）读：包括朗读单字、单词和单句，找出检查者朗读的单词，执行书面命令。

2. 失用症（apraxia） 失用症是指在意识清楚、无感觉和运动功能障碍或其不足以影响相关活动的情况下，患者丧失完成有目的、复杂的活动能力。失用症检查包括执行指令（嘱其伸手、握拳、吹哨、打电话等）、模仿动作（模仿举手、敬礼、脱衣扣等）和实物演示（嘱其梳头、刷牙、写字、画图、划火柴等）。

3. 失认症（agnosia） 失认症是指患者在意识清楚、基本感知功能正常的情况下，不能通过特定感觉辨识以往熟悉的物体。对视觉失认的检查可要求患者识别照片、线条图或实物。对听觉失认的检查可让其辨识原本熟悉的声音，包括言语声音、闹铃声和乐曲等。对触觉失认的检查可要求患者闭目后触摸熟悉物品，并说出物品的名称或用途（存在命名性失语时）。

二、脑神经检查

（一）嗅神经

检查前应先观察鼻腔是否通畅，以排除局部病变。嘱患者闭目，检查者用拇指堵住患者一侧鼻孔，将装有挥发性气味但无刺激性液体（如香水、松节油、薄荷水等）的小瓶或牙膏、香皂、樟脑等，置于患者另一侧鼻孔下，让患者说出嗅到的气味名称，然后再按同样方法检查对侧。注意不能使用可能直接刺激三叉神经末梢的挥发性液体，如酒精、氨水和甲醛等。嗅觉正常时可正确区分各种测试物品气味，否则为嗅觉减退或丧失，又可分为单侧或双侧嗅觉减退或丧失。

（二）视神经

1. 视力　视力可分为远视力和近视力，检查时应对两眼分别测试。远视力检查通常采用国际标准视力表，受试者距视标 5 m 测定。近视力检查采用标准近视力表，被检眼距视标 30 cm 测定。

正常视力在 1.0 以上，小于 1.0 即为视力减退。如果患者视力明显减退以至于不能分辨视力表上的符号，可嘱其在一定距离内辨认检查者的手指（指数、手动），测定结果记录为几米指数或几米手动。视力减退更严重时，可用电筒照射检查，了解患者有无光感，完全失明时光感也消失。

2. 视野　视野是双眼向前方固视不动时所能看到的空间范围。正常单眼视野范围大约是颞侧 90°，下方 70°，鼻侧 60°，下方 55°。

3. 眼底　在光线较暗处请患者背光而坐或仰卧床上，注视正前方，尽量勿转动眼球，检眼镜与患者眼球的距离不能超过 2.5 cm。检查患者右眼时，检查者位于患者右方，以右手持检眼镜，用右眼观察眼底；检查左眼则相反。发现眼底病理改变的位置可以用时钟钟点的方位表示，或以上、下、鼻上、鼻下、颞上和颞下来注明，病灶大小和间隔距离用视盘直径作单位来测量（1 D = 1.5 mm）。

（1）视盘：注意观察形态、大小、色泽、隆起和边缘情况。正常视盘呈圆形或椭圆形，直径约为 1.5 mm，边缘整齐，色浅红。中央部分色泽较浅，呈凹状，为生理凹陷。正常视盘旁有时可看到色素环（或呈半月形围绕）。如果视盘有水肿或病理凹陷时，可根据看清两目标的焦点不同（看清视盘最顶点小血管和看清视盘周围部分小血管需要转动的检眼镜转盘上屈光度的差数）来测量隆起或凹陷的程度，一般以屈光度来表示，每相差 3 个屈光度相当于 1 mm。

（2）黄斑：位于视盘颞侧，距视盘约 2 D 处稍偏下方，直径约 1 D。正常黄斑较眼底其他部分色泽较深，周围有一闪光晕轮，中央有一明亮反光点，称为中央凹反光。

（3）视网膜：正常视网膜呈粉红色，明暗有所不同，也可呈豹纹状。注意观察有无渗出物、出血和色素沉着等。

（4）视网膜血管：包括视网膜中央动脉和静脉，各分为鼻上、鼻下、颞上和颞下四支。观察血管的粗细、色泽、弯曲度、动-静脉粗细比例和动-静脉交叉情况。正常血管走行呈自然弯曲，动-静脉管径之比约为 2 : 3，无动-静脉交叉压迹。

（三）动眼、滑车和外展神经

动眼、滑车和外展神经共同管理眼球运动，故同时检查。

1. 眼裂和眼睑　嘱患者双眼平视前方，观察两侧眼裂是否对称一致，有无增大或变窄，上睑有无下垂。

2. 眼球

（1）眼球位置：观察眼球是否突出或内陷，是否存在斜视或偏斜。

（2）眼球运动：先请患者向各个方向转动眼球，然后检查者将食指置于患者眼前30 cm处向左、右、上、下、右上、右下、左上、左下八个方向移动，嘱患者在不转动头部的情况下注视检查者食指并随食指移动转动眼球。最后检查辐辏运动，分别观察两侧眼球向各个方向活动的幅度，注意有无向某一方向活动的缺失或受限。正常眼球外转时角膜外缘到达外眦角，内转时瞳孔内缘到达上下泪点连线，上转时瞳孔上缘到达上睑缘，下转时瞳孔下缘到达下睑缘。如果不能移动到位，应记录角膜缘（或瞳孔缘）与内、外眦角（或睑缘）的距离。注意观察两侧眼球向各个方位注视时是否同步协调，是否出现复视。如果存在复视，应记录复视的方位、实像与虚像的位置关系。

（3）眼震：检查过程中应观察患者是否存在眼球震颤。眼球震颤是眼球不自主、有节律地往复快速移动，按其移动方向可分为水平性、垂直性、斜向性、旋转性和混合性，按其移动形式可分为摆动性（往复速度相同）、冲动性（往复速度不同）和不规则性（方向、速度和幅度均不恒定）。

3. 瞳孔

（1）瞳孔大小：普通室内光线下，正常瞳孔直径为3～4 mm，儿童稍大，老年人稍小，两侧等大。小于2 mm为瞳孔缩小，大于5 mm为瞳孔扩大。

（2）瞳孔形态：正常瞳孔应为圆形，边缘整齐。

（3）对光反射：检查时用电筒从侧面分别照射双眼，对光反射正常时即刻见到瞳孔缩小。照射侧瞳孔缩小为直接对光反射，对侧瞳孔同时缩小为间接对光反射，应分别记录。

（4）调节和辐辏反射：嘱患者注视正前方约30 cm处检查者的食指，然后迅速移动食指至患者鼻根部，正常时可见双瞳缩小（调节反射）和双眼内聚（辐辏反射）。

（四）三叉神经

1. 运动功能　三叉神经运动支主咀嚼肌群，包括颞肌、咬肌、翼内肌和翼外肌。首先观察两侧颞肌和咬肌有无萎缩，然后以双手同时触摸颞肌或咬肌，嘱患者做咀嚼动作，检查者体会颞肌和咬肌收缩力量的强弱并左右比较。再嘱患者张口，以上下门齿的中缝线为参照，观察下颌有无偏斜。一侧三叉神经运动支病变时，病侧咀嚼肌肌力减弱，张口下颌偏向患侧，病程较长时可能出现肌肉萎缩。

2. 感觉功能　用针、棉絮和盛冷、热水的玻璃试管测试面部皮肤的痛觉、触觉和温度觉，注意两侧对比，评价有无感觉过敏、感觉减退或消失，并划出感觉障碍的分布区域，判断是三叉神经周围支区域的感觉障碍还是核性感觉障碍。

3. 反射

（1）角膜反射：嘱患者向一侧注视，检查者以捻成细束的棉絮由侧方轻触其注视方向对侧的角膜，避免让患者看见，注意勿触及睫毛、巩膜或瞳孔前面。正常反应为双侧的瞬目动作，触及角膜侧为直接角膜反射，未触及侧为间接角膜反射。角膜反射的传入通过三叉神经眼支，中枢在脑桥，传出通过面神经，反射径路任何部位病变均可使角膜反射减弱或消失。

（2）下颌反射：嘱患者微张口，检查者将拇指置于患者下颌正中，用叩诊锤叩击手指。反应为双侧颞肌和咬肌的收缩，使张开的口闭合。下颌反射的传入和传出均经三叉神经，中枢在脑桥。正常反射动作不明显，双侧皮质脑干束病变时反射亢进。

（五）面神经

1. 运动功能　首先观察患者两侧额纹、眼裂和鼻唇沟是否对称，有无一侧口角低垂或口角歪斜。然后嘱患者做睁眼、闭眼、皱眉、示齿、鼓腮、吹哨等动作，观察能否正常完成及左右是否对称。一侧面神经周围性（核或核下性）损伤时，病侧所有面部表情肌瘫痪，表现病侧额纹变浅、皱眉不能、闭眼无力或不全、鼻唇沟变浅，鼓腮和吹哨时病侧漏气，示齿时口角歪向健侧；中枢性（皮质脑干束）损伤时仅表现病灶对侧眼裂以下面肌瘫痪。

2. 味觉　准备糖、盐和醋酸溶液，嘱患者伸舌，检查者用棉签分别蘸取上述溶液涂在患者舌前部的一侧，为了防止舌部动作时溶液流到对侧或舌后部，事先和患者约好辨味时舌部不能活动，仅用手指出预先写在纸上的甜、咸、酸、苦四字之一。每测试一种溶液后要用清水漱口。舌两侧要分别检查并比较。面神经损伤时舌前 2/3 味觉丧失。

（六）前庭蜗神经

1. 耳蜗神经

（1）听力检查：分别检查两耳。用棉球塞住一耳，采用语音、机械表音或音叉振动音测试另一侧耳听力，由远及近至能够听到声音为止，记录其距离。再用同法测试对侧耳听力。两侧对比，并与检查者比较。如果发现听力障碍，应进一步行电测听检查。

（2）音叉试验：可鉴别传导性耳聋（外耳或中耳病变）和感音性耳聋（内耳或耳蜗神经病变）。①Rinne 试验，将振动的音叉柄放在耳后乳突上（骨导），至患者听不到声音后再将音叉移至同侧外耳道旁（气导）。正常情况下，气导能听到的时间长于骨导能听到的时间，即气导＞骨导，称为 Rinne 试验阳性。传导性耳聋时，骨导＞气导，称为 Rinne 试验阴性；感音性耳聋时，虽然是气导＞骨导，但气导和骨导时间均缩短。②Weber 试验，将振动的音叉放在患者前额或颅顶正中。正常时两耳感受到的声音相同。传导性耳聋时患侧较响，称为 Weber 试验阳性；感音性耳聋时健侧较响，称为 Weber 试验阴性。

2. 前庭神经　前庭神经病变时主要表现为眩晕、呕吐、眼球震颤和平衡失调，检查时应重点注意。

（1）平衡功能：前庭神经损伤时表现为平衡障碍，患者步态不稳，常向患侧倾倒，转头及体位变动时明显。

（2）眼球震颤：前庭神经病变时可出现眼球震颤，眼震方向因病变部位和性质而不同。急性迷路病变（如内耳炎症、出血）引起冲动性眼震，慢相向病侧，快相向健侧，向健侧注视时重，向病侧注视时减轻。中枢性前庭损伤（如脑干病变）时眼震方向不一，可为水平、垂直或旋转性。

（3）前庭功能检查：①旋转试验，请患者坐转椅中，闭目，头前倾30°，先将转椅向右（顺时针）以1周/2秒的速度旋转10周后突然停止，并请患者立即睁眼注视前方。正常可见水平冲动性眼震，快相和旋转方向相反，持续20~40秒，如果小于15秒则提示前庭功能障碍。间隔5分钟后再以同样方法向左旋转（逆时针），观察眼震情况。正常时两侧眼震持续时间之差值应小于5秒。②冷热水试验，检查患者无鼓膜破损方可进行本试验。用冷水（23℃）或热水（47℃）注入一侧外耳道，至引发眼球震颤时停止注入。正常情况下眼震持续1.5~2.0分钟，注入热水时眼震快相向注入侧，注入冷水时眼震快相向对侧。前庭病变时眼震反应减弱或消失。

（七）舌咽、迷走神经

舌咽、迷走神经的解剖和生理关系密切，通常同时检查。

1. 运动功能　询问患者有无吞咽困难和饮水呛咳，注意说话声音有无嘶哑或鼻音。嘱患者张口发"啊"音，观察双侧软腭位置是否对称及动度是否正常，悬雍垂是否偏斜。一侧舌咽和迷走神经麻痹时，病侧软腭位置较低，动度减弱，悬雍垂偏向健侧。

2. 感觉功能　用棉签轻触两侧软腭和咽后壁黏膜检查一般感觉，舌后1/3味觉检查方法同面神经的味觉检查法。

3. 咽反射　嘱患者张口发"啊"音，用棉签轻触两侧咽后壁黏膜，引起作呕及软腭上抬动作，反射的传入和传出均通过舌咽和迷走神经，中枢在延髓。观察并比较刺激两侧咽后壁时引出的反射活动，舌咽和迷走神经周围性病变时患侧咽反射减弱或消失。

（八）副神经

副神经支配胸锁乳突肌和斜方肌的随意运动。一侧胸锁乳突肌收缩使头部转向对侧，双侧同时收缩使颈部前屈；一侧斜方肌收缩使枕部向同侧倾斜，抬高和旋转肩胛并协助上臂上抬，双侧收缩时头部后仰。首先观察患者有无斜颈或塌肩，以及胸锁乳突肌和斜方肌有无萎缩。然后嘱患者做转头和耸肩动作，检查者施加阻力以测试胸锁乳突肌和斜方肌肌力的强弱，并左右比较。

（九）舌下神经

舌下神经支配所有舌外和舌内肌群的随意运动。首先嘱患者张口，观察舌在口腔内的位置、形态及有无肌纤维颤动。然后嘱患者伸舌，观察有无向一侧的偏斜，有无舌肌萎缩。再请患者用舌尖分别顶推两侧口颊部，检查者用手指按压腮部以测试肌力强弱。一侧舌下神经周围性病变时，伸舌偏向患侧，可有舌肌萎缩及肌纤维颤动。一侧舌下神经核上性病变时，伸舌偏向病灶对侧，无舌肌萎缩和肌纤维颤动。双侧舌下神经病变时，舌肌完全瘫痪而不能伸舌。

三、运动系统检查

（一）肌肉容积

观察肌肉有无萎缩或假性肥大，可用软尺测量肢体周径，以便左右比较和随访观察。左右肢体应选择对称点测量周径，以避免测量误差。如果发现肌肉萎缩或肥大，应记录其部位、分布和范围，确定是全身性、偏侧性、对称性还是局限性，是限于某周围神经支配区，还是限于某个关节活动的范围。如果可能，应确定具体受累的肌肉或肌群。

（二）肌张力

肌张力是指肌肉在静止松弛状态下的紧张度。检查时根据触摸肌肉的硬度和被动活动的阻力进行判断。肌张力降低时，肌肉松弛，被动活动时的阻力减小，关节活动的范围增大，见于肌肉、周围神经、脊髓前角和小脑病变。肌张力增高时，肌肉较硬，被动活动时的阻力较大，根据肢体被动活动时的阻力情况可分为折刀样增高、铅管样增高和齿轮样增高。锥体束病变时表现上肢的屈肌和下肢的伸肌张力增高明显，被动活动开始时阻力大，终了时突然变小，称折刀样肌张力增高。锥体外系病变导致的肌张力增高，表现肢体伸肌和屈肌被动活动时阻力均增大，整个被动活动过程中遇到的阻力是均匀一致的，称铅管样肌张力增高。锥体外系病变引起的肌张力增高，如果同时存在肢体震颤，则在肢体被动活动过程中出现规律间隔的短时停顿，如同两个齿轮镶嵌转动，称为齿轮样肌张力增高。

（三）肌力

肌力是受试者主动运动时肌肉产生的收缩力。检查肌力主要有两种方式：①嘱患者随意活动各关节，观察活动的速度、幅度和耐久度，并施以阻力与其对抗，测试肌力大小；②让患者维持某种姿势，检查者施力使其改变，判断肌力强弱。检查肌力时应左右对比，不同个体肌肉力量的强弱差别较大，两侧对比较为客观，也有利于发现程度较轻的一侧肢体或局部肌群的肌力减退。在肢体肌力的左右对比时应考虑右利或左利的影响，两侧肢体（特别是上肢）肌力强弱存在正常差异。

1. 肌力分级　采用 0～5 级的 6 级肌力记录法。0 级，肌肉无任何收缩现象（完全瘫痪）；1 级，肌肉可轻微收缩，但不能活动关节，仅在触摸肌肉时感觉到；2 级，肌肉收缩可引起关节活动，但不能对抗地心引力，肢体不能抬离床面；3 级，肢体能抬离床面，但不能对抗阻力；4 级，能做对抗阻力的活动，但较正常差；5 级，正常肌力。

2. 轻瘫试验　对轻度瘫痪的患者采用一般方法不能确定时，可进行下述轻瘫试验。

（1）上肢：①上肢平举试验，患者平伸上肢，掌心向上，持续数十秒后可见轻瘫侧上肢逐渐下垂，前臂旋前，掌心向内。②数指试验，嘱患者手指全部屈曲，然后依次伸直，做计数动作，或手指全部伸直后顺次屈曲，轻瘫侧动作笨拙或不能。③指环试验，嘱患者拇指分别与其他各指组成环状，检查者以一手指穿入环内快速将其分开，测试各指肌力。

（2）下肢：①外旋征，嘱患者仰卧，双下肢伸直，轻瘫侧下肢呈外旋位。②膝下垂试验，嘱患者俯卧，维持双膝关节屈曲90°，持续数十秒后轻瘫侧下肢逐渐下落。③足跟抵臀试验，嘱患者俯卧，尽量屈曲膝部，使双侧足跟接近臀部，轻瘫侧不能抵近臀部。④下肢下垂试验，嘱患者仰卧，双下肢膝、髋关节均屈曲呈直角，数十秒后轻瘫侧下肢逐渐下垂。

（四）共济运动

1. 一般观察 观察患者穿衣、系纽扣、取物、写字和步态等动作的准确性及言语是否流畅。

2. 指鼻试验 嘱患者外展伸直一侧上肢，以食指尖触摸自己的鼻尖，先睁眼后闭眼重复相同动作。注意两侧上肢动作的比较。小脑半球病变时患侧指鼻不准，接近鼻尖时动作变慢，并可出现动作性震颤，睁、闭眼无明显差别。感觉性共济失调引起的指鼻不准在睁眼和闭眼时有很大差别，睁眼时动作较稳准，闭眼时很难完成动作。

3. 误指试验 患者上肢向前平伸，食指掌面触及检查者固定不动的手指，然后维持上肢伸直并抬高，使食指离开检查者手指至一定高度的垂直位置，再复下降至检查者的手指上。先睁眼后闭眼重复相同动作，注意睁、闭眼动作及两侧动作准确性的比较。前庭性共济失调者，双侧上肢下落时食指均偏向病变侧；小脑病变者，患侧上肢向外侧偏斜；深感觉障碍者，闭眼时不能触及目标。

4. 轮替试验 观察患者快速、往复动作的准确性和协调性：①前臂的旋前和旋后，嘱患者用手掌和手背快速交替接触床面或桌面。②伸指和握拳，快速交替进行。小脑性共济失调患者动作缓慢、节律不匀和不准确。

5. 跟膝胫试验 嘱患者仰卧，抬高一侧下肢，屈膝后将足跟置于对侧膝盖上，然后贴胫骨向下移动至踝部。小脑性共济失调患者抬腿和触膝时动作幅度大，不准确，贴胫骨下移时摇晃不稳。感觉性共济失调患者难以准确触及膝盖，下移时不能保持和胫骨的接触。

6. 反跳试验 嘱患者用力屈肘，检查者握其腕部向相反方向用力，随即突然松手，正常人因为对抗肌的拮抗作用而使前臂屈曲迅即终止。小脑病变时缺少对抗肌的拮抗作用，屈肘力量使前臂或掌部碰击到自己的身体。

7. 平衡性共济失调试验

（1）闭目难立征（Romberg's sign，Romberg 征）：嘱患者双足并拢直立，双手向前平伸，先睁眼后闭眼，观察其姿势平衡。感觉性共济失调患者表现为睁眼时能保持稳定的站立姿势，而闭目后站立不稳，称 Romberg 征阳性。小脑性共济失调患者无论睁眼还是闭眼都站立不稳。一侧小脑病变或前庭病变时向病侧倾倒，小脑蚓部病变时向后倾倒。

（2）卧 - 起试验：嘱受试者由仰卧位坐起，不能借助手支撑。正常人于屈曲躯干的同时下肢下压，而小脑性共济失调患者在屈曲躯干的同时髋部也屈曲，双下肢抬离床面，称联合屈曲现象。

（五）不自主运动

观察患者有无不能随意控制的痉挛发作、抽动、震颤、肌束颤动、舞蹈样动作、手足徐动、扭转痉挛等，观察和询问不自主运动的形式、部位、程度、规律和过程，以及与休息、活动、情绪、睡眠和气温等的关系，并注意询问家族史。

（六）姿势和步态

观察患者卧、坐、立和行走的姿势，可能发现对于诊断有价值的线索。例如，肢体瘫痪的患者卧位时表现为患侧肘、腕、指屈曲，前臂内旋，下肢外旋；小脑或前庭病变的患者坐位时表现为摇晃不定、倾倒或有不随意的点头动作；帕金森病患者站立和行走时表现为头前倾、躯干前屈、上肢内收和肘屈曲。

观察步态时可嘱患者按指令行走、转弯和停止，注意其起步、抬足、落足、步幅、步基、方向、节律、停步和协调动作的情况。根据需要尚可嘱其足跟行走、足尖行走和足跟挨足尖呈直线行走。常见步态异常有以下几种。

1. 痉挛性偏瘫步态　瘫痪侧上肢屈曲、内旋，行走时下肢伸直向外、向前呈划圈动作，足内翻，足尖下垂。常见于一侧锥体束病变。

2. 痉挛性剪式步态　双下肢强直内收，行走时前后交叉呈剪刀样，足尖拖地。常见于脊髓横贯性损害或两侧大脑半球病变。

3. 蹒跚步态　行走时步基增宽，左右摇晃，前仆后跌，不能走直线，犹如醉酒者，故又称为"醉汉步态"。常见于小脑、前庭或深感觉传导路病变。

4. 慌张步态　行走时躯干前倾，双上肢缺乏联带动作，步幅小，起步和停步困难。由于躯干重心前移，导致患者行走时往前追逐重心，小步加速似慌张不能自制，又称"前冲步态"。常见于帕金森病。

5. 肌病步态　由于骨盆带肌群和腰肌无力，行走缓慢，腰部前挺，臀部左右摇摆。常见于肌营养不良症。

6. 跨阈步态　足尖下垂，行走时为避免足趾摩擦地面，需过度抬高下肢，如跨越门槛或涉水时步行姿势。常见于腓总神经病变。

四、感觉系统检查

检查感觉系统功能时，患者必须意识清楚，且愿意主动配合检查，因此，检查前应当耐心向患者解释检查目的、过程和要求，以取得患者的充分合作。检查应当在安静环境中进行，使患者能够全神贯注，认真回答对各种刺激的感受。检查过程中应嘱患者闭目，切忌暗示性提问，以免影响患者的真实性感受。检查时应注意两侧对比、上下对比、远端和近端对比，以及不同神经支配区的对比。痛觉检查应先由病变区开始，向健康区移行（如感觉过敏则应由健区向病区检查）。先查出大概范围，再仔细查出感觉障碍的界限，并应准确画图记录其范围，必要时需多次复查核实。

（一）浅感觉

1. 痛觉　用大头针轻刺皮肤，询问有无疼痛及疼痛程度。如果发现局部痛觉减退或过敏，嘱患者比较与正常区域差异的程度。

2. 触觉　用棉絮轻触皮肤或黏膜，询问是否察觉及感受的程度。也可嘱患者口头计数棉絮接触的次数。

3. 温度觉　分别用盛冷水（5～10 ℃）和热水（40～45 ℃）的玻璃试管接触皮肤，嘱患者报告"冷"或"热"。

（二）深感觉

1. 运动觉　嘱患者闭目，检查者轻轻捏住患者指、趾两侧，向上、下移动5°左右，嘱其说出移动的方向。如果患者判断移动方向有困难，可加大活动的幅度。如果患者不能感受移动，可再试较大的关节，如腕、肘、踝和膝关节等。

2. 位置觉　嘱患者闭目，检查者移动患者肢体至特定位置，嘱患者报告所放位置，或用对侧肢体模仿移动位置。

3. 振动觉　将振动的音叉（128 Hz）柄置于患者骨隆起处，如足趾、内外踝、胫骨、髌骨、髂嵴、肋骨、脊椎棘突、手指、尺桡骨茎突、锁骨和胸骨等部位，询问有无振动的感觉，两侧对比，注意感受的程度和时限。

（三）复合感觉

1. 实体觉　嘱患者闭目，将患者熟悉的常用物体，如钥匙、纽扣、钢笔、硬币或手表等，放在患者手中让其触摸和感受，说出物体的大小、形状和名称。

2. 定位觉　嘱患者闭目，用竹签轻触患者皮肤，让患者用手指出触及的部位。正常误差在10 cm以内。

3. 两点分辨觉　嘱患者闭目，检查者将钝头的两脚规分开，两脚规同时接触患者皮肤。如果患者能感受到两点，则缩小两脚间距离，直到两脚规接触点被感受为一点为止，此前一次两脚规间距离即为患者所能分辨的最小两点间距离。正常身体各处能够辨别的两点间最小距离不同：指尖2～4 mm，指背4～6 mm，手掌8～12 mm，手背2～3 cm，前臂和小腿4 cm，上臂和股部6～7 cm，前胸4 cm，背部4～7 cm。个体差异较大，注意两侧对比。

4. 图形觉　嘱患者闭目，用竹签在患者的皮肤上画各种简单图形，如圆形、方形、三角形等，请患者说出所画图形。

五、反射检查

在神经系统检查中，反射检查的结果比较客观，较少受到意识状态和意志活动的影响，但仍需患者保持平静和松弛，以利于反射的引出。反射活动的强弱存在个体差异，两侧不对称或两侧明显改变时意义较大。为客观比较两侧的反射活动情况，检查时应做到两侧肢体的姿势一样，叩击或划擦的部位和力量一样。根据反射改变分为亢进、增强、正常、减弱、消失和异常反射等。

（一）深反射

1. 肱二头肌腱反射（$C_5 \sim C_6$，肌皮神经）　患者取坐位或卧位，肘部半屈，检查者将左手拇指或中指置于患者肱二头肌腱上，右手持叩诊锤叩击手指。反射活动表现为肱二头肌收缩，前臂屈曲。

2. 肱三头肌腱反射（$C_6 \sim C_7$，桡神经）　患者取坐位或卧位，肘部半屈，检查者以左手托住其肘关节，右手持叩诊锤叩击鹰嘴上方的肱三头肌腱。反射活动表现为肱三头肌收缩，前臂伸展。

3. 桡骨膜反射（$C_5 \sim C_6$，桡神经）　患者取坐位或卧位，肘部半屈半旋前位，检查者用叩诊锤叩击其桡侧茎突。反射活动表现为肱桡肌收缩，肘关节屈曲，前臂旋前，有时伴有手指屈曲动作。

4. 膝反射（$L_2 \sim L_4$，股神经）　患者取坐位时膝关节屈曲90°，小腿自然下垂；仰卧位时检查者用左手托其膝后，使膝关节屈曲120°。用叩诊锤叩击膝盖下方的股四头肌腱。反射活动表现为股四头肌收缩，小腿伸展。

5. 踝反射（$S_1 \sim S_2$，胫神经）　患者取仰卧位或俯卧位，屈膝90°；或跪于椅面上。检查者用左手使其足背屈，右手持叩诊锤叩击跟腱。反射活动表现为腓肠肌和比目鱼肌收缩，足跖屈。

6. 阵挛　阵挛是腱反射亢进的表现，见于锥体束病变患者。①髌阵挛：患者取仰卧位，下肢伸直，检查者以一手的拇指和食指按住其髌骨上缘，另一手扶着膝关节下方，突然而迅速地将髌骨向下推移，并继续保持适当的推力，阳性反应为股四头肌有节律的收缩，使髌骨急速上下移动。②踝阵挛：患者取仰卧位，检查者以左手托其小腿后使膝部半屈曲，右手托其足底快速向上用力，使其足背屈曲，并继续保持适当的推力，阳性反应为踝关节节律性的往复伸屈动作。

（二）浅反射

1. 腹壁反射（$T_7 \sim T_{12}$，肋间神经）　患者取仰卧位，双膝半屈，腹肌松弛。检查者用竹签沿肋缘（$T_{7 \sim 8}$）、平脐（$T_{9 \sim 10}$）和腹股沟上（$T_{11 \sim 12}$）由外向内轻而快速地划过腹壁皮肤，反射活动表现为上、中、下腹壁肌肉的收缩。

2. 提睾反射（$L_1 \sim L_2$，闭孔神经传入，生殖股神经传出）　男性患者取仰卧位，双下肢微分开。检查者用竹签在患者股内侧近腹股沟处，由上而下或由下而上轻划皮肤，反射活动表现为同侧提睾肌收缩，睾丸上提。

3. 肛门反射（$S_4 \sim S_5$，肛尾神经）　患者取胸膝卧位或侧卧位，检查者用竹签轻划患者肛门周围皮肤，反射活动表现为肛门外括约肌的收缩。

（三）病理反射

1. 巴宾斯基征（Babinski's sign，Babinski 征）　用竹签轻划患者足底外侧，由足跟向前至小趾跟部转向内侧，正常（阴性）反应为所有足趾的屈曲，阳性反应为踇趾背屈，其余各趾呈扇形展开。

2. 夏道克征（Chaddock's sign）　用竹签自后向前轻划足背外下缘，阳性反应同 Babinski 征。

3. 奥本海姆征（Oppenheim's sign）　拇指和食指用力沿胫骨前缘自上而下推移至踝上

方，阳性反应同 Babinski 征。

4. 高登征（Gordon's sign）　用手挤压腓肠肌，阳性反应同 Babinski 征。

5. 霍夫曼征（Hoffmann's sign）（$C_7 \sim T_1$，正中神经）　检查者以左手握住患者腕上方，使其腕部略背屈，右手食指和中指夹住患者中指第二指节，拇指向下迅速弹刮患者的中指指盖，阳性反应为除中指外其余各指的屈曲动作。单侧霍夫曼征阳性，表示该侧腱反射亢进，提示上肢锥体束征（损伤或病变），常见于脑血管疾病等，也可见于颈椎病变。双侧霍夫曼征阳性，如无其他神经系统体征存在时，则无定位意义。

6. 罗索利莫征（Rossolimo sign）（$L_5 \sim S_1$，胫神经）　患者取仰卧位，双下肢伸直，检查者用叩诊锤叩击患者足趾基底部跖面，亦可用手指掌面弹击患者各趾跖面，阳性反应为足趾向跖面屈曲。

六、脑膜刺激征

软脑膜和蛛网膜的炎症或蛛网膜下腔出血，使脊神经根受到刺激，导致其支配的肌肉反射性痉挛，从而产生一系列阳性体征，统称脑膜刺激征。

1. 颈强直　患者取仰卧位，双下肢伸直，检查者轻托患者枕部并使其头部前屈。如颈有抵抗，下颏不能触及胸骨柄，则表明存在颈强直。颈强直程度可用下颏与胸骨柄间的距离（几横指）表示。

2. 克尼格征（Kernig's sign）　患者取仰卧位，检查者托起患者一侧大腿，使髋、膝关节各屈曲成约90°角，然后一手固定其膝关节，另一手握住足跟，将小腿慢慢上抬，使其被动伸展膝关节。如果患者大腿与小腿间夹角不到135°就产生明显阻力，并伴有大腿后侧及腘窝部疼痛，则为阳性。

3. 布鲁津斯基征（Brudzinski's sign）　患者取仰卧位，双下肢伸直，检查者托其枕部并使其头部前屈。如患者双侧髋、膝关节不自主屈曲，则为阳性。

七、自主神经功能检查

（一）一般检查

1. 皮肤　注意观察色泽、温度、质地、汗液分泌和营养情况，有无苍白、潮红、发绀、色素沉着或色素脱失；有无局部温度升高或降低；有无变硬、增厚、变薄或局部水肿；有无潮湿或干燥；有无溃疡或压疮。

2. 毛发与指甲　观察有无多毛、脱发及毛发分布异常，有无指甲变形、变脆及失去正常光泽等。

3. 括约肌功能　有无尿潴留或尿失禁，有无大便秘结或大便失禁。

4. 性功能　有无阳痿或月经失调，有无性功能减退或性功能亢进。

（二）自主神经反射

1. 眼心反射　压迫眼球引起心率轻度减慢的变化称为眼心反射。反射弧传入经三叉神经，中枢在延髓，传出经迷走神经。嘱患者安静卧床 10 分钟后计数 1 分钟脉搏。再请患者闭眼后双眼下视，检查者用手指压迫患者双侧眼球（压力不致产生疼痛为限），20～30 秒后再计数脉搏。正常情况每分钟脉搏减慢 10～12 次，迷走神经功能亢进者每分钟脉搏减慢 12 次以上，迷走神经麻痹者脉搏无变化，交感神经功能亢进者脉搏不减慢甚至加快。

2. 卧立试验　受试者由平卧突然直立，变换体位后如果每分钟脉搏增加超过 12 次，提示交感神经功能亢进；再由直立转为平卧，变换体位后如果每分钟脉搏减慢超过 12 次，提示副交感神经功能亢进。

3. 皮肤划痕试验　用竹签适度加压在受试者皮肤上画一条线，数秒后出现先白后红的条纹为正常。如果出现白色条纹持续时间超过 5 分钟，提示交感神经兴奋性增高；如果红色条纹增宽、隆起，持续数小时，提示副交感神经兴奋性增高或交感神经麻痹。

4. 立毛反射　搔划或用冰块刺激受试者颈部（或腋下）皮肤，引起立毛反射，7～10 秒最明显，15～20 秒后消失。立毛反射扩展至脊髓横贯性损伤的平面即停止，可帮助判断脊髓病灶部位。

第三节　辅助检查

一、腰椎穿刺和脑脊液检查

（一）腰椎穿刺

1. 适应证

（1）留取脑脊液（cerebrospinal fluid，CSF）做各种检查以辅助中枢神经系统疾病（如感染性疾病、蛛网膜下腔出血、免疫炎性疾病和脱髓鞘疾病、脑膜癌病等）的诊断。

（2）怀疑颅内压异常。

（3）动态观察 CSF 变化以助判断病情、预后及指导治疗。

（4）注入放射性核素行脑、脊髓扫描。

（5）注入液体或放出 CSF 以维持、调整颅内压平衡，或注入药物治疗相应疾病。

2. 禁忌证

（1）颅内压升高伴有明显的视盘水肿者和怀疑后颅窝肿瘤者。

（2）穿刺部位有化脓性感染灶或脊椎结核者、脊髓压迫症的脊髓功能已处于即将丧失的临界状态者。

（3）存在血液系统疾病且有出血倾向者、使用肝素等药物导致的出血倾向者，以及血小板 <50 000/mm³ 者。

（4）开放性颅脑损伤等。

3. 并发症

（1）头痛：大多在穿刺后 24 小时出现，可持续 5～8 天。头痛以前额和后枕部为著，跳痛或胀痛多见，还可伴有颈部和后背痛。咳嗽、喷嚏或站立时症状加重，严重者还可伴有恶心、呕吐和耳鸣。平卧位可使头痛减轻，应鼓励患者大量饮水，必要时可静脉输入生理盐水。

（2）出血：大多数为损伤蛛网膜或硬膜的静脉所致，出血量通常较少而且一般不引起明显的临床症状。如出血量较多时，应注意与原发性蛛网膜下腔出血鉴别。

（3）感染：如消毒不彻底或无菌操作不当，或者局部有感染灶等，可能导致腰穿后感染。

（4）脑疝：脑疝是腰椎穿刺最危险的并发症，易发生在颅内压高的患者。如颅内压高者必须通过腰椎穿刺才能明确诊断时，一定在穿刺前先用脱水剂。

4. 穿刺的操作方法　患者取左侧卧位，屈颈抱膝，尽量使脊柱前屈，有利于拉开椎间隙。背部要与检查床垂直，脊柱与床平行。穿刺部位的确定是沿双侧髂嵴最高点做一连线，与脊柱中线相交处为第4腰椎棘突，然后选择第4、第5腰椎间隙或第3、第4腰椎间隙进针。常规消毒铺无菌巾后，用2%利多卡因在穿刺点局部做皮内和皮下麻醉。操作者用左手固定穿刺部位皮肤，右手持针，针头斜面向上刺入皮下后，针头略向头部倾斜，缓慢进针。刺入韧带时可感受到一定的阻力，当阻力突然减低时，提示进入蛛网膜下腔，抽出针芯脑脊液流出。测定压力时嘱咐患者放松，并缓慢将双下肢伸直。

（二）脑脊液检查

1. 压力

（1）常规压力测定：腰椎穿刺成功后接上压力管，嘱患者充分放松后进行测定，脑脊液在压力管中上升到一定的幅度而不再继续上升，此时的压力即为初压。放出一定量的脑脊液后再测定的压力为终压。侧卧位的正常压力一般为 $80\sim180\ mmH_2O$，高于 $200\ mmH_2O$ 提示颅内压增高，低于 $70\ mmH_2O$ 提示颅内压降低。压力高可见于脑水肿、颅内占位性病变、感染、脑卒中、静脉窦血栓形成、良性颅内压增高，以及心力衰竭、肺功能不全和肝昏迷等。压力低主要见于低颅压、脱水、脊髓蛛网膜下腔梗阻和 CSF 渗漏等。

（2）奎肯试验（Queckenstedt test）：又称压颈试验，指腰椎穿刺时压迫颈部观察脑脊液的压力变化。压颈试验前应先做压腹试验，用手掌深压腹部，CSF 压力迅速上升，解除压迫后，压力迅速下降，说明穿刺针头确实在椎管内。压颈试验有指压法和压力计法，前者是用手指压迫颈静脉 10~15 秒后放松，观察其压力的变化。压力计法是将血压计气带轻缚于患者的颈部，测定初压后，可迅速充气至 20 mmHg、40 mmHg 和 60 mmHg，记录 CSF 压力变化直至压力不再上升为止，然后迅速放气，记录 CSF 压力至不再下降为止。正常情况下压颈后 CSF 压力迅速上升 100~200 mmH_2O，解除压颈后，压力迅速下降至初压水平。如在穿刺部位以上有椎管梗阻，压颈时压力不上升（完全梗阻），或上升、下降缓慢（部分梗阻），称为压颈试验阳性。如压迫一侧颈静脉，CSF 压力不上升，但压迫对侧上升正常，常指示梗阻侧的横窦闭塞。

2. 性状　正常 CSF 是无色透明的液体。当 CSF 的红细胞数 $<360/mm^3$ 时，外观无明显的改变，血性 CSF 提示红细胞数 $>10\ 000/mm^3$。如 CSF 为血性或粉红色，可用三管试验法加以鉴别。用三管连续接取 CSF，前后各管为均匀一致的血色为新鲜出血，可见于蛛网膜下腔出血；前后各管的颜色依次变淡可能为穿刺损伤出血。血性 CSF 离心后如颜色变为无色，可能为新鲜出血；如液体为黄色提示为陈旧性出血。CSF 如云雾状，通常是由于细菌感染引起细胞数增多所致，见于各种化脓性脑膜炎，严重者可如米汤样；CSF 放置后有纤维蛋白膜形成，见于结核性脑膜炎，此现象称为蛛网样凝固（cobweb-like coagulation）。CSF 呈黄色，离体后不久自动凝固为胶冻样（colloid coagulation），称为弗洛因综合征（Froin syndrome），是因为 CSF 蛋白质过多所致，常见于椎管梗阻。

3. 细胞数　正常 CSF 白细胞数为（0～5）×10^6/L，多为单个核细胞。白细胞增多见于脑脊髓膜和脑实质的炎性病变，涂片检查如发现致病的细菌、真菌及脱落的瘤细胞等，则有助于病原的诊断。

4. 潘迪试验（Pandy test）　CSF 蛋白定性试验方法。利用 CSF 中球蛋白能与饱和石炭酸结合形成不溶性蛋白盐的原理，球蛋白含量越高反应越明显，通常作为蛋白定性的参考试验，可出现假阳性反应。

5. 生化检查

（1）蛋白质：正常人 CSF 蛋白质含量为 0.15～0.45 g/L。蛋白质增高见于中枢神经系统感染、脑肿瘤、脑出血、脊髓压迫症、GBS、蛛网膜下腔出血及椎管梗阻等。蛋白质降低（<0.15 g/L）见于腰椎穿刺或硬膜损伤引起的 CSF 丢失、身体极度虚弱和营养不良者。

（2）糖：CSF 糖含量取决于血糖的水平。正常值为 2.5～4.4 mmol/L，为血糖的 50%～70%。通常 CSF 糖<2.25 mmol/L 为异常。糖明显减少见于化脓性脑膜炎，轻至中度减少见于结核性或真菌性脑膜炎及脑膜癌。糖含量增加见于糖尿病。

（3）氯化物：正常 CSF 含氯化物 120～130 mmol/L，较血氯水平高。细菌性脑膜炎和真菌性脑膜炎均可使氯化物含量减低，尤以结核性脑膜炎最为明显。氯化物降低还可见于全身性疾病引起的电解质紊乱等。

6. 细胞学检查　通常采用玻片离心法。取 1～2 mL 脑脊液，经细胞离心沉淀仪使细胞沉淀在带滤纸孔的玻片上，干燥后以 Wright-Giemsa（瑞-吉）染色镜检。可进行细胞分类和发现肿瘤细胞、细菌和真菌等。中枢神经系统化脓性感染可见中性粒细胞增多，病毒性感染可见淋巴细胞增多，结核性脑膜炎呈混合性细胞反应。当蛛网膜下腔出血时，红细胞将刺激软脑膜发生一系列细胞反应，通常在出血后 24 小时达到高峰，如无再出血，往往在 7～10 天内迅速消失。一般在出血 12～24 小时内出现激活的单核细胞，3 天内出现含红细胞的吞噬细胞，5 天后出现含铁血黄素吞噬细胞，10 天后可见胆红素吞噬细胞，如在吞噬细胞胞质内同时见到被吞噬的新鲜红细胞、褪色的红细胞、含铁血黄素和胆红素，则为出血未止或复发出血的征象。如系腰椎穿刺损伤者，则不会出现此类激活的单核细胞和吞噬细胞。

7. 免疫学检查

（1）免疫球蛋白（immunoglobulin，Ig）：正常 CSF-Ig 含量极少，IgG 为 10～40 mg/L，IgA 为 1～6 mg/L，IgM 含量极微。CSF-Ig 增高见于中枢神经系统炎性反应（细菌、病毒、螺旋体及真菌等感染）、多发性硬化、其他原因所致的脱髓鞘病变和中枢神经系统血管炎等。结核性脑膜炎和化脓性脑膜炎时，IgG 和 IgA 均上升，前者更明显，结核性脑膜炎时 IgM 也升高。乙型脑炎急性期 IgG 基本正常，恢复期 IgG、IgA、IgM 均轻度增高。CSF-IgG

指数及中枢神经系统 24 小时 IgG 合成率的测定，可作为中枢神经系统内自身合成的免疫球蛋白标志。

（2）寡克隆区带（oligoclonal bands，OB）测定：也是检测鞘内 Ig 合成的重要方法。一般临床上检测的是 IgG 型寡克隆区带，是诊断多发性硬化的重要辅助指标。常用的检测方法是等电聚焦电泳和免疫印记。OB 阳性也通常见于其他神经系统感染性疾病。

8. 病原学检查

（1）病毒学检测：单纯疱疹病毒（herpes simplex virus，HSV）抗原和抗体的检测：抗原早期阳性提示近期感染的可能，双份血清的测定对判断近期感染更有意义；HSV-IgG 型抗体阳性在血清中可终生存在，发病初期 HSV-IgM 型抗体阳性更有意义。巨细胞病毒（cyto-megalovirus，CMV）抗体检测：脑脊液中分离出病毒或聚合酶链反应（polymerase chain reac-tion，PCR）方法检测病毒阳性有助于诊断，而阴性不能排除诊断。EB 病毒（Epstein-Barr virus，EBV）抗体检测：正常人为阴性，脑脊液中分离出病毒或抗体阳性有助于诊断。

（2）新型隐球菌检测：免疫学检查包括特异性抗体和特异性抗原的测定，CSF 涂片加培养诊断隐球菌脑膜炎的阳性率高达 80% 左右。

（3）囊虫特异性抗体检测：方法有间接血凝试验、酶联免疫吸附法和酶联转印技术等，其中酶联免疫吸附法最常用，敏感性达 90% 以上，特异性达 98%。正常人抗体阴性，脑脊液中抗体阳性有助于脑囊虫的诊断。

二、影像学检查

（一）X 线平片

1. 头颅平片检查　头颅平片检查包括正位和侧位，还可有颅底、内听道、视神经孔、舌下神经孔及蝶鞍像等。头颅平片主要观察颅骨的厚度、密度及各部位结构，颅缝的状态，颅底的裂和孔，蝶鞍及颅内钙化斑等。

2. 脊柱平片　脊柱平片包括前后位、侧位和斜位。可观察脊柱的生理曲度，椎体有无发育异常，骨质有无破坏、骨折、脱位、变形和骨质增生等，以及椎弓根的形态、椎间孔和椎间隙的改变，椎板和棘突有无破坏或脊柱裂，椎旁有无软组织阴影等。

（二）造影检查

1. 脊髓造影　也称椎管造影，将造影剂碘苯酯（myodil）或甲泛葡胺（amipaque）经腰椎穿刺注入蛛网膜下腔后，改变体位，在 X 线下观察其流动有无受阻，以及受阻的部位和形态，然后在病变部位摄片。脊髓碘水造影后也可行 CT 扫描，有助于诊断。脊髓造影的适应证为脊髓压迫症，如脊髓肿瘤、椎间盘脱出、椎管狭窄、慢性粘连性蛛网膜炎等，但椎管造影有较多的副作用，如疼痛和原有的症状加重等。随着磁共振成像（magnetic resonance imaging，MRI）技术的应用，特别是 MR 水成像技术的应用，可以更好地显示神经根等结构，目前椎管造影已经基本被 MRI 技术取代。

2. 脊髓血管造影　将含碘的水溶性造影剂注入脊髓的动脉系统，显示血管分布的情况，称为动脉血管造影，有助于诊断脊髓血管畸形和脊髓动静脉瘘等。

3. 数字减影脑血管造影（digital subtraction angiography，DSA）　可以观察脑血管的走行、有无移位、闭塞和有无异常血管等。主要适应证是头颈部血管病变如动脉瘤和血管畸形等，而且是其他检查方法所不能取代的。DSA 也是血管内介入治疗不可缺少的技术，所有介入治疗必须通过 DSA 检查明确病变的部位、供养血管、侧支循环和引流血管等。优点为简便快捷；血管影像清晰，使减影血管三维显示；并可做选择性拍片，减少 X 线曝光剂量等。缺点是该方法仍是有创性检查，需要插管和注射对比剂。

（三）电子计算机体层扫描（computerized tomography，CT）

常规 CT 主要用于颅内血肿、脑外伤、脑出血、蛛网膜下腔出血、脑梗死、脑肿瘤、脑积水、脑萎缩、脑炎症性疾病及脑寄生虫病（如脑囊虫）等的诊断，有些病变可通过静脉注射造影剂（甲泛葡胺或泛影葡胺）增强组织密度，提高诊断的阳性率。

CT 血管成像（computerized tomography angiography，CTA）指静脉注射含碘造影剂后，经计算机对图像进行处理后，可以三维显示颅内血管系统，可以取代部分 DSA 检查。CTA 可清楚显示 Willis 动脉环，以及大脑前、中、后动脉及其主要分支，对闭塞性血管病变可提供重要的诊断依据。

CT 灌注成像可以在注射对比剂后显示局部脑血容量、局部脑血流量和平均通过时间等，可以将缺血性脑血管病的诊断提早到发病后 2 小时。

（四）磁共振成像

1. 磁共振成像（MRI）　MRI 平扫广泛应用于脑血管疾病、脱髓鞘疾病、脑白质病变、脑肿瘤、脑萎缩、颅脑先天发育畸形、颅脑外伤、各种原因所致的颅内感染及脑变性病的诊断和鉴别诊断。MRI 显示脊髓病变更为优越，对脊髓病变的诊断具有明显优势，常用于脊髓肿瘤、脊髓空洞症、椎间盘脱出、脊椎转移瘤和脓肿等的诊断。

顺磁性造影剂通过改变氢质子的磁性作用，改变其弛豫时间而获得高 MR 信号，产生有效的对比作用，以此增加对肿瘤和炎症诊断的敏感性，使病灶与周围组织和结构之间的关系显示得更清晰，为肿瘤的手术和放射治疗范围的确定可提供重要信息。

2. 磁共振血管成像（magnetic resonance angiography，MRA）　是基于 MR 成像平面血液产生的"流空效应"而开发的一种磁共振成像技术。临床主要用于颅内动脉瘤、脑血管畸形、大血管闭塞和静脉窦闭塞等的诊断。MRA 的优点是不需插管、方便省时、无放射损伤及无创性。缺点是空间分辨率差，不及 CTA 和 DSA；信号变化复杂，易产生伪影；对细小血管显示差。

3. MR 灌注成像（perfusion-weighted imaging，PWI）　可计算出局部脑血容量、局部脑血流量和平均通过时间等。MR 灌注成像的目的是显示通过毛细血管网的血流情况，提供周围组织氧和营养物质的功能状态。补充常规 MRI 和 MRA 不能获得的血流动力学和脑血管功能状态信息，有助于缺血性脑血管病的早期诊治。

4. 磁共振波谱分析（MR spectroscopy，MRS）　是利用磁共振技术和化学移位作用对体内的组织化学成分进行分析，以波谱的形式表示，可提供病变组织的代谢功能及生化方面的信息。最常采用的是质子 MRS（^{1}H-MRS），对病变的定性可提供一定的帮助。目前 ^{1}H-MRS 可测定 12 种脑代谢产物和神经递质的共振峰，其中以 N – 乙酰天门冬氨酸、肌醇、肌酸、胆碱和乳酸等研究得最多。目前应用的判断标准不是根据各波波峰的绝对值而是相对值，因此 MRS 尚不能作为独立的指标用于疾病的诊断，主要用于中枢神经系统代谢性疾病、肿瘤、癫痫和痴呆等变性疾病的研究。

5. MRI 脑功能成像（functional MRI，fMRI） 以脱氧血红蛋白的敏感效应为基础，对皮层功能进行定位成像。成像基于脑功能活动中的生理学行为，大脑皮层某一区域兴奋时，局部小动脉扩张，血流量增加，但耗氧量仅仅轻度增加，故局部氧和血红蛋白含量增加，在 T_1 和 T_2 加权像上信号强度增高。信号强度的变化反映了该区灌注的变化，利用该原理可以进行皮层功能定位。fMRI 有视觉功能成像、听觉功能成像和运动功能成像。

三、神经系统电生理检查

（一）脑电图（electroencephalography，EEG）

脑电图是脑生物电活动的检查技术，通过测定自发的有节律的生物电活动以了解脑功能状态，是证实癫痫和进行分类的最客观的手段。

1. 常规检测方法和电极安置 电极安放的原则是尽可能记录到异常电位。目前国际上通用而且广泛使用的电极安放方法是采用国际 10/20 系统，参考电极通常置于双耳垂或乳突。电极可采用单极和双极法的连接方法。

2. 特殊电极

（1）蝶骨电极：将不锈钢针灸针作为电极，在耳屏切迹前 1.5~3.0 cm，颧弓中点下方 2 cm 处垂直刺入 4~5 cm 进行记录。该方法与常规方法比较，可明显提高颞叶癫痫脑电图诊断的阳性率。

（2）鼻咽电极：主要用于检测额叶底部和颞叶前内侧的病变，但因易受呼吸、吞咽等动作影响，而且患者有明显的不适感而限制了该技术的应用。

（3）深部电极：将电极插入颞叶内侧的海马及杏仁核等较深部位。非常规的检测方法，其主要并发症是出血和感染。

3. 诱发试验 在进行常规 EEG 检查时，还可以通过一些特殊的手段诱发不明显的异常电活动，以便提高在诊断的阳性率。

（1）过度换气：其原理是让患者加快呼吸频率和深度，引起短暂性呼吸性碱中毒，使常规检测中难以记录到的、不明显的异常变得明显。过度换气持续时间通常为 3 分钟，检查时应密切观察患者有无任何不适反应，如头痛及肢端麻木等，一旦 EEG 上出现痫性放电，最好停止过度换气，以免临床上出现癫痫发作。

（2）闪光刺激：是 EEG 的常规检查项目之一，特别是对光敏性癫痫有重要价值。

（3）睡眠 EEG：半数以上的癫痫发作与睡眠有关，部分患者只在睡眠中发作，因此可提高 EEG 检查的阳性率。睡眠 EEG 的记录时间一般在 20 分钟以上。

4. 正常 EEG

（1）正常成人 EEG：在清醒、安静和闭眼放松状态下，脑电波的基本节律为 8 ~ 12 Hz 的 α 节律，波幅为 20 ~ 100 μV，主要分布在枕部和顶部；β 活动的频率为 13 ~ 25 Hz，波幅为 5 ~ 20 μV，主要分布在额叶和颞叶；部分正常人在大脑半球前部可见少量 4 ~ 7 Hz 的 θ 波；频率在 4 Hz 以下称为 δ 波，清醒状态下的正常人几乎没有该节律波，但入睡可出现，而且由浅入深逐渐增多。频率为 8 Hz 以下的脑电波称为慢波。

（2）儿童 EEG：与成人不同的是以慢波为主，随着年龄的增长，慢波逐渐减少，而 α 波逐渐增多，14 ~ 18 岁接近于成人脑电波。

（3）睡眠 EEG：根据眼球运动可分为以下 2 种。①非快速眼动相或慢波相（NREM），第 1 期困倦期，由清醒状态向睡眠期过渡阶段，α 节律逐渐消失，被低波幅的慢波取代；在顶部可出现短暂的高波幅双侧对称的负相波称为"V"波。第 2 期浅睡期，在低波幅脑电波的基础上出现睡眠纺锤波（12 ~ 14 Hz）。第 3、第 4 期深睡期，第 3 期在睡眠纺锤波的基础上出现高波幅慢波（δ 波），但其比例在 50% 以下；第 4 期睡眠纺锤波逐渐减少至消失，δ 波的比例达 50% 以上。②快速眼动相（REM），以低波幅 θ 波和间歇出现的低电压 α 波为主的混合频率的电活动。

5. 常见的异常 EEG

（1）弥漫性慢波：背景活动为弥漫性慢波，是最常见的异常表现，无特异性。可见于各种原因所致的弥漫性脑病、缺氧性脑病、中枢神经系统变性病及脱髓鞘性脑病等。

（2）局灶性慢波：是局部脑实质功能障碍所致。见于局灶性癫痫、脑脓肿、局灶性硬膜下或硬膜外血肿等。

（3）三相波：通常为中至高波幅、频率为 1.3 ~ 2.6 Hz 的负 – 正 – 负或正 – 负 – 正。主要见于克 – 雅氏病、肝性脑病和其他原因所致的中毒代谢性脑病。

（4）癫痫样放电：包括棘波、尖波、棘慢波综合、多棘波、尖慢波综合及多棘慢波综合等。50% 以上患者在癫痫发作的间期记录到癫痫样放电，放电的不同类型通常提示不同的癫痫综合征，如多棘波和多棘慢波综合通常伴有肌阵挛，见于全身性癫痫和光敏感性癫痫等。双侧同步对称、每秒 3 次、重复出现的高波幅棘慢波综合波提示失神发作。

6. EEG 的临床应用　EEG 检查主要用于癫痫的诊断、分类和病灶的定位，对区别脑部器质性或功能性病变和弥漫性或局限性损伤，以及脑炎、中毒性和代谢性等各种原因引起脑病等的诊断均有辅助诊断价值。

（二）脑诱发电位（cerebral evoked potential，CEP）

1. 躯体感觉诱发电位（somatosensory evoked potential，SEP）　指刺激肢体末端粗大感觉纤维，在躯体感觉上行通路不同部位记录的电位，主要反映周围神经、脊髓后束和有关神经核、脑干、丘脑、丘脑放射及皮层感觉区的功能。临床主要应用于 GBS、颈椎病、后侧索硬化综合征、多发性硬化（multiple sclerosis，MS）及亚急性联合变性等感觉通路受累的诊断和客观评价，还可用于脑死亡的判断和脊髓手术的监护等。

2. 视觉诱发电位（visual evoked potential，VEP）　是经头皮记录的枕叶皮层对视觉刺激产生的电活动。VEP 临床应用于视通路病变，特别对 MS 患者可提供早期视神经损伤的客观依据。

3. 听觉诱发电位（brainstem auditory evoked potential，BAEP） 指经耳机传出的声音刺激听神经传导通路在头顶记录的电位。临床应用于客观评价听力、桥小脑角肿瘤、MS、脑死亡的诊断、手术监护等。

（三）肌电图和神经传导速度

肌电图（electromyography，EMG）指同心圆针电极插入肌肉后，记录肌肉安静状态下和不同程度随意收缩状态下及周围神经受刺激时各种电生理特性的一种技术。广义 EMG 包括常规 EMG、神经传导速度、重复神经电刺激、运动单位计数、单纤维肌电图及巨肌电图等。

1. 常规 EMG 常规 EMG 主要用于诊断及鉴别诊断神经源性损伤和肌源性损伤，排除神经肌肉接头病变；特别是对早期运动神经元病、深部肌肉萎缩、肥胖儿童的肌肉萎缩可提供诊断的客观依据；结合神经传导速度的结果，有助于对脊髓前角细胞、神经根和神经丛病变的定位。异常 EMG 所见及其意义包括以下几方面。

（1）插入电位的改变：插入电位减少或消失，见于严重的肌肉萎缩、肌肉纤维化和脂肪组织浸润及肌纤维兴奋性降低等；插入电位增多或时限延长，提示肌肉易激惹或肌膜不稳定。

（2）异常自发电位：①纤颤电位（fibrillation potential），是由于失神经支配的肌纤维对血中乙酰胆碱的敏感性升高引起的去极化，或失神经支配的肌纤维静息电位降低所致的自动去极化产生的动作电位；其波形多为双相，起始为正相，时限 1 ~ 2 ms，波幅一般为 20 ~ 200 μV，见于神经源性损伤和肌源性损伤。②正锐波（positive shape potential），其产生机制及临床意义同纤颤电位；波形特点为双相，起始为一正相，之后为一时限较宽、波幅较低的负向波，形状似 "V" 字形，时限为 10 ~ 100 ms。③束颤电位（fasciculation potential），指一个或部分运动单位支配的肌纤维自发放电，见于神经源性损伤。④复合重复放电（complex repetitive discharges，CRD），是一组肌纤维自发同步放电。发放过程中通常没有波幅和频率的改变，声音似机关枪发放。波幅通常 50 μV ~ 100 mV，频率为 5 ~ 100 Hz。多见于进行性肌营养不良和炎性肌病及慢性失神经（神经源性损伤）。⑤肌颤搐（myokymia）电位，相同运动单位以 30 ~ 40/秒，间隔 0.1 ~ 10 秒重复规律地发放，可伴有皮肤表面肌肉蠕动，多见于周围神经损伤。

（3）肌强直放电：肌肉自主收缩或受机械刺激后出现的节律性放电。波幅通常为 10 μV ~ 1 mV，频率为 25 ~ 100 Hz。放电过程中波幅和频率逐渐衰减，扩音器可传出类似 "飞机俯冲或摩托车减速" 的声音。见于各种原因所致的肌强直。

（4）异常运动单位动作电位（motor unit action potential，MUAPs）：①神经源性损伤，表现为 MUAPs 时限增宽、波幅增高及多相波百分比增高，见于脊髓前角细胞病变、神经根病变、神经丛和周围神经病等；②肌源性损伤，表现为 MUAPs 时限缩短，波幅降低及多相波百分比增高，见于进行性肌营养不良、炎性肌病和其他原因所致的肌病。

（5）大力收缩募集电位的异常改变：①单纯相和混合相，前者指肌肉大力收缩时，参加发放的运动单位数量明显减少，肌电图上表现为单个独立的电位；后者是运动单位数量部分减少，表现为单个独立的电位和部分难以分辨的电位同时存在，见于神经源性损伤。②病理干扰相，肌纤维变性或坏死使运动单位变小，在肌肉大力收缩时参与募集的运动单位数量明显增加，表现为低波幅干扰相，又被称为病理干扰相，见于各种原因导致的肌源性损伤。

2. 神经传导速度（nerve conduction velocity，NCV） 是用于评定周围神经传导功能的一项诊断技术。通常包括运动神经传导速度（motor conduction velocity，MCV）、F 波和感觉神经传导速度（sensory conduction velocity，SCV）的测定。MCV 和 SCV 的主要异常所见是传导速度减慢和波幅降低，前者主要反映髓鞘损伤，后者为轴索损伤，严重的髓鞘脱失也可继发轴索损伤。F 波较 MCV 的优越性在于可以反映运动神经近端的功能。NCV 的测定用于各种原因周围神经病的诊断和鉴别诊断，结合 EMG 可以帮助鉴别前角细胞、神经根、周围神经及肌源性损伤等。F 波的异常表现为出现率低、潜伏期延长、传导速度减慢及无反应等，通常提示周围神经近端病变，补充 MCV 的不足，对神经根病变的诊断有重要的价值。

3. 重复神经电刺激（repetitive nerve stimulation，RNS） 指超强重复刺激神经干后在相应肌肉记录复合肌肉动作电位，是检测神经肌肉接头功能的重要手段。正常情况下，神经干连续受刺激后，CMAPs 的波幅可有轻微的波动，而降低或升高超过一定的范围均提示神经肌肉接头病变。RNS 可根据刺激的频率分为低频 RNS（<5 Hz）和高频 RNS（10～30 Hz）。确定波幅递减是计算第 4 波或第 5 波比第 1 波波幅下降的百分比；而波幅递增是计算最高波幅比第 1 波波幅上升的百分比；正常人低频波幅递减在 10%～15%，高频刺激波幅递减在 30% 以下，而波幅递增在 50% 以下。低频波幅递减 >15%（部分定位 10%）和高频刺激波幅递减 >30% 为异常，称为波幅递减；高频刺激波幅递增 >100% 为异常，称为波幅递增。RNS 用于了解神经肌肉接头的功能状态，诊断和鉴别突触前膜和后膜的病变，特别是重症肌无力和 Lambert-Eaton 综合征的诊断，前者表现为低频或高频刺激波幅递减，而后者表现为低频刺激波幅递减，而高频刺激波幅递增。

四、经颅多普勒超声检查

（一）检测方法和检测指标

经颅多普勒（transcranial doppler，TCD）检测仪具有 2 MHz 和 4 MHz 两种探头。2 MHz 发射脉冲超声波，用来检测颅内动脉，4 MHz 探头发射脉冲或连续超声波，可以检测颅外颈部动脉。

1. 颅内动脉检测方法 TCD 最常用的检查部位是颞、枕和眶三个窗口。①颞窗位于颧弓上方的眼眶外缘和耳屏之间，经颞窗可检测大脑中动脉、颈内动脉终末端、大脑前动脉和大脑后动脉；②枕窗位于枕骨粗隆下，经枕窗可检测椎动脉颅内段、小脑后下动脉和基底动脉；③眶窗位于闭合眼睑上方，经眶窗可检测眼动脉和颈内动脉虹吸段。TCD 检查中对各个有关血管的识别主要是通过探头的位置、超声束的角度、血流方向及压颈试验等。

2. 颅外动脉检查方法 颈总动脉搏动处检测颈总动脉，在下颌角处检测颈内动脉起始段和颈外动脉起始段，在锁骨上窝检测锁骨下动脉和椎动脉起始段。

3. TCD 检测参数和临床意义 参与频谱分析的重要参数有检测深度、血流方向、血流速度、脉动指数和频谱形态等。

（1）深度：是指被检血管距探头之间的距离，深度在识别颅内血管时非常重要。

（2）血流方向：是指被检测到血管的血流相对于探头的方向，血流方向是识别正常颅内血管和病理性异常通道的重要参数。

（3）血流速度：指红细胞在血管中流动的速度，是 TCD 频谱中判断病理情况存在的最重要参数，管径大小、远端阻力或近端压力的改变均会带来血流速度的变化。血流速度又包括收缩期峰值血流速度（systolic velocity，Vs）、舒张期血流速度（diastolic velocity，Vd）和平均血流速度（mean velocity，Vm）。Vm = Vs + （Vd ×2）/3。

（4）搏动指数和阻抗指数：是描述频谱形态的两个参数。PI 计算公式：PI = （Vs - Vd）/Vm。RI 计算公式：RI = （Vs - Vd）/Vs。异常的病理情况下，低阻力动静脉畸形的异常血管团造成供血动脉远端阻抗减小，因此该血流频谱的脉动指数较正常明显降低。颅内压增高、大动脉严重狭窄或近端或远端血管闭塞等均会影响脉动指数的改变。

（5）频谱形态：血流频谱的形态反应血液在血管内流动的状态。正常情况下血液在血管内流动呈规律的层流状态，处于血管中央的红细胞流动最快，向周边逐渐减慢。所以，正常 TCD 频谱表现为红色集中在周边并有蓝色"频窗"的规律层流频谱。当血管出现严重狭窄或闭塞时：①狭窄部位血流速度增快但处于高流速红细胞数量减少，呈现频谱紊乱的湍流状态；②由于狭窄后血管内径的复原或代偿性扩张，使处于边缘的红细胞形成一种漩涡似的反流状态，或大量处于低流速的红细胞血流表现为多向性。因此在狭窄段包括狭窄后段在内的取样容积内检测到的 TCD 频谱完全失去了正常层流时的形态，而表现为典型的狭窄血流频谱，周边蓝色基底部"频窗"消失而被双向的红色涡流替代。

（二）临床应用

TCD 主要用于下列疾病的辅助诊断。

1. 颅外血管狭窄或闭塞 收缩期血流速度 >120 cm/s，频谱紊乱有涡流杂音，可能存在颅外血管狭窄。血管闭塞时，在该部位检测不到血流。严重狭窄或闭塞时，可有侧支循环建立。TCD 对颈内动脉严重狭窄或闭塞时侧支循环的判断：前交通动脉开放（同侧大脑前动脉反向，对侧大脑前动脉代偿性增高，压迫对侧颈总动脉后同侧大脑中动脉血流速度下降）；后交通动脉开放（同侧大脑后动脉和椎基底动脉血流速度均增快）；颈外到颈内通过眼动脉侧支循环形成（同侧眼动脉反向）。锁骨下动脉狭窄时：根据同侧椎动脉血流方向正常、部分反向或完全反向可判断是否存在锁骨下动脉盗血综合征（subclavian steal syndrom，SSS）及盗血程度；根据对侧椎动脉血流速度和频谱形态、基底动脉血流频谱形态和枕动脉血流速度及对患侧束臂试验的反应，可以判断锁骨下动脉的盗血通路。

2. 颅内血管狭窄或闭塞 大脑中动脉收缩期血流速度 > （140~160）cm/s 或平均血流速度 >80~120 cm/s，大脑前动脉收缩期血流速度 >120 cm/s，大脑后动脉和椎基底动脉收缩期血流速度 >100 cm/s，伴血流频谱紊乱，有涡流杂音，两侧不对称超过对侧20%，提示该被检血管狭窄。经颞窗能检测到大脑前和大脑后动脉，但唯独检测不到大脑中动脉或大脑中动脉血流速度明显低于大脑前和大脑后动脉时，提示可能有大脑中动脉闭塞。TCD 对其他颅内血管闭塞诊断特异性不高。（注意：由于狭窄程度小于 50% 时不引起血流动力学改变，因此，TCD 判断血管狭窄时通常狭窄程度已超过 50%）

3. 动静脉畸形和动静脉瘘供血动脉的判断　TCD 常规检查可以发现大的动静脉畸形和动静脉瘘，典型表现为：①供血动脉内有高速血流；②血流层流状态受到破坏，血流紊乱，涡流形成，可以听到粗糙的血管杂音；③血管搏动性减小，脉动指数降低。供血动脉血流速度增高的程度与血管畸形的关系密切，血管床越大，血流速度越快。脉动指数在判断供血动脉与畸形血管的关系上也很有帮助，脉动指数越小说明与畸形血管的关系越密切。脉动指数为 0.5 左右，提示该血管与畸形血管有关；0.45～0.4 说明与畸形血管床的关系很密切；≤0.4 说明该血管为畸形血管的专门供血动脉。介入治疗或手术后供血动脉发生变化，手术前后比较供血动脉的血流速度和脉动指数有助于对手术效果的评价。

4. 脑血管痉挛　蛛网膜下腔出血是导致脑血管痉挛最常见的原因。TCD 通过血流速度的变化、动脉参数的变化及血流杂音等检测是否存在脑血管痉挛。TCD 的随访观察对评价蛛网膜下腔出血的预后很有意义。

5. 脑动脉血流中微栓子的监测　TCD 可以监测在脑血流中经过的固体颗粒（血栓、血小板聚集和粥样斑块）或气体颗粒，这些颗粒在血流背景信号中产生特殊的多普勒高信号。微栓子信号具有以下特点：①短时程＜300 mm；②信号比强度背景≥3 dB；③单方向出现在频谱中；④伴有尖锐的鸟鸣音；⑤应用双深度探头监测时在双深度之间有时间差。具有潜在心源性栓塞疾病，如房颤、瓣膜性心脏病、房间隔缺损和卵圆孔未闭等；有潜在动脉栓塞源性疾病，如颈动脉狭窄、颈内动脉夹层动脉瘤、颈内动脉内膜剥脱术（术前、术中或术后）、椎动脉狭窄、颅内大血管狭窄；另外，血管检查或介入治疗患者（脑血管造影、经皮血管内成形术等），都可能在脑动脉中检测到微栓子信号。

6. 颅内压增高和脑死亡　随着颅内压不断升高，TCD 表现为收缩早期针尖样血流（钉子波）；当颅内压继续增高，针尖样血流越来越小，最终在颅底大血管检测不到血流。振荡波、钉子波或无血流信号也是颅内血流停止、脑死亡的特征性改变。

五、组织活检

脑、神经和肌肉活组织检查的主要目的是为了明确病因，得出病理诊断，也可以通过病理检查结果进一步解释临床和神经电生理的改变。但活组织检查也有一定的局限性，如受取材的部位、大小和病变分布的限制，即使病理结果是阴性的，也不能排除诊断。

（一）脑活组织检查

取材途径取决于病变的部位。较浅的、靠近皮层的病变可采用颅骨环钻钻孔后切开脑膜，然后锥形切取脑组织；也可先用小颅钻钻孔，然后穿刺采取脑标本。脑深部病变通常是神经外科医生开颅手术切取标本或立体定向穿刺活检。近年来可在 MRI 定向引导下行脑组织穿刺活检。脑活检后的标本根据需要进行特殊处理，可制成冷冻切片、石蜡包埋切片、厚涂片及电镜标本制备等，然后经过不同的染色技术标记特异性抗原以显示病变。还可从脑活检组织中分离病毒或检测病毒抗原，应用 PCR 检测病毒特异性 DNA 或原位杂交技术确定病毒的类型，是病变早期可靠的诊断方法。

脑活检主要用于疑诊为亚急性硬化性全脑炎，遗传代谢性脑病如脂质沉积病、黏多糖沉积病和脑白质营养不良等，Alzheimer 型老年性痴呆，Creutzfeld-Jakob 病、Canavan 病和 Alexander 病，以及经 CT 或 MRI 检查证实的占位性病变，但性质不能肯定者等。但脑活检毕竟是一种创伤性检查，有可能造成功能障碍等严重后果，因此必须权衡利弊后再做决定，特别是脑功能区，更应慎重。

（二）神经活组织检查

最常用的取材部位是腓肠神经，原因是该神经走行表浅、易于寻找和后遗症轻微（仅为足背外侧皮肤麻木或感觉丧失）。其他的神经活检取材部位还有腓浅神经的分支等。病理检查方法包括常规组织学染色、髓鞘染色、半薄切片和超薄切片、刚果红染色和免疫组织化学染色等。

神经活检可观察到神经组织的纤维密度和分布情况、髓鞘有无脱失、轴索变性和再生情况，可了解周围神经损伤的程度和性质，以及神经间质是否存在炎性反应和新生血管等。电镜超微结构观察可了解线粒体的功能状态，以及有无糖原颗粒和脂肪滴增多等。

神经活检的适应证是各种原因所致的周围神经病变，儿童的适应证还可包括疑诊异染性脑白质营养不良、肾上腺脑白质营养不良和 Krabbe 病等。

由于周围神经病变的原因较复杂，腓肠神经活检也仅限于感觉神经，因此，周围神经的诊断仍需结合临床和其他实验室检查结果进行综合考虑。

（三）肌肉活组织检查

最常作为活检的肌肉有股四头肌、三角肌、肱二头肌和腓肠肌等。通常选择临床和神经电生理均受累的肌肉，但应避免在肌电图检测部位附近取材。慢性进行性病变时应选择轻、中度受累的肌肉，而急性病变时应选择受累较重甚至伴有疼痛的肌肉。切忌选择严重萎缩的肌肉。肌肉活检标本可根据需要进行标本的处理和染色，可制成冷冻切片和石蜡切片等，通过不同的染色技术，如常规组织学、组织化学、生物化学及免疫组化染色等显示病变。

肌肉活组织检查有助于进一步明确肌肉病变的病因和程度，并可鉴别神经源性和肌源性肌萎缩。主要用于多发性肌炎、皮肌炎、包涵体肌炎、进行性肌营养不良、先天性肌病、脊髓性肌萎缩、代谢性肌病和线粒体脑肌病、内分泌肌病和癌性肌病等的诊断。肌肉活检的最后结论应参考病史（特别是家族遗传史）、临床特点、血清肌酶谱的测定和肌电图检查结果。

第四节　诊断原则

神经系统疾病的诊断，除依赖于仔细问诊、全面查体及辅助检查，尚需要规范的诊断程序与科学的思维方法。

一、诊断程序

神经系统疾病的诊断应当确定病变在什么部位？病变的性质及原因是什么？前者即定位诊断，又称解剖诊断；后者为定性诊断，又称病理、病因诊断。临床工作中应遵循此程序，通过临床思维，对疾病进行诊断与鉴别诊断。

（一）定位诊断

要求明确神经系统损伤的部位，包括：①病变或病灶的部位，在周围（肌肉、神经肌肉接头或周围神经）还是中枢（脊髓或脑），或两者均受累。明确其具体位置与侧别（左、右侧或腹、背侧）或近、远端。②病变或病灶的多少及分布（单病灶或多病灶、弥散性或选择性），定位诊断力求精确，因为精确的定位不仅为定性诊断打下基础，也能使辅助检查的选择有的放矢，更有助于指导治疗。患者的神经系统体征是定位诊断的主要依据，病史中的首发症状、病情演变，可提示病变的始发部位、扩展的方式与范围。

首先，要确认患者的症状是因神经系统病变所致。然后，将患者的主症进行综合归类，结合神经系统体征，推测其病变部位。现将各个部位的病变特点说明如下。

1. 肌肉病变　受损后只出现运动障碍，表现为受累肌无力，肌张力减低、腱反射减低或消失，无感觉障碍。可由肌肉疾病（如进行性肌营养不良、周期性瘫痪）、神经肌肉接头病变（如重症肌无力）等引起。

2. 周围神经病变　受损后出现其支配区范围内运动、感觉及自主神经症状，特点为下运动神经元瘫痪。前根、后根的损伤分别出现根性分布的运动、感觉障碍，多发性神经病变可见四肢远端的运动、感觉障碍。

3. 脊髓病变　横贯性脊髓损伤，出现病损平面以下运动、感觉及括约肌三大功能障碍，即上运动神经元性截瘫或四肢瘫、病变平面以下传导束性全部感觉障碍及尿便功能障碍。脊髓受损节段的定位，多依据感觉障碍的最高平面、运动障碍及深、浅反射的改变而定。一侧脊髓半切损伤，可表现为 Brown-Sequard 综合征。

4. 脑部病变　交叉性综合征是一侧脑干病变的典型临床特点，可表现为病变侧周围性脑神经麻痹和对侧肢体中枢性偏瘫，即交叉性瘫痪（如 Weber 综合征、Millard-Gubler 综合征等）；或病变侧面部及对侧偏身痛温觉减退的交叉性感觉障碍（如 Wallenberg 综合征）。双侧脑干损害，可见两侧脑神经、锥体束、感觉传导束受损的表现，脑干受损的具体部位是根据受损脑神经的平面来判定的。小脑损伤的主要症状是共济失调，小脑蚓部病变主要引起躯干共济失调，小脑半球病变可致同侧肢体共济失调。一侧大脑半球病变可出现病灶对侧中枢性面、舌瘫、偏瘫及偏身感觉障碍，双侧弥散性损害常表现为意识障碍、精神症状及智能减退、四肢瘫或双侧锥体束征。刺激性病灶可引起癫痫发作。大脑各脑叶病变尚有其不同的特点，如额叶病变可出现强握反射、运动性失语、失写和以智能障碍为主的精神症状等；顶叶病变除感觉障碍外，尚有失读、失用及体象障碍等；颞叶病变可出现象限性盲、感觉性失语和以情感障碍为主的精神症状；枕叶病变可出现视野缺损、皮质盲等。基底节损伤可表现为肌张力改变、运动异常及不自主运动等。

最后，要明确病变损伤的部位或病灶的多少及分布，大体有以下类型。

（1）局限性或局灶性：指单一局限部位的损伤，如面神经麻痹、横贯性脊髓炎、局灶性脑梗死、脑肿瘤等。

（2）多部位或多灶性：指2个或2个以上部位受损，如多发性硬化、多灶性脑梗死。

（3）弥散性：指病变较弥散侵犯双侧对称部位，如病毒性脑炎、感染中毒性脑病等。

（4）系统性：指病变选择性损伤某些功能系统或传导束，如运动神经元病、亚急性联合变性等。

（二）定性诊断

定性诊断是指确定疾病的病理性质与病因。病史中最具有定性价值的是起病形式与病程经过。

1. 感染性疾病　多呈急性或亚急性起病，于病后数日至数周达高峰，常有发热等全身感染的表现。神经系统损伤较为弥散，可出现脑、脊髓或脑、脊膜的损伤，神经影像学可能显示损伤部位，但不能取代脑脊液检查，后者可提供感染的证据。

2. 血管性疾病　脑或脊髓的动脉性血管病，多以突发或急性起病、病情迅速达高峰为特征。此类疾病又可分为缺血性与出血性，缺血性血管病临床出现与受损动脉灌注支配区一致的功能障碍，出血性血管病的表现则多与动脉易损部位（如豆纹动脉、脑桥旁中央支动脉等）、局部血肿、水肿压迫及血液溢入脑室或蛛网膜下腔有关。部分患者（如 TIA）可有自发代偿、自动缓解倾向，易复发。脑静脉系统血栓形成较动脉性脑血管病明显为少，由于起病形式多样、临床表现复杂，除海绵窦血栓形成外均缺乏特征性，故此类患者临床定位、定性均较困难，极易误、漏诊，故对颅内压增高伴或不伴有局灶性脑功能受累的疑似患者宜及早行影像学特别是血管造影（静脉期）或 CTV、MRV 检查。

3. 外伤　神经症状在外伤后出现，且有颅骨、脊柱或其他部位器官外伤，并得到影像学支持者，定性不难。轻微外伤未被重视或未被察觉、外伤后较长时间才出现神经症状者，特别是老年人、酗酒者，易被误诊。此外，尚有少数患者外伤系因神经系统疾病（如卒中、癫痫）发生后所致，也有外伤促进原发疾病（如肿瘤、脊髓空洞症）恶化，均应注意区别。

4. 肿瘤　多数起病缓慢，症状逐渐发展，病情进行性加重。脑部肿瘤除有局灶性神经受累的表现外，尚有高颅压症；脊髓肿瘤则表现为脊髓压迫症及椎管阻塞。神经影像学常可为定性的佐证。

5. 变性病　一般慢性或隐匿起病，缓慢进展，病情进行性加重，多选择性损害某一系统，如肌萎缩侧索硬化症主要损害上、下运动神经元。

6. 脱髓鞘性疾病　急性或亚急性起病，多部位、多病灶分布，病程常呈缓解与复发的多相性（多发性硬化），或单相性（急性播散性脑脊髓炎）经过。

7. 代谢及营养障碍性疾病　起病缓慢，病程较长，多在全身症状的基础上出现神经症状，亦有以神经症状为首发者。

在确定病变性质之后，即定性后，再根据患者的起病年龄、性别、个人生活史、家族史、危险因素及背景疾病，结合相关辅助检查资料，筛选或寻找可能的病因，并应尽力获取其客观佐证。应当指出，在病因的确认上尚受到诸多的限制。以感染性疾病为例，虽然可由病毒、细菌、真菌、寄生虫等多种病原体引起，但在临床上以直接查出致病病原体为证据的诊断并不多见，而只能依据临床及辅助检查资料提示"可能"或"很可能"的诊断。时至今日仍有一些疾病，如某些变性病，因缺少特异性的诊断手段，只能用排除类同疾病的方法诊断。

二、临床思维的注意事项

在诊断过程中，通常先根据病史与体征进行定位与定性分析，得出初步（印象）诊断，再做相应的辅助检查加以验证，使其起到支持或排除初步诊断的佐证作用，及时修正或完善诊断。对部分病例，初步诊断可能为最后肯定诊断；对病情较为复杂的病例，尚需有不断修正、逐步完善的过程，这时宜从排除对患者危害最大的疾病入手，对可能发生的各种疾病从正、反两方面逐一分析，筛选出可能性最大的疾病。为寻找诊断证据，尚可进一步进行有针对性的特殊检查；对有些疾病，甚至需要观察治疗效果或长期追踪随访方可最后诊断。在思考诊断的过程中，应注意以下几点。

1. 一元论的原则　即尽量用一个病灶或一种原因去解释患者的全部临床表现与经过，尽量用一个病及其并发症去解释患者的全部疾病现象与过程。若难以解释或解释不合理时，再考虑多病灶或多原因的可能，或用综合征解释，最后用一个病及伴发病或多个病解释。

2. 优先诊断的原则　即首先考虑常见病、器质性疾病、病因明确、可治性疾病，再考虑少见病、功能性疾病、病因不明、目前尚缺乏有效疗法的疾病。

3. 满足诊断条件原则　即最低诊断标准原则。如急性发病的、相对对称的迟缓性瘫痪是诊断 GBS 的基本条件，但许多疾病都可有这样的表现，必须同时具备脑脊液检查蛋白－细胞分离才能满足诊断 GBS 的条件。病史与体征是诊断资料的主要来源，也是临床思维导向的主要依据，因此，第一手资料十分重要。必须亲自仔细询问病史与全面体格检查，尽可能多地获取支持某一疾病诊断的资料和排除其他疾病的证据。辅助检查是肯定或排除诊断的重要手段，应有目的性、针对性地选择应用。

4. 动态变化原则　诊断是一个过程，必须密切观察病情变化，包括对治疗的反应，进一步明确诊断或修正诊断。

第五节　中医脑病学发展史

中医脑病学是以中医学的基本理论为依据，系统阐述脑的生理病理、病因病机、诊断治疗、康复保健等内容的一门学科，是中医学的重要组成部分。因受到阴阳五行哲学理论体系束缚和传统儒家文化的影响，中医学术体系中的人体解剖学基本没有萌芽，所以，中医的辨证体系仍以五行学说和肝、心、脾、肺、肾五脏为核心的脏腑辨证为中心，脑的功能被拆分到其他脏器，并没有作为独立的脏器来论证，所以现存的古代文献中并无专门针对中医脑病的专著。然而中医对脑病的认识却历史悠久，在各朝代中医学书籍中可以发现，古代医家对脑病的临床表现进行了认真的观察和记录，对脑病的治法提出了自己的见解。早在公元前14世纪的甲骨文中，即有类似头痛的记载："武丁因疾首而占卜"。在以后的历代医籍中，不乏对脑病症状的描述和治疗的记载。

一、春秋战国时期

春秋战国时期是中医理论基本形成时期，中医学家对脑病临床症状开展了观察和记录，并尝试用五行脏腑学说对各类脑病的辨证论治进行了探索。

春秋战国时期的《五十二病方》是中国最古老的传统医学方书，该书提出伤痉（破伤风）、婴儿索痉（新生儿破伤风）、癫痫等脑病相关病名，并且提出了相应治法，说明对此类疾病有了比较正确的认识。如对于痉证用熟李子汁治疗，认为取其酸味缓急可以柔筋；治疗痫证可以运用雷丸药浴的方法。虽然《五十二病方》所载的治疗方法都较为简单和原始，但可以称得上是中医脑病证治的最早源流。

《黄帝内经》是中医学中奠定人体生理、病理、诊断及治疗认识基础的巨著，全面总结了秦汉以前对于脑病的医学成就，成为研究脑病的最早理论渊源。《黄帝内经》提出"脑为髓之海"，其位置"上在于其盖，下在于风府"，对大脑的位置做了定位。但在理论体系中，没有认识到大脑的具体生理功能，而是把大脑的功能拆分后根据五行属性配置到其他脏器中，如记忆和思考在心脏、谋略在肝脏、决断在胆囊等，从而保持了五行属性的学术体系。

《黄帝内经》简要地对多种脑病的机制进行了论述，并确立了基本辨证原则，为后世脑病的辨证治疗指明了方向。《黄帝内经》中专列"痿论"篇，系统讨论了肌肉萎缩和肌无力为主要症状的疾病，明确提出"五脏使人痿"的观点，并提出著名"治痿独取阳明"论点，至今仍是临床运用针灸和中药治疗痿证的重要指导原则之一。

对于不寐（失眠）的发病原因则提出"胃不和则卧不安"的独到论断，提出胃肠道和大脑功能有某种联系。在《素问·奇病论》中讨论癫痫的发病机制时提出"病名为胎病，此得之在母腹中时，其母有所大惊、气上而不下，精气并居，故令子发为癫疾也"，探索了癫痫的发病可能和遗传有关的原始见解，认为癫狂发病的首要病机是阴阳盛衰，采用针刺、灸法、放血法，以及夺食法（控制饮食法）、服生铁落饮法（镇静）等，至今仍有一定的临床参考价值。《黄帝内经》提出郁证（抑郁）的治疗大法应为"木郁达之，火郁发之，土郁夺之，金郁泄之，水郁折之"，可称得上是治疗情志致病的最早法则，促进了后世小柴胡汤、栀子豉汤等具体治疗方剂的出现，在现代抑郁症的中医治疗中仍有指导价值。

二、两汉三国时期

春秋战国时期，古代医家对脑病进行了仔细的临床观察，并从理论上提出了治疗原则。而到了两汉三国时期，中医脑病不仅是在理论上有突破和创立，而且已经形成了符合辨证论治原则的有效治疗方法。其中，汉代医圣张仲景对中风、抑郁症及失眠等脑病创建了有效的治疗方剂，沿用至今日，仍被临床医生所称道。

张仲景在《金匮要略》对中风等脑病进行了重点论述。张仲景认为中风发病原因是在"络脉空虚"的基础上感受外风导致，根据中风的症状特点将中风分为中络（肢体麻木）、中经（偏瘫）、中腑（昏迷）、中脏（失语）。治疗上主张用防风、麻黄等药物祛外风，同时用人参等药物扶正气，代表方剂为侯氏黑散、风引汤等。张仲景提出的外风导致脑血管病学说一直延续了1000年，直至明初王履提出内风学说。除中风外，张仲景还记载了脏躁、梅核气等病证（相当于现代医学中的抑郁症），所提出的甘麦大枣汤、半夏厚朴汤一直沿用至今。张仲景对于不寐的治疗也有多方位的立法立方，如栀子豉汤、黄连阿胶汤、酸枣仁汤、柴胡加龙骨牡蛎汤等用于治疗失眠，至今在临床应用仍颇为有效。

三国时期的著名医家华佗，相传著有《中藏经》，该书中对中风偏枯的治疗大法进行了详细的归纳，"在上则吐之，在中则泻之，在下则补之，在外则发之，在内则温之、按之、熨之也……脉浮则发之，脉滑则吐之，脉伏而涩则泻之，脉紧则温之，脉迟则熨之，脉闭则按之"，尝试用各种方法治疗中风病。同时华佗创制的"麻沸散"是世界上最早的麻醉剂，对脑病中的头风提出开颅的设想，在世界医学史上论述最早。

隋代巢元方所著《诸病源候论》是我国现存第一部论述病因、证候学专书，讨论了中风候、风舌强不得语候、风失音不语候、风角弓反张候、风偏枯候、风头眩候、风癫候等多种脑病的临床症状，认为大部分脑病均是因"体虚受风，风邪人脑"所致，并首次提出解颅（脑水肿）的病名，认为"肾气不成"之故。

三、唐宋时期

唐宋时期的中医脑病学的特点是从理论上没有创新，而是重点放在临床治疗实践，脑病的治疗方法百花齐放。孙思邈的《备急千金要方》总结了唐朝以前的脑病治疗的所有方法。而宋朝《太平惠民和剂局方》等医学著作，作为世界医学史上第一个官方药典，为中医的标准化和规范化做了很多的尝试。

"药王"孙思邈所著《备急千金要方》集唐代以前诊治经验之大成，对后世医家影响极大。其中列"髓虚实"专篇，提出"髓虚者脑痛不安。髓实者勇悍"，并列出有关方药和灸法，是中医脑病学说的第一次较为完整的论述。其中创制了续命类三方、竹沥汤、独活汤等治疗中风的方剂，并强调灸法并用、综合治疗，仍是以外风学说论治中风病。《备急千金要方》还记载有其他多种脑病治疗的方剂，如治疗癫痫的虎睛丸、治疗癫狂的虎睛汤、治疗奔豚的奔豚汤、治疗神志恍惚的镇心丸、治疗健忘的枕中丸、开心散及菖蒲益智丸等，对中医脑病治疗在方剂学上有重要贡献，是秦汉至隋唐时期，中医脑病治疗的集大成者。

宋代三大官修方书《太平惠民和剂局方》《圣济总录》《太平圣惠方》等也对中医脑病的证治方法进行了极大的收集和补充。《太平惠民和剂局方》提出中风神昏用至宝丹、苏合香丸芳香开窍，此二药已成为目前临床经典的急救药品。北宋末年政府主持编纂的《圣济总录》对中医脑病的证治贡献主要表现在对健忘的论述，该书首先正式提出健忘的名称，认为"健忘之病，本于心虚"，并提出用安神定志人参汤、养神丸、开心丸等方治疗。《太平圣惠方》始载惊风病名，第85卷载有专门治疗小儿急、慢惊风的方剂。

宋代严用和以重视脾肾、善于调气而著名，在其所著《济生方》中对健忘的病因病机进行了发展，认为脾虚是健忘的主要原因，其所创立的归脾汤，至今仍被公认为调理心脾的名方。除此之外，严用和认为中风有内、外因之分，内因中风"治当调气，不当治风"，治疗中风不得用吐法，且认识到中风重症预后不佳。

宋代钱乙《小儿药证直诀》是一部中医儿科学专著，对小儿相关脑性疾病多有论述，明确指出急惊风的病位在心肝，而慢惊风的病位在脾胃，因而两者治疗上应区别对待，立"急惊合凉泻，慢惊合温补"的两大治疗原则。此外，专列"解颅"篇，形象地描写了脑水肿的病证特点，并用六味地黄丸治疗肾虚所致的解颅。

北宋嘉祐五年（公元1060年）医学教育机构太医局将医学分为9科，共有学生161人，其中有"风科"，是专门治疗中风病的专科，被认为是中医脑病科的起源，有学生66人，说明脑血管病的专科设置已经具有相当规模。

四、金元时期

在经过唐宋时期临床经验的积累和理论上的不断探索，金元时期迎来了中医理论创新的中盛时期，出现了金元四大家（刘河间、朱丹溪、李东垣、张子和）等多个医学流派，并对脑病形成了各自独到的学说。

刘河间为寒凉派代表人物，他认为心火旺、肾阳衰是中风、癫狂发病的主要病机，主张用寒凉药物治疗脑病，推崇至宝丹、灵宝丹。中风治疗主张用通下法，如《素问玄机原病式》中使用大承气汤、三化汤分别治疗中风之里热及中风二便不通证。此外，自创的地黄饮子治疗肾虚中风，至今仍被广泛运用。刘河间发现中风发病之前有先兆："中风者，俱有先兆之证。凡人如觉大拇指及次指麻木不仁，或手足不用，或肌肉蠕动者，三年内必有大风之至。"

朱丹溪是滋阴学派的代表人物，认为许多脑病的发生均与"湿痰生热"密切相关，如中风、健忘、头眩等。治中风有痰提出"治痰为先，次养血行"的治则。朱丹溪十分注重情志对人体的影响。《丹溪心法》中对"郁"做专篇论述，创六郁汤、越鞠丸等方治疗抑郁症。对于痿证，朱丹溪创新立论，将"南方火盛，北方水亏"作为痿证的病机，从而提出"泻南方、补北方"的治疗原则，创立了虎潜丸等治痿名方，具有较大的临床意义。

李东垣是补土学派的代表人物，以健脾补气为主要理念进行脑病的治疗。如提出"中风者，乃本气自病也"，即认为气虚为中风的主要病机，并把中风分为中血脉、中腑、中脏三者；提出"痰厥头痛"的病名，主张用甘温之剂来补益脾胃。

张子和为攻邪派的鼻祖，治疗脑病以汗、吐、下三法为基本治则。治中风力主祛邪为要，强调中风患者治疗期间勿用酒醴厚味之物，以免助风生痰，确为当今所遵循。主张用汗法和下法合用治疗狂病。瓜蒂散即是其用吐法治疗狂病的常用方药，认为癫狂与"痰"有密切关系，为后世用吐法治疗奠定了理论基础。

元末明初的医学家王履通过长年的临床观察发现，大部分中风患者并不是因受外风而发病，认为痰饮（肥胖）和内风（高血压）和中风发病有关，首先提出中风应分为"真中风"和"类中风"，更指出"因于风者，真中风也；因于火，因于气，因于湿者，类中风，而非中风也"，开创了内因中风的治疗先河。

五、明清时期

明清时期是中医脑病理论逐渐成熟的历史时期。明清时期，中医学家逐渐在中医五行学说之外，对大脑有了理性认识，此时期最为明显的发展在于诸多医家认识到"脑为元神之府"，确立脑主一切精神活动的观点。对于脑病的治疗理论也有了较大的发展。

明代李时珍的《本草纲目》被誉为"中国之百科全书"，该书提出了"脑为元神之府"的著名论断，对脑病的治疗则融入了五脏与脑髓密切关系的观念，试图将大脑的功能融入五行学说的体系中。

明末张景岳的《景岳全书·杂证谟》有"癫狂痴呆"专篇，指出痴呆是由郁结、不遂、思虑、惊恐多种病因积渐而成，病位在心和肝胆经。治疗痴呆虚证创立了七福饮，一直沿用至今。张景岳还提出狂病多因情志不遂引起。

清代陈士铎在《辨证录》中认为健忘必须心肾兼补，可用生慧汤、扶老丸、强记汤等。专立呆病门，认为呆病起于肝郁，终于胃衰，尤其重视痰与呆病的密切关系，治法应开郁逐痰，健胃通气，可用洗心汤、还神至圣汤、转呆丹等。对于郁证，《辨证录》用无忧汤治疗，除了用药物治疗外，还具体列举了心理治疗的方法，"必动之以怒，后引之以喜"，对后世有所启发。

清代是中医温病学成就卓著的时期，温病学主要研究传染性发热性疾病。作为温病四大医家的叶天士的《温热论》、薛雪的《湿热条辨》、吴鞠通的《温病条辨》、王孟英的《温热经纬》中大量讨论了脑膜炎及脑炎的临床症状和诊治方法，如春季的风温、春温，夏季的暑温，长夏的湿温，秋天的温燥，冬天的冬温等。春温初期就有里热症状，如高热口渴、心烦头身痛、舌质红、脉细数。里热炽盛时，出现发斑、神昏、抽搐，见于流脑。暑温开始就表现发热身困、大汗、脉洪大而数。"暑温夹疠"有昏迷抽搐，见于乙脑、中毒性菌痢、恶性疟疾等。温病学著作中有大量关于脑功能紊乱的证候描述和治疗方药，从传染病领域丰富了脑病的病证理论。温病学派创制的安宫牛黄丸、至宝丹及紫雪丹现在仍广泛应用于脑病急重症的治疗。

晚清的王清任通过解剖多例尸体后，认为"人之灵机不在心而在脑"，在病理方面亦发展了传统的"瘀血"理论，对脑病的治疗注重活血化瘀。对于中风，创建补阳还五汤以补气活血治疗偏瘫，开创活血化瘀治疗中风之先河。王清任通过对中风患者的长期观察，发现有肢体瘫和面瘫的交叉瘫现象："凡病左半身不遂者，斜多半在右；病右半身不遂者，斜多半在左""人左半身经络，上头面从右行；右半身经络，上头面从左行，有左右交互之义"。王清任认为癫痫与"元气虚不能转入脑髓"有关，创立龙马自来丹、黄芪赤风汤，并主张在发作完全控制后，再服药一两年，以图根治。认为癫狂之证病位在脑，病机为气血凝滞，脑气与脏腑之气不相连接，而致精神失常，创癫狂梦醒汤，独辟活血化瘀治疗癫狂之法。

民国时期的张锡纯是近代中西汇通派代表人物之一，其所著《医学衷中参西录》在某些脑病的认识上也有新意，创立了滋肾补脑法，对脑动脉硬化、老年痴呆等具有临床指导价值。他明确提出急惊风病位在脑，十分推崇羚羊角，认为其为挽回险症之良药，当脉有动摇，有肝风内动发痉之象时，就用羚羊角预防急惊风。他还创制了定风丹、镇风汤来治疗惊风。张锡纯对癫狂的证治，也有其独到之处，提出发作期视有无顽痰而分别用药，无顽痰用荡痰汤；有则用荡痰汤加甘遂治疗；病情稳定阶段则用调气养神汤以养神明、滋心血、理肝气，清虚热以善其后。

六、新中国成立之后

自新中国成立以来，国家对中医药事业高度重视并不断扶持，成立了国家中医药管理局，并推出了各项有利于中医发展的政策法规。在现代医学技术高度发展的环境下，中医脑病学真正达到了科学、规范和中西医并重。中西医结合脑病学发展成为一门相对独立的学科。目前中医脑病以病或证命名的疾病已达 60 余种，以西医病名命名的有 53 种。绝大部分医家在临床实践中承认"脑主神明"，将大脑作为一个独立器官去考虑疾病，提出了多种新的中医假说和学术流派，用以指导临床脑病的治疗。1986 年中国中医药学会内科分会制定了《中风病中医诊断和疗效判定标准》。1994 年国家中医药管理局制定了《中医病证诊断疗效标准》，并将其作为行业标准，促进了中医的标准化和规范化。2011 年国家中医药管理局出版的《24 个专业 105 个病种治疗方案》中包含帕金森病、癫痫、脑积水等多种脑病的诊疗规范。中西医结合脑病学正在兼容并蓄、博采融合中持续发展。

第六节 中医脑病的诊断方法

中医学认为人体是一个有机的整体，局部的病变可以影响全身，而内在脏腑及各个组织器官的病理变化，又可以从五官和四肢体表各个方面反映出来。因此，通过望、闻、问、切四诊诊察手段，诊察疾病显现在身体各个方面的症状和体征，可以了解疾病的病因、病机，为临床辨证论治提供可靠的依据。

一、望诊

对神经系统疾病的诊察主要着眼于望神、望头、望目、望舌、望体态等方面。

（一）望神

通过对患者举止、面部表情、视、听、闻、嗅等的观察，了解患者的精神意识、思维活动、肢体运动及知觉等方面正常与否，来判断神经系统疾病的性质和程度。

1. 得神 得神即有神，是精充气足神旺的表现。表现为神志清楚，双目灵活，炯炯有神，表情丰富自然，动作矫健，反应灵敏，记忆力强，语言清晰。

2. 失神 失神即无神，是精损气亏神衰的表现。表现为精神萎靡，面色晦暗，动作迟缓，反应迟钝，视物不清或视一为二，或目光晦暗呆板，息微语弱，甚则神志昏迷，或言语謇涩，循衣摸床，撮空理线，强迫体位，呼吸异常，大肉已脱。

3. 神气不足与神志异常 神气不足是轻度失神的表现，如精神不振、健忘、嗜睡、懒言、倦怠乏力、动作迟缓等。神志异常包括烦躁不安、谵妄神昏及癫、狂、痫等精神失常的表现。癫证表现为精神痴呆，淡漠寡言，闷闷不乐，喃喃自语，哭笑无常。狂证患者多呈兴奋状态，表现为狂呼乱叫，登高而歌，弃衣而走，打人毁物，骂詈不避亲疏，或自高贤、自尊贵，少卧不饥，妄行不休。痫证患者多表现为突然昏倒，不省人事，四肢抽搐，口吐白沫，醒后如常。

（二）望头

头为诸阳之会，又为元神之府。望头对神经系统疾病的诊断非常重要，主要包括望头之外形和望头之动态。

1. 望头之外形　小儿头颅过大，为先天大脑积水。头颅过小，为肾精不足，发育不良。方颅多见于佝偻病，属肾气不足。小儿囟门下陷，称为"囟陷"，多见于吐泻伤津或久病缠绵，津亏为主或先天发育不良，脑髓不足。小儿囟门高突，称为"囟填"，多为实热，火毒上攻尤为多见。囟门迟闭，骨缝不合，称为"解颅"，多属肾气不足或发育不良。囟门早闭，头顶尖小，前额窄，智力迟钝，多为先天发育不良。

此外，头面部可生多种痈疽，虽然病理不同，但病变轻则在经络或头面外表，重则终必及脑。

2. 望头之动态　垂头倾斜，无力抬举，多因中气不足或髓海空虚所致。中气不足者，多伴有神疲气弱、面色萎黄、纳呆便清等症；髓海空虚者，多伴有耳鸣耳聋、腰膝酸软、遗精滑精等症。破伤风患者可见仰头不下、目睛上吊之症，小儿急惊风患者亦可见此症。

（三）望目

五脏六腑之精气，皆上注于目。其目系内连于脑，故脑之精明必外应于目，所以，望目对神经系统疾病的诊断极有帮助。

1. 望眼神　眼睛黑白分明，精彩内含，视物清晰，是谓有神；若白睛暗浊，黑眼色滞，目无光彩，视物模糊，是谓无神。

2. 望瞳仁　神经系统疾病患者的瞳仁形态变化对于诊断很有帮助。瞳仁缩小甚则细如针孔，多因风热之邪或肝胆实火上犯于目，侵及于脑所致；瞳仁不圆，边缘如锯齿或虫蚀，或状如梅花者，多是肝肾阴亏、虚火上炎所致；瞳仁开大，不能敛聚，可见于热毒壅盛、火扰神明或久病瞳神散失；瞳仁极度扩大，常见于外伤瘀血阻于脑络；瞳仁歪斜，常见于肝肾阴精消灼所致的神经疾病。

3. 望眼睑、眼珠的形态及运动　神经系统疾病过程中常出现眼睑、眼珠形态与运动的病变。如重症肌无力出现上眼睑下垂，不能随意抬举；震颤麻痹常有眼睑肌肤不自主地抽搐；小儿眼睑频频眨动，多见于小儿多动症。风邪入脑或风痰阻络，可出现黑珠突然偏斜，转动受限；风邪热毒上冲于脑，则可见两侧眼珠不自主地向左右或上下连续有节奏地颤动或旋转；如外伤及脑，则眼珠大小正常而向眼眶内凹陷。

（四）望面

望面包括望面色和望面部形态。望面对神经系统疾病的诊断也有一定的意义。

1. 望面色　望面色是指观察患者面部的颜色和光泽。正常人的面色光亮润泽，反之则为病色。小儿高热，面部青色，为将发惊风之症；阴痫患者，多面色青白；面目青黑、突然失语、四肢软弱甚至不能站立者，多属肝阳不升、疏泄无权的神经疾病；痰厥头痛，多两颊青黄，眩晕呕吐；狂证患者多面色红赤。

2. 望面部形态　破伤风患者面呈苦笑面容；帕金森病患者呈"面具脸"；面瘫见口眼歪斜。

（五）望体态

望患者的形体和动态，是神经系统疾病诊察中重要的方面。

1. 望形体　脑疽多见颈项肿大，坚硬不散；中风、小儿急惊、破伤风多见颈项强直、俯仰活动受限；小儿颈项软弱倾斜、头项不能抬举，多属五软；肝风上扰、气血虚弱之中风后遗症多见颈项连头面不自觉摇动。

2. 望动态　狂证多见逾垣上屋，手足躁扰，登高而歌，弃衣而走；痫证多见突然昏仆，全身震颤，口吐白沫，四肢抽搐；癔症性瘫痪多见突然瘫软，不能行走；痿证多见下肢痿软；瘫痪多见四肢不用。强直、拘急、震颤、抽搐、肌肉萎缩等状态，都是神经系统疾病所致。至于撮空理线、循衣摸床等，也多与神经系统疾病有关。

（六）望舌

望舌主要分为望舌质和望舌苔。望舌质在于观察有神无神，望舌苔在于观察邪气的盛衰和性质。

1. 望舌质　望舌质包括望舌色、望舌形、望舌态。

（1）望舌色：神经疾病中常见的舌质有红舌、绛舌及紫舌等。红舌主热证，狂证患者多见舌红干燥；绛舌舌质较红色更深，外感热病中热入营血上扰脑神，可见绛舌；脑外伤、中风患者的舌质可见紫色。

（2）望舌形：舌形是指舌体的形状，包括胖瘦、老嫩、大小及一些特殊病态形状等。痫证患者多见舌体胖嫩、边有齿痕；中毒性、感染性精神病多见舌体胖而紫黯；躁扰不宁的狂证多见舌体肿胀满口；脏躁、百合病多见舌体瘦薄；实热发狂者尚可见舌有芒刺。

（3）望舌态：是指舌体的动态，包括软硬、歪斜、颤振、吐弄等。中风患者、肝肾阴亏风动之症，多见舌体强硬、运动失灵；热极生风、酒毒患者，舌体颤动，不能自主；风邪中络或风痰阻络之中风，可见舌体偏向一侧；舌体短缩甚至难以伸出口外，多与热痰阻络、内夹肝风有关；弄舌多见于动风先兆或小儿智能发育不全。

2. 望舌苔　包括望苔色和望苔质两个方面，痫证初期多见舌苔薄白而腻或白厚而腻；妄想、烦躁等多见舌苔黄腻；狂妄病患者则舌苔厚黄腻而干；阴痫证之木僵状态常见舌苔灰黑而润；痫证日久化火伤津，或狂证日久邪热伤阴，则出现舌苔黑而起芒刺。

二、闻诊

闻诊包括听声音和嗅气味两个方面。医生通过诊察患者的声音、语言、呼吸、咳嗽等各种声响及患者体内所发出的各种气味、分泌物、排泄物等来测定患者的感知、记忆、思维、智能等的损伤程度，从而判断神经系统疾病的轻重及预后。

（一）听声音

声音的发出，是肺、喉、舌、齿、唇、鼻等器官协调活动、共同发挥作用的结果。声音的异常变化与肺肾密切相关，与其他脏腑也有一定的联系。

1. 听语音的强弱有无 癫证患者多见语言低微，沉默寡言，喃喃自语；狂证患者语音高亢，声音洪亮，狂喊乱叫，多言善语；中风后遗症患者言语短少，词汇贫乏，反应迟钝；癔症、精神分裂症及脑部广泛病变患者，多表现为张口无语，询问不答，目视不瞬，触而不动；老年性痴呆、脑动脉硬化性精神病、癔症患者，可见语声重浊，喋喋不休，强制性哭笑。

2. 听语言的流畅与条理 语言謇涩，属风痰蒙蔽清窍，或风痰阻络；神志不清，语无伦次，声高有力，多属热扰心神之实证；神志不清，语言重复，时断时续，声音低弱，是为郑声，属心气大伤，精神散乱之虚证；自言自语，喃喃不休，见人则止，首尾不续，称为"独语"；语言错乱，说后自知，称作"错语"，均属心气不足，神失所养；狂证可出现笑骂狂言，语无伦次，登高而歌，弃衣而走。

3. 听其他声息 呼吸、呕逆、太息与神经系统疾病也有一定的联系，郁证、梅核气患者多太息；癫证患者常避人倚息；狂证患者声高气粗，呼吸有力。

（二）嗅气味

闻气味可分病体和病室气味两个方面。病体的气味包括口气、汗气、鼻臭、二便、痰涎、妇人经带、身臭等，癫证、痴呆患者痰涎清稀；阳明发狂患者多口气臭秽，带下秽臭；重症肌无力、阴痫患者常见大便稀薄，小便清长，气味较轻；中风患者腑实不通或热盛发狂者则见大便干结，小便黄赤，气味腥臭难闻。

三、问诊

问诊是临床诊察疾病的重要一项，在神经系统疾病的诊断中，问诊的地位更为重要。

（一）问一般情况

一般情况包括患者的姓名、年龄、性别、民族、职业、婚姻等。

1. 性别 神经系统疾病中的一些证型和症状往往因男女的生理特点和心理素质的差异而表现不同。女性常因气郁情伤而致脏躁、梅核气、奔豚气等，男性则易出现狂躁等精神障碍。而有些神经系统疾病则只见于男性或女性。子痫、月经周期性精神病为妇女独有，遗精、阳痿为男性特有。

2. 年龄 五迟、五软、解颅见于小儿，老年性痴呆则见于老人。

3. 职业 从事职业不同，神经系统疾病的表现也有不同。长期接触毒气、毒液及化学物质者，多出现中毒性精神病；脑力劳动者所患神经系统疾病多虚；体力劳动者所患神经系统疾病多实。

（二）问病前性格

通过询问患者平素个性，可以了解患者的思想状况，分析病情的转归。若性格倔强，好谈喜笑，或稍不如意即发脾气者，易致阳亢。若性格孤僻，沉默寡言，多愁善感，心胸狭窄，则多为气机郁滞或阴血耗损。

（三）问家族史

一些神经系统疾病与遗传因素有一定的关系，通过询问患者直系亲属的健康情况，可以了解所患神经系统疾病是否与遗传有关。如幼年患者，应注意有否精神发育不全者，或有痫证的患者应特别了解父母健康状况和母亲妊娠期间的情况，以及婴儿出生前后的生长发育情况。

（四）问既往病史

了解患者的既往健康情况和曾患过的疾病，有助于神经系统疾病的诊断。如患有癫狂病者，常因受到精神刺激而复发。

（五）问起病原因

询问患者起病时有无明显诱因，如精神刺激、特殊遭遇等。癫证多因情志抑郁所致。

（六）问主症及病程

通过询问患者的主要症状和病情发展的过程，可以判断受损的脏腑及经络气血的病理变化，了解发病时间的长短及病情的轻重缓急。

（七）问现在症状

询问神经系统疾病患者的现在症状，是问诊的主要内容，是辨证论治的重要依据。重点问清导致疾病的直接因素、间接因素，掌握发病时间，并参考"十问"进行询问。

1. 问寒热　询问患者有无寒热的感觉。传染性疾病所引起的神经系统疾病，往往出现高热神昏，热极生风；脾肾阳虚所致的神经系统疾病，则体弱畏寒。

2. 问汗　正常的出汗，有调和营卫、滋润皮肤的作用。狂证患者多身热汗出；中风、痿证患者可出现偏身汗出，患者仅半侧身体有汗，而另一侧无汗，属患侧经络阻闭，气血运行不畅所致。

3. 问头身　问头身包括问头部和问周身。

（1）问头部：头为诸阳之会，精明之府，脑为髓海，因此，神经系统疾病多出现头部症状，主要表现为头痛和头晕。根据头痛部位不同，可分辨病在何经。前额部连眉棱骨痛，属阳明经头痛；侧头部疼痛，属少阳经头痛；后头部连项痛，属太阳经头痛；巅顶部痛，属厥阴经头痛。根据头痛、头晕的性质，可辨别神经系统疾病的寒热虚实。头痛绵绵，过劳则甚者，属气虚头痛；头痛隐隐，面色苍白，属血虚头痛；头脑空痛，腰膝酸软，属肾虚头痛；偏侧头痛，疼痛剧烈，属肝胆郁热所致；外伤头痛，疼痛如刺，为内有瘀血；头晕眼花，过劳则甚，兼见面色苍白，心悸失眠，属气血亏虚；若因痰湿内阻，清阳不升所致，则头晕昏沉，兼见胸闷呕恶；头晕胀痛，兼见面赤耳鸣，口苦咽干，为肝阳上亢所致；肾精亏虚之头晕，兼见耳鸣，腰膝酸软，健忘遗精。

（2）问周身：主要结合现代医学知识，通过询问周身的疼痛、感觉异常等情况，来判断神经系统疾病的病性和病位。

4. 问耳目　耳为宗脉之所聚，肝开窍于目，五脏六腑之精气皆上注入目，故询问耳、目情况有助于神经系统疾病的诊断。耳部常见病变有耳鸣、耳聋、重听、耳痛等。脾湿过盛，清阳不升，清窍失养，可致耳鸣；肾虚精亏，髓海不充，也可出现耳鸣，以手按耳则鸣声减弱；久病痴呆、脑软化患者，可有耳聋、重听症状。眼部常见症状有目痛、目眩、目昏、雀目等。痰火内盛，上攻清窍，或风邪循目系入脑，则感目痛剧烈，头痛如劈；鼻渊多见眼眶及眉棱骨疼痛，伴眼珠胀痛。

5. 问胸腹　胸胀痛走窜，易怒太息，多因情志郁结不舒所致；胸胁窜痛，呃逆，为肝胃不和，多见于自主神经功能紊乱。

6. 问饮食口味　问饮食多少，可知脾胃的盛衰；问口味好恶，可察脏腑的虚实。癫证患者精神萎靡，食少纳呆，甚至数日不进饮食；狂证患者多见食欲亢进，多食易饥，或嗜食异物；吞咽困难，饮水作呛，应考虑延髓麻痹；高颅压患者常见饮水则吐。

7. 问二便　询问二便的情况，不仅可以直接了解消化功能和水液代谢正常与否，对神经系统疾病诊断也有一定的意义。虚寒之重症肌无力、运动神经元疾病小便多清长；中风腑实患者多见小便黄赤；各种急性神经系统疾病、癫痫大发作，可见小便失禁并有神志昏迷；脾胃虚寒之中风后遗症、自主神经功能紊乱患者大便稀薄不能成形；神志昏迷患者出现大、小便失禁。

8. 问睡眠　睡眠情况与人体卫气的循行和阴阳的盛衰密切相关。温病邪入心包的患者常见神疲困倦，睡意浓浓，经常不自主入睡，甚者昏睡谵语；情志郁结，化火生痰，痰热内扰者，则睡中时时惊醒，兼见眩晕胸闷，胆怯心烦，口苦恶心。

9. 问月经　青春期精神病多在月经期发病；更年期精神病多伴月经紊乱。

10. 问出生与发育情况　询问患者属顺产、难产、早产，有无手术、脐绕窒息、受惊等，有助于神经系统疾病的诊断。

四、切诊

切诊分脉诊和按诊两部分。脉诊是按脉搏，按诊是对患者的肌肤、手足、胸腹及其他部位的触摸按压。切诊也是神经系统疾病诊断中的一种重要手段。

（一）脉诊

平脉是正常人的脉象。平脉表现为三部有脉，一息四至，不浮不沉，不大不小，从容和缓，柔和有力，节律一致；反之，则为病脉。神经系统疾病常见的病脉有以下几种。

1. 浮脉　轻取即得，重按稍减而不空，举之有余。浮脉多见于感染性神经系统疾病的初期或气虚发狂者。

2. 沉脉　轻取不应，重按始得。狂证多见脉沉而有力，梅核气、气郁发狂脉象多沉弦，中风后遗症脉沉弦而滑，癫证、痫证脉多沉滑。

3. 迟脉　脉来迟缓，一息不足四至。奔豚气患者脉多迟而有力，阴癫、血虚寒凝之脑疝患者脉迟而无力。

4. 数脉　一息脉来五至以上。阳明发狂及狂病，脉数而有力；脏躁、百合病、感染性神经系统疾病后期脉数而无力。

5. 虚脉　三部脉举之无力，按之空虚。神经衰弱、脑供血不足及各种神经系统疾病后期均可见虚脉。

6. 实脉　三部脉举按均有力。瘀血、痰饮、火热、毒气及外邪入里所致的各种神经系统疾病在急性发作期均可见实脉。

7. 滑脉　往来流利，如珠走盘，应指圆滑。狂证、痫证、癫证及中风均可见脉沉滑有力，痰迷清窍或气郁痰结者，则可见脉滑而兼弦。

8. 涩脉　往来艰涩不畅，如轻刀刮竹。中风后遗症半身不遂的患者脉涩而无力，脑外伤患者脉涩而有力。

9. 洪脉　脉极大，状如波涛汹涌，来盛去衰。气盛发狂者脉多洪滑有力，虚阳上越者脉多洪而无力。

10. 弦脉　端直而长，如按琴弦。肝阳上亢、肝风内动、肝郁不舒所致的各种神经系统疾病多见脉弦数；神经官能症多见脉弦缓，各种神经痛、寒滞肝脉所致的奔豚气脉多弦紧。

（二）按诊

按诊的手法大致分为触、摸、按3类。按诊应用的范围较广，在神经系统疾病的诊断中，以按头颅、按肌肤、按手足、按腹最为常用。

1. 按头颅　检查颅骨有无缺损、肿块、压痛等，必要时测量头颅大小。切小儿囟门骨缝不合，即可诊断为解颅；切额头角疼痛，双眉紧锁，多为额窦炎；头痛剧烈，眼珠按压坚硬如石，多为雷头风。

2. 按肌肤　瘀血性精神病，多见皮肤甲错，晦暗无光；狂证、热证多见肌肤发热；厥证、虚证多见肌肤发冷。

3. 按手足　脏躁、百合病，多见手足心热；神经系统疾病后期、阴痫，多见手足发冷，着衣欲卧；感染性神经系统疾病、狂证多出现手足俱热并伴有燥热。

4. 按腹　腹部按之灼热为热证、实证，按之不温为虚证、寒证。危重患者少腹冰冷，为阳气欲绝，预后不良。

望、闻、问、切是诊察疾病的四种方法，各有特点与局限，因此，在临床运用上，必须将其有机地结合起来，才能全面而系统地了解病情，做出正确的诊断。

第七节　中医脑病的辨证论治方法

脑病具有自身特殊的临床症状，其辨证论治相比其他内科疾病的治疗也有所不同。如清代尤在泾在《金匮翼》中提出"卒风八法"，详细论述了中风病的治疗思路。中医脑病在发病过程中，具有大脑解剖位置和生理功能的特点，与五脏的病理状态密切相关，与气血津液、正气盛衰有密切的关联，所以在辨治脑病的过程中，始终坚持中医整体观的原则，按照五行生克理论，根据患者的病情制定辨证论治方案，准确辨证，立法组方，才可以得到满意的疗效。

一、先辨闭证与脱证

脑病最主要的临床特点就是昏迷，也是临床诊断的难点。因为可得到的阳性体征比较少，所以很难确定治疗方法。在昏迷患者急性期抢救过程中，闭证和脱证临床表现不同，治疗原则也完全相反，所以需仔细判断和准确治疗。

闭证是以邪实内闭为主，属实证，表现为牙关紧闭，口噤不开，两手握固，大小便闭，肢体强直。急宜去邪。因有"阳闭"和"阴闭"之分，故治疗也有区别。"阳闭"治以清肝息风，辛凉开窍，方以局方至宝丹或安宫牛黄丸辛凉透窍，并用羚羊角汤清肝息风、育阴潜阳。"阴闭"则以豁痰息风、辛温开窍之法。方用苏合香丸并用涤痰汤温开透窍、燥湿豁痰。

脱证是以正气外脱为主，属虚证，是指疾病过程中，阴阳气血大量耗损至生命垂危的综合表现。表现为目合口开，鼻鼾息微，手撒肢冷，多汗不止，二便失禁，肢体瘫软。"脱证"包括的疾病很多，类似于临床上的休克表现。治以益气回阳、救阴固脱之法。以大剂量参附汤和生脉饮治疗。

二、再辨寒热与真假

脑病多以危重症为主，尤其在发热性传染性疾病的救治过程中，应分清寒证（表寒、里寒）还是热证（表热、里热），根据寒温的不同而采用六经辨证或卫气营血辨证，并根据辨证结果而采用相应的方药。

三、确定脏腑的病位

大脑虽是一个独立器官，但在中医辨证体系中和五脏关系密切，而且中医的辨证论治体系是以五脏为中心的五行哲学体系，所以，脑病还需要根据脏腑辨证的结果给予治疗。

四、兼顾气血与津液

脑病与肝脏的关系最为密切，多数脑病以肝阳上亢、肝气郁结为病理特点，所以，疏肝解郁和平肝潜阳为多数脑病的治疗原则。王清任的瘀血论治脑中风取得显著的疗效。温病学派的治疗始终以顾护津液为防治原则。

五、虚实治法更不同

脑病急性期多以实证为主，到了恢复期或病程长，久治不愈的患者多由实转虚。实证应以祛邪为主。虚症应根据阴阳气血偏虚的情况随证治之。

（孙锦平 郑 一 王素平）

参考文献

［1］贾建平．神经病学［M].7版．北京：人民卫生出版社，2013.

［2］吴江．神经病学［M].2版．北京：人民卫生出版社，2013.

［3］孙怡．实用中西医结合神经病学［M].2版．北京：人民卫生出版社，2011.

［4］鲍远程．现代中医神经病学［M].北京：人民卫生出版社，2003.

［5］李君玲，王蕾，齐放，等．中医脑病证治的发展源流［J].中医药导报，2018，24（18）：1-4.

第二章 意识障碍

第一节 概 述

"意识"活动包括"觉醒状态"与"意识内容"两个不同但又相互关联的组成部分。前者指人脑的一种生理过程，即与睡眠呈周期性交替的清醒状态，又称清醒程度或清晰度，属于皮质下激活系统的功能；后者是指人的知觉、思维、情绪、记忆、意志活动等心理过程（精神活动），同时也是通过言语、听觉、技巧性运动及复杂反应与外界环境保持联系的能力，属于大脑皮质的功能。"意识障碍"（disturbance of consciousness）是指由于某种病因引起人体对自身周围环境及其变化不能理解，或理解错误，患者的觉醒水平及知觉、注意、定向、思维、判断、理解、记忆等许多心理活动间歇性或持续性的障碍。

意识障碍的发病机制可以从大脑皮质的功能活动（意识内容）及其相关的"开关系统"来解释。所谓"开关系统"是指经典的感觉传导通路（特异性上行投射系统）及脑干网状结构（非特异性上行投射系统）。意识的"开关系统"可激活大脑皮质并使之维持一定水平的兴奋性，使机体处于觉醒状态，从而在此基础上产生意识思维内容。意识的"开关系统"对意识的存在具有十分重要的作用。"开关系统"结构和功能的完整是意识存在不可缺少的两个方面。由于种种病因引起大脑及其相关的"开关系统"受损，从而引起不同程度的意识障碍。

意识障碍的分类并不统一，各种分类方法都有其一定的道理，但又不能解释所有的问题，其主要原因是引起意识障碍的原因很复杂，程度不同，表现形式也不一样。躯体疾病导致意识障碍主要表现为觉醒水平即意识清晰度下降，可伴有意识范围缩小及意识内容的改变。其表现形式：①意识清晰度下降；②意识清晰度下降＋意识范围缩小；③意识清晰度下降＋意识内容的改变；④意识清晰度下降＋意识范围缩小＋意识内容的改变。仅有意识内容的改变，无意识清晰度下降便是精神障碍，是精神医学研究的范畴。

意识障碍主要临床表现有以下几种。

（一）意识清晰度下降

1. 嗜睡（somnolence） 嗜睡是最轻的意识障碍，患者主要的临床表现为病理性持续睡眠状态，可被轻度刺激唤醒并能正确回答提问或做出各种反应，但当刺激停止后又很快再入睡。

2. 昏睡（stupor） 昏睡是一种比嗜睡较重的意识障碍，仅对强烈的或重复的刺激可能有短暂的觉醒，对语言无反应或反应不正确，一旦停止刺激又很快陷入昏睡。

3. 昏迷（coma）　昏迷是严重的意识障碍，患者觉醒状态、意识内容及随意运动严重丧失。昏迷患者对自身及周围环境不能认识，对外界刺激的反应很差或根本无反应，无睁眼运动、自发性语言运动，罕见自发性肢体运动，生理反射正常、减弱或消失，生命体征稳定或不稳定。

根据其程度可将昏迷分为浅昏迷、中昏迷和深昏迷。

（1）浅昏迷：患者表现为意识丧失，对高声无反应，对第二信号系统完全失去反应，但对强烈的痛刺激尚可有表情痛苦及躲避反应，但角膜反射、瞳孔对光反射、咳嗽反射、吞咽反射及腱反射等尚存在。此时生命体征一般尚稳定。

（2）中昏迷：对外界的正常刺激均无反应，自发动作很少。对强刺激的防御反射、角膜反射及瞳孔对光反射减弱，大小便潴留或失禁。此时生命体征已有改变。

（3）深昏迷：患者眼球固定，瞳孔散大，角膜反射、瞳孔对光反射、咳嗽反射及吞咽反射等消失，四肢瘫痪，腱反射消失，病理反射消失。此时生命体征不稳定，患者处于濒死状态。

（二）意识范围缩小

1. 蒙眬状态（twilight state）　意识范围缩小，同时伴有意识清晰度降低。意识活动集中于很窄范围，对狭窄范围内的各种刺激能够感知，并做出相应反应，常有定向障碍，可有片段的错觉、幻觉和妄想，偶尔出现攻击行为。蒙眬状态多突发突止，持续时间多为数分钟至数小时，少数可长至数天。发作结束后多陷入深度睡眠，意识恢复后对病中体验仅能片段回忆，或全部遗忘。多见于癫痫及癔症。

2. 漫游性自动症（ambulatory automatism）　漫游性自动症是意识蒙眬状态的特殊形式，以不具有幻觉、妄想和情绪改变为特点。患者在意识障碍期间可表现为无目的、与所处环境不相适应、甚至无意义的动作，如在室内或室外无目的地徘徊、机械地重复某种日常生活中的简单动作等。通常持续时间较短，突发突止，清醒后对发作过程中的经历不能回忆。在睡眠过程中发生的称为梦游症，在觉醒状态下发生的称为神游症。多见于癫痫及癔症，也见于急性应激障碍或颅脑损伤并发的精神障碍。

（三）意识内容改变

1. 意识模糊（confusion）　意识模糊表现为注意力减退，情感反应淡漠，定向力障碍，活动减少，语言缺乏连贯性，对外界刺激可有反应，但低于正常水平。

2. 谵妄状态（delirium）　谵妄状态又称急性精神错乱状态，最常见于急性弥漫性脑损伤或脑的中毒性病变，如酒精中毒或巴比妥类药物依赖者的突然停药后，也可见于脑炎或脑膜炎，偶见于右侧半球顶 - 枕区较大面积的脑梗死。患者表现为觉醒水平差、定向力障碍、注意力涣散，以及知觉、智能和情感等方面发生严重紊乱，多数患者伴有激惹、焦虑、恐怖、视幻觉和片断妄想等，可呈间歇性嗜睡或彻夜不眠等，也可有发热、颤抖及酒精和药物依赖者的间断性谵妄，易伴抽搐发作。

（四）特殊形式的意识障碍

1. 持续性植物状态　是一种严重的意识障碍，患者表现为双眼睁开，眼睑闭合自如，眼球无目的地运动，貌似清醒，但其知觉、思维、情感、记忆、意志及语言活动均完全丧失，对自身及外界环境不能理解，对外界刺激毫无反应，不能说话，不能执行各种动作命令，肢体无自主运动。这种意识障碍是单纯的高级神经活动的极度抑制，而皮质下觉醒状态依然存在分离状态。因此，持续性植物状态与昏迷的根本区别是有睡眠－觉醒周期，而与昏睡的根本区别是无听觉，不能被唤醒。

2. 闭锁综合征　又称去传出状态，病变位于脑桥基底部，双侧皮质脊髓束和皮质脑干束均受累。患者意识清醒，因运动的传出通路几乎完全受损而呈失运动状态，眼球不能向两侧转动，不能张口，四肢瘫痪，不能言语，仅能以瞬目和眼球垂直运动示意与周围建立联系。本征可由脑血管病、感染、肿瘤脱髓鞘病等引起。

第二节　昏　迷

昏迷是最严重的意识障碍，表现为意识完全丧失，对内外界刺激不能做出有意识的反应，随意运动消失，生理反射减弱或消失，出现病理反射，是急诊科常见的急症之一。昏迷的死亡率高，应及时做出判断和处理。

本病属中医的"神昏""昏蒙""昏不识人"的范畴。

【病因与发病机制】

一、西医

（一）病因

昏迷的病因分为颅内疾病和颅外疾病两类。

1. 颅内疾病　见于颅内的局限及弥漫性疾病，可分为以下种类。

（1）脑血管病：脑出血、蛛网膜下腔出血、大面积脑梗死、脑干梗死、小脑梗死等。

（2）颅内占位性病变：各种脑肿瘤、脑囊肿等。

（3）颅内感染：各种原因引起的脑炎、脑膜炎、脑脓肿、脑干脓肿、严重脑囊虫病、脑血吸虫、脑原虫病、脑弓形体病、脑内结核、隐球菌性脑炎等。

（4）颅脑外伤：脑震荡、脑挫裂伤、脑弥漫性轴性损伤、颅内血肿等。

（5）癫痫：全身性强直－阵挛性发作。

2. 颅外疾病

（1）系统性疾病：①肝性脑病；②肺性脑病；③肾性脑病（尿毒症、平衡失调综合征、透析脑病等）；④心性脑病（心脏停搏、心肌梗死、严重心律失常等）；⑤胰性脑病；⑥糖尿病性昏迷；⑦低血糖昏迷；⑧内分泌疾病（甲状腺危象、垂体性昏迷、黏液性水肿昏迷、肾上腺危象）；⑨物理性缺氧性损伤（中暑、触电、淹溺、休克、阿－斯综合征、高山性昏迷）；⑩水电解质紊乱、酸碱平衡失调。

（2）中毒性脑损伤：①感染中毒（中毒性菌痢、中毒性肺炎、Reye 综合征、流行性出血热、伤寒和败血症等）②药物中毒（酒精、镇静催眠药、抗精神病药、阿片类等）；③农药中毒；④有害气体中毒（一氧化碳等）；⑤有害溶剂中毒（苯、汽油、氰化物、四氯化碳等）；⑥金属中毒（铅、汞等）；⑦动物及植物毒素中毒（鱼胆、毒蛇、河豚、木薯、白果、霉变的甘蔗）等。

（二）发病机制

意识需要正常的大脑皮质功能来维持，在正常的觉醒激活系统和抑制系统的相互作用下才能维持觉醒状态。人体各种神经冲动通过刺激相应的感受器后，将这些刺激信号传导至脑干上行网状激活系统（ascending reticular activating system，ARAS），这些结构和功能的正常是维持大脑皮质正常兴奋性、保持觉醒状态的前提。单纯大脑皮质弥漫性损伤时，意识内容丧失，而觉醒仍可存在，但如果觉醒调节系统特别是 ARAS 受损时，可出现觉醒不能。当然，觉醒抑制系统抑制过度，也会出现意识障碍乃至昏迷。

昏迷的发病机制主要是由于种种原因引起的与觉醒有关的解剖结构及功能的损伤，可以从以下方面来说明。

1. 脑细胞的能量代谢及其损伤机制　人脑的代谢率高，对血液供应的要求也高，脑组织内几乎没有氧的储存，葡萄糖的含量也极少，所以脑组织的能量消耗依赖血流持续的供给，否则就不能维持脑的正常功能。脑正常生理活动所需的氧、糖、维生素、氨基酸等出现严重不足时，可以引起脑细胞受损，进而引起昏迷。脑细胞损伤的机制可以从以下方面来解释。

（1）细胞内钙超载：在脑损伤、脑缺血缺氧等病理情况下，由于脑细胞能量供应障碍，Ca^{2+}-Mg^{2+}-ATP 酶的排钙功能受损，内质网、线粒体的贮钙作用减弱，特别是由于细胞膜结构受损、流动性及稳定性降低，钙离子通道开放，细胞外大量钙离子涌入细胞内，细胞内的低钙离子稳定性受到破坏，发生钙离子超负荷，并对细胞产生下列危害：①激活 ATP 酶，致使高能磷酸键发生水解，释放大量氢离子，使细胞内 pH 降低，造成组织酸中毒环境，不利于代谢正常进行。②激活蛋白酶及磷脂酶，或通过钙调蛋白的介导，使神经细胞蛋白及脂质分解代谢增加，使细胞框架系统和膜结构损伤，造成细胞肿胀。③细胞内钙离子浓度增高还可以通过神经细胞某些快反应基因如 c-fos、c-myc 等的表达与调控改变，并作用于目的基因，影响细胞的 DNA 结构，造成神经细胞的严重损伤。

（2）自由基损害：在脑缺血缺氧及脑损伤时，由于氧自由基反应增强，易于使细胞膜性结构中多价不饱和脂肪酸双键发生反应，夺取其电子，使脂质分子构型发生改变，导致多价不饱和脂肪酸链断裂，细胞膜流动性增大，通透性增加，使细胞完整性和功能受到破坏。

（3）兴奋性氨基酸的神经毒素作用：兴奋性氨基酸主要是指谷氨酸（glutamate，Glu）和天冬氨酸。脑组织缺血缺氧时，神经细胞线粒体 ATP 产生不足，能量缺乏，以致 Glu 效率减弱，即使在再灌注后能量供应水平恢复之际，脑组织内 Glu 仍较多。Glu 长时间增高时，神经元持续性去极化，遂使细胞内 K^+ 外流，细胞外 K^+ 浓度急剧升高后，促使 Glu 能神经元兴奋性增加，导致 Glu 进一步释放。高浓度的 Glu 可使神经元损伤、变性以致死亡。此外，兴奋性氨基酸与其特异性受体结合后能启动钙离子通道，促使钙离子内流，细胞内钙超载，出现继发性神经毒性作用，加速神经元死亡。

（4）膜磷脂代谢障碍：脑细胞缺血缺氧后，引起细胞内钙超载和自由基产生过氧化反应均会激活脑细胞膜磷脂酶 A_2 和磷脂酶 C，导致多价不饱和脂肪酸大量释放，其中以花生四烯酸为代表。在组织内环氧化酶和脂氧化酶作用下，生成前列腺素 $F_{2\alpha}$、血栓素 A_2 和白三烯等，前列腺素 $F_{2\alpha}$、血栓素 A_2 可加重脑血管痉挛和微血管障碍，使已经存在的脑损伤进一步加剧。

（5）乳酸性酸中毒：由于脑细胞缺血缺氧，细胞无氧代谢增加，使细胞内乳酸大量产生且积聚，因此发生乳酸性酸中毒，细胞内氢离子转移至细胞外，细胞外的钠离子进入细胞内，细胞内水增多，引起细胞毒性脑水肿。

（6）激肽释放酶的损伤：脑细胞缺血缺氧导致 CO_2 蓄积和局部酸中毒，引起血脑屏障破坏，不仅使毛细血管通透性增加，血管内的液体及蛋白质进入细胞间隙形成脑水肿，而且使循环血中激肽原渗到血管外，形成缓激肽，缓激肽对血脑屏障进一步破坏，使脑水肿加重。

（7）铁离子的破坏作用：在缺血缺氧的环境下，组织细胞中过氧化自由基含量过多，可通过促发作用，引起铁离子催化的 Haber-Weiss 反应，产生反应力极强的氢氧基，对细胞膜有严重的破坏作用。

2. 脑不同部位损伤引起昏迷的机制

（1）幕上占位性病变：幕上结构主要是大脑半球中与昏迷有关的大脑皮质、皮质边缘网状激活系统、丘脑非特异性投射系、间脑中央部及中脑的上行网状激活系统等结构受损可导致昏迷。一侧大脑半球只有当损及间脑中央部或中脑上行网状激活系统才会引起昏迷。单侧大脑半球的占位，即使破坏了同侧半球内的皮质边缘网状激活系统或丘脑非特异性投射系，也不会出现昏迷。因为上行网状激活系统的冲动可通过另一侧半球来维持一定的觉醒水平。幕上颅腔是一个不能伸缩且几乎密闭的容器，只有通过幕下相通。当幕上颅腔内占位病变逐渐增大时，导致幕上的脑组织边缘水肿和移位，蛛网膜下腔受压闭塞，侧脑室受压缩小，幕上颅内压升高到幕上无法缓冲时，幕上的脑组织结构则易通过小脑幕裂孔向下移位，形成小脑幕切迹下疝。

引起昏迷的幕上占位病变多导致小脑幕切迹下疝，因为位于幕上的占位病变在逐渐增大的过程中，压力向下传导，间脑中央部的上行网状激活系统可能首先受压或扭曲而致觉醒不能，最后引起昏迷。这是因为间脑中央和颞叶钩回位置较低且靠近天幕孔，承受压力较大，易发生小脑幕切迹下疝。颞叶病变在逐渐增大时，颞叶钩回最可能首先向幕下移位，压迫中脑的上行激活系统而引起昏迷。

小脑幕切迹疝可分为颞叶前疝、颞叶后疝及颞叶全疝等。小脑幕切迹疝发生时，颞叶的钩回及颞叶一部分结构等脑组织在向下的压力作用下可向下移位，填塞脚间池及环池，进而压迫中脑、动眼神经周围的副交感纤维等，导致病侧瞳孔扩大、对光反射消失和对侧肢体上运动神经元偏瘫，如果疝进一步发展，可能压迫中脑向对侧移位，导致对侧大脑脚和皮质脊髓束压迫，引起病灶同侧上运动神经元偏瘫。

当中脑网状结构上行激活系统受损时，可出现不同程度的意识障碍甚至昏迷。当脑疝继续发展压迫脑干时，脑干受损，可出现肌张力高、去大脑僵直等症状。脑疝的发展情况可从患者生命体征表现出来。脑疝前期，由于早期脑疝压迫使脑干缺血缺氧，对脑干生命中枢起兴奋作用，患者出现呼吸深快、脉搏加快、血压升高。脑疝代偿期，患者出现脉搏缓慢、呼吸深快、节律不齐等。主要是因为脑干受压，缺血缺氧。此时机体仍可通过暂时的生命中枢调节来维持生命活动。如果脑疝不能解除，或其他原因使脑干缺血缺氧继续加重，脑干损伤逐渐加重，则导致患者呼吸循环衰竭，中枢处于极度衰竭状态，出现呼吸变浅，而且不规则，甚至呼吸停止，血压下降，心脏停搏，最后死亡。

（2）幕下占位性病变：幕下结构主要包括脑干、小脑及第四脑室等。脑干中的网状机构是维持觉醒功能的重要结构。枕骨大孔是后颅窝与椎管间的交通通道，其中有延髓。小脑扁桃体在小脑下方，紧靠枕骨大孔上缘，易受从上向下的压力传导而向下移位到上颈段的椎管形成脑疝，即枕骨大孔疝。另外，幕下占位在占位体积逐渐增大时，压力也能向上传导，使小脑前叶及蚓部被压向上移位，最终嵌于天幕孔，形成小脑幕裂孔上疝。

枕骨大孔疝时延髓受压，引起延髓缺血缺氧、水肿，导致呼吸循环障碍。早期的或慢性的枕骨大孔疝一般不会影响觉醒激活系统，故不会引起昏迷。但如果脑疝不解除或继续发展，最终使网状系统受损而引起昏迷，也可因脑干缺血缺氧从而引起呼吸循环衰竭而昏迷。小脑幕裂孔上疝可压迫四叠体及被盖部，引起上视不能、瞳孔散大、对光反射消失及听力障碍等，脑干网状结构上行激活系统受损后可导致意识障碍，乃至昏迷。

无论是枕骨大孔疝或是小脑幕裂孔疝，常常压迫脑干，引起严重的生命体征紊乱，最终导致呼吸循环停止而死亡。因此，幕下占位引起的疝常常病情重，死亡率高。

（3）弥漫性病变：一般来说，一侧性或局限性的慢性、亚急性大脑半球损伤不会直接引起昏迷。这些损伤一般不会损及中脑网状结构或丘脑的非特异性投射系，上行网状激活系统的冲动可以通过另一侧大脑半球来维持觉醒状态。但是，如果一侧大脑半球的病灶比较大，且病灶周围水肿较严重，甚至形成脑疝，则可以引起昏迷。急性的、双侧的、广泛的大脑损伤可以引起意识障碍或长期昏迷。

如果双侧大脑半球弥漫性损伤进展较慢，使双侧半球广泛性变性、萎缩，而觉醒系统未受到压迫或破坏，则一般不会发生昏迷，如 Alzheimer 病。但由于种种疾病导致双侧大脑半球广泛性的严重弥漫性损伤，脑组织缺血缺氧、水肿、坏死等，导致觉醒系统受损而引起昏迷，如各种脑炎、重症蛛网膜下腔出血、弥漫性代谢性脑病、心搏骤停后脑缺氧等。

另外，种种原因引起的颅内压增高可导致脑血流量减少，引起脑缺血缺氧，导致昏迷。此外，有些毒素、代谢障碍等也可损害上行网状激活系统而引起昏迷。

（4）弥漫性轴索损伤：弥漫性轴索损伤是当头部在加速性的旋转外力作用下，因剪应力而造成的神经轴索损伤，常常发生在胼胝体、大脑脚、脑干的中间部等，多是小的挫裂伤、出血及水肿，其特点是多发但无占位。在显微镜下见神经轴索断裂、轴浆溢出。患者常常发生昏迷，且昏迷时间长，病情重，死亡率可达50%。

3. 代谢及中毒因素引起昏迷的机制　人脑是需氧量很大的器官，也易受生理和药物的影响。内源性代谢紊乱或外源性中毒均可抑制或破坏大脑皮质和脑干上行网状激活系统，因此，某些代谢产物或毒素作用于上行网状激活系统和上行网状抑制系统，使两者的平衡失调，可引起昏迷。

脑细胞的必需物质代谢紊乱及其损伤机制如前所述，下面从内源性代谢紊乱、外源性中毒与昏迷的关系进行论述。

（1）内源性代谢紊乱：颅外重要脏器功能衰竭或急性严重的感染，其代谢过程中产生各种代谢产物，透过血脑屏障可能选择性地抑制大脑皮质或脑干网状结构的易损伤结构，导致脑功能受损，引起代谢中毒性脑病，甚至昏迷。常见的疾病有高血压脑病、肝性脑病、胰性脑病、尿毒性脑病、急性感染中毒性脑病、急性缺血缺氧性脑病等。

（2）外源性中毒：外源性中毒是指因摄入过量的药物或有毒的物质而引起的昏迷，其引起的昏迷主要有：①毒性直接作用于中枢神经系统引起其高级中枢过度抑制，如麻醉药、催眠药等。②继发性损伤：某些毒性急性中毒后，使血氧含量减少，导致脑细胞缺血缺氧性损伤，形成脑水肿。这是因为脑干网状结构传导功能极易受药物的影响，特别是镇静药、催眠药和麻醉药。这些药物对脑干结构的突触传导有明显的选择性抑制作用，如氟哌啶醇对多巴胺受体有选择抑制作用；吩噻嗪对神经元突触后膜的去甲肾上腺素受体有阻断作用；利血平能阻断突触前膜儿茶酚胺的释放；氯氮平能阻断 5 - 羟色胺和 γ - 氨基丁酸受体；镇静催眠剂及乙醇等能直接或通过激活 β - 内啡肽释放，对脑干、下丘脑前部的吗啡受体具有选择性亲和作用；有机磷中毒对胆碱酯酶有抑制作用。

二、中医

中医认为意识障碍与心脑有关。心主神明，脑为元神之府，故凡病邪蒙闭神明，或上扰清空及阴竭阳脱、心神耗散均可导致昏迷。究其病因，实证（闭证）是由痰浊、邪热、风阳、瘀血等阻蔽清窍，使阴阳逆乱、神明被蒙所致；虚证（脱证）是由气血不足、阴阳衰竭、不相维系、清窍失养所致。还有些既有气血耗散、神不守舍，又有痰浊内盛、蒙闭清窍的虚实夹杂、内闭外脱证。

【诊断与辨证】

一、西医诊断

（一）临床表现

昏迷是一种常见的急危重症，它既是多种疾病的临床症状，又是各种原因所致生命临终的主要表现。临床上大部分疾病特别是脑科疾病都与昏迷有关。所以，昏迷的病因多样，临床表现复杂。

1. 昏迷的主要症状

（1）醒觉障碍：昏迷的主要表现是醒觉障碍。双眼总是闭合的，意识丧失，丧失觉醒－睡眠正常生理周期变化过程，"长眠不醒"。

（2）感知觉障碍：在昏迷状态下，对刺激反应减退或消失，对外界声光刺激无感觉。压眶反应减退或消失。临床常根据其反应情况，判断意识水平，即昏迷的程度。

（3）运动障碍：在昏迷状态下肌肉和关节失去有意识的动作称为肢体随意运动消失。轻度昏迷者受到疼痛刺激时，可有痛苦表情（如皱眉）、呻吟和肢体的防御性动作，肌肉和关节无主动运动，被动运动时不能保持；中度昏迷时肌肉和关节强直；重度昏迷则任何反应皆无，肌肉松弛。

2. 昏迷的伴发症状

（1）体温异常

（2）呼吸异常：呼吸困难常见于由慢性支气管炎发展的肺性脑病和严重的脑出血，呼吸频速见于肺炎、脑膜炎，呼吸深慢见于酸中毒、尿毒症，无节律并有暂停见于吗啡中毒、重症酒精中毒、心肌梗死或重度颅脑损伤、脑出血所致脑干功能障碍。

（3）血压异常：伴高血压者见于脑血管意外、高血压脑病等，低血压者可见于感染、心肌梗死、有机磷中毒及低血容量性休克。

（4）呕吐：常见于中毒、尿毒症等病及各种原因引起的颅内压增高。呕吐物有氨味见于尿毒症，有酒味见于酒精中毒，有蒜臭味见于有机磷中毒，有胆汁见于肝脏病，有血液或咖啡样液见于各种急性疾病引起的上消化道应激性溃疡。呕吐物为大量食物见于食物中毒。

（5）尿便异常

（6）抽搐：常见于各种原因引起的癫痫发作。

（7）运动异常

（二）诊断要点

对意识障碍的患者，医务人员必须根据简短快捷的病史采集、迅速而准确的体检及相应的辅助检查，较快地做出判断，选择治疗方案。因此要求有清晰的诊断思维程序、缜密全面的体检和较丰富的临床经验，在思考诊断范围的同时，采取必要的抢救措施，再根据各项检查结果做出明确的诊断。诊断要解决的问题是：是否昏迷，昏迷的程度、类型及昏迷的原因。

1. 昏迷的症状诊断

（1）清醒状态丧失，双眼紧闭。

（2）意识内容丧失，对各种刺激的反应能力缺乏：对周围事物及声、光刺激无反应。对强烈刺激（眶上神经压迫）的反应减退或消失：轻度昏迷者有皱眉等痛苦表情、呻吟和肢体的防御反射，中度昏迷可有肢体微动，重度昏迷则任何反应皆无。

（3）随意运动消失，肌肉松弛。

（4）自主神经功能失控，尿便失禁。

2. 昏迷的病因诊断

（1）感染：病原体直接侵入脑组织，造成脑炎、脑膜炎、蛛网膜炎，引起脑细胞变性、肿胀，直接导致意识障碍；侵入脑外组织，造成菌血症、毒血症、败血症等全身感染症状，引起感染中毒性休克，也会导致意识障碍。其诊断依据是：①发热、出汗、寒战等全身症状；②头痛、腹胀、胸闷及感染灶的红肿热痛的局灶症状；③在意识障碍的同时，脑膜刺激征阳性；④实验室检查有相应感染的特殊指征，感染指标异常。

（2）肿瘤：颅内肿瘤无论其良性、恶性，都形成占位效应，引起相应的定位症状和颅内压升高，如不及时治疗，最终均会转入昏迷。颅外肿瘤良性者，生长缓慢，不会引起昏迷；恶性肿瘤亦即癌症，生长迅速并向其他部位转移，形成颅内转移瘤或癌性脑病，或晚期衰竭，也会引起昏迷。其诊断依据是：①慢性病史，从发病到意识异常症状，大多有一定的时间；②原发肿瘤症状，随部位而异；③意识障碍的过程，大多先有精神症状，如淡漠、痴呆、多语、错乱等，逐渐转入嗜睡到昏迷；④其他检查，如 X 线、B 超、CT 扫描、MRI、同位素显像等。

（3）代谢异常：任何可引起缺血、缺氧、缺糖等原发或继发的代谢紊乱的原因，都会引起昏迷。除原发病的症状外，急性代谢性昏迷有生命体征的明显异常；而慢性代谢性昏迷病情进展缓慢，有精神症状，有相应实验室检查指标的异常。

（4）中毒：对机体发生物理、化学、生物作用，而损伤机体引起功能障碍、疾病，甚至昏迷。其诊断依据是中毒史和毒物鉴定。

（5）创伤：大部分颅脑损伤有不同程度的昏迷，其他部位创伤引起的创伤性休克、失血性休克、脂肪栓塞等可诱发昏迷。其诊断依据是外伤史和外伤部位的体征，以辅助检查协助确诊。

3. 昏迷的定位诊断

（1）中枢神经系统

1）大脑：①局限性病变：占位性病变除功能静区或中线结构外，大多首先出现局灶性症状，如感觉运动障碍、失语、癫痫，查体有相应神经支配区域的功能障碍体征。症状逐渐加重，最后可出现昏迷。急性出血，无论是外伤还是高血压所致引起的出血占位效应，昏迷都出现较早，根据发病原因可确诊。②弥漫性病变：由于脑实质的弥漫性病变引起的昏迷，除有原发病症状外，大多有谵妄、痴呆、精神行为的异常；由于脑膜病变引起的昏迷，多有剧烈头痛和脑膜刺激征；由于脑室系统病变引起的昏迷，颅内压增高症状明显。③大脑皮质性昏迷的定位依据：除麻醉药、莨菪碱类药物中毒外，瞳孔大小正常，对光反射存在；睫脊反射存在；眼前庭反射存在；若未引起脑干受压，则呼吸正常；可出现去皮层强直。

2）间脑：间脑性昏迷的定位依据：双侧瞳孔缩小，对光反射存在；眼头反射存在，睫脊反射消失；潮式呼吸；不典型的去皮层强直。

3）中脑：中脑性昏迷的定位依据：瞳孔散大，对光反射消失；眼头反射消失，眼前庭反射存在；过度换气或潮式呼吸；去皮层强直。

4）脑桥：脑桥性昏迷的定位依据：双侧瞳孔针尖样缩小；眼前庭反射消失，角膜反射存在；长吸气式呼吸或短周期的潮式呼吸；四肢弛缓，肌张力低。

5）延髓：延髓性昏迷的定位依据：呼吸衰竭出现较早，节律不规则有间歇；瞳孔先缩小后散大；眼球运动及脑干反射消失；四肢弛缓性瘫痪；有血压低、心律不齐等体征。

（2）心血管系统：心源性昏迷的特征：昏迷与心搏骤停同时发生；大动脉搏动消失，

心音消失；口唇发绀，随即呼吸停止；瞳孔散大，对光反射消失。

（3）慢性肝源性昏迷的特征：慢性肝脏病史、症状和体征，如肝掌、腹水、蜘蛛痣等；发作性或持续性精神症状（尤其是扑翼样震颤）之后，逐渐出现昏迷；昏迷时有肝臭、多脏器功能衰竭的表现；肝功能严重损伤，白蛋白与球蛋白比例倒置，血氨增高；脑电图为双侧对称性高波幅的 Q 波或 S 波。

（4）肾源性昏迷的特征：肾病晚期，合并多脏器功能衰竭；昏迷前有精神症状，如情感淡漠、注意力不集中、谵妄等；瞳孔缩小，对光反射存在；眼前庭反射存在；Kussmaul 呼吸；化检尿蛋白阳性，血清尿素氮、肌酐增高。

（5）肺源性昏迷的特征：慢性肺部疾病史合并急性感染，有胸闷、发绀、咳嗽、呼吸急促、泡沫痰等症状；注意力分散、淡漠迟钝、烦躁不安等精神症状，最后转入嗜睡、昏迷，血气分析有低氧血症（动脉 $PO_2 > 8.0$ kPa）、高碳酸血症（$PCO_2 > 6.6$ kPa）。

（6）胰源性昏迷的特征：胰腺炎病史、症状和体征；发病 3~5 日后，出现谵妄、精神错乱等症状后逐渐昏迷；血中淀粉酶升高。

（三）鉴别诊断

1. **持续性植物状态**　美国的神经病学学会质量标准分会于 1995 年提出植物状态的诊断标准：①对身边环境毫无感知，且不能与周围人接触；②对视、听、触或有害刺激无持久的、重复的、有目的或自主的行为反应；③不能理解和表达语言；④睡眠 – 觉醒周期存在；⑤丘脑下部和脑干功能存在；⑥尿便失禁；⑦颅神经和脊髓反射存在。植物状态持续 1 个月为暂时性植物状态，持续 3 个月以上为持续性植物状态，持续 1 年以上为永久性植物状态。

2. **闭锁综合征**　又称为去传出状态（de-efferented state）。可保持意识的清醒，语言存在理解，但不能说话而可用眼球上下运动表示；双侧面、舌瘫痪、四肢瘫。由于言语障碍和肢体瘫痪，常被误认为昏迷。见于脑桥基底部的损伤，如脑桥损伤、脱髓鞘病等。

3. **过度昏迷**　即脑死亡，是一种全脑功能丧失的不可逆性脑损伤，中枢神经系统不再维持体内环境的稳定性，意味生命即将结束，是即将临床死亡的标志，是实行人道主义、器官移植的最佳时机。

4. **精神性意识障碍**

（1）精神病性木僵：见于精神分裂症患者，临床表现为不言、不语、不动，甚至对强烈刺激也无反应，躯体呈蜡肠样屈曲等，可伴有发绀、流涎、体温过低、尿潴留等自主神经功能紊乱症状。缓解后可回忆发作时所见所闻。

（2）精神抑制状态：又称为癔症，发生于剧烈精神刺激之后，突然对外界毫无反应、呼吸急促、屏气，双眼紧闭，眼睑快速眨颤。四肢伸展、屈曲或挣扎乱动。经神经系统检查无受损体征，当拨翻其眼睑时可见眼球上转，瞳孔对光反射敏感。针刺人中、合谷等穴位，能迅速苏醒。

5. **一过性意识障碍**

（1）晕厥：又称昏厥，是一种突发而短暂的意识障碍症状，而不是疾病的名称。常发生在贫血、低血压、低血糖或排尿、疲劳等躯体因素之后。诊断依据包括以下几方面：①急性发病，病前有过累、饥饿等因素及其他疾病；②可有前驱症状，如身体不适、四肢无力、恶心、头晕、面色苍白、眼前突然黑蒙等；③意识丧失时肢端厥冷、额出冷汗、血压可能偏低、瞳孔有可能散大、深浅生理反射消失甚至出现病理反射；④平卧短时间后意识恢复正常，无后遗症，以上症状和体征消失。

临床上或根据躯体因素分为心源性晕厥、脑源性晕厥、反射性晕厥、直立性低血压晕厥、过度换气综合征、低血糖性晕厥、癔症性晕厥等类型，应进一步检查确诊。

（2）短暂性脑缺血发作（transient ischemic attack，TIA）：是由于局部脑或视网膜缺血引起的短暂性神经功能缺损，临床症状一般不超过1小时，最长不超过24小时，且无责任病灶的证据。诊断依据包括以下几方面：①起病突然，突发局灶性脑功能损伤；②符合颈内动脉或椎-基底动脉系统及其分支缺血表现；③短时之内症状完全恢复（多不超过1小时）。

（3）发作性睡病：是一种原因不明的睡眠障碍。临床表现为在白昼时间发作不可抗拒的睡眠，即在正常行走、吃饭、上课或工作时突然猝倒入睡，但睡眠不深，可被轻微刺激唤醒如常，时间不超过10分钟。体检无阳性体征，对躺下睡眠较长的需进一步检查以排除其他疾病。

二、中医辨证

（一）闭证

（1）热入心包证：神志不清，高热，或身热夜甚，烦躁谵语，或抽搐，舌红绛，苔黄或焦黄，脉细数。

（2）热结胃肠证：躁扰不宁，谵语甚则昏不知人，伴有发热，大便不通，腹胀满，拒按，舌干燥，苔焦黄或生芒刺，脉沉实有力。

（3）热动肝风证：高热头痛、眩晕、烦躁不宁，不省人事，牙关紧闭，颈项强直，四肢抽搐，或口眼㖞斜，半身不遂，舌质干绛，脉弦细数。

（4）痰湿内阻证：胸闷腹胀，面色晦暗，渐至神志模糊，语言不清，昏不知人，喉中有痰声，恶心，苔白腻，脉沉滑。

（5）痰火上蒙证：发热面赤，烦躁不安，渐至昏迷，喉间痰鸣，痰黄黏稠，舌青红，苔黄腻，脉滑数。

（6）浊阴上逆证：头昏痛，恶心不食，胸闷腹胀，尿少水肿，畏寒肢冷，嗜睡，逐渐转昏迷，舌淡体胖，苔白腻，脉沉缓。

（7）卒冒秽浊证：猝然闷乱，昏不知人，口噤或妄言，面青肢冷，脉沉细而微，或忽大忽小。

（二）脱证

（1）亡阴证：神志昏迷，汗出，面红身热，唇舌干红，无苔，脉虚数。

（2）亡阳证：神志昏迷，目合口开，面色苍白，大汗淋漓，息微手撒，肢厥，二便自遗，唇淡，脉微欲绝。

【治疗】

一、西医

昏迷急救处理的基本原则是在迅速做出病因诊断的同时，采取整体综合治疗的积极措施，既维持生命基本需求，又针对原发病进行相应治疗。

（一）基本生命支持

1. 呼吸管理

（1）保持呼吸道通畅，维持呼吸

1）排除呼吸道梗阻：迅速清除呼吸道内的异物、呕吐物、痰和血液。

2）建立通畅的呼吸道：患者取仰卧位，颈下垫一小枕，轻压额部使头向后屈，以顺应呼吸道自然屈度，保持呼吸道通畅。对呕吐患者，可将头转向一侧，勿使呕吐物误吸入呼吸道。

3）防止舌根后坠：可用舌钳夹舌，手托下颏、置入口咽导管等方法，避免和防止舌根后坠对呼吸道的阻塞。

4）气管插管：若采取以上急救措施不能解除呼吸道的不畅，就应迅速用喉镜引导经口行气管插管。

5）环甲膜穿刺：在来不及插管的情况下，将静脉留置输液或输血的针头，经皮肤穿透环甲膜刺入气管内，解除呼吸障碍。

6）气管切开：病情允许时应行气管切开，确保呼吸通畅。

（2）氧气疗法

1）适应证：各种原因所致的昏迷均应给予充分的氧气吸入。目的是增加肺泡内的氧分压，进而提高动脉血中的氧分压，尽可能地满足脑细胞的氧供应，减轻脑水肿，降低颅内压，缓解缺氧对脑的损伤。

2）方法：具体有以下几种。①鼻导管给氧：适用于生命体征平稳、鼻咽及上呼吸道通畅的患者，经鼻导管吸入纯氧。应注意将导管插到鼻咽部，及时清除痰痂和分泌物，每24小时更换鼻导管1次。②面罩给氧：适用范围同上，但比鼻导管给氧漏气少而更有效。面罩有覆盖面部、鼻部、口鼻部三种，内有呼吸活瓣和一个稀释氧气的孔。当孔闭塞时就吸入100% 纯氧。为便于观察又保证浓度充足，以口鼻罩最为适宜。为避免氧中毒，当长时间面罩给氧时，每24小时应有2～3次间歇。③气管导管给氧：适用于已发生或有可能发生呼吸停止的患者。插管后即插入氧气导管给氧，但吸入气体必须先经过湿化，防止分泌物稠厚结痂；若改善不明显，可用球囊加压给氧；为避免喉头损伤和水肿，留管时间一般不超过48小时。④气管切开导管给氧：适用于气管导管给氧时间过长、估计昏迷时间长的患者。气管切开后放入导管给氧，应注意及时吸痰，定时清洗、煮沸内套管，更换敷料。⑤高压氧疗法：给氧方法是开始先进行20～30分钟的高浓度（80%）氧吸入，成人以100% 纯氧3～

4 L/min、儿童 2 L/min 为宜。以后逐渐降低氧浓度，加大流量至 5～8 L/min。

（3）呼吸机的使用

1）适应证：①昏迷患者无呼吸，经气管插管后，可接呼吸机辅助；②各种原因的急性呼吸衰竭，包括中枢性或周围性的呼吸衰竭；③由于呼吸肌无力或胸部创伤引起的呼吸功能不全；④恢复氧合功能。

2）呼吸方式的选择：①定量呼吸；②定压呼吸；③定时呼吸；④呼气终末正压呼吸。

3）呼吸机的调节：主要包括以下方面。①潮气量：一般 500～800 mL/min。②呼吸频率：一般 16～22/min。③输入气压：一般 1.18～2.45 kPa（12～25 cmH$_2$O）。④呼吸时间比：一般掌握呼吸比为 1:（1.5～2）。⑤供氧浓度：40% 为宜。

2. 维持正常血液循环

（1）建立输液通路。

（2）心脏复苏包括胸外按压、开胸按摩、除颤。

（3）药物治疗

1）提高心肌应激性：应用肾上腺素、异丙肾上腺素等药物。

2）改善心脏传导功能：应用阿托品等药物。

3）增加心肌收缩力：肾上腺素等药物。

（4）纠正休克。

（5）监护设施。

（二）催醒治疗

1. 纳洛酮　常用剂量为每次 0.4～0.8 mg，静脉注射或肌内注射。无反应可间隔 5 分钟重复用药，直达预期效果。对颅脑损伤患者，用药剂量为 0.3 mg/kg 体重，用生理盐水稀释至 500 mL，用输液泵 24 小时持续静脉滴注，连用 3 日，第 4 日至第 10 日统一剂量为 4.8 mg/d。

2. 胞磷胆碱　静脉滴注：每日 1 次，每次 250～1000 mg 加入 5% 或 10% 葡萄糖液 500 mL 稀释后静脉滴入，5～10 d 为一个疗程。肌内注射：每次 0.25 g，每日 1～2 次。

3. 吡拉西坦　口服，每次 0.8～1.6 g，每日 3 次。一般 6 周为一个疗程。静脉点滴用于脑外伤手术及颅脑外伤昏迷的患者意识恢复，每日可用 8 g。

4. 细胞色素 C　一般是 15～30 mg 加入 10% 葡萄糖液 500 mL 中静脉滴注，每日 1～2 次，7～30 日为一个疗程，视病情而定。用药前须做皮试。

5. 乙胺硫脲　用本品 1 g 溶于 5% 葡萄糖 500 mL，以 40 滴/分钟速度静脉滴注，疗程为 9～12 日。

6. 甲氯芬酯　每次 0.2 g，每日 3～4 次，至少 1 周。肌内注射：每次 250 mg，每 2 小时 1 次。

（三）并发症的治疗

1. 肺部感染　昏迷患者因咳嗽及吞咽反射减弱或消失，易造成分泌物、呕吐物和出血等误吸或坠积于肺部，保持呼吸道通畅对预防肺部感染极为重要。

（1）保持口腔清洁：及时彻底清除口腔及呼吸道的分泌物、呕吐物及凝血块等，做好口腔护理，及时治疗口腔感染。

（2）定时翻身叩背：经常变换体位，以利于呼吸道分泌物排出，防止呕吐物误吸，并定时采用拍击震动法协助排痰。定时改变体位除能预防压疮形成外，尚能减轻肺瘀血，提高氧气运送能力，克服重力影响造成的气体分布不均，改善通气与灌注比例，并能促进分泌物的排出。一般1～2小时翻身1次较为适合，拍击震动法可使小支气管分泌物松动而易于排至中、大气管中，利于排出体外。

（3）消除舌后坠：舌后坠影响呼吸通畅者，应取侧卧位并抬起下颌或采用侧俯卧位，仰卧时放置咽导管等，以改善呼吸道通气情况。

（4）解除支气管痉挛：由于炎症的刺激，常引起支气管痉挛和纤毛运动减弱或消失，导致通气不畅和痰液积聚，故解除支气管痉挛对防治肺部感染甚为重要。

（5）及时清理气道：彻底吸痰对预防昏迷患者肺部感染是极其重要的，可经口腔、鼻腔或气管切开处吸痰。吸痰动作要轻柔，吸痰管自气管深部左右前后旋转，向外缓慢退出，防止因吸力过大或动作过猛造成口腔、气管黏膜损伤，引起出血。痰液过多应间断反复抽吸，每次吸痰10～15秒，如患者出现心率增快或发绀，则应抽出吸痰管给予吸氧，待情况稳定后重新进行吸痰，一般连续吸3～4次，不宜过长，以免加重脑缺氧。

（6）纤维支气管镜吸痰和灌洗：主要用于严重误吸、鼻导管不易插入气管、插入气管内吸痰已无效，或已证实大片肺不张时，应尽早行纤维支气管镜吸痰。吸痰过程中要注意无菌操作。吸痰过程中要进行心电、血压、呼吸和氧饱和度的监测，观察口唇、指甲颜色，遇到心率增快、血压过低或过高、氧饱和度下降明显或发绀严重时应暂停操作，予以大流量面罩吸氧，待情况稳定后重新进行吸痰。

严重肺部感染患者即使在纤维支气管镜直视下进行吸痰，有时也难将气道清理干净，此时可采用灌洗方法，将气管插管放入左或右支气管内，注入灌洗液，当患者出现呛咳时，立即向外抽吸。可反复灌洗，左、右支气管交替进行，灌洗液中可加入相应的抗生素，目前认为灌洗是治疗严重肺部感染的有效措施。

（7）气管切开：昏迷患者咳嗽反应差，如出现误吸、呼吸道梗阻、气管内分泌物增多等现象而排出不畅，或合并颅面损伤、颅底骨折及昏迷或预计昏迷时间长的患者，均应尽早行气管切开。气管切开及时能有效解除呼吸道梗阻，易于清除呼吸道分泌物阻塞，减少通气无效腔，改善肺部通气功能，保证脑组织供氧，对减轻脑水肿和防治肺部感染具有重要作用。

（8）加强营养支持治疗，强化机体免疫力：昏迷患者因营养不良，能量消耗增加，多呈低蛋白血症、负氮平衡状态，导致机体免疫力降低。因此，昏迷患者应用高热量、高蛋白营养支持治疗，可采用胃肠道内营养和胃肠道外营养两种方式予以补充，必要时应给予输新鲜血及血液制品等支持。

（9）抗生素的应用：正确及时地选用抗生素，是肺部感染治疗成功的关键，临床用药宜根据细菌敏感试验，采用足量针对性的抗生素，严重的混合感染应采用联合用药。

2. 上消化道出血　昏迷患者由于原发病的影响、机体的应激反应等因素，常合并有上消化道出血，多见于脑血管意外、丘脑下部损伤、脑干损伤、广泛脑挫裂伤及颅脑手术后等重症患者，对患者的生命有极大的威胁。

（1）预防性措施

1）积极治疗原发性病变：如降低增高的颅内压，纠正休克，维持正常血氧浓度，保持水电解质及酸碱平衡等，解除机体的持续应激状态。

2）早期留置胃管：抽吸胃液及观察其性状，有利于早期发现和及时处理。

3）应用抗酸药物：严重颅脑损伤、脑血管意外、颅脑大手术后患者，可预防性应用 H_2 受体拮抗剂或质子泵抑制剂，抑制胃酸分泌，提高胃液 pH，减轻胃肠黏膜损伤。

4）维持能量代谢平衡：予以静脉高价营养，纠正低蛋白血症。

5）减少使用大剂量肾上腺皮质激素及阿司匹林等诱发应激性溃疡的药物。

（2）非手术治疗

1）密切观察病情，注意血压、脉搏及呕血或黑便的数量。

2）持续胃肠减压，吸尽胃液及反流之胆汁，避免胃扩张。

3）停用谨慎应用肾上腺皮质激素。

4）应用维生素 K、酚磺乙胺、巴曲酶、纤维蛋白原及抗纤维蛋白溶解剂等止血药物。

5）建立通畅的静脉通道，对大出血者应立即输血，进行抗休克治疗。

6）抗酸止血：①氢氧化铝凝胶：每次 20 mL，口服或胃管注入，4~6 小时 1 次。②西咪替丁（Cimetidine）：每次 300 mg 溶于 100 mL 生理盐水中静滴，每日 2~3 次。③奥美拉唑：每次 40 mg，静脉注射，每日 1~2 次。④生长抑素（Somatostatin）：临床上应用为人工合成的八肽奥曲肽（Sandostatin），每次 0.1 mg，静脉滴注，每 4~6 小时 1 次，直至出血停止。

7）局部止血：胃管注入冰盐水去甲肾上腺素液（去甲肾上腺素 6~8 mg 溶于 100 mL 等渗冰盐水中），每 4~6 小时可重复使用 1 次。

（3）内窥镜止血治疗

1）注射或喷洒药物：经内镜注射高渗盐水肾上腺素混合液，使血管收缩、血管壁变性及血管腔内血栓形成而达到目的。此法操作简单，疗效较好。

2）热凝固止血：经内镜通过 Nd-YAG 激光、高频电凝、热探头及微波等热凝固方式，起到有效的止血作用。

3）机械钳类止血：通过内镜活检管道将持夹钳送入胃腔，直视下对出血部位进行钳夹止血，适用于喷射性小动脉出血。

4）选择性动脉灌注加压素：经股动脉插管，将导管留置于胃左动脉，持续灌注加压素，促使血管收缩，达到止血目的。

二、中医

（一）辨证论治

1. 闭证

（1）热入心包证

治法：清心泄热。

方药：清营汤加石菖蒲、郁金。昏迷重者送服安宫牛黄丸或至宝丹。

穴位：针刺十二井穴或十宣出血，针刺人中、太冲、涌泉。

（2）热结胃肠证

治法：通腑泄热。

方药：大承气汤、增液承气汤等。

（3）热动肝风证

治法：凉肝息风开窍。

方药：羚羊钩藤汤合紫雪丹或安宫牛黄丸。

（4）痰湿内阻证

治法：化痰降逆开窍。

方药：涤痰汤送服苏合香丸。

（5）痰火上蒙证

治法：清热化痰开窍。

方药：黄连温胆汤合安宫牛黄丸或至宝丹。风痰闭阻，舌强言謇或抽搐者加石菖蒲、胆星、天麻、钩藤、全蝎。

（6）浊阴上逆证

治法：温阳化浊开窍。

方药：温脾汤送服苏合香丸。呕吐甚者加半夏、生姜、茯苓或用玉枢丹。

（7）卒冒秽浊证

治法：辟秽利气开窍。

方药：芳香辟秽汤合玉枢丹。

2. 脱证

（1）亡阴证

治法：救阴敛阳。

方药：生脉散加枣皮、黄精、龙骨、牡蛎。

（2）亡阳证

治法：回阳救逆。

方药：参附汤。

（二）中成药

（1）安宫牛黄丸1丸，鼻饲给药，每日3次。

（2）紫雪丹3~6 g，鼻饲给药，每日3次。

（3）至宝丹1粒，鼻饲给药，每日3次。

（4）红灵丹0.5~1 g，鼻饲给药，每日7次。

（5）通关散少许，搐鼻发嚏。

（6）醒脑静注射液20 mL加入5%葡萄糖注射液或0.9%氯化钠注射液500 mL内，静脉滴注，每日1次，用于实证昏迷。

（7）清开灵注射液 20 mL 加入 5% 葡萄糖注射液或 0.9% 氯化钠注射液 500 mL 内，静脉滴注，每日 1 次，用于实证昏迷。

（8）生脉注射液 20~40 mL 加入 5% 葡萄糖注射液或 0.9% 氯化钠注射液 500 mL 内，静脉滴注，每日 1 次，用于脱证昏迷。

（9）参脉注射液 20~40 mL 加入 5% 葡萄糖注射液或 0.9% 氯化钠注射液 500 mL 内，静脉滴注，每日 1 次，用于脱证昏迷。

（三）针灸

神昏救治，针灸是重要的治疗手段。闭证常选人中、会谷、十宣、十二井穴、太冲、丰隆、涌泉，采用泻法，强刺激，或三棱针点刺出血；脱证常灸百会、神阙、丹田、关元、足三里、三阴交等穴，或根据不同情况选穴、配穴。

【预后】

病因、昏迷程度、治疗措施及个体差异，均对昏迷患者的预后往往有不同的影响，结果分 5 级。①良好：成人能恢复生活适应能力，参加工作，儿童、青年能上学。②中残：患者生活能自理但有神经功能轻度障碍，虽然有时能参加一些简单的工作，但工作能力明显减弱。③重残：患者生活不能自理，需要他人帮助照顾生活。④持续性植物状态。⑤死亡。

第三节　意识障碍中医临床沿革

中医学无意识障碍的病名，《黄帝内经》记载有"不知人"，与昏迷特点相似，但无相关病名。金代成无己在《伤寒明理论》中描述："昏冒而神不清者，不知痛痒，世谓之昏迷者是也"，首次提出昏迷的病名，但其所指的昏迷中还包括昏聩迷蒙、谵语烦躁或手足抽搐等，包含多种疾病的意识不清阶段，与西医的昏迷不尽相同。

古代医家已经认识到精神、意识及五官的功能都与大脑有关。《灵枢·海论》云："髓海不足，则脑转耳鸣，胫酸眩冒，目无所见，懈怠安卧。"清代王清任在《医林改错》中提出"灵机记性在脑"，并认为脑为清灵空窍，容易受瘀血、痰饮、热盛、气逆等原因导致意识障碍。

意识障碍的证型研究以中医昏迷病症为主，辨证多从热、痰、瘀、虚方面着眼。李平等将昏迷分为热陷心包、喘逆痰蒙、阳明燥结腑实、瘀热交阻、湿热上蒸扰乱神明、肝阳暴亢、疫毒内陷扰乱神明、气血亏虚不能上承 8 种类型。在中风所致昏迷的证型分析中，多数医家以闭证和脱证进行辨证，风、热、痰、浊为闭证发生的主要原因，闭证日久，灼阴耗液、消耗阳气，可致脱证。如痰浊壅盛，蒙闭清窍，又兼气血耗散，神不守舍，则见内闭外脱。

有关意识障碍中医缺乏系统的辨证分型，现有中医文献中的证型尚不能作为选方用药的依据。要规范中医证候标准，必须依据中医基本理论，进行意识障碍患者的中医证候临床流行病学调查，对意识障碍常见中医证候类型进行研究，从而制定确实有效的治疗原则和方药。

"开窍"是中医治疗意识障碍的基本法则，包括中药组方和针灸治疗。中药有辨证选方治疗者，也有采用专方治疗者。专方以安宫牛黄丸、至宝丹、紫雪丹、苏合香丸、菖蒲郁金汤等为代表方剂，不同医家具体用药有所不同，但牛黄、麝香、石菖蒲、大黄是使用频率最高的药物。开窍针法中百会、人中、四神聪、三阴交、内关是选择频率较高的穴位，具有促醒疗效。

意识障碍的病机总以虚、痰、瘀为病理特点，补虚、化瘀、化痰为重要治则。虚者，补肾益气，方用左归丸加人参、黄芪。瘀者，益气活血，方用补阳还五汤加蜈蚣、土鳖虫。痰者，化痰开窍，方用温胆汤加远志、石菖蒲。阴阳俱虚者，滋肾阴、补肾阳、开窍化痰，方用地黄饮子加减。

安宫牛黄丸是"开窍"的经典代表方，林跃芳等用安宫牛黄丸治疗脑外伤昏迷患者，结果显示治疗组促醒率高、病死率低。醒脑静由安宫牛黄丸改进而成，有醒脑止痉、清热凉血、解毒镇痛等作用，是目前临床使用最广泛的促醒类中药制剂，能有效促进外伤性、脑血管意外等昏迷患者苏醒。彭道贤以醒脑静和血府逐瘀汤治疗重型颅脑损伤昏迷患者，总有效率达 89.19%。周杰等用逐瘀开窍法（水牛角 30 g，生大黄 15 g，石菖蒲 10 g，黄连 6 g，冰片 0.5 g，三七粉 10 g，水蛭 10 g，麦冬 15 g）治疗 47 例重型颅脑损伤后意识障碍患者，结果显示治疗组 26 例患者的 1 周清醒率为 73.08%，高于单纯西医治疗组。唐开武等在常规西医治疗基础上以泄浊化瘀汤（生大黄 30 g，枳实 10 g，芒硝 10 g，郁金 15 g，石菖蒲 15 g，丹参 30 g，白芍 15 g）灌肠治疗缺血性中风昏迷患者，治疗 2 周后该组患者治疗有效率显著高于单纯西医治疗组。

（张　睿　郑　一　万　超　骆　锋）

参考文献

[1] 贾建平. 神经病学 [M].7 版. 北京：人民卫生出版社，2013.

[2] 吴江. 神经病学 [M].2 版. 北京：人民卫生出版社，2013.

[3] 孙怡. 实用中西医结合神经病学 [M].2 版. 北京：人民卫生出版社，2011.

[4] 鲍远程. 现代中医神经病学 [M].北京：人民卫生出版社，2003.

[5] 王忠诚. 神经外科学 [M].武汉：湖北科学技术出版社，1998.

[6] 张美增. 老年神经病学 [M].北京：人民卫生出版社，2007.

[7] 史玉泉. 实用神经病学 [M].2 版. 上海：上海科学技术出版社，1994.

[8] 陈炎，谢秋幼，何艳斌，等. 意识障碍中医研究概况 [J].辽宁中医药大学学报，2015，17（8）：81-83.

[9] 林跃芳，周高良，程方海. 纳洛酮联合安宫牛黄丸救治脑外伤昏迷 50 例 [J].中国中医药科技，2013，20（2）：169.

[10] 彭道贤. 活血祛瘀开窍法治疗急性颅脑损伤昏迷 37 例疗效观察 [J].实用中医内科杂志，2012，26（11）：23-25.

[11] 周杰，车万民，李凯，等．逐瘀开窍法对重型颅脑损伤意识状态影响的临床研究［J］．国际中医中药杂志，2010，32（2）：150 - 151.

[12] 唐开武，李明君，姜翔，等．泄浊化瘀汤灌肠治疗缺血性中风昏迷 32 例临床观察［J］．山东中医杂志，2012，31（5）：323 - 324.

第三章　痴　呆

第一节　概　述

痴呆是指脑器质性疾病引起的智能衰退综合征，可伴有精神行为及人格障碍。损伤达到影响患者的职业、社会功能或日常生活能力的程度。痴呆有 3 个基本特征：①获得性的智能衰退，即在原有水平基础上的降低；②多为进行性和不可逆的病程（超过 6 个月）；③诊断必须在没有意识障碍的情况下做出。

痴呆临床表现：痴呆至少有 2 项认知域损伤，记忆是最重要和最基本的。记忆损伤在阿尔茨海默病（alzheimer disease，AD）中出现最早，表现为不能学习和复述近期事件。值得强调的是，虽然记忆损伤在各种痴呆的后期都有，但并非均出现在早期，如血管性痴呆（vascular dementia，VaD）和额颞叶痴呆的早期突出损伤是执行功能差和行为异常。痴呆还会影响记忆以外的其他认知能力，如执行能力、视空间定向能力、结构能力、注意和集中能力、语言理解和表达能力、使用工具和基本操作能力等。

痴呆患者在病程的不同期间还会出现多种精神行为异常，包括社会退缩、抑郁、焦虑、激越、怀疑、冲动、失抑制、担忧、恐惧、欣快、不安、精神运动迟滞和幻觉等。

痴呆的分类和分型：按照起病年龄是否在 65 岁（我国有学者建议为 60 岁）前后，人为地分为早老性痴呆和老年性痴呆。按照病情的轻重，分为轻、中度和重度痴呆。按照临床表现，分为皮质型（以 AD 为代表）和皮质下型（以 VaD 为代表）痴呆。按照病程分为临床前期、临床期和终末期痴呆。按照临床结局，分为可逆性和不可逆性痴呆，按照有无遗传因素，分为遗传性和散发性痴呆。按照病因分为以下几种。①变性病因：包括 AD、额颞叶痴呆、Lewy 体痴呆、帕金森病痴呆、亨廷顿病、皮质基底节变性、进行性核上性麻痹、Wilson 病和脑白质营养不良症等。②血管性病因：包括皮质下缺血性 VaD、多灶梗死性痴呆、脑出血后痴呆、伴皮质下梗死和白质脑病的常染色体显性遗传性脑动脉病、Binswanger 病和脑淀粉样血管病等。③炎症性病因：包括多发性硬化、中枢神经系统血管炎或风湿病等。④感染性病因：包括进行性多灶性白质脑病、梅毒、艾滋病、朊蛋白病和霉菌感染等。⑤肿瘤：包括原发性、转移性和伴肿瘤综合征。⑥其他病因：包括脑外伤、癫痫、肝肾衰竭、心脏手术后、放射后、缺氧、脑积水、代谢性疾病、药物、中毒和维生素缺乏等。

流行病学调查显示，年龄是影响痴呆发病率的最主要因素，随着年龄增长，痴呆的发病率迅速上升。发达国家 60 岁以上人群中痴呆的患病率多在 6%～12%。一般认为年龄每增加 5 岁，患病率升高 1 倍。北京老年病医疗研究中心公布的一项大型调查结果显示，我国 65 岁以上老年人群中痴呆患者估计已超过 500 万。过去认为我国的痴呆患病率较低，但北京协和医院牵头在国内 4 座城市（北京、西安、上海、成都）开展为期 5 年的国家研究课题显示，中国人痴呆的患病率与国际其他国家和地区相似。在 55 岁以上 34 807 名居民中检出 1141 例痴呆患者，包括 AD 732 例、VaD 295 例和其他类型 114 例，AD 仍是所占比例最多的痴呆类型，其次是 VaD。

痴呆的危险因素：人口学因素（年龄、性别、家族史等）、遗传学因素（载脂蛋白 E_4、早老素 1、早老素 2、tau 蛋白、β 淀粉样肽前体及 Notch 3 基因等）、生活方式（吸烟、不合理饮食、缺乏锻炼及社会退缩等）及个人史（教育水平低下、头部创伤、精神疾病等）。

有意义的发现是各种血管性危险因素（动脉粥样硬化、脑卒中、高血压、冠心病、房颤、血脂异常、糖尿病等）不仅是 VaD 的危险因素，也是 AD 的危险因素。

痴呆的诊断，已有多种标准可供参考，但尚无肯定、特异的生物学检测标志。通过一些量表考察记忆、时间及地点定向能力等，可以对患者是否有痴呆进行初步筛查。

量表通常可以分为两大类：一种是以测验方式为主的，一种是以观察患者的行为活动为主的，目前国际上强调用两种方法进行双重评价。我国临床常应用的有以测验方式为主的长谷川痴呆量表、简易精神状态检查表、画钟测验等；行为观察常用的有 CDR 量表、ADL 量表，鉴别量表常用的有 Hachinski 缺血积分、医院用焦虑抑郁量表等。

痴呆量表的局限性：量表并非完美，还没有也不可能有敏感性和特异性均达 100% 的量表。另外，由于这类量表过于简易，必然只能侧重于智能的某一方面或某几方面，都不能反映智能的全貌。任何痴呆量表都不能全面满足痴呆诊断、鉴别诊断的要求。需根据临床或研究的不同目的来选择不同的量表，或两个或多个量表配合使用。而量表的最大局限性是不能代替临床病史，它只是诊断的重要参考资料，不能代替临床医师的思维和判断，更不能取代临床诊断。

第二节　阿尔茨海默病

阿尔茨海默病（alzheimer disease，AD）是老年人常见的神经系统变性疾病，是痴呆最常见的病因。病理特征为老年斑、神经元纤维缠结、海马锥体细胞颗粒空泡变性和神经元缺失。临床特征为隐袭起病、进行性智能衰退，多伴有人格改变。一般症状持续进展，病程通常为 5 ~ 10 年。本病最早由 Alois Alzheimer（德国）于 1906 年描述，其发病率随年龄增长而增加，65 岁以上患病率约为 5%，85 岁以上为 20% 或更高，女性多于男性。AD 通常为散发，约 5% 患者有明确的家族史。如果家族中有先证患者，一级亲属的女性较男性具有更高的发病风险。通常女性患者病程较男性患者长。我国张明园等于 1995 年报道了上海社区老年人中痴呆的年发病率，65 岁以上老年人发病率为 1.15%，70 岁以上老年人为 1.54%，75 岁以上老年人为 2.59%，80 岁以上老年人为 3.54%，85 岁以上老年人为 3.23%。

AD 是西医学的病名，在中医学中尚无相同病名，但是早在先秦时期的文献中就有类似的记载，如《左传》中曰："不慧，盖世所谓白痴"；《医学正传》谓之"愚痴"；《资生经》谓之"痴证"；《针灸甲乙经》名曰"呆痴"；《辨证录》谓"呆病"；《景岳全书》称为"痴呆"；《临证指南医案》曰"神呆"，等等。虽然名目繁多，但总以智能低下、愚痴呆傻、不能独立处理日常事务为特征。

【病因与发病机制】

一、西医

病因至今仍不清楚，目前有多种学说，一般认为与遗传和环境因素有关。

1. 遗传因素　AD 与遗传有关是比较肯定的。绝大部分的流行病学研究都提示，痴呆家族史是 AD 的危险因素。调查发现 Alzheimer 病患者的一级亲属有较高患病风险。家族性 Alzheimer 病为常染色体显性遗传，为多基因遗传病，具有遗传异质性，迄今为止发现与 Alzheimer 病相关的染色体有 1、14、19、21 号染色体，染色体上的基因突变引起 Alzheimer 病或改变 Alzheimer 病的易感性，如淀粉样前体蛋白（APP）基因、早老素 1（presenilin 1，PS1）基因、早老素 2（presenilin 2，PS2）基因、载脂蛋白 $E\varepsilon4$（$ApoE\varepsilon4$）基因等。

对载脂蛋白 E（ApoE）基因型在人群中分布频率的研究，进一步支持遗传因素对 AD 的发病作用。已经证明，ApoE 等位基因 $\varepsilon4$（$ApoE\varepsilon4$）是 AD 的重要危险因素。$ApoE\varepsilon4$ 基因的频率在家族性和散发性 AD 中都明显增高。基因在尸解证实的 AD 患者中的频率为 40% 左右，而在正常对照人群中约为 16%，携带一个 $\varepsilon4$ 等位基因患 AD 的危险是普通人群的 2～3 倍，而携带两个 $\varepsilon4$ 等位基因的患病危险约为普通人群的 8 倍。现在已经清楚，$ApoE\varepsilon4$ 等位基因并不是 AD 发病的必备因素，它对 AD 发病的预测作用还有待前瞻性研究来证实。

2. 环境因素　铝中毒、受教育水平低下、脑外伤等都可增加患病风险。

曾经作为 AD 危险因素研究的化学物质有重金属盐、有机溶剂、杀虫剂和药品等。铝的作用一直令人关注，因为动物实验显示，铝盐对学习和记忆有影响；在实验室，铝可导致神经生化改变；流行病学研究提示，痴呆的患病率与饮水中铝的含量有关。

低教育水平与痴呆的患病率增加有关的报道越来越多。低教育水平与 AD 的病因联系仍不太清楚，可能的解释是早年的教育训练促进了皮质突触的发育，使突触数量增加和"脑储备（brain reserve）"增加，因而推迟了痴呆的发病时间。

脑外伤作为 AD 危险因素已有较多报道，特别是最近的一项严重脑外伤的随访研究报道，更加引起了人们的兴趣。Robert 等平均随访严重脑外伤患者 2.5 年，结果大约有 1/3 患者脑组织中出现类似于 AD 的 β 淀粉样蛋白沉积。临床和流行病学研究提示，严重脑外伤可能是某些 AD 的病因之一。

3. 神经递质系统功能障碍　AD 患者的脑内存在广泛的神经递质水平下降，可累及乙酰胆碱系统、氨基酸类、单胺系统、神经肽类等，这些递质系统与学习和记忆密切相关。神经递质系统功能障碍包括神经递质减少和递质受体减少，目前最为明确的是乙酰胆碱（Ach）和谷氨酸（Glu）的减少。由这一病因学说获得多种治疗策略，如胆碱酯酶抑制剂经临床实验证实对 AD 的治疗具有长期稳定的效果。

4. 其他　AD 还可能与炎症反应、神经毒性损伤、氧化应激、自由基损伤、血小板活化、雌激素水平低下和免疫功能缺陷等有关。

然而以上任意一种学说都不能完全解释 AD 所有的临床表现，说明 AD 是多种原因引起的。

AD 患者大多病理呈弥漫性脑萎缩，重量常较正常大脑轻 20% 以上或小于 1000 g，脑回变窄，脑沟变宽，尤以颞叶、顶叶、前额叶萎缩更明显，第三脑室和侧脑室异常扩大，海马萎缩明显，而且这种病理改变随着病变程度而加重。镜下病理包括老年斑、神经元纤维缠结、颗粒空泡变性、广泛神经元缺失及轴索和突触异常、星形胶质细胞反应、小胶质细胞反应和血管淀粉样变，并以老年斑、神经元纤维缠结和神经元减少为主要特征。

二、中医

因年老或久病脏腑虚衰，阴阳不调，气血精髓之间相互转化失常，气机升降逆乱，痰阻血瘀导致脑神功能紊乱而致痴呆。

（一）病因

1. 年老肾亏　肾藏精，精生髓，髓上聚于脑，故"脑为髓海"，肾精充足则生髓功能旺盛，髓旺则脑髓充实，精力充沛，智力强健，耳灵目明，动作灵巧。如年老肾精虚衰，精源亏乏，使髓海不充，脑神功能障碍，渐至痴呆。

2. 饮食失节　长期恣食肥甘厚味，或嗜酒成瘾，脾胃受损，运化力薄，湿浊内聚，郁而成痰，痰浊内盛，上蒙清窍，脑失清灵；或痰湿内盛之体，外感邪热，痰与热结，上扰清窍，扰乱神明，使神明失用而发为痴呆。

3. 七情内伤　长期情志不遂，忧虑过度，耗伤心脾，心血亏虚则神失所养；脾虚则气血生化无源，清阳不升，气血精华不能上荣于脑窍；或情志不遂，肝气郁结，甚则气血逆乱，脑脉络血脉瘀阻，脑失清灵；或肝郁不达，气机阻滞，引起津聚痰结，脑络阻滞，脑神失养，渐至痴呆。

4. 劳逸损伤　劳力过度则伤气，劳神过度则伤心脾，导致气血亏虚，脑失荣养；房事过度则肾精亏耗，精不生髓，髓海空虚，皆导致本病。过度安逸，不事活动，气血运行不畅，脾胃运化失司，聚生湿痰，亦可导致本病。

（二）病机

1. 肾精亏损　人至老年，肾精渐衰，而致脑髓渐空。脑髓亏虚，则神机失用，精明失聪，发为痴呆。此类痴呆多发病较晚，进展较慢。

2. 气血两虚　气血亏损，心神失养；或高年之人，脾气不足，水湿运化失司，湿浊内蕴而成痰，蒙闭清窍，神明不明；或气血不足，血脉不畅，精气不能上荣于脑。以上均可发为痴呆。

3. 气滞血瘀　七情内伤，或脏腑功能失调，则气机不畅，血行不利；或五脏虚损，气血不足，气虚无以行气，血虚无以生气，终致气滞血瘀，经络不通，脏腑生化之气血不能上荣于脑，而发为本病。

4. 痰浊阻窍　脾虚水湿内停，成痰成饮；或素体肥胖，痰湿内盛，上蒙清窍，清阳不能上荣于脑；或为情志所伤，肝气郁滞，肝失疏泄，脾失健运，或情志过激，肝气横逆，乘克脾土，脾失健运，均可致痰浊内生，蒙闭清窍，发为本病。

【诊断与辨证】

一、西医

(一) 临床表现

起病隐匿，主要表现为持续进行性的认知功能衰退而无缓解。其临床表现包括认知损伤症状、非认知性神经精神症状及社会生活功能减退3个方面。社会生活功能减退是认知损伤和非认知性神经精神症状的后果，主要表现为学习能力、工作能力和生活自理能力下降。

1. 认知功能损伤症状

痴呆的认知功能损伤通常包括记忆障碍、失认、失用和失语，以及由于这些认知功能损伤导致的执行功能障碍。

(1) 记忆障碍：记忆障碍是诊断痴呆的必备条件。记忆过程包括识记、储存、回忆和再生。对记忆材料的识记通常需3~5秒。识记很容易受注意力、感知能力、情感、疲劳和觉醒程度等因素影响。记忆的储存是在不知不觉中进行的，主观努力可以促进记忆的储存。记忆的储存涉及与既往记忆材料分析、比较和综合等复杂过程。研究表明，储存记忆材料的时间越长越不容易遗忘，或者说经过反复学习的材料保存时间更长。回忆是将先前储存的记忆材料唤醒到意识中的过程。回忆障碍通常伴有储存障碍。再生指将回忆的记忆材料应用于其他认知活动中，例如，思维、语言和书写等。痴呆患者常有再生错误，并与回忆错误同时发生。记忆可分为即刻记忆、近记忆、远记忆、事件记忆、语义记忆和工作记忆等多种，痴呆患者的记忆损伤有以下一些特点：新近学习的知识很难回忆；事件记忆容易受损。因此，大部分记忆测验都要检查事件记忆；近记忆比远记忆更容易受损。有些研究者发现，词汇学习测验和物品回忆测验、语义记忆测验对发现早期痴呆的敏感性比较好。但对中重度痴呆来说这些测验显得难度比较大。

(2) 语言障碍：痴呆程度较轻的患者尽管有明显的记忆障碍，但一般性的社会交往性语言能力相对保持。当深入交谈后就会发现患者的语言功能损伤，主要表现为语言内容空洞、重复和累赘。语言功能损伤可分为3个方面，即找词 (word finding) 能力、句法知识和论说 (discourse) 能力。询问患者物品的名字即命名测验可以反映找词能力。患者可能以物品的用途指代名字，如用"装墨水的东西"代替"钢笔"。语言词汇在语句中的相互关系及排列次序与句法知识有关。句法知识一般不容易受损，如有损伤说明痴呆程度较重。当痴呆程度较轻时，可能会发现患者的语言和写作的句法比较简单。论说能力指将要说的句子进行有机地组合。痴呆患者论说能力的损伤通常比较明显，他们可能过多地使用代词，而且指代关系不明确，交谈时语言重复较多。除了上述表达性语言损伤外，痴呆患者通常还有对语言的理解困难，包括词汇、语句的理解，此时称皮质性失语症 (cortical aphasia)。

(3) 视觉空间感知障碍：指非优势侧大脑半球的额顶叶损伤所致的认知功能损伤，表现为对空间结构的辨别障碍。有许多简单的神经心理测验可揭示视觉空间感知障碍，如画钟测验、MMSE中的描图测验等。

（4）失认症：指大脑皮质水平难以识别或辨别各种感官的刺激。这种识别困难不是由于外周感觉器官的损伤如视力减退所致。失认症（agnosia）可分为视觉失认、听觉失认和体觉失认。这3种失认又可分别表现出多种症状。视觉失认可表现为对物体或人物形象、颜色、距离和空间环境等的失认。视觉失认极容易造成空间定向障碍。当视觉失认程度较轻时，患者容易在陌生的环境迷失方向，程度较重时，在熟悉的地方也会迷路。有视觉失认的患者通常不能阅读，不能通过视觉来辨别物品，严重时不能辨别亲友甚至自己的形象，患者最终成为"精神盲（mind blind)"，但没有视觉障碍。仔细观察视觉失认的患者可发现其没有或很少有脸部表情，而且眼球活动不正常，可能凝视某一物体。听觉失认表现为对声音的定向反应和心理感应消失或减退，患者不能识别周围环境声音的意义，对语音、语调及语言的意义难以理解。体觉失认主要指触觉失认。体觉失认通常不太引起人们的注意。体觉失认的患者难以辨别躯体上的感觉刺激，对身体上的刺激不能分析其强度、性质、距离等。严重时患者不能辨别手中的物品，最终患者不知如何穿衣、洗脸和梳头等。尽管失认症可分为视、听和触等，但它们常同时见于同一患者。

（5）失用症：指感觉、肌力和协调性运动正常，但不能进行有目的性的运动，可分为观念性失用症（ideational apraxia）、观念运动性失用症（ideomotor apraxia）和运动性失用症（motor apraxia）。观念性失用症指患者不能执行命令，当要求患者完成某一动作时，他可能什么也不做或做出完全不相干的动作，可有模仿动作。观念性失用症常见于优势半球后顶叶的局灶性损伤，也与感受及表达性失语有关，语言功能正常的弥漫性脑病患者也可出现。观念运动性失用症的特点是不能模仿一个动作如挥手、敬礼等，与顶叶皮质和额叶皮质间的联络障碍有关。运动性失用症指不能把命令转化为有目的性的动作，患者能清楚地理解并描述命令的内容。请患者做一些简单的动作，如挥手、敬礼、梳头等可以比较容易地发现运动性失用症。大部分轻中度痴呆可完成简单的和熟悉的动作。随着病情进展，运动性失用症逐渐影响患者的吃饭、穿衣及其他生活自理能力。

（6）执行功能障碍：执行功能（executive function）障碍是痴呆的常见表现，与额叶或有关的皮质下通路功能障碍有关。执行功能包括动机、抽象思维、复杂行为的计划和组织等高级认知功能。执行功能障碍表现为日常工作和学习能力下降，组织、计划和管理能力减退。分析事物的异同、连续减法、词汇流畅性测验和连线测验等神经心理测验可反映执行功能的受损情况。

2. 非认知性精神症状

（1）妄想：痴呆患者由于容易忘记物品的放置位置，因此，认为物品被窃或被藏匿是最常见的妄想。严重时确信有人入室偷窃，并倾听或与偷窃者对话。有些患者由于失认而认为自己的家不属于自己，常要求回家；认为自己的配偶或亲人系别人装扮的而发怒。少数患者认为配偶不忠。其他猜疑或妄想，认为陌生人住在家里、死去的亲人仍活着、别人企图伤害自己、自己仍然在工作等。痴呆患者的妄想往往不系统、结构不严密，时有时无，故按传统的精神病学的妄想分类常有一定困难。

（2）幻觉：各种幻觉都可出现，但以视幻觉多见。常见的视幻觉是看见偷窃者或入侵者，看见死去的亲人等。偶尔，在没有视幻觉的情况下可听到偷窃者或死去的亲人说话，也可有其他言语性幻听。较少见的幻觉有嗅幻觉和味幻觉，例如闻到物质燃烧的异味等。

（3）情感障碍：大约 1/3 的痴呆患者伴有抑郁。在痴呆的早期可能主要是反应性抑郁。抑郁可分为抑郁症状和抑郁发作。尽管痴呆患者抑郁症状比较常见，但真正符合抑郁发作标准的患者很少，尤其是中重度痴呆患者。轻度痴呆时，焦虑比较常见，患者可能担心自己的工作能力和生活能力，还可能担心自己的钱财、生命等。血管性痴呆患者可见情绪不稳、失禁和激惹等情感障碍。痴呆较重时，情感平淡或淡漠日趋明显。

（4）攻击行为：包括语言攻击和身体攻击两类。痴呆患者最常见的攻击行为是抗拒为其料理生活，例如洗澡、穿衣等。常见的躯体攻击行为有咬、抓、踢等。虽然痴呆患者可出现多种攻击行为，但造成严重伤害的事件极少见。

（5）活动异常：痴呆患者因认知功能下降，可出现多种无目的或重复的活动，例如反复搬移物品，反复收拾衣物，将贵重物品收藏在不恰当的地方。不少患者出现"徘徊症"（wandering），表现为整天不停漫步，或跟随照顾人员，或晚间不恰当地要求外出等。有些患者表现为活动减少、呆坐，有时描述为意志缺乏。

（6）饮食障碍：主要表现为饮食减少、体重减轻。约 50% 住院痴呆患者有营养不良。也有一些患者饮食不知饱足，饮食过多，导致体重增加。还有极少数患者出现嗜异食，吃一些通常不吃的东西。Kluver-Bucy 综合征（Kluver-Bucy syndrome）多见于额颞叶痴呆患者，该综合征的描述最早见于双侧颞叶切除的猴子。贪食，用口唇探究物品，视觉失认和企图触摸视野内的所有物品是其主要表现。大部分贪食的痴呆患者没有该综合征的其他表现，否则提示双侧颞叶有明显损伤。

（7）生物节律改变：正常老年人睡眠时间有减少，慢波睡眠减少和白天疲劳。在痴呆患者中，这些变化特别明显，表现为晚上觉醒次数增加。随着痴呆的进展，快速眼动睡眠期减少，白天睡眠增加，最后睡眠节律完全打乱。患者的行为异常在傍晚时更明显，称为日落综合征（sundown syndrome）。

（8）性功能障碍：男性痴呆患者常有性功能减退。偶尔，患者可有不适当的性行为和性攻击。

（9）其他行为障碍：少数患者有尖叫、扯衣服和怪异行为。怪异行为有时与患者的病前职业或业余爱好有关。这些行为异常很难归入上述行为异常之中。

（二）辅助检查

1. 影像学检查

（1）结构性脑成像检查：主要包括 MRI 和 CT。MRI 和 CT 能提供两类信息即解剖结构的大小形状和密度，对这些信息可进行定性和定量分析。

（2）功能性脑成像检查：功能性脑成像是用放射性标记物来分析大脑糖代谢或脑血流，从而间接反映神经元的活动。目前常用的两种核医学方法是正电子发射断层摄影（positron emission tomography，PET）和单光子发射计算机断层摄影（single-photo emission computed tomography，SPECT）。

MRS 是一种能够测量活体脑内某些化学物质的功能性成像技术。MRS 主要对 ^1H 质子和

^{31}P 感兴趣。^{1}H-MRS 可产生一个含肌醇、N – 乙酰门冬氨酸、胆碱和肌酐的波谱。这些化学物质可提供神经元脱失、细胞膜磷脂和细胞能量代谢的信息。

2. 脑脊液　AD 患者的脑脊液常规检查一般没有异常，但如果要与慢性或亚急性的脑部炎性疾病鉴别的话，脑脊液检查自然是有必要的。脑脊液中 tau 蛋白和 Aβ 水平显著增高，Aβ42 清除率下降，可作为生化诊断指标之一。

3. 神经心理学测验　可发现认知功能损伤，常用量表有简易精神状态量表、长谷川痴呆量表、韦氏成人智力量表、Hachinski 缺血指数量表和临床痴呆评定量表。在 AD 中，记忆功能受损最严重，而短期记忆又比某些长期记忆容易受损。智力测验发现操作智商对 AD 最敏感。

4. 脑电图检查　AD 的常规脑电图可显示与年龄相关的脑电减弱的表现，即对称性的枕部 α 优势节律减慢，波幅降低，在晚期 θ 波和 δ 波增加。比较早期的 AD 可有以下改变：EEG 脑电波的平均频率有轻度减慢；枕部 α 节律变慢，α 波与 θ 波的比值降低；θ 功率的相对值和绝对值都增加，光反射受损。有研究显示，相对 θ 功率是鉴别正常衰老与痴呆的敏感指标，而枕叶与额叶 α 波的比值有助于鉴别 AD 和血管性痴呆。

（三）诊断要点

一般依据是隐袭性起病，进行性智能衰退，记忆障碍、认知障碍与精神症状明显，神经功能缺失症状轻微和典型影像学改变。目前，AD 的诊断仍然依靠排除法，即先根据临床表现做出痴呆的诊断，然后对病史、病程、体格检查和辅助检查的资料进行综合分析，排除特殊原因引起的痴呆后，才能得出 AD 的临床诊断。确诊 AD 有赖于脑组织病理检查。《中国精神疾病分类方案与诊断标准》第 3 版（CCMD-3，2001）的 AD 诊断标准如下。

（1）症状标准

1）符合器质性精神障碍的诊断标准。

2）全面性智能性损伤。

3）无突然的卒中样发作，疾病早期无局灶性神经系统损伤的体征。

4）无临床或特殊检查提示智能损伤是由其他躯体或脑的疾病所致。

5）下列特征可支持诊断但非必备条件：①高级皮层功能受损，可有失语、失认和失用；②淡漠、缺乏主动性活动，或易激惹和社交行为失控；③晚期重症病例可能出现帕金森症状和癫痫发作；④影像学检查证明有脑萎缩。

6）神经病理学检查有助于确诊。

（2）严重标准：日常生活和社会功能明显受损。

（3）病程标准：起病缓慢，病情发展虽可暂停，但难以逆转。

（4）排除标准：排除脑血管病等其他脑器质性病变造成的智能损伤、抑郁症等精神障碍所致的假性痴呆、精神发育迟滞，或老年人良性健忘症。

（四）鉴别诊断

1. 脑血管性痴呆　急性起病，偶尔可亚急性甚至慢性起病，症状波动性进展或阶梯性恶化，有神经系统定位体征，既往有高血压或动脉粥样硬化或糖尿病病史，可能有多次脑卒中史，影像学可发现多发的脑血管性病灶。越来越多的循证医学证据表明此类痴呆可能是老年性痴呆的重要原因。

2. 额颞叶痴呆 早期出现人格、精神障碍，遗忘则出现较晚，影像学示额叶和颞叶脑萎缩，与 Alzheimer 病弥漫性脑萎缩不同。病理表现在新皮质和海马的神经细胞内出现银染的胞质内包涵体——Pick 小体。

3. Lewy 体痴呆 表现为波动性认知功能障碍、反复发生的视幻觉和锥体外系功能障碍等三大主征。患者一般对镇静药异常敏感。

4. 抑郁症等精神障碍所致的假性痴呆 有明显的抑郁倾向，抗抑郁治疗有效。

5. 正常颅压脑积水 表现为痴呆、步态不稳、尿失禁三联征。

6. Creutzfeldt-Jakob 病 急性或亚急性起病，迅速进行性智力丧失伴肌阵挛，脑电图在慢波背景上出现广泛双侧同步双相或三相周期性尖－慢复合波（PSWCs）。

二、中医辨证

本病以脑虚髓乏、窍络阻滞、神机不用为主要病理基础，但病因源于脏腑阴阳气血的虚损和失调，故辨证要点首先在于明确脏腑的病变所在、气血阴阳的虚实，以及疾病的性质与标本。

（一）肾精虚衰证

精神萎靡，神情恍惚，智能下降，行走艰难，两目少神或精光外露，四肢不温，面颊潮红，阳痿不举，小便失禁，大便自遗，舌淡，苔薄，脉沉细或虚数。

（二）气血两虚证

神疲懒言，精神不振，呆滞迟钝，智能减退，表情淡漠，昼则嗜睡，夜则少寐，四肢拘急，惊恐不安，面色萎黄，爪甲不华，舌淡红，脉细无力。

（三）气滞血瘀证

神情恍惚，四肢不温，智能减退，夜寐不安，甚则幻觉幻视，妄言谵语，眼眶隐青，唇甲色暗，舌质紫黯或边有瘀斑，脉象细涩。

（四）痰浊阻窍证

体禀丰腴，表情淡漠，动作迟缓，智能低下，痰多吐涎，夜眠鼾声，语言謇涩，舌强不利，舌淡而胖，苔腻而垢，脉象沉滑。

【治疗】

一、西医

目前无特效治疗方法，主要是支持、对症治疗，在综合治疗的基础上针对主要病因进行重点治疗，采取综合性治疗策略。

（一）一般支持治疗

予改善脑血液供应、神经营养和抗氧化等治疗。

（二）心理社会治疗

心理社会治疗是对药物治疗的补充。对轻症患者应加强心理支持与行为指导，对重症患者应加强护理。基本的护理原则有：①对患者提问和回答患者的问题要尽可能简单明了，以免使患者疑惑；②患者生气和发怒时不必争执；③如果患者吵闹应冷静坚定地予以劝阻；④不要经常变换对待患者的方式；⑤功能明显减退或出现新症状时应及时找医师诊治；⑥尽可能提供有利于患者定向和记忆的提示或线索，如日历，使用物品标注名称，厕所、卧室给予适当的图示。

（三）药物治疗

1. 认知功能缺损的治疗　胆碱酯酶抑制剂（AchEIs）是研究得最多的一类药物，也是到目前为止临床证实疗效比较好的药物。临床上使用的胆碱酯酶抑制剂主要有以下几种。

（1）多奈哌齐（Donepezil）：推荐起始剂量是 5 mg/d，1 周后剂量可增加至 10 mg/d。如果能耐受，尽可能用 10 mg/d。

（2）重酒石酸卡巴拉汀（Rivastigmine）：可每日给药两次，推荐剂量为 6~12 mg/d。

（3）加兰他敏（Galantamine）：每日给药两次，推荐剂量为 24 mg/d。

（4）石杉碱甲（Huperzine A）：常用剂量是 0.15~0.3 mg/d。

2. 精神症状的治疗　治疗精神行为症状的目的是希望减轻症状，增加患者、家属或照料者的舒适和安全。

（1）抗精神病药：主要用于治疗精神病性症状，如幻觉、妄想和冲动攻击行为等。AD患者由于脑器质性病变和躯体衰老，对抗精神病药的耐受性较差，治疗剂量通常只需 1/3~1/2 的成人剂量。氟哌啶醇的起始剂量为 1~2 mg/d，奋乃静的起始剂量为 2 mg/d，舒必利的起始剂量为 100~200 mg/d，非典型抗精神病药利培酮、奥氮平和思瑞康的起始剂量分别为 0.5~1 mg/d、2.5~5 mg/d 和 12.5~25 mg/d，可根据病情缓慢增加剂量。药物剂量比较小，每日服用 1 次即可，剂量大时可分次服用。患者严重兴奋吵闹时，每次可以用氟哌啶醇 2.5~5 mg 或奋乃静 2.5~5 mg，肌内注射治疗。

（2）抗抑郁药：选择性 5-羟色胺再摄取抑制剂（SSRIs），氟西汀 20 mg/d，帕罗西汀 20 mg/d，舍曲林 50 mg/d，氟伏沙明 50 mg/d，西酞普兰 20 mg/d。少数疗效欠佳者，剂量可适当增加。

（3）抗焦虑药：主要是苯二氮䓬类药，一般可分为长效制剂（半衰期 20 小时左右），如地西泮、氯硝西泮、氟西泮等；中效制剂（半衰期 12 小时左右）如阿普唑仑、奥沙西泮、劳拉西泮等；短效制剂（半衰期 3 小时左右）如三唑仑、咪达唑仑（速眠安）等。半寿期较短的药物多用于入睡困难，半寿期较长的药物适合焦虑、激惹和睡眠的维持治疗。

二、中医

（一）辨证论治

1. 肾精虚衰证

治法：补肾益精，填脑充髓。

方药：左归丸合龟鹿二仙胶加减（鹿角胶 12 g，龟甲胶 12 g，熟地 9 g，山茱萸 9 g，枸杞子 12 g，当归 12 g，杜仲 9 g，菟丝子 9 g，山药 12 g，炒白术 9 g，砂仁 6 g，炙甘草 6 g）。尿失禁者，可重用山药，并加益智仁固涩止遗；大便秘结者，可加生首乌、肉苁蓉润肠通便。

2. 气血两虚证

治法：益气补血，养心安神。

方药：归脾汤合当归芍药散加减（党参 12 g，黄芪 12 g，炒白术 9 g，当归 9 g，炒白芍 9 g，茯苓 12 g，炒枣仁 12 g，龙眼肉 12 g，远志 9 g，桑椹 12 g，制首乌 9 g，木香 6 g，炙甘草 6 g）。纳差者，可合神术散以健脾；血虚明显者，可加阿胶、熟地补血。

3. 气滞血瘀证

治法：活血化瘀，通络利窍。

方药：血府逐瘀汤加减（当归 12 g，川芎 9 g，生地 12 g，桃仁 9 g，红花 9 g，枳壳 9 g，赤芍 9 g，柴胡 9 g，川牛膝 12 g，三七 6 g，地龙 12 g，炙甘草 6 g）。瘀血日久化热者，可合犀角地黄汤清热凉血；气滞明显者可加郁金、香附理气消滞。

4. 痰浊阻窍证

治法：燥湿化浊，豁痰开窍。

方药：涤痰汤加减（半夏 12 g，陈皮 9 g，竹茹 12 g，枳实 9 g，制胆星 12 g，石菖蒲 12 g，远志 12 g，天竺黄 12 g，郁金 9 g，苍、白术各 9 g，茯苓 12 g，焦六曲各 9 g，炙甘草 6 g）。伴便秘、尿赤者，加生大黄、芒硝清热泻火；痰火内扰、惊悸不安者，可加黄连、川贝清心化痰。

（二）中成药

1. **春回胶囊**　由人参、鹿茸、补骨脂、仙灵脾、玉竹、山楂等药物组成，具有温肾填精益气之功效。每日服 2 次，每次 3～4 片。

2. **清宫长春丹**　由生熟地、人参、五味子、枸杞子、山萸肉、石菖蒲、益智仁等药物组成，具有补肾健脾、益心开窍的功效。每日服 3 次，每次 3～4 粒。

3. **健脑益智胶囊**　由何首乌、黄芪、天麻、石菖蒲、益智仁等药物组成，具有补肾益气、醒脑开窍的功效。每日服 3 次，每次 3～5 粒。

4. **通心络胶囊**　由水蛭、地龙、土鳖虫、赤芍等药物组成，具有活血、化瘀、通络功效。每日服 3 次，每次 2～3 粒。

（三）针灸

1. 体针　取心俞、内关、神门、太溪、复溜。毫针刺，用补法。每日 1 次，留针 10 ~ 15 次为 1 个疗程。

2. 耳针　取神门、皮质下、枕、心、肾、脾、肝，每次选 2 ~ 4 个穴，中等刺激，留针 15 ~ 20 分钟，每日或隔日 1 次，10 ~ 15 次为 1 个疗程。

【预后】

因目前的治疗方法都不能有效遏制 Alzheimer 病的进展，即使治疗病情仍会逐渐进展，通常病程为 5 ~ 10 年，有报道可更长。患者多死于并发症，如肺部感染、压疮和深静脉血栓形成等，所以加强护理对 Alzheimer 病患者的治疗尤为重要。

第三节　血管性痴呆

血管性痴呆（vascular dementia，VaD），指脑血管病变引起的脑损伤所致的痴呆。VaD 概念可以追溯到 1896 年，Emil Kraepelin 在其教科书《精神病学》（*Psychiatrie*）老年痴呆章节中包括了"动脉硬化性痴呆"（arteriosclerotic dementia），在 Alzheimer 和 Binswanger 之后从临床和病理学上将动脉硬化性脑损害与老年性痴呆和神经梅毒性精神错乱导致的麻痹性痴呆区别开来。1962 年，Olszewski 在仔细回顾了 Binswanger 的原始报道后，提出用"皮质下动脉硬化性脑病"（subcortical arteriosclerotic encephalopathy，SAE）这一术语来描述一种主要累及白质和皮质下灰质血管的脑动脉硬化形式。1968 年，Tomlison 等将痴呆患者脑病理变化分为两个主要类型：一类为 AD 的病理变化（显微镜下可见神经纤维缠结和老年斑）；另一类为脑软化灶或梗死区，并将后者定名为动脉硬化性痴呆。1974 年，Hachinski 及其同事用"多发梗死性痴呆"（multi-infarct dementia，MID）的概念来描述他们认识到的 VaD，强调了梗死和卒中史在 VaD 临床诊断中的价值。至此，原用的动脉硬化性痴呆几乎被公认的但非十分满意的多发梗死性痴呆概念所取代。

然而，虽然 MID 能引起痴呆，但其他血管性病理变化机制也并非不重要，而且更重要。如 Roman（1985 年）提出用腔隙性痴呆（lacunar dementia）替代"Binswanger 病"或"皮质下动脉硬化性脑病"的建议提供了一个重要思路，即白质缺血或弥漫性白质疏松是认知损伤的重要病理机制。又如 1977 年 Sourander 和 Walinder 报道的瑞典一家系中的一种遗传性脑血管病，命名为"遗传性多发梗死性痴呆（hereditary multi-infarct dementia，HMID）"；1993 年，Tournier-Lasserve 等建议用伴皮质下梗死和脑白质病的常染色体显性遗传性脑动脉病（cerebral autosomal dominant arteriopathy with subcortical infarcts and leukoencephalopathy，CADASIL）命名该病。然而，这两种 VaD 类型在病因学上，前者属于小血管病变，后者是由 19 对染色体上 *Notch 3* 基因突变所引起而非动脉粥样硬化。他们在发病机制上显然不同于 MID。因此，多发梗死性痴呆与血管性痴呆不应作为同义词使用，它不是 VaD 中唯一的或最重要的类型。

20 世纪 90 年代初，VaD 的概念被重新评价。在脑影像学的帮助下，除梗死以外，与循环和代谢有关的脑组织改变的存在被证明。有专家建议使用"伴有脑血管疾病的痴呆"作为 VaD 的命名，这也许是最正确的专用名词，但是念起来太麻烦。最短而且最方便的术语是"血管性痴呆"，尽管不够准确，但是足以概括各类 VaD。

凡与血管性因素有关的痴呆，统称为 VaD。血管性因素主要指脑内血管，即颈动脉与椎基底动脉两大系统。可以是这些血管本身的病变，也可以是颅外大血管及心脏的病变，间接影响脑内血管供血不足而致脑组织缺血缺氧性改变，最终使大脑功能全面衰退。因此，血管性痴呆被定义为由于脑血管疾病和心血管病变，引起缺血性组织缺氧和出血性脑损害所导致的智能衰退。

VaD 在欧洲和美国等国家是仅次于 AD 的第二位最常见的痴呆原因，患病率为 0.9%～3.0%，占所有痴呆的 10%～50%。亚洲及发展中国家如日本、韩国和印度等，VaD 患病率与西方国家的水平无差异，一般为 2.0%～3.8%，但 VaD 和 AD 之间的比值不同。流行病学研究表明，VaD 的发病率随年龄增长直线上升，且国家之间有很大差异。在调整年龄和性别之后，65 岁以上老年人年发病率为 1.2%～4.2%，其发病率比患病率更具有同种性，估计 70 岁以上老年人每年患病人数在 6～12 例/1000 人。平均病程 5 年，而且存活者低于普通人群和 AD 患者。我国 VaD 的患病率为 1.1%～3.0%，而年发病率在 5～9 例/1000 人。

中医传统文献中类似脑血管性痴呆的症状早有记载，如"呆痴""呆病""愚痴""文痴""武痴"等。

【病因与发病机制】

一、西医

VaD 的病因涉及两个方面，即脑血管病和危险因素。主要的脑血管病包括与大动脉病变、心源性脑栓死、小血管病变及血流动力学机制有关的脑梗死、脑出血、脑静脉病变等。梗死、白质病变、不完全的缺血性损伤、局部和远处的缺血性功能改变等均与 VaD 有关。VaD 的危险因素包括脑血管病的危险因素（如高血压、高血脂、心脏病、糖尿病、普遍性动脉硬化及吸烟等）、卒中、缺血性白质病变、高龄及受教育程度低等。

二、中医

VaD 病位在脑，与肝、心、脾、肾虚衰有着密切关系。其病机主要由于肾精亏乏，髓海不充，瘀血痰浊阻闭脑窍，脑髓失于濡养所致。脑为元神之府，脑髓充足，才能神气清灵；髓海不足，则神呆气钝，失却清灵。故病机如下。

1. 髓海亏虚　老年之人，或素体不足，肾气渐衰；或中风病后，阴精亏耗，不能上充脑髓，髓海空虚，元神失聪。

2. 痰蒙清窍　素体气虚痰盛，久病之后痰浊未清，脾气虚弱，运化失司，易致痰浊内蕴，阻于脑络，蒙闭清窍；久或化热上扰，神明失之清灵。

3. 瘀血阻络　久病、大病之后，情志失调，肝气不疏，气机呆滞，则血行不畅，致脑络瘀滞；或体虚气弱，气不运血，亦可出现脑络瘀滞而神明失聪。

【诊断与辨证】

一、西医诊断

（一）临床表现

VaD 的主要特征被描述为"伴有脑血管病局灶性症状和体征的痴呆"，以及"显著的波动性病程"。VaD 患者的临床表现纷繁多样，总的来说，由脑血管病的表现和痴呆的表现两大部分构成。前者主要为神经症状与体征，一般较为明显，容易识别；而后者包括认知症状、精神行为症状（非认知特征），以及日常生活活动能力衰退。上述四个方面存在着内在联系，其中认知障碍是 VaD 的核心症状。

VaD 有皮质性（多梗死性）、关键部位梗死性（小血管性）、皮质下性、低灌注性、心源性、出血性、遗传血管性、AD 合并血管性痴呆等多种类型。下面介绍前三类的临床表现。

1. 多梗死性痴呆（multi-infarct dementia，MID） 为最常见的类型，主要由脑皮质和皮质—皮质下血管区多发梗死所致的痴呆。常有高血压、动脉硬化，反复、多次缺血性脑血管事件发作的病史。典型病程为突然（数天至数周）发作、阶梯式加重和波动性的认知功能障碍。每次发作后留下或多或少的神经与精神症状，最终发展为全面和严重的智力衰退。典型临床表现为一侧的感觉和运动功能障碍，突发的认知功能损伤、失语、失认、失用、视空间或结构障碍。早期可出现记忆障碍但较轻，多伴有一定程度的执行能力受损，如缺乏目标性、主动性、计划性、组织能力减退和抽象思维能力差等。

2. 关键部位梗死性痴呆（strategic infarct dementia） 是与高级皮质功能有关的特殊关键部位缺血性病变引起的梗死所致的痴呆。这些损伤常为局灶的小病变，可位于皮质或皮质下。皮质部位有海马、角回和扣带回等，皮质下部位可有丘脑、穹隆、基底节等，可出现记忆障碍、淡漠、缺乏主动性和忍耐力、发音困难、意识障碍等。

3. 皮质下血管性痴呆（subcortical vascular dementia）或小血管性痴呆（small vessel dementia） 皮质下血管性痴呆包括腔隙状态和 Binswanger 病，与小血管病变有关，以腔隙性梗死、局灶和弥散的缺血性白质病变和不完全性缺血性损伤为特征。皮质下 VaD 多发生于前额皮质下区域。皮质下综合征是其主要的临床表现，如纯运动性偏瘫、延髓体征和构音障碍、步态障碍、抑郁和情绪不稳，执行功能缺失明显。影像学常表现为多灶腔隙和广泛的白质损伤，而临床可仅表现为持续时间较长的 TIA 或多发的脑梗死（多为小卒中），不遗留神经症状或仅有轻微的局灶表现（如漂浮感、反射不对称、步态障碍等），因此影像学检查对此型诊断很重要。

皮质下 VaD 早期认知综合征的特点是：①执行障碍综合征，包括信息加工减慢；②记忆障碍（可轻度）；③行为异常及精神症状。执行功能减退，包括制定目标、主动性、计划性、组织性、排序和执行能力、抽象思维能力等，记忆障碍相对于 AD 较轻。特点是回忆损伤明显而再认（recognition）和提示再认（cue recognition）功能相对保持完好，遗忘不太严重；行为异常和精神症状包括抑郁、人格改变、情绪不稳、情感淡漠、迟钝、尿便失禁及精神运动迟缓。起病常隐袭，病程进展缓慢、逐渐加重。

（二）辅助检查

1. 神经影像学 脑部 CT 扫描显示脑血管病变的征象，如不同部位的梗死灶及白质疏松。CT 表现为相应部位的低密度，脑部 MRI 则显示为相应部位的长 T_1、长 T_2 信号，病灶周围可见局限性脑萎缩。白质损伤常由于小血管病变所致，但也可见于其他痴呆如 AD。

2. 神经心理学检查 VaD 的认知综合征是神经心理学研究的内容，是指各种不同的认知功能障碍。认知损伤的检测目前多采用量表的形式，常用的有以下几种：简易精神状态检查、长谷川痴呆量表、剑桥认知检查、韦氏成人智力量表等。在评价这些量表的结果时，应充分考虑患者的心理状态、文化程度、测试环境、测试者的方式等客观因素。

（三）诊断要点

目前 VaD 的诊断标准有很多，尚缺乏一致的认识。以下是使用较广的四种诊断标准：美国精神疾病统计和诊断手册第 4 版（DSM-Ⅳ）、WHO 疾病分类第 10 修订版（ICD-10）、美国加州 AD 诊断和治疗中心（ADDTC）标准及 NINDS-AIREN 等。

这些诊断标准的共同特点都包括 3 个步骤：①先确定有无痴呆；②再确定脑血管病尤其是卒中是否存在；③最后确定痴呆是否与脑血管病相关。但以上各标准中有关痴呆的诊断主要依据 AD 的特征性症状，如记忆力下降和一个或多个认知功能损伤、症状明显影响日常生活能力等。

（四）鉴别诊断

1. AD 二者都是老年期常见的痴呆，临床表现有不少相似之处。但 VaD 的认知功能障碍与 AD 有不同，如 AD 以记忆障碍为主，其发展有明显的阶段性。而 VaD 以执行功能障碍为主，脑血管病的病史及神经影像学改变可帮助诊断 VaD。

2. 正常颅压脑积水 当 VaD 出现脑萎缩或脑室扩大时，常需与正常颅压脑积水鉴别。后者表现为进行性智力衰退、共济失调步态、尿失禁等三大主征。发病比较隐匿，无明确的卒中史，影像学缺乏脑梗死的证据而主要是脑室扩大。结合临床与 CT 或 MRI，二者可以鉴别。

二、中医辨证

1. 脾肾亏损证 表情呆板，行动迟缓，甚则终日寡言不动，傻哭傻笑，饮食起居皆需人照料，伴头晕眼花，腰膝酸痛，心悸气短，脉细弱，舌淡，苔薄白。

2. 心肝火盛证 急躁易怒，失眠多梦，记忆下降，五心烦热，颧红咽干，坐立不安，小便短赤，大便或秘，舌边红，苔薄或黄，脉弦细或弦数。

3. 脾虚痰阻证 终日不言不语，不饮不食，忽笑忽歌，忽愁忽哭，甚则不能自理，面色苍白无泽，气短乏力，舌淡胖，苔白腻，脉细滑。

4. 血瘀气滞证　神情淡漠，反应迟钝，善忘善恐，寡言少语，或妄思离奇，肢体麻痹，头痛夜重，舌暗苔薄，脉细或涩。

【治疗】

一、西医

治疗原则包括防治卒中、改善认知功能及控制行为和精神症状。

（一）防治卒中

治疗卒中和认知障碍的危险因素，如高血压、高血脂、糖尿病及心脏病的控制、戒烟等；早期诊断和治疗卒中；预防卒中再发，如抗血小板聚集、抗凝治疗及颈动脉内膜剥离术等。

（二）改善认知功能

1. 钙离子拮抗剂　尼莫地平（Nimodipine），每日 40~90 mg，分 2~3 次服用。

2. 脑循环促进剂

（1）尼麦角林（Nicergoline，麦角溴烟酯，商品名为脑通）：口服，每次 10~20 mg，每日 3 次。

（2）双氢麦角碱（Hydergine，二氢麦角毒素单甲磺酸盐，又名海得琴、二氢麦角碱。商品名分别为喜得镇和舒脑宁）：口服，每次 1~2 mg，每日 3 次。舒脑宁口服，每次 2.5 mg，每日 2 次。

（3）萘呋胺（Naftidrofuryl，克拉瑞啶，商品名为脑加强）：每日 600 mg。

（4）银杏叶提取剂（extract of ginkgo biloba，EGb，商品名金纳多等）：口服，每次 40~80 mg，每日 3 次。对 VaD 伴有精神症状者使用注射剂静脉注射可取得良好疗效。目前注射剂为金纳多注射液，87.5 mg 加入 250 mL 液体中静脉注射，每日 1 次，10~15 天为一个疗程。

3. 改善脑组织代谢药物

（1）吡咯烷酮衍生物

1）吡拉西坦（Piracetam）：又称脑复康，化学名为 2-吡咯烷酮乙酰。口服吡拉西坦每次 800 mg，每日 3 次。吡拉西坦 8~12 g 加入 250 mL 液中静脉注射，每日 1 次，15 天为一个疗程。

2）回拉西坦（Aniracetam）：又称阿尼西坦、三乐喜，口服 200 mg，3 次/天，1~2 个月为一个疗程。

（2）丙戊茶碱（Propentofylline，PPF）：餐前 1 小时空腹服用 300 mg，每日 3 次。

（3）施普善（原名脑活素，Cerebrolysin，Ebewe 依比威）：肌内注射，每次 5 mL；静脉滴注，每次 10~30 mL，加入 250 mL 生理盐水中缓慢滴注。每日 1 次，10~20 次为一个疗程。

4. 作用于神经递质的药物

（1）胆碱能药物

①多奈哌齐：每次 5 mg 或 10 mg，每日 1 次，一般需连服 12 ~ 24 周。如对于每次服 10 mg 的患者，建议在前 28 天接受每次 5 mg，28 天后视患者反应可加至 10 mg。

②加兰他敏：每日 8 mg、16 mg、24 mg 不等，最大剂量为 34 mg，依患者的耐受力大小而定。每天 1 次，一般 4 周起效，可连服 5 个月。

③石杉碱甲：每次 100 ~ 200 mg，每日 2 次。

④他克林：每日 80 ~ 160 mg，分 4 次口服。

（2）非胆碱能药物：能影响这些神经递质代谢的物质将具有抗衰老、改善智力的作用，如司来吉兰（Selegiline）等。

（三）控制行为和精神症状

对于 VaD 出现的特殊行为和精神症状的治疗，一般主张选择精神安定剂。同时向护理者提供用药指南，以此作为行为障碍的一般处理。

二、中医

（一）辨证论治

1. 脾肾亏损证

治法：补肾益脾，健脑生髓。

方药：还少丹加减。熟地 15 g，枸杞子 12 g，山萸肉 12 g，肉苁蓉 15 g，巴戟 12 g，茴香 6 g，杜仲 15 g，怀牛膝 15 g，山药 15 g，当归 10 g，丹参 15 g，人参 6 g（另炖兑服），菖蒲 12 g。夜不安寝者，加远志、合欢花、五味子；若舌苔黄腻不思饮食者，则先服温胆汤除痰热，再服本方调补。

2. 心肝火盛证

急躁易怒，失眠多梦，记忆下降，五心烦热，颧红咽干，坐立不安，小便短赤，大便或秘，舌边红，苔薄或黄，脉弦细或弦数。

治法：清热宁心，平肝潜阳。

方药：黄连阿胶汤加减。黄连 10 g，阿胶 15 g（烊化），黄芩 12 g，鸡子黄 2 枚（兑服），芍药 15 g，竹叶 10 g，龙胆草 10 g，珍珠母 30 g（先煎）。失眠甚者，加夜交藤、枣仁、远志；阴虚明显者，加生地、丹皮、龟甲；便秘烦躁者，加玄参、大黄。

3. 脾虚痰阻证

治法：益气健脾，化痰宣窍。

方药：洗心汤加减。人参 6 g（另炖兑服），甘草 6 g，法半夏 10 g，菖蒲 12 g，陈皮 10 g，附子 10 g，茯神 12 g，酸枣仁 12 g，当归 10 g。心烦失眠者，加白芍、丹参、麦冬；终日郁郁寡欢者，加柴胡、郁金、香附。

4. 血瘀气滞证

治法：活血行气，宣窍健脑。

方药：通窍活血汤加减。桃仁 10 g，红花 10 g，赤芍 10 g，川芎 10 g，白芷 10 g，老葱 7 枚，生姜 3 片，郁金 12 g，菖蒲 10 g。气虚甚者，加黄芪、党参、白术；血虚加当归、熟地；久瘀化热者，加钩藤、夏枯草、菊花；肝郁气滞者，加柴胡、香附、佛手；兼肾虚血瘀者，加杜仲、金樱子、肉苁蓉。

（二）中成药

1. 黄芪注射液　适用于精气亏虚，每次 20～40 mL 加 5% 葡萄糖注射液 500 mL，静脉滴注，每日 1 次。

2. 川芎嗪注射液　适用于精气亏虚、气滞血瘀，每次 40～80 mL 加 5% 葡萄糖注射液 500 mL，静脉滴注，每日 1 次。

3. 银杏叶提取物　适用于各型血管性痴呆，每次 2 片（80 mg），每日 3 次，口服。

4. 血栓心脉宁　适用于气滞血瘀，每次 4 粒，每日 3 次，口服。

5. 抗脑衰胶囊　适用于精气亏虚，气滞血瘀，每次 5～6 粒，每日 3 次，口服。

（三）针灸

1. 体针　痴呆取背俞穴为主，佐以原穴和络穴。用平补平泻手法。取穴：心俞、肝俞、脾俞、神门、丰隆。烦躁失眠，头痛面赤取督脉为主，用泻法。取穴：大椎、风府、水沟、内关、丰隆。

2. 电针　选取：①水沟、百会；②大椎、风府透哑门。每次选取一组，针后通电以脉冲电流 15～20 分钟。烦躁不安以持续时间的强刺激，抑郁以间断、时间较短的强刺激。

3. 穴位注射　取心俞、膈俞、间使、足三里、三阴交。用维生素 B$_{12}$ 250～500 μg，每日注射 1 次，每次选 1～2 穴，各穴交替使用。

4. 耳针　选皮质下、心、肾、枕、脑、神门等穴，每次选用 3～4 穴，留针 30 分钟，可与体针同时进行。

第四节　痴呆中医临床沿革

《左传·成公十八年》记载："周子有兄而无慧，不能辨菽麦，故不可立。"

明代张景岳首次提出"痴呆"病名。《景岳全书》提出"痴呆证，凡平素无痰，而或以郁结，或以不遂，或以思虑，或以疑惑，或以惊恐，而渐至痴呆。言辞颠倒，举动不经，或多汗，或多愁，其证则千奇万怪，无所不至……但察其形体强壮，饮食不减，别无虚脱等症"，提出用七福饮（人参、熟地、当归、炒白术、炙甘草、酸枣仁、远志）治疗。清代陈士铎《辨证录·呆病门》中指出："人有年老而健忘者，近事多不记忆，虽人述其前事，犹若茫然，此真健忘之极也。"采用转呆丹（人参、白芍、当归、半夏、柴胡、酸枣仁、附子、石菖蒲）治疗，认为大补其心肝之气血，并可祛痰开窍。清代沈金鳌《杂病源流犀烛·中风》说："中风后善忘。"《本草备要》说："人之记性皆在脑，小儿善忘者，脑未满也。老人健忘者，脑渐空也。"

2000 年中国中医药学会内科分会延缓衰老委员会在安徽合肥制定的血管性痴呆的中医诊断、辨证及疗效判定标准，对血管性痴呆的临床诊治进行了规范。

近年来，与治疗血管性痴呆有关的单味中药有效成分的基础研究有一定进展。朱乃健研究认为，祛瘀化痰方中祛痰药陈皮、半夏能降低血管脆性，防止血管出血；石菖蒲能缓解血管平滑肌痉挛，丹参、桃仁、红花、地龙等具有扩张血管、改善血液流变性、清除自由基、提高智力作用；何首乌、肉苁蓉使痴呆患者大脑皮层组织中胆碱酯酶活性明显降低。另有研究表明，红花、丹参、川芎、天竺黄、半夏等可调节免疫功能，抑制血小板聚集，增强抗氧化和清除自由基作用。石菖蒲、郁金、远志等可兴奋中枢神经系统，改善脑循环，改善学习和记忆功能。酸枣仁、远志、灵芝等有抗痴呆和脑保护、增强记忆能力、增强免疫力、抗脂质过氧化等作用。

韩德军等通过分析随机对照文献，总结了中药治疗痴呆的用药规律。包括中药治疗 AD 的文献 58 篇，中药治疗 VaD 的文献 207 篇。发现中药治疗 AD 所用治法前 5 位依次为益精填髓（46 次）、化痰（39 次）、活血（33 次）、健脾（15 次）、益气（14 次）；中药治疗 VaD 所用治法前 5 位依次为活血（178 次）、化痰（147 次）、益精填髓（128 次）、益气（92 次）、平肝潜阳（60 次）。中药治疗 AD 高频药物共计 34 味，前 10 位依次为石菖蒲、川芎、丹参、远志、何首乌、山茱萸、茯苓、枸杞子、熟地黄、益智仁，共获得 9 个聚类方；中药治疗 VaD 高频药物共计 38 味，前 10 位依次为石菖蒲、川芎、远志、丹参、何首乌、黄芪、水蛭、当归、茯苓、黄精，共获得 9 个聚类方。结论：中药治疗痴呆常用治法为补肾益精、活血、化痰，其中 AD 侧重于补虚，以补肾益精为主；VaD 侧重于祛邪，多用活血化瘀、化痰之药。

刘源香等通过分析治疗 AD 临床文献中的针灸处方 125 首，发现针灸治疗 AD 取穴频次最高的俞穴为百会（78 次，62.40%）。高频穴对有足三里 - 百会、足三里 - 三阴交、百会 - 四神聪等。主要核心处方为百会、足三里、四神聪、神门、太溪、三阴交、内关、太冲、丰隆、大椎、风池、肾俞、神庭、悬钟，次要核心处方为合谷、印堂、膻中、血海、膈俞、肝俞、脾俞、气海、阳陵泉、阴陵泉、上星。

（刘振东　王素平　王旖旎　吕敬雷）

参考文献

[1] 贾建平. 神经病学 ［M］.7 版. 北京：人民卫生出版社，2013.

[2] 吴江. 神经病学 ［M］.2 版. 北京：人民卫生出版社，2013.

[3] 孙怡. 实用中西医结合神经病学 ［M］.2 版. 北京：人民卫生出版社，2011.

[4] 鲍远程. 现代中医神经病学 ［M］.北京：人民卫生出版社，2003.

[5] 张美增. 老年神经病学 ［M］.北京：人民卫生出版社，2007.

[6] 史玉泉. 实用神经病学 ［M］.2 版. 上海：上海科学技术出版社，1994.

［7］ 王荫华，陈清棠，王宾，等．痴呆患者 423 例 MMSE 和 BBS 测试结果分析 ［J］. 中华神经科杂志，1996，29（3）：160 - 163.

［8］ HENDERSON V W，FINCH C T. The neurobiology of Alzheimer's disease ［J］. J Neurosurg，1989，70（3）：335 - 353.

［9］ 郭振球．老年期痴呆的证治学研究 ［J］. 中医药研究，1991，（1）：16 - 18.

［10］ 王永炎，尹颖辉．老年性痴呆辨治 ［J］. 中国医药学报，1994，9（2）：49 - 50.

［11］ 石学敏．针刺对老化痴呆鼠脑兴奋性氨基酸水平影响的实验研究 ［J］. 中国针灸，1998，18（11）：689.

［12］ 刘燕凤，杨志新，徐斌．血管性痴呆中医研究进展 ［J］. 辽宁中医药大学学报，2013，15（12）：134 - 136.

［13］ 韩德军，杨锡燕，时晶，等．中药治疗痴呆随机对照文献治法及用药规律分析 ［J］. 中医杂志，2014，55（12）：1051 - 1054.

［14］ 刘源香，孙春全，杨继国．针灸治疗阿尔茨海默病取穴规律研究 ［J］. 中国中医药信息杂志，2017，24（10）：90 - 93.

［15］ 朱乃建．祛痰化瘀加减治疗老年血管性痴呆 62 例 ［J］. 福建中医药，2008，39（3）：42.

［16］ 高学敏．中药学 ［M］. 北京：中国中医药出版社，2002：487 - 494.

［17］ 侯家玉．中药药理学 ［M］. 北京：中国中医药出版社，2002：178 - 183.

第四章　精神障碍

第一节　概　述

神经系统疾病伴发的精神障碍严重威胁着患者的健康。如果能够早期识别、诊断和治疗，将极大改善患者的生活质量，减轻其精神痛苦，维护其良好的社会功能和独立生活能力。

神经系统疾病伴发的精神障碍广义上包括脑器质性精神障碍，脑器质性精神障碍包括AD、脑血管病所致的精神障碍、颅内感染所致精神障碍、脑变性疾病（Huntington 病、帕金森病、肝豆状核变性等）所致精神障碍、脱髓鞘脑病（急性播散性脑脊髓炎和急性出血性白质脑病、多发性硬化）所致的精神障碍、脑外伤所致精神障碍、脑瘤所致精神障碍和癫痫所致精神障碍等。伴有下列症状之一：①智能损伤综合征；②遗忘综合征；③人格改变；④意识障碍；⑤精神病性症状（如幻觉、妄想、紧张综合征等）；⑥情感障碍综合征（如躁狂综合征、抑郁综合征等）；⑦解离（转换）综合征；⑧神经症样综合征（如焦虑综合征、情感脆弱综合征）。上述意识障碍、智能障碍等器质性精神障碍作为原发疾病本身的主要特征在各种疾病的章节已有详细介绍，本章主要讨论神经系统疾病常伴发的抑郁、焦虑障碍。

第二节　抑郁障碍

抑郁障碍是指以持久的抑郁心境为主要临床表现的一种精神障碍，以情绪低落、焦虑、迟滞和繁多的躯体不适为主。一般病程较长，具有缓解和复发的倾向。

抑郁障碍是西医学的病名，在中医学中尚无相同病名，但在中医文献中有类似的记载。郁有广义和狭义之分，前者包括外邪和情志等因素所致的郁，后者单指因情志因素所致的郁。抑郁障碍相当于中医狭义的郁证或郁病。

【病因与发病机制】

一、西医

抑郁可继发于以下神经系统疾病。①神经系统变性疾病：AD 病、Huntington 舞蹈病、帕金森病；②中枢神经局灶性疾病：脑卒中、脑肿瘤和损伤、多发性硬化。另外，一些治疗神经系统疾病常用的药物如皮质类固醇、左旋多巴、5 - 羟色胺拮抗剂、非甾体抗感染药也有可能引起抑郁症状。

神经系统疾病伴发抑郁的发病机制较复杂，目前仍在研究探讨中。抑郁症状与原发疾病的关系有两方面的解释，一是疾病本身症状，有解剖学和生物学损伤的基础，是内源性抑郁；二是反应性症状，是个体对疾病打击的精神应激反应，属于外源性抑郁。

例如，脑卒中后抑郁（post-strobe depression，PSD），研究发现脑损伤的部位与抑郁症状密切相关，大脑优势半球额叶皮质和基底节区损伤的患者较其他部位损伤的患者在数周内更易出现抑郁症状而且更严重。左侧额叶损伤伴运动性失语的患者常表现为沮丧、易怒，因无法表达需要而易产生过激行为。右侧半球病变更多表现出淡漠、无欲、精神运动性迟滞等，但脑卒中后抑郁症状与脑卒中病变部位的相关性仍然有争议。在卒中后抑郁发病的生化机制上，目前国内外研究认为与所谓内源性抑郁的机制相似，即脑内单胺类神经递质的代谢紊乱所致。当前的研究多集中在5-羟色胺能神经传递通路的改变上，动物模型中发现脑内去甲肾上腺素和5-羟色胺减少，可能是PSD发病的病理生理基础。近年来国外的研究发现PSD的患病率与脑卒中的严重程度和功能缺陷的严重程度呈正相关。由此推断多种环境因素及认知、躯体的功能障碍等生物因素协同作用促使了该病的发生。

其他神经系统疾病如帕金森病有近1/4的病例合并抑郁反应，有时还可发生自杀倾向、偏执观念或精神病发作。左旋多巴本身有诱发抑郁的可能，在左旋多巴治疗的患者中应禁用单胺氧化酶抑制剂治疗抑郁症状。Huntington舞蹈病也可发生抑郁症状，甚至在出现运动障碍和痴呆症状之前就可存在。AD也常伴发抑郁症状。

二、中医

1. 悲愤郁怒，肝气郁结　情志不遂、悲愤恼怒等精神因素，均可使肝失疏泄，气机不畅，以致肝气郁滞而成气郁；因气为血帅，气行则血行，气滞则血瘀。气郁日久，累及血分，使血液运行不畅而成血瘀；若气郁日久化热生火，则发生肝胆郁热的病变；肝郁日久，克伐脾土，或素体脾气虚弱，更易遭受肝木克伐，终成肝郁脾虚；津液的运行和输布有赖于气机的畅达，气机郁滞可影响津液的代谢，使津液运行不畅，停积生痰，以致痰气郁结；郁火日久耗伤阴血，则可致心肝阴血亏虚，肝阴虚久累及肾阴，可致肝肾阴虚。

2. 忧愁思虑，脾失健运　长期伏案思索，忧愁思虑，使脾气郁结，或肝气郁结之后横逆侮脾，均可致脾失健运，势必影响脾的运化功能。若脾胃不能消磨水谷，以致饮食难消，则可成食郁；如运化水湿无力，水湿内停，可成湿郁；水湿内聚，酿成痰浊，则可成痰郁。脾失健运，饮食减少，气血生化乏源，则可导致心脾两虚。

3. 情志过极，心神失养　由于所愿不遂、家庭不睦、遭遇不幸、忧愁悲哀等精神因素，使情志过极，损伤心神，心失所养，心神失守，精神惑乱，出现悲伤哭泣或哭笑无常等。若耗损心气，以致心气不足，则心悸、气短、自汗等；耗伤心阴，可致心阴虚损，心火亢盛，则心烦、低热、面色潮红等。

4. 年老体衰，脏气虚弱　禀赋不足，后天失养，或年老体弱多病，心、脾、肾等脏气不足，其中以肾虚为关键。衰老、久病及肾，肾精不足，不能化髓充脑，神明用之不足，精神颓废而成抑郁。肾精为肾阴肾阳之物质基础，故肾精不足常累及其他脏腑。肾精不足及阴者，肾阴虚损，肝失所养，而成肝肾阴虚；或肾阴不能上济于心，而致心肾不交。肾精不足及阳者，肾阳虚而不温煦脾土，可致脾肾阳虚；阳虚则津液失于蒸化，痰浊内生，故阳虚兼有痰浊者不鲜见。可见，脏气虚弱是抑郁症发病的内在因素和病理转机。

总之，抑郁症的病因是情志内伤和脏气虚弱。其病机关键为肝气郁结、脾失健运、心失所养及脏腑阴阳气血失调。病之初期以气滞为主，常常兼有血瘀、食滞、痰结、生热化火等，多为实证。病久则可由实转虚，耗损阴阳气血，随其影响脏腑的不同，而形成心、脾、肝、肾亏虚的不同病变。

【诊断与辨证】

一、西医诊断

（一）临床表现

1. 情感障碍　忧郁心境长期存在，大部分患者常有忧郁寡欢、兴趣下降、孤独感、悲观失望、无用感，常有比较突出的焦虑症状。有时可表现为激越。

2. 认识功能障碍　患者自感脑力减退，记忆力下降，思考问题困难和主动性言语减少，但临床心理测验无明显记忆力及智力减退。痛苦的联想增多，常有自罪自责和厌世观念，可有疑病和贫穷等妄想。

3. 意志行为障碍　病情较轻的依赖性强，遇事犹豫不决；较重的活动减少，不愿社交；严重者处于无欲状态，日常生活均不能自理。最危险的病理意向活动是自杀企图和自杀行为。

4. 躯体性障碍　不少患者伴有突出的躯体性焦虑，甚至完全掩盖了抑郁情绪，在躯体不适症状的基础上，产生疑病观念，进而发展为疑病妄想或虚无妄想，如坚信躯体变空，不复存在或功能丧失。

（二）诊断与鉴别诊断

起病缓慢、抑郁心情持久，但不鲜明，焦虑和精神运动性抑制比较明显。症状繁多，有躯体化倾向。体格检查及辅助检查无阳性发现可以排除器质性疾病或生物因素引起的抑郁症状，还应排除其他精神疾病伴发的抑郁。

二、中医辨证

抑郁症的发生主要为肝气都滞、脾失健运、心失所养、肾气亏虚，与肝、心、脾及肾有密切关系。如在肝者，有肝气郁滞、肝胆郁热、气滞血瘀之分；在心者，有心神失养、心阴亏虚之异；两脏合病者更为常见，如心脾两虚、肝郁脾虚、肝肾阴虚、脾肾阳虚等。临床上应根据临床表现，辨明脏腑病变部位及其受病脏腑侧重的不同。

1. 肝郁气滞证　忧郁不欢，轻生欲念，多疑善虑，失眠或早醒，善太息，胸胁胀痛，痛无定处，脘闷嗳气，大便不畅，舌苔薄腻，脉弦。

2. 肝胆郁热证　情感活跃，易激惹，联想加速，言语增多，夸大，自负，精力充沛，动作增多，睡眠减少，口苦，大便干结，小便色黄，舌质红，苔黄，脉弦数。

3. 气滞血瘀证　情绪抑郁，有自杀观念或行为，烦躁，思维联想缓慢，运动迟缓，面色晦暗，胁肋胀痛，舌质紫黯有瘀点，苔白，脉沉弦。

4. 肝郁脾虚证　多愁善虑，悲观厌世，情绪不稳，唉声叹气，失眠多梦，两胁胀满，腹胀痛泻，神疲体倦，食少纳呆，舌淡红，苔薄白，脉弦细。

5. 痰气郁结证　精神抑郁，胸部闷塞，胁肋胀痛，咽中如有物梗阻，吞之不下，咯之不出，舌苔白腻，脉弦滑。

6. 心神失养证　心情抑郁，精神恍惚，心神不宁，多疑易惊，悲伤欲哭，善太息，胸闷，舌淡苔薄白，脉细。

7. 心阴亏虚证　情绪不宁，心悸，健忘，失眠，多梦，五心烦热，盗汗，口咽干燥，舌红少苔，脉细数。

8. 心脾两虚证　失眠，健忘，兴趣缺乏，心悸易惊，善悲易哭，倦怠乏力，面色淡白或萎黄，食少纳呆，腹胀，便溏，舌质淡，舌苔薄白，脉细弱。

9. 肝肾阴虚证　情绪低落，思维迟钝，恐惧不安，窥听而张望，惶惶然恐人将捕之，胁肋隐痛，头晕耳鸣，两目干涩，腰酸膝软，口干咽燥，舌红少苔，脉弦细。

10. 脾肾阳虚证　精神萎靡，情绪低沉，嗜卧少动，心烦惊恐，神疲乏力，畏寒肢凉，腰酸膝软，便溏，阳痿遗精，舌质胖淡有齿痕，舌苔白润，脉沉弱。

【治疗】

一、西医

（一）药物治疗

药物选择有以下几种。①选择性 5-HT 再摄取抑制剂（SSRI）代表药物：氟西汀、帕罗西汀、舍曲林、氟伏沙明、西酞普兰、艾司西酞普兰。作用机制：通过抑制突触前 5-羟色胺能神经末梢对 5-羟色胺的再摄取而获得疗效。②选择性 5-HT 及 NE 再摄取抑制剂（SNRI）代表药物：文拉法辛、度洛西汀。作用机制：具有 5-HT 和 NE 双重再摄取抑制作用。③NE 及特异性 5-HT 能抗抑郁药（NaSSA）代表药物：米氮平。作用机制：通过增强 NE、5-HT 能的传递及特异阻滞 $5\text{-}HT_2$、$5\text{-}HT_3$ 受体，拮抗中枢去甲肾上腺素能神经元突触 2 自身受体及异质受体。④5-HT 受体拮抗剂和再摄取抑制剂（SARIS）代表药物：曲唑酮。作用机制：通过拮抗 $5\text{-}HT_2$ 受体，兴奋其他受体特别是 $5\text{-}HT_{1A}$ 受体而发挥作用。

（二）电休克治疗

对药物治疗无效或对药物不良反应不能耐受的患者，有严重自杀企图和行为，伴有顽固的妄想症状者，以及有明确的躯体疾病不能用药物治疗的患者可首选电休克治疗。一般认为电休克治疗比较安全，疗效好。

（三）心理治疗

通常与其他疗法相结合，针对患者社会、心理应激等促发因素，选用支持性心理疗法。针对依赖和回避行为，可选用认知疗法和行为疗法。

二、中医

（一）辨证论治

1. 肝郁气滞证

治法：疏肝理气，解郁安神。

方药：柴胡疏肝散加减（柴胡9 g，香附12 g，枳壳6 g，白芍15 g，当归12 g，川芎6 g，陈皮9 g，郁金9 g，远志15 g，菖蒲9 g，甘草6 g）。失眠者，加酸枣仁、龙齿、合欢花；胁痛不已者，加橘络、丝瓜络、旋覆花；纳少，食后脘胀，嗳气频频，为肝木横逆犯胃，胃失和降者，加枳实、茯苓、莱菔子、苏梗、杏仁；肝郁化火者，兼口干苦、舌红、苔黄，减川芎，加栀子、丹皮、黄连、生地；胁痛有定处者，入桃仁、降香、丹皮。

2. 肝胆郁热证

治法：疏肝泄热，定志安神。

方药：小柴胡汤加减（柴胡6 g，黄芩9 g，香附6 g，丹皮12 g，川楝子9 g，栀子6 g，白芍12 g，龙齿18 g，党参9 g，甘草3 g）。大便干结者，入大黄、油当归；失眠、烦躁者，加莲子心、珍珠母；胸中烦热者，加瓜蒌、青橘叶；口渴者，加天花粉、麦冬、生地。肝胆郁热兼痰浊者，可用四逆散合蒿芩清胆汤；肝郁化火者，可合龙胆泻肝汤。

3. 气滞血瘀证

治法：活血化瘀，理气解郁。

方药：血府逐瘀汤（当归12 g，川芎8 g，生地12 g，赤芍12 g，红花9 g，桃仁9 g，牛膝15 g，柴胡9 g，桔梗6 g，枳壳9 g，甘草3 g）。愤怒、忧郁甚者，加合欢皮、丹皮、茯苓；胁痛日久入络者，加地龙、穿山甲、青皮、橘络；痛剧者，加蒲黄、五灵脂；肢体痹痛者，加苏木、威灵仙。

4. 肝郁脾虚证

治法：疏肝健脾。

方药：逍遥散加减（柴胡9 g，香附6 g，当归9 g，白芍9 g，茯苓12 g，白术9 g，党参12 g，陈皮6 g，生姜6 g，甘草3 g）。嗳气频频、脘闷不适者，入半夏、枳壳、枳实、苏梗、杏仁；腹痛而泄者，入乌药、防风、草豆蔻、葛根；肝气郁结，中土壅滞，食积下化者，加鸡内金、神曲、槟榔。

5. 痰气郁结证

治法：理气开郁，化痰散结。

方药：半夏厚朴汤加减（姜半夏12 g，厚朴9 g，紫苏梗6 g，茯苓15 g，橘红12 g，枳壳9 g，射干9 g，桔梗6 g）。气郁导致的喘急，加沉香、乌药、槟榔；湿郁气滞而兼有胸脘痞闷、嗳气、舌苔腻者，加香附、佛手；痰郁化热者，合用黄连温胆汤；兼有血瘀者，加郁金、丹参、降香、姜黄。

6. 心神失养证

治法：甘润缓急，养心安神。

方药：甘麦大枣汤合酸枣仁汤（炙甘草 18 g，小麦 30 g，大枣 30 g，当归 12 g，白芍 12 g，酸枣仁 18 g，茯苓 18 g，合欢花 9 g，川芎 6 g）。血虚而见手足蠕动或抽搐者，加生地、钩藤、地龙、鸡血藤、珍珠母；躁扰失眠者，加生龙齿、远志、柏子仁；神疲乏力者，加太子参、黄精、黄芪；胸闷善叹息者，加枳壳、苏梗；心悸易惊者，加龙齿、磁石、珍珠母；心烦易怒、口苦者，加山栀子、黄连、莲子心、麦冬；心悸自汗者，加麻黄根，重用白芍。

7. 心阴亏虚证

治法：滋阴养血，补心安神。

方药：天王补心丹加减（生地 15 g，生晒参 6 g，玄参 9 g，丹参 12 g，天冬 12 g，麦冬 12 g，当归 15 g，五味子 9 g，茯神 15 g，远志 9 g，酸枣仁 20 g，柏子仁 15 g，黄精 12 g）。咽喉干痛者，加桔梗、射干、山豆根；大便秘结者，加火麻仁、制何首乌，当归易为油当归；小便涩痛者，加白茅根、小蓟，减去五味子。

8. 心脾两虚证

治法：补养心脾，益气生血。

方药：归脾汤加减（生晒参 6 g，白术 9 g，茯神 12 g，黄芪 9 g，龙眼肉 12 g，酸枣仁 15 g，木香 6 g，当归 12 g，远志 12 g，黄精 12 g，陈皮 9 g）。偏于脾虚，症状偏于食少便溏者，应以健脾为主，兼以养心；偏于心血不足者，失眠、心悸，应以养心为主，兼以健脾益气。血虚面色不华者，加熟地、丹参；夜寐不安、易惊者，加龙齿、珍珠母；自汗者，加生龙骨、生牡蛎；脘闷纳呆、舌苔白腻者，加陈皮、半夏、砂仁、薏苡仁、枳壳；腹泻者，去当归，加葛根、车前子；小腹坠胀、气短者，加枳壳、柴胡、升麻之属。

9. 肝肾阴虚证

治法：滋补肝肾，养心安神。

方药：六味地黄丸加减（熟地 15 g，山药 18 g，山茱萸 12 g，茯苓 12 g，车前子 15 g，丹皮 9 g，何首乌 15 g，当归 12 g，远志 9 g，茯神 12 g，菖蒲 6 g，龙齿 18 g，荷梗 3 g）。阴虚火旺而盗汗、五心烦热者，加知母、黄柏；大便干结者，入肉苁蓉、柏子仁、桃仁；失眠者，入酸枣仁、珍珠母、合欢花；腰膝酸软者，加杜仲、桑寄生、牛膝。

10. 脾肾阳虚证

治法：温补脾肾。

方药：大补元煎加减（肉桂 3 g，干姜 6 g，细辛 2 g，何首乌 15 g，熟地 21 g，山萸肉 15 g，枸杞子 15 g，山药 15 g，杜仲 12 g，党参 15 g，陈皮 9 g，炙甘草 6 g，远志 12 g，菖蒲 6 g）。腰酸膝软者，酌入菟丝子、狗脊、川断；心烦易恐惊者，加酸枣仁、龙骨、合欢皮；便溏者，减去熟地，入白术、葛根、薏苡仁；阳痿遗精者，加益智仁、阳起石、麦冬心。

（二）中成药

（1）安神补脑液：每次 10～20 mL，每日 2～3 次，口服。用于肾之精血不足而偏阳虚者。

（2）脑灵素片：每次 2～3 片，每日 2～3 次，口服。用于肾精不足、心神失养者。

（3）清宫寿桃丸：每次 10 g，每日 2 次，口服。用于肝肾精血不足、气血两虚者。

（4）还少丸：每次 9 g，每日 2 次，口服。用于脾肾气虚证。

（5）六味地黄丸（口服液）：每次 6～9 g 或 10～20 mL，每日 2 次，口服。用于肾阴不足或肝肾阴虚者。

（6）知柏地黄丸：每次 1 丸，每日 2～3 次，口服。用于肝肾亏损、阴虚火旺者。

（7）天王补心丹：每次 9 g，每日 2 次，口服。用于心肾不足、阴虚火旺者。

（8）血府逐瘀丸：每次 1 丸，每日 2 次，口服。用于血瘀气滞者。

（9）逍遥丸：每次 6～9 g，每日 2 次，口服。用于肝郁脾虚者。

（10）丹栀逍遥丸：每次 6～9 g，每日 2 次，口服。用于肝郁脾虚、血虚有热者。

（11）柴胡疏肝丸：每次 6～9 g，每日 3 次，口服。用于肝郁气滞者。

（12）舒肝和胃丸：每次 1 丸，每日 3 次，口服。用于肝胃不和证。

（13）龙胆泻肝丸：每次 6～9 g，每日 3 次，口服。用于肝胆实火兼有湿热证。

（三）针灸

1. 主穴　神庭、百会、大椎、身柱、膻中、巨阙、风池、内关。

2. 配穴　肝郁脾虚者，配足三里、三阴交、太冲；肝血瘀滞者，配合谷、太冲、血海；心脾两虚者，配神门、大陵、三阴交、足三里；脾肾阳虚者，配太溪、太白、三阴交、足三里、关元。

3. 方法　神庭、百会沿皮刺，风池刺双侧，此四穴得气后接 G6805 电针仪，频率 80～100 次/秒，刺激电量以患者能耐受为度。其余各穴用平补平泻手法。6 周为 1 个疗程，每逢周日停针休息 1 天。

第三节　焦虑障碍

焦虑通常指一种情绪反应，是人们面对环境中一些即将来临、可能发生的灾祸或重大生活事件时，机体适应环境变化而产生的一种复合情绪反应。焦虑症状可以是某些躯体疾病的主要临床表现，在所有进行精神治疗的患者中，5%～42% 患者的焦虑症状由躯体疾病所致，其中 25% 是继发于神经系统疾病。

焦虑障碍是以与现实处境不相称的，没有明确对象和具体内容的担心和恐惧，并伴有显著的自主神经症状、肌肉紧张和运动不安为特征的神经症性障碍。

中医学无"焦虑障碍"之病名。据其临床表现，本病属于中医学的"情志病""心病"范畴，与"不寐""惊悸""怔忡"等病相似。

【病因与发病机制】

一、西医

焦虑障碍的病因尚不清楚，已认识到该病的发生与社会心理因素、遗传因素、发育因素、人格因素、个体神经因素、生化因素、内分泌因素、药物因素有密切关系。焦虑障碍是心因性疾病，存在着心身两方面的病理过程，是生物、心理、社会因素综合作用的结果。临床上焦虑症状的医学原因涉及人体多系统、多器官、多病种。许多躯体疾病可以表现为焦虑症状，甚至是首发症状或主要症状。大部分躯体疾病、精神疾病均可引起焦虑，而焦虑也可躯体化。焦虑与躯体性疾病、精神疾病间存在着相互作用、相互影响的复杂关系。在生理生化方面，已经观察到愤怒可以诱发和增加去甲肾上腺素分泌，而恐惧时伴随出现肾上腺素增多。目前研究的焦点集中于蓝斑和脑干上部的核团，考虑其可能为焦虑发病的解剖学部位，另一些研究则集中在 5 - 羟色胺能中枢。焦虑障碍患者自主神经系统的反应性持续增高，许多刺激如疼痛、寒冷、肌肉运动等可以产生脉搏、呼吸、氧消耗等方面的异常反应。

二、中医

情志失调是本病的致病原因，但情志因素能否致病，还与机体本身的状况有极为密切的关系。年老体弱、久病或思虑太过，损伤心脾，心血暗耗，神不守舍；或心肝阴血亏虚，肝失条达或肝阳偏亢，则魂无以藏，神无所附而发本病。

（1）肝气郁结：情志不遂，肝失条达，气机不畅，则可见焦虑不安，嗳气叹息，心烦易怒，痞塞满闷，脘腹不适，或胁肋胀痛。

（2）痰热扰心：忧思伤脾、饮食失节，或素体脾胃虚弱或久病脾虚，或情志失调，肝失疏泄，津液输布失常，水湿和津液聚而为痰，痰湿郁久化热，痰热上扰神明。神明被扰，则心神不安、心悸，或胸闷烦躁、夜寐易惊，或头晕或泛恶嗳气或烦躁等。

（3）心脾两虚：禀赋不足，素体虚弱，或年老体弱，或久病失养，或劳欲过度，或嗜食膏粱厚味，饮食失节，损伤脾胃，可致气血生化不足，心失气血所养，则心无所主，心神不安而出现坐立不安、紧张焦虑、惶惶不可终日等症状。

（4）阴虚内热：素体虚弱或久病思虑太过，暗耗阴血，或劳欲过度，损耗肾阴，或情志失调，肝气郁结，气郁化火伤阴，或年事过高阴气自半，皆可致虚热内生，热邪扰心，则失眠、头晕耳鸣、健忘、腰膝酸软、五心烦热、焦虑不安、盗汗或心悸等。

（5）心虚胆怯：情志不遂、忧思无度，心之气血耗伤，可致胆气亏虚，突遇惊恐，则忤犯心神，心神动摇而发病。心之气血损耗，心神失其所养，则心慌、失眠多梦、胸闷、心悸等；胆气不足，胆失决断，则坐卧不安、善恐易惊、多梦少寐、善太息，或数谋虑而不能决。

【诊断与辨证】

一、西医诊断

（一）临床表现

1. 心理症状　主要是心理上的体验和感受。觉得自己无能力面对威胁，感到危险马上发生，内心处于警觉状态，或怀疑自己应对行为的有效性。患者表述的症状通常是与处境不相符的痛苦情绪体验，如担忧、紧张、着急、烦躁、害怕、不安、恐惧、不祥预感等情绪反应。

2. 躯体症状　多系交感神经兴奋的反应性症状，严重反应则称为躯体性焦虑。其症状表现多种多样，缺少阳性体征，以呼吸系统、心血管系统、神经系统、泌尿生殖系统及皮肤血管反应性症状较常见，如自述胸闷、气短、气促、憋气、窒息感、过度换气；心前区不适、胸痛、局部压痛感、心慌、心悸、血压轻微升高；头昏、头晕、耳鸣、视力模糊、记忆障碍、入睡困难、似睡非睡、多梦、梦境有威胁性或有灾难性主题、时睡时醒、失眠、全身肌肉紧张、肌肉僵硬、全身或局部疼痛、抽搐；尿频、尿急、排尿困难、阳痿、早泄、性冷淡、月经紊乱；食欲减退、腹泻、瞳孔扩大、面红、皮肤出汗、寒战、手足发冷或出汗等。

3. 行为表现　是心理痛苦、生理反应的外在表现。焦虑反应表现在行为方面，主要是外显情绪和躯体运动症状为主的表现，如表情紧张、双眉紧锁、眼睑痉挛、笨手笨脚、姿势僵硬、坐立不安、来回走动、小动作多（抓耳挠腮、搓手、弹指、踢腿）、不自主震颤或发抖、奔跑呼叫、哭泣等；说话唐突、语无伦次、言语结巴；注意力不集中、思绪不清，或警觉性增高，情绪易激动等，极度焦虑患者还可出现回避行为。

（二）辅助检查

1. 生理指标　焦虑情绪反应一般都伴有生理、运动指标的改变，因此生理指标可间接反映焦虑的水平。通常使用的指标包括：皮肤电反应、皮肤导电性、皮肤温度、皮肤血流容积、肌电图、脑电图、心率、血压、呼吸频率和掌心出汗等。以生理指标测量焦虑的优点是具有一定的准确性，但因缺少常模数据或解释困难，应用还有局限性，多用于研究领域，临床应用较少。

2. 量表评定　通过对焦虑心理感受的表述和外观行为变化的观察，评定焦虑水平的方法称量表评定法。量表评定已有较长的历史，积累了较多经验，产生了较多成熟的评定量表。

（1）焦虑自评量表（SAS），主要用于评定焦虑患者的主观感受，现被广泛应用。

（2）汉密尔顿焦虑量表（HAMA），为经典的焦虑评定量表，量表分出躯体性、精神性两项因子分，可进一步了解患者的焦虑特点，主要用于评定神经症和其他患者的焦虑程度。

（三）诊断要点

正确的诊断基于对病史、症状、体征的全面掌握，采集焦虑的临床资料，应注意以下几点。①详细了解患者的主观感受，如焦虑和担心的症状是否与坐立不安、容易疲劳、难以集中注意力、易激惹、神经病学肌肉紧张、睡眠问题合并存在；②详细观察了解患者的外表、行为、语言、思维内容、智力功能、对疾病的认识、判断力、社会适应功能情况；③伴发神经系统疾病的情况，如收集区分躯体疾病焦虑、精神疾病焦虑、原发性焦虑症的资料；④选择合适的量表评定焦虑状况，根据评定结果，参考常模值、焦虑水平的界值，了解患者焦虑的程度或做出辅助性诊断。

（四）鉴别诊断

焦虑发作常出现一些自主神经症状，易被误诊为心肌缺血，可行心脏功能检查鉴别。如患者表现为头晕、步态不稳、意识丧失等，易被误诊为神经系统疾病。复杂部分性癫痫、低血糖可以有一些焦虑状态的表现，但一般不是持续性，应严格按照这些疾病的诊断标准进行诊断，与急性焦虑进行鉴别。

二、中医辨证

1. 肝气郁结证　焦虑不安，嗳气叹息，心烦易怒，痞塞满闷，脘腹不适，或胁肋胀痛，恶心纳差，大便不调，舌质淡红，苔薄腻，脉弦数。

2. 痰热扰心证　心烦意乱，心悸，夜寐易惊，胸闷烦躁，性急多言，头昏头痛，口干口苦，小便短赤，舌红苔黄腻，脉滑。

3. 心脾两虚证　心悸头晕，失眠多梦，善恐多惧，身倦乏力，面色无华，腹胀便溏，食欲不振，舌淡苔薄，脉细弱。

4. 阴虚内热证　欲食不能食，欲卧不能卧，欲行不能行，少寐多梦，多疑善惊，五心烦热，盗汗，腰膝酸软，口干，健忘，头晕目眩，舌红少津，脉细数。

5. 心虚胆怯证　心悸胆怯，善惊易恐，精神恍惚，情绪不宁，坐卧不安，少寐多梦，多疑善虑，苔薄白或正常，脉数或虚弦。

【治疗】

一、西医

1. 药物治疗　神经系统疾病伴发焦虑在治疗原发疾病的前提下，对症状较严重者，要考虑使用药物治疗。药物可以有效地抑制焦虑性躯体反应，从而改善患者躯体状况。传统的苯二氮䓬类、三环类药物应用广泛、有效，但有很多不良反应。三环类药物对负性情绪和认知症状有效，对躯体症状效果不佳。轻症病例可以间断的应用苯二氮䓬类药物，但对恐慌发作无效。5-羟色胺再摄取抑制剂（SSRIS）（如帕罗西汀、舍曲林、氟西汀、西酞普兰等）安全有效，已成为间歇发作性焦虑的首选药物；而且治疗恐慌发作也有效。广泛性焦虑患者较多应用苯二氮䓬类药物，近几年帕罗西汀、丙米嗪也广泛应用；丁螺环酮作为一种选择性5-羟色胺激动剂，对广泛性焦虑障碍及其他焦虑性障碍有效，且没有明显的镇静、嗜睡及体重增加的副作用，尤其适用于门诊治疗，逐渐成为苯二氮䓬类的替代品。普萘洛尔可以有效地控制许多自主神经症状，但对于焦虑症的其他症状疗效不肯定。

2. 心理干预 治疗干预的中心问题是增强支持因素，减少不利因素，处理焦虑反应引起的各种心身问题，协助处理来自医疗、家庭、社会各方面的影响因素等。向患者讲解焦虑有关的知识及相关躯体疾病的知识，帮助患者明确病因、诱因，确定影响因素，学习控制焦虑症状的简便方法等，既有直接治疗作用，又能帮助患者建立治疗信心。其他有效的心理学治疗手段有认知疗法、行为疗法、认知行为疗法等。

二、中医

（一）辨证论治

1. 肝气郁结证

治法：疏肝解郁，理气畅中。

方药：柴胡疏肝散加减。柴胡 10 g，芍药 30 g，枳壳 10 g，陈皮 10 g，香附 10 g，川芎 10 g，炙甘草 6 g。加减：痛甚者，酌加当归、郁金、乌药；口干、便秘、舌红苔黄、脉数，肝郁化火症状者，可加栀子、牡丹皮、川楝子；兼有血瘀且胁肋刺痛、舌质瘀点瘀斑者，加当归、丹参、红花；肝气犯胃、嗳气频作、脘闷不适者，可加旋覆花、苏梗、法半夏。

2. 痰热扰心证

治法：清热化痰，宁心安神。

方药：黄连温胆汤加减。黄连 3 g，半夏 10 g，茯苓 15 g，橘皮 10 g，竹茹 10 g，枳实 10 g，大枣 10 g，生姜 10 g，甘草 6 g。加减：心悸重症者，加远志、酸枣仁、石菖蒲、生龙骨、生牡蛎；火郁伤阴，口舌干燥者，加麦冬、沙参、生地黄、玉竹；兼脾虚者，加党参、白术、谷麦芽；病久入络兼有瘀血者，加郁金、丹参、降香、红花。

3. 心脾两虚证

治法：补血养心，益气安神。

方药：归脾汤加减。党参 15 g，茯苓 10 g，白术 10 g，黄芪 30 g，当归 10 g，龙眼肉 10 g，酸枣仁 15 g，远志 10 g，木香 6 g，甘草 6 g。加减：血虚甚者，加当归、熟地黄；纳呆腹胀者，加谷芽、山楂、神曲、鸡内金；失眠多梦者，加合欢皮、五味子、柏子仁、夜交藤、莲子心；心阴不足，心烦、口干、舌红者，加麦冬、玉竹、北沙参、五味子。

4. 阴虚内热证

治法：滋阴清热，养心安神。

方药：天王补心丹加减。生地黄 10 g，玄参 10 g，麦冬 10 g，天冬 10 g，人参 10 g，茯苓 10 g，柏子仁 15 g，酸枣仁 15 g，五味子 6 g，远志 10 g，丹参 30 g，当归身 10 g，桔梗 10 g，辰砂（冲服）0.3 g。加减：心悸怔忡症状明显者，加龙齿、琥珀、生牡蛎；肾阴亏虚，虚火妄动，遗精腰酸者，加龟甲、熟地黄、知母、黄柏；心火偏旺，虚烦不寐、口苦咽燥、心神不安者，加黄连、栀子、淡竹叶。

5. 心虚胆怯证

治法：镇惊定志，宁心安神。

方药：安神定志丸加减。龙齿（先煎）30 g，琥珀粉（冲服）3 g，磁石（先煎）15 g，朱砂（冲服）0.3 g，茯神15 g，远志10 g，人参10 g，石菖蒲10 g。加减：心悸气短、神疲乏力、自汗懒言者，加用白术、炙甘草、茯苓、柏子仁、酸枣仁及夜交藤；气虚夹瘀，症见乏力气短、身痛不安、舌质紫黯者，加党参、丹参、桃仁、红花；气虚夹湿，症见纳呆便溏、舌苔白滑者，加泽泻、白术、茯苓；心气郁结，症见心悸、烦闷、胸胁时痛者，加柴胡、郁金、合欢皮。

（二）中成药

（1）逍遥丸：适用于焦虑症、肝气郁结证，每次8丸，每日3次，口服。
（2）天王补心丹：适用于焦虑症、阴虚内热证，每次8丸，每日3次，口服。

（三）针灸

1. 体针
主穴：风府、百会、印堂、通里、神门、内关、四神聪。
配穴：肝气郁结证，配太冲；痰热扰心证，配丰隆；心脾两虚证，配心俞、脾俞；阴虚内热证，配肾俞、太溪；心虚胆怯证，配胆俞。

2. 耳穴贴压疗法　取心、脑、神门、小肠、交感，每次选择2~3穴，在穴位处用胶布贴压王不留行籽，嘱患者每日自行按压6~8次，每次10下，2日换贴1次，5日为1个疗程。

（四）按摩

取穴太阳、安眠、内关、膻中、神门、太冲、三阴交，每穴按2~3分钟，每日1次，穴位按摩时由轻到重，以局部酸胀麻热为度，15日为1个疗程。

第四节　郁证中医临床沿革

《黄帝内经》提出情志过极可以导致内脏损伤，《素问·阴阳应象大论》则认为"怒伤肝、喜伤心、思伤脾、忧伤肺、恐伤肾"，把情志因素看作导致疾病的重要病因，提出"木郁达之"的治疗概念。明代虞搏《医学正传》首次用"郁证"作为病证名称，所论郁证包括情志、外邪、饮食等因素。传统中医在五脏辨证的基础上治疗郁证，并没有将焦虑和抑郁分开。

汉代张仲景秉承了"木郁达之"的治疗思想，在《伤寒论》中创制了多个以柴胡和白芍为核心的柴胡类处方，如小柴胡汤、柴胡加龙骨牡蛎汤、柴胡桂枝干姜汤、四逆散等有效方剂。后期宋代《太平惠民和剂局方》的逍遥散和明代《医学统旨》的柴胡疏肝散均来源于疏肝解郁理论。

孙秀平等用柴胡皂苷对慢性皮质酮诱导的小鼠的抗抑郁焦虑作用进行研究，结果表明柴胡皂苷可以产生抗抑郁和抗焦虑的作用，增加突触蛋白的表达。通过构建柴胡活性成分—作用靶点网络药理学对柴胡抗抑郁的机制进行研究，发现柴胡抗抑郁的靶点主要涉及 MAPK、Fox O、Rap1、PI3K-Akt、neurotrophin 等信号通路。白芍的药效成分为一组苷类物质，其中芍药苷占总苷量的 90% 以上，是白芍的主要有效成分。崔广智等研究芍药苷对利血平诱导抑郁模型的影响，证实芍药苷可以明显对抗利血平化效应，表现出一定的抗抑郁作用。张洪财等通过构建 CUMS 抑郁大鼠模型，观察柴胡 – 白芍药对治疗抑郁模型大鼠海马中枢神经递质变化及 BDNF 和 Trk B 表达水平，发现柴胡 – 白芍组可上调海马单胺类神经递质 5-HT、NE 和 DA 水平，说明柴胡、白芍可以通过影响神经递质来改善抑郁症状。李越兰等发现柴胡、芍药同用相较于单用柴胡或单用白芍具有更明显的抗抑郁作用，柴胡、白芍同煎能增强芍药苷的溶出。

针对郁证的虚证，张仲景在《伤寒杂病论》中采用百合地黄汤、百合知母汤、酸枣仁汤、当归芍药散等方剂，从养肝、润肺等补法的角度论治郁证，同时注意到了健脾扶正在郁证治疗中的作用。到了明代，因受到温补学派的影响，出现了《景岳全书》归脾汤、《校注妇人良方》天王补心丹等养肝健脾、养血补心类方剂。

袁丽等发现百合 – 知母药对可以改善抑郁大鼠的绝望状态和活动度。其抗抑郁的机制可能与激活海马组织中 CaM 信号通路中的 CaM、CaMK Ⅱ 和 CREB 等关键分子，改善神经元的损伤和丢失有关。此外提高血清及大脑皮质中单胺递质水平也是百合 – 知母药对抗抑郁的重要机制之一。百合知母汤抑郁靶点能富集在 Fox O、MAPK、PI3K-Akt 等与抑郁高度相关的细胞信号通路上。王海兰等发现百合 – 地黄药对可以作用于靶点基因从而调节神经活性的受体 – 配体相互作用、5 – 羟色胺能突触、NF-κB 信号通路、钙信号传导途径等信号通路，参与炎症反应、神经递质分泌、神经细胞凋亡等过程发挥抗抑郁作用。

（张　栩　李广文　李大成）

参考文献

[1] 贾建平. 神经病学 [M]. 7 版. 北京：人民卫生出版社，2013.

[2] 吴江. 神经病学 [M]. 2 版. 北京：人民卫生出版社，2013.

[3] 孙怡. 实用中西医结合神经病学 [M]. 2 版. 北京：人民卫生出版社，2011.

[4] 鲍远程. 现代中医神经病学 [M]. 北京：人民卫生出版社，2003.

[5] 张美增. 老年神经病学 [M]. 北京：人民卫生出版社，2007.

[6] 郝伟. 精神病学 [M]. 7 版. 北京：人民卫生出版社，2013.

[7] 张美增，张秋英，崔广宝. 逍遥散治疗抑郁性神经症临床研究 [J]. 山东中医药大学学报，1998，22 (1)：34 – 37.

[8] 罗和春，沈渔邨，贾云奎，等. 电针治疗 133 例抑郁症患者临床疗效观察 [J]. 中西医结合杂志，1988，8 (2)：77 – 80.

[9] XIUPING S，XIANGLEI L，RUILE P，et al. total saikosaponins of bupleurum yinchowense reduces depressive, anxiety-like behavior and increases synaptic proteins expression in chronic corticosterine-treated mice [J]. BMC complementary and alternative medicine，2018，18 (1)：117.

[10] 崔广智，金树梅. 芍药苷对利血平诱导抑郁模型的影响 [J]. 中国实验方剂学杂志，2012，18 (22)：

272 – 274.

[11] 张洪财，王文姝，陈雁雁. 柴胡 – 白芍对抑郁大鼠海马神经递质的影响 [J]. 哈尔滨商业大学学报（自然科学版），2017，33（5）：519 – 522.

[12] 李越兰，张世亮，张丽英，等. 柴胡 – 白芍水煎剂对行为绝望抑郁模型小鼠的影响 [J]. 甘肃中医学院学报，2012，29（3）：7 – 9.

[13] 袁丽，刘奇，范喆，等. 百合知母汤对抑郁症大鼠海马组织钙调蛋白信号通路中关键分子水平的影响及其抗抑郁机制 [J]. 吉林大学学报（医学版），2016，42（4）：704 – 710.

[14] 王海兰，周湘乐，谭婷，等. 百合地黄汤对抑郁症大鼠血清 IL-10 和海马 DA 的影响 [J]. 湖南中医药大学学报，2018，38（11）：1326 – 1330.

第五章　睡眠障碍

第一节　概　述

　　睡眠占人生三分之一的时间，是维持机体健康必不可少的生理过程，只有在具有良好睡眠的基础上才能更好地保证生活质量、完成各种社会活动。如果睡眠障碍性疾病不及时控制将会导致机体产生一系列的病理生理变化，诱发更严重的躯体和心理疾病。控制睡眠的解剖结构有网状上行激活系统、中缝核、孤束核、蓝斑、丘脑网状核、下丘脑及额叶眶面皮质等。与睡眠有关的神经递质有乙酰胆碱、多巴胺、5-羟色胺、肾上腺素、γ-氨基丁酸等。这些解剖结构的破坏和递质传递功能障碍均能导致睡眠障碍。引起睡眠障碍的原因很多，包括生理、心理、环境因素、精神疾病、躯体疾病，以及在治疗疾病的过程中所用的药物等。常见的睡眠障碍性疾病有失眠症、阻塞性睡眠呼吸暂停综合征、不安腿综合征、发作性睡病、梦游、夜惊及夜尿症等。

第二节　失眠症

　　失眠症（insomnia）是以入睡和（或）睡眠维持困难所致的睡眠质量或数量达不到正常生理需求而影响白天社会功能的一种主观体验，是最常见的睡眠障碍性疾患。失眠症的患病率很高，欧美等国家患病率为 20%~30%，在我国有 10%~20%。这种患病率的不同与个体对生活质量的需求和主观体验不同有关，我国尚缺乏相关的流行病学资料。失眠症可造成注意力不集中、记忆力减退、判断力和日常工作能力下降，严重者合并焦虑、强迫和抑郁等症。此外，失眠还是冠心病和症状性糖尿病的独立危险因素。因此，正确诊断与治疗失眠对人们的身心健康至关重要。

　　本病归属于中医学"不寐""不睡""不眠""少寐""少眠""失眠""易醒""早醒"等范畴。

【病因与发病机制】

一、西医

　　1. 躯体原因　关节病的疼痛，心源性或肺源性气急，甲状腺功能亢进的心悸，各种病因引起的尿频，以及瘙痒、咳嗽等，均常导致失眠。此外，和睡眠相关的疾病，如睡眠呼吸暂停综合征、睡眠周期性动作等，都会导致时常的觉醒，而患者多不明觉醒的原因。

2. 环境原因　由于工作或生活上的变化，如乘坐车船，航空旅行的时差，以及寝室中亮光、噪音等，也都影响睡眠。一般能在短期中适应。

3. 精神原因　兴奋和焦虑最易造成短期的失眠，入睡困难常为主要现象。长期失眠多见于抑郁症和神经衰弱。抑郁症患者苦于时常觉醒和晨醒过早。通夜脑电图记录可见睡眠中的觉醒期明显延长。神经衰弱患者亦常诉失眠。脑电图记录可见睡眠总时间并不减少，而觉醒的次数和时间略有增加。和正常睡眠的主要区别在于神经衰弱患者记得各个觉醒期中所听到或看到的环境刺激，并因此而感到烦恼不安，而正常人不加注意，或者遗忘。此外，患有脑部变性疾病的老年人也常有失眠。

4. 药物原因　许多药物如苯丙胺、咖啡因、麻黄素、氨茶碱、异丙基肾上腺素等，均能导致失眠。长期服用一般安眠药也常产生快速眼动期睡眠相对减少，停服后又可因为快速眼动期的反跳现象而产生噩梦。

二、中医

1. 情志所伤：因工作、生活中的不愉快造成焦虑、抑郁、紧张、激动、愤怒等情志所伤，肝失条达，气郁不舒，久之肝郁化火，或气滞血瘀，心血瘀阻，导致心神不宁，而不得安睡。

2. 脏腑虚损：多为先天禀赋不足，或因久病耗损，调养失宜，精血不足，心神失养。

3. 饮食所伤：饮食不节，如喜饮咖啡、浓茶，或暴饮暴食，肠胃受伤，宿食停滞，壅遏于中，胃气不和，以致卧不得安。

4. 邪气所扰：不寐多由内邪痰、湿、火、热、瘀、食等所致，其中尤以痰湿瘀血多见；外邪有风寒、风热等，这些外邪若失治、误治，或经久不愈，邪传于里，扰动脑神，引发神明不安，夜寐不宁。

本病病位在脑，与心、肝、脾、肾、胆、胃关系密切。病因病机当以阴阳失调、营卫失和、神明失守为主。

【诊断与辨证】

一、西医诊断

（一）临床表现

多以夜间难以入睡、睡眠表浅、睡中不宁或多梦、中途觉醒、早醒、醒后难以再睡为其特点。白天神疲乏力、缺乏清醒感、注意力下降、记忆力减退、倦怠思睡或心烦焦虑、抑郁甚或惊恐都是其继发表现。躯体疾病等引起失眠者，尚有其原发病的症状和体征。

（二）辅助检查

1. 多导睡眠图（polysomnogram，PSG）检查　PSG 显示睡眠潜伏期延长，觉醒次数和时间增多，睡眠效率下降，总睡眠时间减少。

2. 躯体疾病相关检查　各种影像检查、神经内分泌（递质和激素等）测定、其他脏器功能及生化检测，可显示或排除与失眠症相关的病因与病理关系。

（三）诊断要点

1. 患者主诉有失眠　包括入睡困难（卧床 30 分钟没有入睡）、易醒、频繁觉醒（每夜超过 2 次）、早醒，总睡眠时间不足 6 小时。有上述情况 1 项以上。

2. 社会功能受损　白天有头昏、乏力、精力不足、疲劳、昏昏欲睡及注意力不集中等症状，严重者出现认知能力下降从而影响工作和学习。

3. 上述情况每周至少 3 次，持续至少 1 个月。

4. 排除各种神经、精神和躯体疾病导致的继发性失眠。

5. PSG　作为失眠的客观指标睡眠潜伏期超过 30 分钟，实际睡眠时间每夜少于 6 小时，夜间觉醒时间超过 30 分钟。

（四）鉴别诊断

1. 睡眠时相延迟综合征、睡眠时相提前综合征　均因其临床表现可误为失眠症。实际上睡眠的质与量、24 小时睡醒模式，以及 PSG 监测显示均属正常改变，唯一的区别是第一种仅为 24 小时昼夜周期中主睡时间出现后移、延迟（晚睡晚醒）；第二种与其相反则为前移、提前（早睡早醒）。

2. 假性失眠症　与患者夸大失眠严重程度有关。PSG 监测等客观检查表明睡眠完全正常。

二、中医辨证

1. 肝郁化火证　入睡难寐，烦躁易怒，胸闷胁痛，头晕头痛，面红目赤，便秘尿黄，舌红苔黄，脉弦数。

2. 痰热内扰证　睡卧不宁，心烦懊恼，胸闷脘痞，惊悸不安，口苦痰多，头昏目眩，舌质红，苔黄腻，脉滑数。

3. 心脾两虚证　失眠难寐，梦多易惊，心悸健忘，头晕目眩，神疲乏力，面色不华，舌淡苔薄，脉细弱。

4. 阴虚火旺证　心烦不寐，睡中难宁，多梦，健忘，手足心热，或头晕耳鸣，咽干少津，或口舌生疮，舌红苔少，脉细数。

5. 心虚胆怯证　易恐难寐，多梦善醒，心悸胆怯，遇事多惊，神魂不定，思虑太过，舌淡苔薄，脉弦细。

6. 瘀血阻滞证　夜不能睡，将卧则起，彻夜不宁，头痛肢痛，或噩梦惊惕，胸闷不舒，舌暗红，脉细而涩。

【治疗】

一、西医

1. 睡眠卫生教育和心理治疗　首先让患者了解一些睡眠卫生知识，消除失眠带来的恐惧，养成良好的睡眠习惯，根据自己的习惯安排好合理的睡眠时间，尽量不要饮酒，午后和晚间不要饮茶或含咖啡因的饮料，多做一些体育活动。对于比较严重的失眠患者可进行睡眠行为的控制：有睡意时方上床睡觉；不要在床上做与睡眠无关的事如看书、看电视等；白天尽量不要午睡；睡前 2 小时避免做剧烈的体育运动，如果上床后 15 ~ 20 分钟仍未入睡则起床到另外一个房间做一些其他事情，有睡意时再回原房间；无论在夜间睡眠多久，早晨应定时起床等。此外，睡前适当进食可以帮助入睡。其他还有一些物理疗法，如磁疗、超声波疗法、音乐疗法、推拿、按摩和针灸等疗法。

2. 药物治疗　由于多数睡眠药物长期服用会有药物依赖及停药反弹，原则上使用最低有效剂量、间断给药（每周 2 ~ 4 次）、短期用药（常规用药不超过 3 ~ 4 周）、减药缓慢和逐渐停药（每天减掉原药的 25%）。

苯二氮䓬类药物是目前使用最广泛的催眠药，此类药物可缩短入睡时间、减少觉醒时间和次数、增加总睡眠时间，是安全性、耐受性较好的催眠药。缺点是比较容易形成药物依赖、停药反跳和记忆力下降等，但一般短期使用不会出现药物依赖。此类药根据半衰期长短分为以下 3 类。①短效类（半衰期 <6 小时）：常用的有三唑仑、咪达唑仑、去羟西泮、溴替唑仑等，主要用于入睡困难和醒后难以入睡；②中效类（半衰期 6 ~ 24 小时）：常用的有替马西泮、劳拉西泮、艾司唑仑、阿普唑仑、氯氮䓬等，主要用于睡眠浅、易醒和晨起需要保持头脑清醒者；③长效类（半衰期 24 小时以上）：常用的有地西泮、氯硝西泮、硝基西泮、氟硝西泮、氟西泮等，主要用于早醒。长效类起效慢，有抑制呼吸和次日头昏、无力等不良反应。

新型非苯二氮䓬类催眠药包括佐匹克隆（Zopiclone）、唑吡坦（Zolpidem）和扎来普隆（Zaleplon）等。这类药物具有起效快、半衰期短、次晨没有宿醉症状、药物依赖和停药反跳少等优点，是目前推荐治疗失眠的一线药物。

其他药物如抗焦虑药物、抗抑郁药物、褪黑素等对失眠症也有一定的疗效。

二、中医

（一）辨证论治

1. 肝郁化火证

治法：清肝泻火，宁心安神。

方药：龙胆泻肝汤加减。龙胆草 15 g，栀子 10 g，黄芩 10 g，泽泻 10 g，车前子 10 g，当归 10 g，柴胡 10 g，木通 5 g，珍珠母 30 g，生地黄 10 g，龙齿 30 g，灵磁石 10 g。久难入寐者，加牡蛎、茯神；胸闷太过者，加郁金、香附。

2. 痰热内扰证

治法：清热化痰，镇心安神。

方药：黄连温胆汤加减。黄连 10 g，竹茹 12 g，半夏 9 g，陈皮 10 g，枳实 10 g，茯神 15 g，远志 10 g，郁金 10 g，龙齿 30 g。中焦热郁重者，加连翘、黄芩；便秘者，加大黄。

3. 心脾两虚证

治法：益气健脾，养心安神。

方药：归脾汤加减。黄芪 30 g，党参 10 g，龙眼肉 10 g，炒酸枣仁 15 g，白术 10 g，茯神 10 g，夜交藤 15 g，广木香 10 g，当归 10 g，远志 10 g，龙齿 15 g，炙甘草 10 g。不寐重者，加五味子、合欢皮；血虚甚者，加熟地黄、白芍、阿胶。

4. 阴虚火旺证

治法：滋阴降火，清心安神。

方药：黄连阿胶汤加减。黄连 10 g，阿胶 12 g，黄芩 10 g，白芍 15 g，鸡子黄 2 枚。心阴虚甚者，加生地黄、玄参、麦冬；虚烦不寐者，加柏子仁、炒酸枣仁；彻夜不眠者，重用龙骨、牡蛎。

5. 心虚胆怯证

治法：益气镇惊，安神定志。

方药：安神定志丸加减。人参 9 g，茯苓 12 g，茯神 12 g，远志 10 g，石菖蒲 10 g，龙齿 30 g。血虚阳浮、虚烦不寐者，宜加酸枣仁；心悸、惊惕重者，加生牡蛎、珍珠母。

6. 瘀血阻滞证

治法：活血通络，化瘀安神。

方药：血府逐瘀汤加减。当归 10 g，生地黄 10 g，桃仁 12 g，红花 12 g，枳壳 10 g，赤芍 10 g，牛膝 10 g，柴胡 6 g，桔梗 6 g，川芎 10 g，酸枣仁 30 g，珍珠母 30 g。舌苔黄、脉弦数者，加栀子、牡丹皮；口干咽燥者，加沙参、麦冬、玄参。

（二）中成药

（1）丹栀逍遥丸：适用于失眠症、肝郁化火证，每次 9 g，每日 2 次，口服。

（2）复方鲜竹沥口服液：适用于失眠症、痰热内扰证，每次 10 mL，每日 3 次，口服。

（3）人参归脾丸：适用于失眠症、心脾两虚证，每次 6 g，每日 3 次，口服。

（4）天王补心丸：适用于失眠症、阴虚火旺证，每次 9 g，每日 2 次，口服。

（5）安神定志丸：适用于失眠症、心虚胆怯证，每次 6 g，每日 1 次，口服。

（6）血府逐瘀口服液：适用于失眠症、瘀血阻滞证，每次 10 mL，每日 3 次，口服。

（三）针灸

1. 体针

主穴：神门、三阴交、安眠。

配穴：①肝郁化火证，取太冲、阳陵泉、大陵、肝俞；②痰热内扰证，取中脘、足三里、丰隆、间使；③心脾两虚证，取心俞、厥阴俞、脾俞；④阴虚火旺证，取心俞、肾俞、太溪；⑤心虚胆怯证，取心俞、胆俞、大陵、丘墟；⑥瘀血内阻证，取百会、膈俞、内关、足三里。

方法：采用泻实补虚法或平补平泻法，留针 15～30 分钟，每日 1 次，10 次为 1 个疗程。

2. 耳针

主穴：脑点、皮质下、交感、神门。

配穴：肝郁化火证，加肝、肾；阴虚火旺证，加肾、心；痰热内扰证，加肺、脾，心脾两虚证，加心、脾；心虚胆怯证，加胰胆、心；瘀血阻络证，加肝、脾。

方法：采用中、强刺激，或用揿针及王不留行籽贴于穴位按压，每次 1～3 分钟，每日 1 次，10 次为 1 个疗程。

（四）推拿

取穴：印堂、神庭、本神、太阳、头维、耳门、百会、四神聪、风池。

方法：用推、揉、叩、抓法或以循经按摩施治，每次 30 分钟，每日 1 次，10 次为 1 个疗程。

第三节　不安腿综合征

不安腿综合征（restless legs syndrome，RLS）主要表现为静息状态下双下肢难以形容的感觉异常与不适，有活动双腿的强烈愿望，患者不断被迫敲打下肢以减轻痛苦，常在夜间休息时加重。该病患病率为 2.5%～5%。

本综合征属于中医学"痹证"范畴。

【病因与发病机制】

一、西医

根据有无原发病，将不安腿综合征分为原发性和继发性两种类型，继发性不安腿综合征多由一些疾病而继发，原发性不安腿综合征具体病因不清楚，目前认为可能与遗传、脑内多巴胺功能异常有关。

目前还不清楚，有以下几种学说。

1. 血液循环障碍　研究发现在应用改善下肢血液循环方法治疗后不安腿综合征症状明显得到缓解，因此认为肢体血液循环障碍可能是 RLS 的原因之一。

2. 内源性阿片释放　应用 PET 研究发现，不安腿综合征病情越重，脑内内源性阿片释放越多。应用外源性阿片类物质与内源性阿片受体竞争性结合对本病治疗有效，因此认为内源性阿片释放是本病的机制之一。

3. 多巴胺能神经元损伤　目前较为公认的机制之一是中枢神经系统非黑质－纹状体系统多巴胺神经元损伤，如间脑 A11 区、第三脑室旁 A14 区、视上核和视交叉多巴胺能神经元及脊髓多巴胺能神经元损伤。补充多巴胺或多巴胺受体激动剂可明显缓解不安腿综合征的症状。

4. 铁缺乏 是不安腿综合征发病的一个重要原因，研究证明 RLS 患者体内缺乏铁，补充铁剂有效。而铁是酪氨酸羟化酶的辅酶，控制着酪氨酸的代谢，铁缺乏造成多巴胺能系统功能障碍。最近研究证明，血清铁转运至大脑功能区障碍是发病的主要原因。MRI 技术和脑脊液相关蛋白分析显示，RLS 患者黑质－纹状体 A9 区、间脑 A11 区和第三脑室旁 A14 区铁含量减少。

5. 遗传因素 55%～92% 原发性不安腿综合征患者有阳性家族史，呈常染色体显性遗传，主要可疑基因位点有 12q、14q、19q 等。一些继发性不安腿综合征也部分具有遗传史。

二、中医

本症多见于中老年人，由于气血不足，营卫空虚，邪入血分而成的痹阻。其成因可由气血虚弱，当风睡卧；或因劳汗出，风邪乘虚侵入，使血气阻滞所致。久则因肝肾不足而致瘀滞不行，则可见肢体酸痛麻木而形体虚弱，属本虚标实证。血气阻滞是其主要病机，但未至瘀结，临床以不可名状的下肢不适为主，活动后气血复运而症状可得缓解。随着病变日深，血络损伤，或夹痰湿、寒凝等其他病因交织，则可导致血络瘀阻，造成本虚标实的复杂表现，从而引起肢体和组织受损，下肢极度不适，迫使患者不停地移动下肢或下地行走，以活动阳气，鼓动血运，缓解症状。

【诊断与辨证】

一、西医诊断

（一）临床表现

（1）任何年龄均可发病，但中老年人多见，男女之比为 1:2。

（2）患者有强烈活动双腿的愿望，常伴有各种不适的感觉症状。症状在安静时明显，长时间的坐、卧及夜间易发生，活动、捶打后可缓解症状。

（3）肢体远端不适感是本病的特征之一，如麻木、蚁走、蠕动、烧灼、疼痛、痉挛等。少数患者疼痛明显，往往被误诊为慢性疼痛性疾病，感觉症状可累及踝部、膝部或整个下肢，近一半患者可累及上肢。

（4）80% 患者有周期性肢动（PLM），表现为睡眠时重复出现刻板样髋、膝、踝关节的三联屈曲致使趾背伸。

（5）由于夜间不适感明显，加之 PLM 影响睡眠，95% 患者合并睡眠障碍。

（二）辅助检查

用多导睡眠图检测入睡期的肢体运动、夜间睡眠 PLM 是目前唯一有效的客观指标。肌肉活检没有特异性改变。

（三）诊断要点

诊断要点包括：①强烈活动双腿的愿望，常伴有各种不适的感觉症状；②静息时出现或加重；③活动后部分或完全缓解；④傍晚和夜间加重。

（四）鉴别诊断

本病需与周期性肢体运动障碍、静坐不能及周围神经病变和神经根病变相鉴别。RLS 具有 PLM，而周围神经病变没有；周围神经病变没有活动的强烈愿望；神经根病变往往有影像学有脊膜或神经根受压的表现，而且神经根痛特别明显。

二、中医辨证

1. 血虚风痹证　下肢肌肉酸、麻、胀、重等不适感，伴神疲乏力，少气懒言，面色无华，微恶风寒，舌淡，脉无力。

2. 经脉壅滞证　下肢肌肉酸、麻、胀、灼热、痛等，以痛为主，活动后难以自行缓解，舌红或暗，脉涩或弦。

3. 肝肾两虚证　下肢肌肉酸、麻、胀、拘急等不适感，夜睡不安，伴腰膝酸软无力，舌红少苔，脉弦细或沉细。

【治疗】

一、西医

对于一些继发性不安腿综合征首先应治疗原发病。对于轻度不安腿综合征患者不需要药物治疗，有时根据某些特殊情况临时给药，如长时间旅行、静坐等。中到重度患者需要规律性用药，多巴胺能药物为首选。

1. 左旋多巴（L-dopa）　睡前 50～100 mg 口服可明显改善症状，减少周期性肢动，提高睡眠质量，减少白天困倦感。由于剂量低，多数患者耐受性良好。但该药半衰期短，仅在服药后 3～4 小时内有效，所以服用左旋多巴控释片或加用儿茶酚胺－O－甲基转移酶抑制剂，如恩他卡朋 200 mg，可以延长作用时间。左旋多巴加多巴脱羧酶抑制剂，如美多巴（左旋多巴＋苄丝肼）和息宁（左旋多巴＋卡比多巴），可延长作用时间。

2. 多巴胺受体激动剂　效果很好，最早的受体激动剂是溴隐亭（Bromocriptine），后来由于不良反应较大，而且易引起反跳，故目前已很少应用。有学者报道，普拉克索（Pramipexole）是新型非麦角多巴胺受体激动剂，选择性作用 D_2 受体，可有效改善症状。卡麦角林（Cabergoline）是 D_2 受体激动剂，小剂量给药即可改善症状，而且无晨间反跳现象。罗匹尼罗（Ropinirole）是新型非麦角类特异性 D_2 受体激动剂，该药能明显降低与不安腿综合征有关的周期性肢动，明显改善睡眠。

3. 对于多巴胺及受体激动剂不能耐受的患者，可以考虑应用加巴喷丁和卡马西平，特别是对疼痛明显的患者。对于使用上述两种药物不理想的患者，也可以应用或加用苯二氮䓬类或阿片类药物。

二、中医

(一) 辨证论治

1. 血虚风痹证

治法：益气和营，通阳行痹。

方药：黄芪桂枝五物汤加减。黄芪 30 g，芍药 15 g，桂枝 9 g，生姜 18 g，大枣 4 枚，鸡血藤 30 g，当归 9 g。风邪偏重者加防风、防己；兼血瘀者，可加桃仁、红花；中气不足者，加党参、白术。

2. 经脉壅滞证

治法：清热通络，活血化瘀。

方药：四妙勇安汤加减。金银花 30 g，当归 10 g，玄参 30 g，蒲公英 30 g，薏苡仁 30 g，葛根 30 g，牛膝 15 g，地龙 12 g，威灵仙 12 g，桃仁 15 g，细辛 5 g。剧烈疼痛者加全蝎、蜈蚣、乌梢蛇；下肢重者加防己、泽泻；关节不利者加续断、狗脊、鹿角胶。

3. 肝肾两虚证

治法：滋肾养肝，通络缓急。

方药：一贯煎合芍药甘草汤加减。山萸肉 15 g，麦冬 12 g，当归 10 g，熟地黄 15 g，枸杞子 12 g，川楝子 12 g，白芍 30 g，甘草 10 g。烦躁失眠者，加旱莲草、丹皮、远志；手足心热者，加知母、黄柏；夜尿清长畏寒者，加巴戟、杜仲、桑寄生；拘急疼痛者，加川木瓜、全蝎。

(二) 中成药

(1) 六味地黄丸：每次 8 粒，每日 3 次，可长期服用。用于肝肾两虚辅助治疗。

(2) 川芎嗪注射液：80～160 mL 加入 5% 葡萄糖注射液 500 mL 中静脉滴注，每日 1 次，10～15 天为一个疗程。用于经脉壅滞证。

(3) 刺五加注射液：40 mL 加入 5% 葡萄糖注射液 500 mL 中静脉滴注，每日 1 次，10～15 天为一个疗程。用于下肢不适影响睡眠者。

(4) 灯盏花素注射液：10～20 mL 加入 5% 葡萄糖注射液 500 mL 中静脉滴注，每日 1 次，10～15 天为一个疗程。用于经脉壅滞证。

(三) 针灸

1. 头针　取发病明显患腿对侧头部运动区（顶颞前斜线），配取该侧足运感区（顶旁上线）。刺入帽状腱膜下，沿头皮平刺 2 寸左右，留针 30 分钟，捻转 3 次。每日 1 次，15 天为一个疗程。

2. 体针　取环跳、阳陵泉、三阴交、昆仑等穴，发作频繁以泻法为主；一般用平补平泻法。

3. 耳针　取皮质下、脑点、神门、三焦、肝、肾、心。每次取 3 ~ 5 穴，浅刺，中等强度，隔日 1 次，或以王不留行籽压穴，嘱患者不时自行按压，多予刺激。

4. 艾灸　每晚睡前自灸足三里穴。

5. 水针　取双侧足三里、三阴交，以川芎嗪注射液做穴位注射，每次 2 mL，每穴注 1 mL。左右交替，每日一侧。

第四节　不寐证中医临床沿革

《黄帝内经》认为不寐的原因是阴阳失调，阳不入阴。《灵枢·邪客篇》云："卫气……不得入于阴，阴虚，故目不瞑。"采用半夏秫米汤治疗。半夏秫米汤为"失眠第一方"，为《黄帝内经》十方之一，专为不寐而设。现代药理研究表明，半夏有良好的镇静中枢神经的作用。《素问·逆调论篇》中就提到"胃不和则卧不安"，强调胃肠道和失眠的内在联系，历代医家也指出半夏秫米汤乃化痰和胃失眠之良方。

汉代张仲景在《伤寒杂病论》中从肝郁气滞、阳虚浮越、热郁胸膈和阴虚火旺论治不寐证。对肝郁为主证的不寐证，采用小柴胡类方治疗，表现为"胸满烦惊，小便不利，谵语，一身尽重，不可转侧"者用柴胡加龙骨牡蛎汤。对热扰胸膈的不寐证，表现为"虚烦不得眠，心中懊恼"者采用栀子豉汤治疗。阳虚浮越的烦躁型不寐证采用桂甘龙牡汤治疗。阴虚火旺型不寐证，表现为"心中烦，不得卧"者用黄连阿胶汤治疗。

《温胆汤》最早见于唐代王焘的《外台秘要》，方中药物为二陈汤加枳实、竹茹，主治"大病后，虚烦不得眠，此胆寒故也"。后世医家在此基础上灵活运用，组成黄连温胆汤，至今都是治疗不寐证的主流处方，主要治疗胆郁痰扰型失眠。

明清时期，因受温补学派的影响，更加注重于养心补脾。明代薛己在《济生方》归脾汤基础上加入当归、远志，使其日臻完善，主要用于心脾气血两虚之神志不宁及脾不统血之失血证。而薛己《校注妇人良方》的天王补心丹具有滋阴清热、养血安神之功效。主治阴虚血少、神志不安证。明代李中梓从五个方面论治失眠："一曰气虚，六君子汤加酸枣仁、黄芪；一曰阴虚，血少心烦，酸枣仁一两，生地黄五钱，米二合，煮粥食之；一曰痰滞，温胆汤加南星、酸枣仁、雄黄末；一曰水停，轻者六君子汤加菖蒲、远志、苍术，重者加控涎丹；一曰胃不和，橘红、甘草、石斛、茯苓、半夏、神曲、山楂之类。"此为辨证体系较为全面的治法。清代王清任则从瘀血论治不寐，谓："夜不能睡，用安神养血药治之不效者，此方（血府逐瘀汤）若神"。

王艳等通过对 43 篇文献整理分析，发现治疗失眠以头部取穴、特定穴为主，以膀胱经取穴为多；在主穴中使用频次最高的是百会，其次是神门、三阴交，以及安眠、四神聪、内关、印堂等；配穴中使用频次最高的是心俞，其次是脾俞、太冲，以及太溪、胆俞、丰隆、中脘。吴月将 182 例原发性失眠患者随机分为治疗组和对照组，治疗组取 T_5 至 L_2 双侧的夹脊穴灸之，对照组口服艾司唑仑片治疗发现艾灸夹脊穴能有效治疗失眠，可以改善患者的睡眠质量，提高患者的生活质量。郑会娟采用耳穴压籽法，取神门、皮质下、心、脾、肾穴以王不留行籽压之，配合正确的护理及心理疏导，治疗后以汉密尔顿抑郁量表、汉密尔顿焦虑量表，以及匹兹堡睡眠质量指数进行评价，证实耳穴埋豆治疗对恶性肿瘤患者失眠症状的改善具有良好的疗效。IRWIN MR 等将 112 例老年失眠患者随机分为两组，分别给予太极拳治疗和健康教育对照，经治 16 周后以通过 PSQI 评价睡眠改善质量，发现太极拳能改善老年患者的睡眠障碍，是一种有效的非药物疗法。赵和庆等用自制药枕治疗颈椎病失眠患者，枕头内装当归、赤芍、红花、威灵仙、天南星、羌活、白芷、葛根、徐长卿、川乌、草乌、钩藤、菊花等药物粉末，起到活血通脉、平肝潜阳、引阳入于阴的效果，有较好的安眠作用。丁叶在探讨中药足浴对糖尿病患者睡眠质量的影响中，将酸枣仁、鸡血藤、首乌藤、丹参、当归、桂枝制成足浴，治疗 10 天后，匹兹堡睡眠质量指数量表评分显示中药足浴疗法能起到调节睡眠的作用。

目前，对失眠的治疗方法多种多样，但对于失眠的病机及辨证分型没有统一的标准。临床上常常为了获取疗效而过分依赖安神类中药。中医药从多靶点调节机体，在整体上具有较强的优势，在改善睡眠质量及预防抑郁上有明显疗效。

（谷传凯　王雅婧　马学强）

参考文献

[1] 贾建平. 神经病学 [M].7 版. 北京：人民卫生出版社，2013.

[2] 吴江. 神经病学 [M].2 版. 北京：人民卫生出版社，2013.

[3] 孙怡. 实用中西医结合神经病学 [M].2 版. 北京：人民卫生出版社，2011.

[4] 鲍远程. 现代中医神经病学 [M]. 北京：人民卫生出版社，2003.

[5] 张美增. 老年神经病学 [M]. 北京：人民卫生出版社，2007.

[6] 郝伟. 精神病学 [M].7 版. 北京：人民卫生出版社，2013.

[7] 马驰远，刘向哲. 失眠症的中医治疗研究进展 [J]. 中医研究，2020，33（4）：71 - 74.

[8] 陈春芳. 中医药治疗失眠临床研究进展 [J]. 中医药临床杂志，2019，31（9）：1776 - 1780.

[9] 刘爽，陈智慧，刘彤，等. 中医外治法治疗失眠的研究进展 [J]. 辽宁中医杂志，2020，47（5）：204 - 206.

[10] 王艳，岳增辉，李萍，等. 针灸治疗失眠症用穴规律探究 [J]. 上海针灸杂志，2016，35（6）：642 - 645.

[11] 吴月. 艾灸夹脊穴治疗失眠的疗效观察 [J]. 中国中医药现代远程教育，2014，12（24）：72 - 73.

[12] 郑会娟. 耳穴埋豆对恶性肿瘤伴失眠患者的疗效观察 [J]. 当代护士（上旬刊），2018，25（12）：140 - 141.

[13] IRWIN M R，OLMSTEAD R，MOTIVALA S J. Improving sleep quality in older adults with moderate sleep complaints：a randomized controlled trial of Tai Chi Chih [J]. Sleep，2008，31（7）：1001 - 1008.

[14] 丁叶. 中药足浴对糖尿病患者睡眠质量的影响及护理体会 [J]. 中国民间疗法，2018，26（6）：27 - 28.

第六章 头 痛

第一节 概 述

头痛（headache）是临床常见的症状，通常指局限于头颅上半部，包括眉弓、耳轮上缘和枕外隆突连线以上的疼痛。头痛可分为原发性和继发性两类。前者不能归因于某一确切病因，后者由某些疾病诱发。

头部痛敏结构包括以下几种。①颅内的痛敏结构：包括静脉窦（如矢状窦）、脑膜前动脉及中动脉、颅底硬脑膜、三叉神经（V）、舌咽（IX）和迷走神经（X）、颈内动脉近端部分及邻近 Willis 环分支、脑干中脑导水管周围灰质和丘脑感觉核等。②颅外痛敏结构：包括颅骨骨膜、头皮、皮下组织、帽状腱膜、头颈部肌肉和颅外动脉、颈部肌肉、第 2 颈神经、第 3 颈神经、眼、耳、牙齿、鼻窦、口咽部和鼻腔黏膜等。

【病因】

头痛的常见病因：①血液生化物质异常和脑血流变化引起的头痛，如偏头痛和丛集性头痛等；②颈肌紧张引起的头痛，如紧张性头痛和良性劳累性头痛；③损伤因素，如急慢性头颅外伤、鞘内注射后头痛等；④血管病因素，如急性缺血性脑血管病（短暂性脑缺血发作、血栓栓塞）、颅内血肿（硬膜外、硬膜下、脑内血肿）、动脉瘤、颅脑动脉炎、颅内静脉窦静脉血栓形成、高血压与其他血管病引起的头痛；⑤颅内压改变，如高颅压和低颅压导致的头痛等；⑥感染性因素，如脑实质及脑膜的病毒、细菌、寄生虫感染等引起的头痛；⑦机体正常结构的改变，如头颅、颈部、眼、耳、鼻、鼻窦、牙齿口腔、颞颌关节、下颌等结构病变引起的头痛；⑧神经性因素，如三叉神经、舌咽神经、枕部神经等病变引起的头痛。

【分类】

头痛分类十分复杂，各国及不同学者分类繁多，为此国际头痛分类委员会对其分类标准进行多次修订。2004 年 1 月发表的头痛分类标准共分 14 类，达 250 多种，综合起来有以下类型。

1. 原发性头痛

（1）偏头痛。

（2）紧张性头痛。

（3）丛集性头痛。

（4）其他原发性头痛。

2. 继发性头痛

（1）头和（或）颈部外伤所致的头痛。

（2）头和（或）颈部血管疾患所致的头痛。

（3）非血管性颅内疾病引起的头痛。

（4）某些物质或某种物质戒断所致的头痛。

（5）感染所致的头痛。

（6）代谢疾病所致的头痛。

（7）头颅、颈部、眼、耳、鼻、鼻窦、牙齿、口腔或其他头面部结构疾患所致的头痛。

（8）精神疾患所致的头痛。

（9）脑神经痛和与中枢性疾患有关的头痛。

（10）其他类头痛。

以上各种头痛均含亚型及其衍生形式。

诊断头痛时，应特别注意以下几点：①患者的年龄、头痛出现的时间、疼痛持续的时间、疼痛的部位（让患者指出具体部位）和性质；②有无先兆及伴随症状；③缓解和加重的因素及以往就诊的情况等。

头痛的防治原则包括病因治疗、对症治疗和预防性治疗。病因明确的应尽早去除病因，如颅内感染应抗感染治疗、高颅压者宜脱水降颅压、颅内肿瘤需手术切除等。对于病因不能立即纠正的继发性头痛及各种原发性头痛急性发作，可给予镇痛药镇痛等对症治疗以终止或减轻头痛症状，同时亦应对头痛伴随症状如头晕、呕吐等予以适当的对症治疗。对慢性头痛呈反复发作者应给予适当的预防性治疗，以防头痛频繁发作。

第二节 偏头痛

偏头痛（migraine）是反复发作的一侧或两侧搏动性头痛，为临床常见的特发性头痛。常伴恶心和呕吐。少数典型者发作前有视觉、感觉和运动等先兆，可有家族史。有研究表明，成年人偏头痛的患病率为 7.7%～18.7%，其中成年男性为 1%～19%，成年女性为 3%～29%。

根据偏头痛的临床表现，本病可归属于中医学的"头痛""头风""脑风""偏头风"等范畴。

【病因与发病机制】

一、西医

1. 病因　尚未完全明了，可能与下列因素有关。

（1）遗传：约 60% 偏头痛患者有家族史，其亲属出现偏头痛的危险是一般人群的 3～6 倍，在不同的发病类型中，基底动脉型偏头痛或部分偏瘫型偏头痛的患者遗传因素最明显，而典型偏头痛的阳性家族史又比普通型多见。家族性偏瘫型偏头痛是明确的有高度遗传外显率的常染色体显性遗传，已定位 19p13（与脑部表达的电压门 P/Q 钙通道基因错义突变有关）、lq21 和 lq31 等 3 个疾病基因位点。

（2）饮食与精神因素：临床上食用富含酪胺或苯乙胺的食物（奶酪、巧克力、红酒、柑橘）、谷氨酸单钠和腌制食品（含亚硝酸盐），以及抑郁、紧张、焦虑和过劳可为偏头痛的诱因。禁食、紧张、情绪、强光和药物（如口服避孕药，血管扩张药如硝酸甘油）等也可诱发。

（3）内分泌与代谢因素：本病在女性中较多见，常始于青春期，发作多在经前期或经期，更年期后逐渐减轻或消失。约 60% 生育期的女性患者在妊娠期偏头痛发作停止，分娩后可复发。

2. 发病机制　偏头痛的发病机制至今仍未明了，各国的学者就此提出了多种学说，较为公认的有以下几种学说。

（1）传统血管学说：认为偏头痛先兆症状与颅内血管收缩有关，随后颅内、颅外血管扩张导致头痛。偏头痛发作分为 4 期：第 1 期，由于某些原因一侧颅内发生血管收缩，产生缺血的前兆症状；第 2 期，为血管扩张期，产生搏动性头痛；第 3 期，由于血管壁出现无菌性炎症，而变为持续性头痛；第 4 期，由于颅肌、颈肌的继发性收缩，出现肌收缩性头痛。

（2）皮层扩散性抑制（cortical spreading depression，CSD）：CSD 系指刺激脊椎动物的大脑皮质后产生电活动抑制带，以 2～5 mm/min 的速度缓慢向邻近皮质移动，在其后残留几分钟的抑制并减弱。随着 CSD 向前移动，血流降低区域将向前方扩大，CSD 到达感觉区时便出现感觉异常，而到达中央沟时或在其前消失。如果 CSD 向脑底面延伸，则在感受痛觉的三叉神经分支的支配区产生障碍，引起头痛。

（3）三叉神经血管学说：偏头痛发作时，对存在于硬膜的血管周围的三叉神经轴索将产生某种刺激，导致血管兴奋性神经肽游离，产生局部无菌性炎症，并通过三叉神经传递顺行性、逆行性的刺激。由于逆行性传导，神经肽的游离进一步增加，引发了头痛。同时由于顺行性传导，使三叉神经核的 c-fos 产生增加，激活自主神经系统，出现恶心、呕吐等症状。

二、中医

头痛的病因分为内因和外因两大类。内因引起者为内伤头痛，大抵由于情志不和、劳倦过度、饮食失调或病后致虚等所致；外因引起者为外感头痛。

偏头痛多属内伤头痛。头为清阳之府，三阳经脉均循行头面，足厥阴肝经与督脉会于巅顶，五脏六腑之阴经阳气皆上于头。因此，经络脏腑病变皆可发生头痛。

（1）肝阳上亢：先天禀赋不足，肾精亏虚；或劳倦伤肾，损伤肾精，致肾阴不足，水不涵木，肝阳上亢，或肝阳化火，风火上攻头目，可发头痛。

（2）痰浊上扰：素体痰湿内盛，或饮食不节，损伤脾胃，运化失司，水湿不化，痰从湿生，阻滞中焦，以致清阳不展，浊阴不降，发为头痛。

（3）风痰阻络：素体痰盛，情志不舒，郁怒伤肝，肝郁化风，风痰相搏，阻闭经络，清阳不升，而发头痛。

（4）气滞血瘀：情志不畅，肝失疏泄，肝郁气滞，气滞血瘀，瘀血阻滞，清阳不升，而发头痛。

（5）风寒外袭：多因起居不慎，或坐卧当风，或外感风寒而致。风寒侵袭三阳之经，寒性收引，致经脉收缩挛急，而遂发头痛。

【诊断与辨证】

一、西医诊断

（一）临床表现

2/3 以上偏头痛患者为女性，早年发病，10 岁前、20 岁前和 40 岁前发病分别占 25%、55% 和 90%，大多数患者有偏头痛家族史。发作前数小时至数日常伴恶心、呕吐、畏光、畏声、抑郁和倦怠等前驱症状。10% 患者有视觉先兆或其他先兆，发作频率从每周至每年 1 次至数次不等。偶可见持续性发作的病例。

偏头痛的主要类型及其临床表现如下。

1. 有先兆的偏头痛（migraine with aura） 以往称典型偏头痛（classic migraine），临床典型病例可分以下 3 期。

（1）先兆期：典型偏头痛发作前出现短暂的神经症状即先兆。最常见为视觉先兆，特别是视野缺损、暗点、闪光，逐渐增大向周围扩散，以及视物变形和物体颜色改变等；其次为躯体感觉先兆，如一侧肢体和（或）面部麻木、感觉异常等；运动先兆较少。先兆持续数分钟至 1 小时，复杂性偏头痛先兆持续时间较长。

（2）头痛期：伴先兆症状同时或随后出现一侧颞部或眶后搏动性头痛（throbbing headache），也可为全头痛、单或双侧额部头痛及不常见的枕部头痛等，因此，双侧头痛和紧张性头痛常见的枕部头痛并不能排除偏头痛的可能。常伴恶心、呕吐、畏光或畏声、易激惹、气味恐怖及疲劳感等，可见颞动脉突出，头颈部活动使头痛加重，睡眠后减轻。大多数患者头痛发作时间为 2 小时至 1 天，儿童持续 2~8 小时。头痛频率不定，50% 以上患者每周发作不超过 1 次。

（3）头痛后期：头痛消退后常有疲劳、倦怠、无力和食欲差等，1~2 日即可好转。

2. 无先兆的偏头痛（migraine without aura） 也称普通偏头痛（common migraine），是临床最常见的类型，约占偏头痛患者的 80%。缺乏典型的先兆，常为双侧颞部及眶周疼痛，可为搏动性，疼痛持续时伴颈肌收缩可使症状复杂化。发作时常有头皮触痛，呕吐偶可使头痛终止。一种对普通和典型偏头痛有用的床边检查是压迫同侧颈动脉或颞浅动脉，可使头痛程度减轻。

3. 特殊类型偏头痛 偏头痛发作期或头痛消退后可伴明显的神经功能缺损，包括偏瘫、偏侧感觉缺失、失语或视觉障碍等。

（1）偏瘫型偏头痛（hemiplegic migraine）：罕见，通常发生在年轻人中，少数有家族史，头痛程度中等。其临床特点为头痛发作的同时或过后，出现同侧或对侧肢体的不同程度瘫痪，上下肢力量减退等症状，尤其是上肢，并可在头痛消退以后持续一段时间。在偏瘫对侧的大脑半球脑电图检查可出现慢波。

（2）基底动脉型偏头痛（basilar artery migraine）：罕见，即发生在基底动脉系统的一种血管性头痛，主要累及少年或青年女性，与月经期有显著联系。先兆症状常累及脑干、小脑及双侧枕叶视觉皮层，出现短暂的遗忘和双眼失明、言语不清、眩晕、耳鸣、步态不稳、双侧手足或口周麻木等。10～15分钟后，出现枕部搏动性头痛，伴有恶心、呕吐，少数患者甚至出现意识不清。发作后完全恢复正常，间歇期也正常。

（3）复杂型偏头痛（complicated migraine）：双侧枕部头痛指伴先兆延长的偏头痛。症状同有先兆的偏头痛，先兆在头痛发作过程中仍持续存在，延续时间在1小时至1周之内，神经影像学检查排除颅内器质性病变。

（4）偏头痛等位发作（migraine equivalent）：表现为反复发作的恶心、呕吐、眩晕、上腹部疼痛，但很少或甚至没有头痛。发作持续数小时或长至48小时。可以伴有寒战、面色苍白与疲乏。

（5）眼肌麻痹型偏头痛（ophthalmoplegic migraine）：本病少见，可有反复发作的偏头痛症状，但以眼眶和球后的疼痛为主，每次头痛后数分钟，少数几小时后发生疼痛侧眼球支配神经的麻痹。

（6）晚发型偏头痛（late-fife migraine）：45岁以后发病，发作性头痛可伴反复发作的偏瘫、麻木、失语或构音障碍等，每次发病的神经功能缺失症状基本相同，持续1分钟至72小时。应排除TIA和可逆性缺血性神经功能缺失（reversible ischemic neurologic deficits, RIND）等。

4. 偏头痛持续状态（status migrainosus）　偏头痛发作持续时间在72小时以上。

（二）辅助检查

通过辅助检查如头颅CT、MRI、MRA等排除了其他疾病。

（三）诊断要点

1. 无先兆的（普通型）偏头痛诊断标准

（1）符合下述2～4项，发作至少5次以上。

（2）如果不治疗，每次发作持续4～72小时。

（3）具有以下特征，至少2项：①单侧性；②搏动性；③中或重度头痛；④活动后头痛加重。

（4）发作期间有下列症状之一：①恶心和（或）呕吐；②畏光和畏声。

（5）无其他已知的类似疾病：不能归因于其他疾病。

2. 有先兆的（典型）偏头痛

（1）符合下述2项，发作至少2次。

（2）具有以下特征，至少3项：①有局限性脑皮质和（或）脑干功能障碍的一个或一个以上先兆症状；②至少有一个先兆症状，逐渐发展，持续4分钟以上，或有相继发生的两个或两个以上的症状；③先兆症状持续时间<60分钟；④先兆症状与头痛发作无间歇期。

（3）具有以下特征 1 项以上：①病史和体格检查不提示有器质性疾病证据；②病史和体格检查提示有某种器质性疾病可能性，但经相关的实验室检查已排除；③虽然有某种器质性疾病，但偏头痛的初次发作与该疾病无密切关系。

（四）鉴别诊断

（1）丛集性头痛：是较少见的一侧眼眶周围发作性剧烈头痛，有反复密集发作的特点。

（2）痛性眼肌麻痹：海绵窦特发性炎症伴头痛和眼肌麻痹。

（3）紧张性头痛：是双侧枕部或全头部紧缩性或压迫性头痛，常为持续性，很少伴有恶心、呕吐。

（4）极个别情况下缺血性卒中可作为偏头痛的继发症出现，称为偏头痛性梗死。

二、中医辨证

1. 肝阳上亢证　头部偏侧或双侧胀痛，时伴眩晕，面部潮红，心烦易怒，睡眠不宁，或伴肢体麻木，舌苔黄，脉弦有力。

2. 痰浊上扰证　发作性头痛，恶心、呕吐，头目不清，胸脘痞闷，食欲不振，身体肥胖，苔白滑或腻，脉弦滑。

3. 风痰阻络证　头痛连及目眶，沉重如裹，时发时止，缠绵不已，胸闷恶心，苔腻，脉弦滑。

4. 气滞血瘀证　头痛发作频繁或日久不愈，痛有定处，如锥如刺，面色晦暗，舌质暗红，或有瘀斑，脉弦或脉细。

5. 风寒外袭证　头痛，恶寒，鼻塞流涕，兼有咳嗽，吹风遇寒则头痛加剧，口不作渴，舌苔薄白，脉象浮紧。

【治疗】

一、西医

治疗的目的是减轻或终止头痛发作，缓解伴发症状，预防头痛复发。

1. 轻度偏头痛　可选用地西泮、阿司匹林（Aspirin）、对乙酰氨基酚（Acetaminophen），以及其他非固醇类抗感染药如布洛芬、吲哚美辛和萘普生等治疗，这类药越早使用疗效越好，至疼痛完全缓解。伴有中度和重度恶心的患者可用丙氯拉嗪、异丙嗪和甲氧氯普胺镇吐。

2. 中度偏头痛　可应用非固醇类抗感染药的复方制剂或强效的抗偏头痛药物如麦角胺等，必要时使用镇吐药。

3. 严重偏头痛宜选用以下药物

（1）曲普坦类：如琥珀酸舒马普坦（sumatriptan）25～50 mg 口服，或 6 mg 皮下注射；佐米普坦（zolmitriptan）2.5 mg，口服，2 小时头痛未缓解者再服 2.5 mg，每日最大剂量不超过 10 mg。

（2）镇静药：如苯二氮䓬类可促使患者镇静和入睡。麻醉镇痛药如哌替啶 100 mg 肌内注射对确诊偏头痛患者有效，妊娠期偏头痛只能用阿片类制剂，如哌替啶 100 ~ 150 mg 口服，因其他种类药物都能增加胎儿畸形风险或妊娠并发症。

（3）麦角类：如二氢麦角胺（Dihydroergotamine，DHE）0.25 ~ 0.5 mg 肌内注射或静脉注射；或麦角胺（Ergotamine）0.5 ~ 1.0 mg 口服，或 2.0 mg 舌下或栓剂直肠给药。

4. 预防性治疗　适用于频繁发作，尤其每周发作 1 次以上严重影响正常生活和工作，急性期麦角生物碱治疗不能耐受或禁忌的患者。

（1）β 受体阻滞剂：普萘洛尔（propranolol）10 ~ 20 mg，2 ~ 3 次／日；有效率约 50%。逐渐增加剂量，以心率不低于 55 次／分为限。

（2）抗抑郁药：发作频繁偏头痛合并紧张性头痛时用。

（3）抗癫痫药，如丙戊酸、卡马西平、托吡酯等有效。丙戊酸成人起始用量为 1200 mg/d，早晚两次口服。

（4）钙通道拮抗剂：对普通型和典型偏头痛均有效。氟桂利嗪 5 mg 口服，每晚 1 次；尼莫地平 20 ~ 40 mg 口服，2 ~ 3 次／日。异搏定或尼卡地平对预防偏头痛也有效。

二、中医

（一）辨证论治

1. 肝阳上亢证
治法：平肝潜阳。
方药：天麻钩藤饮加减。天麻 9 g，钩藤 18 g，杜仲 9 g，栀子 6 g，黄芩 6 g，牛膝 9 g，石决明 18 g，桑寄生 12 g，益母草 9 g，茯神 9 g，夜交藤 12 g。便秘者，加火麻仁；肝火旺盛所致头痛剧烈、面红目赤、口苦、便秘溲赤、脉弦数者，加夏枯草、龙胆草；两目干涩、腰酸膝软、舌红少苔、脉细弦者，加生地黄、枸杞子。

2. 痰浊上扰证
治法：燥湿化痰息风。
方药：半夏白术天麻汤加减。半夏 10 g，白术 12 g，天麻 10 g，陈皮 10 g，茯苓 10 g，制天南星 10 g，枳实 6 g，苍术 6 g，甘草 3 g，生姜 3 片，大枣 3 枚。胸脘痞闷者，加厚朴；痰湿郁久化热，出现口干、便结者，加黄芩、竹茹；头痛剧烈者，可加僵蚕、全蝎。

3. 风痰阻络证
治法：健脾化痰，祛风镇痛。
方药：芎辛导痰汤加减。川芎 9 g，细辛 3 g，制胆南星 10 g，陈皮 10 g，茯苓 12 g，半夏 10 g，枳壳 10 g，白芷 3 g，蔓荆子 6 g，生姜 6 g。头痛眩晕者，加天麻；苔厚腻者，加苍术、石菖蒲。

4. 气滞血瘀证
治法：活血化瘀，行气镇痛。
方药：血府逐瘀汤加减。桃仁 10 g，红花 10 g，赤芍药 10 g，当归 10 g，生地黄 12 g，枳壳 10 g，牛膝 15 g，柴胡 6 g，桔梗 6 g，地龙 15 g，川芎 10 g。兼气虚者，加黄芪；头痛甚者，加全蝎、僵蚕。

5. 风寒外袭证

治法：疏风散寒镇痛。

方药：川芎茶调散加减。川芎 9 g，薄荷 3 g，羌活 9 g，甘草 3 g，白芷 9 g，细辛 3 g，防风 9 g，荆芥 9 g，茶调服。眩晕者，加天麻、石决明；头痛剧烈者，可加僵蚕、全蝎。

（二）中成药

（1）天舒胶囊：适用于偏头痛肝阳上亢证，每次 4 粒，每日 3 次，口服。

（2）元胡止痛胶囊：适用于偏头痛气滞血瘀证，每次 4 粒，每日 3 次，口服。

（3）养血清脑颗粒：适用于偏头痛气滞血瘀证，每次 1 包，每日 3 次，口服。

（4）川芎茶调颗粒：适用于偏头痛风寒外袭证，每次 1 包，每日 3 次，口服。

（5）脑安胶囊：适用于偏头痛气滞血瘀证，每次 2 粒，每日 3 次，口服。

（三）针刺疗法

1. 体针 体针需辨证取穴。①肝阳上亢证：主穴取阳陵泉，配穴取列缺、头维。采用泻法，留针 30 分钟。②痰浊上扰证：主穴取列缺，配穴取百会、合谷。采用泻法，留针 30 分钟。③风痰阻络证：主穴取头维，配穴取中脘、内关、丰隆。采用泻法，留针 30 分钟。④气滞血瘀证：主穴取百会，配穴取太阳、太冲、足三里。采用泻法，留针 30 分钟。⑤风寒外袭证：主穴取风池，配穴取外关、风府、合谷。采用泻法，留针 30 分钟。

2. 耳针 常用穴有皮质下、额、枕、肾、胆等，针刺或埋针或贴压王不留行籽。

【预后】

本病多数虽有长期反复发作史，一般无后遗损伤，有的在围绝经期后发作次数减少、减轻或自行缓解，预后良好。

第三节 丛集性头痛

丛集性头痛是原发性神经血管性头痛之一。其特点为短暂、剧烈和爆炸样头痛发作，位于一侧眼眶、球后和额颞部，伴同侧眼球结合膜充血、流泪、鼻塞和（或）Horner 综合征。丛集期持续数周至数月。好发于男性。无家族遗传史。为少见的头痛类型。

本病可归属于中医学的"头痛""头风""脑风""眉棱骨痛"等范畴。

【发病机制】

一、西医

丛集性头痛发病机制仍不清楚。研究发现，不论是丛集性头痛患者或辣椒素注射诱发的三叉神经眼支疼痛，均见海绵窦区的颈内动脉扩张及血流改变。但是 PET 研究仅发现丛集性头痛患者下丘脑有变化，而辣椒素诱发的三叉神经眼支疼痛无下丘脑变化，这提示丛集性头痛的血管变化是继发于神经系统变化，而不是原发性的，因丛集性头痛理应属原发性神经血管性头痛。其发病机制与偏头痛相同，也是三叉神经血管系统反射及其调控系统的缺陷，与偏头痛不同之处为，丛集性头痛，病灶位于下丘脑灰质，调控生物钟的神经元功能紊乱。

二、中医

六淫之邪外袭，或直犯清窍，或循经络上扰，或痰浊瘀血痹阻经脉，致使经气壅阻不行，不通则痛；或情志怫郁，肝郁气滞，气滞血瘀；或气虚清阳不升；或血虚经脉失养；或肾阴不足，肝阳偏亢，均可导致头痛的发生。本病病位虽在头部，但与肝胃等脏腑有关，病性多实多瘀。

1. 风寒外袭　风寒之邪外袭，或循经上干，或直犯清窍，而致清阳受阻，寒凝血涩，经脉不畅，绌急而痛。

2. 气滞血瘀　情志不遂，肝气郁结；或久病入络，均可导致气滞血瘀，经脉痹阻，不通则痛，而发为头痛。

3. 气血两虚　饮食不节，损伤脾胃，脾虚生化乏源；或劳欲过度，耗伤气血；或久病体虚，而致气血亏虚，十二经脉之气血不能上荣于清窍，脑窍失养，不荣则痛。

4. 肝阳上亢　素体阳盛；或恼怒伤肝，肝阳暴涨；或劳欲过度，耗损肾精，水不涵木，阴不制阳，肝阳上亢，上扰清窍，故头痛、头胀。

【诊断与辨证】

一、西医诊断

(一) 临床表现

丛集性头痛是一种单侧性、突发性头痛，发病年龄为 20～50 岁，平均 30 岁。男性发病率是女性的 4～7 倍，少数丛集性头痛患者有家族史。约一半患者每日发作 1 次，1/3 患者每日 2 次，其余患者发作次数更多，1 次头痛发作的持续时间为 10 分钟至 3 小时，平均 45 分钟。头痛的发作非常刻板，即疼痛发作的时间、形式、程度及部位均十分固定。午睡后或凌晨发作最常见，患者可在睡眠中痛醒。头痛没有先兆症状，突然出现一侧眼睛后面的牵拉或压迫，数分钟内迅速发展为眼睛四周的剧烈疼痛，并扩散到颞额、上颌部或同侧全头部及颈部。头痛的性质相当剧烈，为绞痛、锐痛、烧灼痛等。患者颜面潮红，球结膜充血，流泪，烦躁不安，无法安静入睡。患者常有恶心，但很少呕吐。此型头痛发作呈现丛集性特点，病程中可明显地区分出发作期和缓解期。在发作期头痛发作频繁（甚至每天发作），饮酒及使用硝酸甘油酯可激发头痛，发作持续数周至数月后即停止，进入缓解期。缓解期可为数月或数年，在缓解期内，饮酒及硝酸甘油酯都不能激发头痛，以后再次进入发作期。

（二）诊断要点

诊断要点包括：①至少发作过 5 次；②重度、单侧眼眶、眶上和（或）颞部疼痛，持续 15~180 分钟（若不治疗）；③头痛侧至少伴随以下症状之一，如结合膜充血、流泪、鼻堵塞、流涕、前额及面部出汗、瞳孔缩小、眼裂下垂和眼睑水肿；④发作频度，隔日一次至每日 8 次。

（三）鉴别诊断

（1）偏头痛：头痛发作前常有前驱症状或先兆症状，如果不治疗或治疗无效，每次发作可持续 4~72 小时。常伴有恶心、呕吐、畏光或畏声。大约 1/3 病例头痛不只局限于一侧头部。

（2）三叉神经痛：疼痛的部位与三叉神经的分布区域一致，以三叉神经第 2、第 3 支分布范围多见，以短暂、剧烈的闪击样疼痛为主，每次持续数秒，可连续多次发作。触摸、洗面或咀嚼均可诱发疼痛发作。

二、中医辨证

1. 风寒外袭证 头痛遇风寒即诱发或加重，痛多走窜，或偏或正，或巅顶作痛，作止无时，或见恶寒发热，目眩鼻塞，舌淡苔薄白，脉浮紧。

2. 气滞血瘀证 头痛经久不愈，或有头部外伤史，痛处固定不移，痛如锥刺，或伴胸闷，善太息，舌暗红，脉涩或弦细。

3. 气血两虚证 头痛隐隐，遇劳加重，伴头晕，面色无华，神疲乏力，气短懒言，舌淡苔薄白，脉细弱。

4. 肝阳上亢证 头胀痛或抽掣而痛，以两侧或巅顶痛为甚，每因情志变化诱发或加重，伴头晕目眩，面红目赤，心烦易怒，口苦，舌红，苔薄黄，脉弦或弦细数。

【治疗】

一、西医

对于头痛发作间歇期，目前尚无有效的预防发作方法，但精神上的应激多可诱发头痛发作，因此应尽可能控制情绪，避免精神紧张和睡眠不足。

头痛丛集性发作的时期除诱因导致发作外，还应避免饮酒、服血管扩张药、吸有机溶剂等。高山性的低氧血症也可诱发头痛，故于头痛期应避免爬高山及乘坐飞机。如果头痛开始，可以 7~10 L/min 的速度吸入纯氧 10~15 分钟，此法安全且可获效。在药房及运动用品店可买到氧气，但因不是纯氧，故效果不理想，因此要采取鼻面罩充分吸入纯氧。头痛因常在夜间发生，故每晚均疼痛的患者，应在入睡前 1 小时服用酒石酸麦角胺制剂，能抑制头痛夜间发作。对于发作型的丛集性头痛，可选用二甲麦角新碱、肾上腺皮质激素、5-HT 受体激动剂及钙拮抗剂。

二、中医治疗

(一) 辨证论治

1. 风寒外袭证

治法：疏风解表，散寒镇痛。

方药：川芎茶调散加减。川芎15 g，荆芥9 g，白芷9 g，羌活9 g，细辛3 g，防风9 g，薄荷6 g，苍耳子20 g。头痛恶寒明显、伴身痛无汗者，可酌加麻黄、桂枝；久痛不愈或头痛剧烈者，加僵蚕、蜈蚣。

2. 气滞血瘀证

治法：活血祛瘀，行气镇痛。

方药：血府逐瘀汤加减。当归9 g，生地黄9 g，桃仁12 g，红花9 g，枳壳6 g，赤芍药6 g，川芎5 g，柴胡3 g，桔梗5 g，牛膝9 g，白芷10 g，生石膏20 g，细辛6 g，甘草3 g。头痛剧烈或久病入络者，可酌加虫类药，如全蝎、地龙、僵蚕、蜈蚣等。

3. 气血两虚证

治法：益气养血。

方药：归脾汤加减。人参10 g，白术15 g，当归12 g，黄芪40 g，远志10 g，酸枣仁15 g，茯苓12 g，龙眼肉15 g，木香10 g，甘草6 g。血虚较重者，加熟地黄、制何首乌、阿胶，补血；头晕明显者，可加升麻、柴胡。

4. 肝阳上亢证

治法：平肝潜阳，息风镇痛。

方药：天麻钩藤饮加减。天麻15 g，钩藤12 g，石决明20 g，栀子10 g，杜仲10 g，桑寄生15 g，川牛膝15 g，黄芩12 g，夜交藤20 g，茯神10 g，益母草15 g。头晕目眩、腰膝酸软、脉弦细数者，加熟地黄、枸杞子、女贞子、白芍。

(二) 中成药

(1) 通天口服液：适用于丛集性头痛风寒外袭证，每次1支（10 mL），每日3次，口服。

(2) 天舒胶囊：适用于丛集性头痛气滞血瘀证，每次4粒，每日3次，饭后口服。

(3) 养血清脑颗粒：适用于丛集性头痛肝阳上亢证，每次1袋，每日3次，冲服。

(4) 归脾丸：适用于丛集性头痛气血两虚证，水蜜丸每次6 g（小蜜丸每次9 g，大蜜丸每次1丸），每日3次，口服。

(三) 针刺疗法

主穴：百会、头维、阳白、合谷。

配穴：痛在阳明经（前额至眼眶及鼻侧）者，配承泣、四白、地仓、迎香；痛在少阳经（头侧及鬓角）者，配听会、头临泣、风池；痛在太阳经（目内眦至后项）者，配睛明、眉冲、通天、玉枕、天柱；气滞血瘀证，配血海、三阴交、太冲；肝血不足证，配肝俞、脾俞、足三里等。

第四节　紧张型头痛

紧张型头痛（tension-type headache，TH），以往称紧张性头痛或肌收缩性头痛，是双侧枕部或全头部紧缩性或压迫性头痛，约占头痛患者的40%，是临床最常见的慢性头痛。

本病可归属于中医学的"头痛""头风""脑风"等范畴。

【病因与发病机制】

一、西医

病理生理机制尚不清楚，可能与多种因素有关，如肌肉或肌筋膜结构收缩或缺血，细胞内、外钾离子转运障碍，中枢神经系统单胺能递质慢性或间断性功能障碍等。紧张不是主要原因，曾认为与应激、紧张、抑郁等所致的持续性颈部及头皮肌肉收缩有关，但可能是继发现象。

二、中医

肝、脾、肾三脏功能失调，可使气血瘀滞，脑髓失养，而致头痛；六淫之邪外袭，上犯巅顶，邪气羁留，伏于经络，或内伤致气血逆乱，瘀阻经络皆可发生头痛。

1. 肝气郁结　情志不和，肝失疏泄，肝气郁结，气滞血瘀，血流不畅，不通则痛，故引起持续性头痛。

2. 瘀血内阻　头痛日久，久痛入络，脑脉痹阻；或跌仆脑损，致瘀血内阻脑脉，气血运行不畅，不通则痛，故发为头痛。

3. 肝阳上亢　先天禀赋不足，肾水或肾阴亏虚，水不涵木；或素体火盛伤阴，或劳倦伤肾，肾精受损，精不生血，水不涵木，则肝肾阴虚，肝阳偏盛上亢，扰动清窍而致头痛。

4. 风痰上扰　过食肥甘，损伤脾胃，脾胃虚弱，运化无力，而致痰浊内生，痰浊上扰，清窍蒙蔽，或痰浊中阻，清阳不升，浊阴不降，脑络失养而头痛。

5. 心肾不交　劳倦伤肾，肾阴虚损，肾水不足，水火失于既济，心肾不交，心火上炎，扰动神明，清窍失养，而发为头痛。

6. 痰热上扰　素体火盛而嗜食肥甘，或脾胃虚弱，运化无力，而致痰浊内生，痰郁日久，化火生风，上扰清窍，脑络壅滞不畅而头痛。

【诊断与辨证】

一、西医诊断

(一) 临床表现

女性多见。特征是几乎每日双侧枕部非搏动性头痛，又称为慢性每日头痛（daily chronic headache）。通常为持续性钝痛，紧束头部感、压迫感或沉重感，不伴恶心、呕吐、畏光或畏声、视力障碍等前驱症状。许多患者可伴有头昏、失眠、焦虑或抑郁等症状，或为较频发作的头痛，头痛期间日常生活不受影响，可有疼痛部位肌肉触痛或压痛点；颈肩背部肌肉有僵硬感，捏压肌肉时感觉舒适。部分病例兼有两者的头痛特点，某些紧张型头痛患者可为搏动性头痛、一侧头痛或发作时伴呕吐。因此，将紧张型头痛与偏头痛看成是代表一个临床疾病谱相对的两极可能更正确。

(二) 诊断要点

1. 发作性紧张型头痛

（1）至少有 10 次发作，头痛天数 < 180 日/年（< 15 日/月）。

（2）头痛持续 30 分钟至 7 小时。

（3）头痛至少有以下两项特点：①压迫和（或）紧束感（非搏动性）；②轻或中度；③双侧性；④行走楼梯或类似日常活动头痛不加重；⑤无呕吐、恶心，可有畏光或畏声，但不并存。

2. 慢性紧张型头痛

（1）6 个月内平均头痛天数 ≥180 日/年（≥15 日/月）。

（2）头痛至少有以下两项特点：①压迫和（或）紧束感（非搏动性）；②轻或中度；③双侧性；④行走楼梯或类似日常活动头痛不加重；⑤无恶心，可有畏光或畏声。

应注意，如发作性紧张型头痛发作次数未达到 10 次，慢性紧张型头痛发作时间尚不到 6 个月，均不符合紧张型头痛的诊断标准。

(三) 鉴别诊断

1. 丛集性头痛　是较少见的一侧眼眶周围发作性剧烈头痛，有反复密集发作的特点。
2. 偏头痛　典型者发作前有视觉、感觉和运动等先兆，可有家族史。
3. 颈椎病　颈椎病发生颈神经根损伤、颈肌痉挛、椎－基底动脉系供血不足等。
4. 脑肿瘤性头痛　是脑肿瘤的常见症状。
5. 抑郁性头痛　治疗可用抗抑郁药物和其他对症处理。

二、中医辨证

1. 肝气郁结证　不同程度的头痛均可发生，有明显精神因素为诱因，伴有精神抑郁或心烦易怒，情绪不宁，善太息，失眠多梦，脘闷嗳气，胁肋胀满，纳差，舌红苔薄黄，脉弦或弦紧。

2. 瘀血内阻证　头痛经久不愈或有头部外伤史，痛处固定不移，日轻夜重，舌暗红，脉涩或细涩。

3. 肝阳上亢证　头痛，日夜持续，双侧或整个头部弥漫性疼痛，有箍紧或压迫感，头晕目眩，或头部沉重而胀，可伴面红目赤，性情急躁，心情忧郁，心烦口苦，夜寐不佳，甚者可伴恶心、呕吐，舌暗红，苔薄黄而腻，脉弦滑。

4. 风痰上扰证　头痛如裂，目眩头晕，胸脘烦闷，恶心、呕吐，痰唾黏稠，气短懒言，四肢厥冷，不得安卧，舌苔白腻，脉弦滑。

5. 心肾不交证　头痛，有灼热感，头痛以两侧为甚，心烦，口苦，小便黄，腰膝酸软，手足心热，咽干口燥，少寐多梦，舌质红少苔，脉细数。

6. 痰热上扰证　头部双侧或头顶压迫、沉重、紧束感，或枕部发紧、僵硬感，胁痛，口苦，失眠，大便干结，舌苔黄腻，脉弦滑。

【治疗】

一、西医

（1）精神安慰，解除思想顾虑。

（2）本病的许多治疗药物与偏头痛用药相同。急性发作期用对乙酰氨基酚、阿司匹林、非甾体抗感染药、麦角胺或二氢麦角胺等有效。预防性治疗用阿米替林、丙咪嗪或选择性5-羟色胺重摄取抑制剂（如舍曲林或氟西汀）常有效，普萘洛尔对某些病例有用。失眠者可给予苯二氮䓬类如地西泮 10~20 mg/d 口服。

（3）避免紧张和诱发因素，保持身心松弛。

（4）必要时应用血毒杆菌毒素 A，使肌肉松弛。

二、中医治疗

（一）辨证论治

1. 肝气郁结证

治法：疏肝理气，解郁镇痛。

方药：柴胡疏肝散加减。柴胡 15 g，川芎 15 g，白芍药 18 g，香附 9 g，枳壳 6 g，陈皮 6 g。烦躁易怒、少寐多梦者，加龙胆草、郁金、首乌藤；恶心、呕吐较重者，加制半夏、生姜；伴头晕、乏力、失眠多梦、健忘、短气、面色萎黄者，加熟地黄、何首乌、党参、茯神；兼寒邪者，加桂枝、细辛；头痛较甚、病程较久者，加全蝎或地龙。

2. 瘀血内阻证

治法：活血祛瘀，行气镇痛。

方药：血府逐瘀汤加减。当归 9 g，生地黄 9 g，桃仁 12 g，红花 9 g，枳壳 6 g，赤芍药

6 g，川芎 5 g，柴胡 3 g，桔梗 5 g，牛膝 9 g，白芷 10 g，生石膏 20 g，制半夏 10 g，白术 10 g，细辛 6 g，甘草 3 g。颈枕部疼痛明显者，可酌加太阳经引经药蔓荆子、葛根；头痛剧烈或久病入络者，可酌加虫类药，如全蝎、地龙、僵蚕、蜈蚣。

3. 肝阳上亢证

治法：平肝潜阳，息风镇痛。

方药：天麻钩藤饮加减。天麻 10 g，栀子 10 g，黄芩 10 g，杜仲 10 g，益母草 10 g，夜交藤 10 g，茯神 10 g，川芎 10 g，白芷 10 g，钩藤 12 g，川牛膝 12 g，石决明（先煎）24 g，桑寄生 18 g。头痛剧烈、口苦目赤、小便短黄、大便秘结者，可酌加龙胆草、大黄；痛久瘀血阻络者，加地龙、丹参；热重者，加石膏、知母。

4. 风痰上扰证

治法：健脾化痰，平肝息风。

方药：半夏白术天麻汤加减。法半夏 10 g，天麻 10 g，陈皮 10 g，白术 15 g，蔓荆子 15 g，茯苓 20 g，甘草 5 g，生姜 1 片，大枣 2 枚。头部有轻微麻木感者，加石菖蒲、钩藤；头痛重着、胸脘痞闷、恶心欲呕者，加瓜蒌皮、竹茹；头痛兼有头晕、耳鸣、脉弦者，加钩藤、黄芩、柴胡；头痛而见面色少华、心悸不宁、脉细弱者，去半夏，加当归、川芎、鸡血藤、首乌藤。

5. 心肾不交证

治法：滋阴降火安神。

方药：黄连阿胶汤加减。黄连 10 g，黄芩 15 g，白芍药 15 g，阿胶（烊化）15 g，代赭石（先煎）30 g，鸡子黄 2 枚。心火盛者，酌加栀子、生地黄；肾阴亏耗者，加女贞子、墨旱莲、熟地黄。

6. 痰热上扰证

治法：泻热化痰，理气降逆。

方药：温胆汤加减。半夏 9 g，竹茹 9 g，陈皮 9 g，川芎 9 g，石菖蒲 9 g，枳实 6 g，天竺黄 6 g，郁金 6 g，茯苓 10 g，柴胡 10 g，黄连 4 g，甘草 5 g。若心烦失眠重者，可加栀子、夜交藤；头痛剧烈、日久不愈者，可加僵蚕、全蝎。

（二）中成药

（1）柴胡舒肝丸：适用于紧张型头痛肝气郁结证，每次 1 丸，每日 2 次，口服。

（2）养血清脑颗粒：适用于紧张型头痛肝阳上亢证，每次 1 袋，每日 3 次，冲服。

（三）针刺疗法

主穴：百会、风池、率谷、太阳、列缺、合谷、太冲。

配穴：肝阳上亢者，加中封、行间、涌泉；痰浊上扰者，加中脘、丰隆、足三里、内庭、厉兑、太白；气血瘀滞者，加膈俞、血海、少冲、三阴交。施以泻法，加电针，用中强度刺激。头痛而气血虚弱者，加脾俞、肾俞、气海、足三里，施以补法，配合灸法。

第五节　头痛中医临床沿革

"头痛"病名首载于马王堆出土医书《阴阳十一脉灸经》。《黄帝内经》认为外感风寒湿侵袭是触发头痛发作的主要因素，并重视头痛的经络学说理论。根据经络的循行及脏腑络属关系对头痛进行经络部位划分，形成了较系统成熟的六经头痛理论。在内因方面，《黄帝内经》认为五脏病热和五脏气逆和头痛有关。《灵枢·厥病》有云，"头痛……有所击堕，恶血在于内"，首次认识到外伤亦是导致头痛的重要因素。在头痛治疗方面，《黄帝内经》提出了"调阴阳，补不足，泻有余"的头痛治疗原则，在治疗手段上强调针灸治疗。皇甫谧的《针灸甲乙经》为早期的针灸专著，在《黄帝内经》基础上对头痛针灸的腧穴处方和操作禁忌方面进一步深入论述，涉及治疗头痛的腧穴就多达60个，初步体现了局部取穴配合远端取穴的基本原则。《神农本草经》首次从药物性味偏性角度出发，提出细辛、川芎、藁本等治疗头痛的单味有效药物。

《伤寒杂病论》方证体系首创头痛辨证论治先河，按照六经辨证理论，太阳头痛用麻黄汤、桂枝汤，阳明头痛用小承气汤，少阳头痛用小柴胡汤，厥阴头痛用吴茱萸汤。

唐代孙思邈的《备急千金要方》记载有治疗脑风头重的川芎酒方及治疗治头面风的防风散等效方。宋代《太平惠民和剂局方》中的川芎茶调散为外风头痛的代表方，沿用至今。

金元时期《丹溪心法》重视从痰论治，"头痛多主于痰，痛甚者火多，宜清痰降火，用二陈汤加白芷、川芎为主。肥人多是湿痰，宜半夏、苍术、白术。瘦人是热与血虚，宜四物汤加酒芩、防风"，主张"头痛须用川芎，如不愈各加引经药"，强调川芎为治疗头痛的要药，根据头痛的部位加入引经药物，用引经药物将方剂引入头痛相关的经络，为头痛的治疗开辟了新的方向。而张元素进一步明确指出各经引经药为"太阳蔓荆，阳明白芷，少阳柴胡，太阴苍术，少阴细辛，厥阴茱萸"。李东垣发展和补充了六经头痛理论体系中的太阴经头痛和少阴经头痛，《东垣试效方》描述了太阴经头痛必有痰，体重或腹痛为痰癖，其脉沉缓，少阴头痛多足寒气逆、脉沉细，使头痛的六经辨治体系进一步得以完善。李东垣沿袭《黄帝内经》"劳者温之，损者温之"的理论基础，主张以补中益气汤补益脾胃、升举阳气而治疗头痛。李东垣根据化痰息风的原则提出用半夏白术天麻汤治疗风痰上扰的头痛，清代程钟龄在《医学心悟》中改良了半夏白术天麻汤（半夏、天麻、茯苓、橘红、白术、甘草），更适用于头痛治疗。

明代医家继续发扬前代的头痛医学成果，让辨证体系更加完善。龚廷贤《寿世保元》创制了清上蠲痛汤（当归、川芎、白芷、羌活、防风、苍术、麦门冬、独活、细辛、甘草），注重川芎和羌活的配伍，认为清上蠲痛汤是一切头痛之主方。李中梓在《医宗必读》中喜用清空膏加味治疗各种头痛，主张："风湿挟热头痛，上壅损目及脑痛，偏正头痛，年深不愈，并以清空膏主之。"清空膏（川芎、羌活、柴胡、炙甘草、黄连、防风、黄芩）仍注重川芎、柴胡及羌活的配伍。张景岳在《景岳全书》中提出用大补元煎（人参、山药、熟地、杜仲、当归、山茱萸、枸杞、炙甘草）治疗肝肾阴虚头痛，强调大补元煎可以大补气血。

清代陈士铎从肝论治偏头疼，创制散偏汤（川芎、白芷、白芥子、白芍、香附、柴胡、郁李仁、炙甘草）治疗顽固性偏头痛临床疗效卓著。而王清任从瘀血论治头痛，创制血府逐瘀汤（桃仁、红花、当归、生地黄、牛膝、川芎、桔梗、赤芍、枳壳、甘草、柴胡）治疗头痛，谓："患头痛者，无表证，无里证，无气虚、痰饮等症，忽犯忽好，百方无效，用此方一剂而愈"。费伯雄提出养血祛风的方法治疗以空痛、眩晕为特点的血虚头痛，创制养血胜风汤（生地、当归、白芍、川芎、枸杞、五味、枣仁、柏仁、杭菊、桑叶、红枣、黑芝麻），对后世的头痛诊治有指导意义。

2019 年 1 月，中华中医药学会正式发布《中医内科常见病诊疗指南——头痛》，该指南涵盖了头痛的临床诊断、治疗、预防与调护方面，共计 27 条推荐意见。

袁敏皎等基于中医传承辅助平台分析头痛的用药规律，检索分析了 2014 年 1 月至 2019 年 10 月相关文献中的头痛有效方剂 214 首。发现头痛用药频次居于前 5 位的中药分别是川芎（149 次）、甘草（122 次）、白芍（94 次）、当归（88 次）、白芷（78 次）。温性中药用药频次最高，其次是寒、平、凉、热。辛味中药用药频次最高，药物归经主要以肝、脾、心为主。治疗头痛常用活血化瘀类中药，多与益气补血止痛类药物同用。付国静等以偏头痛为例分析中医临床实践指南中常用方药的遴选原则发现川芎、白芷为出现频率最多的中药，川芎—白芷为治疗偏头痛最常见的药对。

王一战等分析了 1986 年至 2018 年针灸治疗偏头痛的 RCT 论文 94 篇，发现治疗偏头痛选用频率最高的主穴为风池、率谷、太阳、百会、合谷、太冲等，选用频率最高的配穴为太冲、三阴交、太溪、合谷、足三里、丰隆、血海等。针灸治疗偏头痛的主穴选择注重局部取穴与辨经取穴的有机结合，而重在治痛；配穴的选择强调远部辨经、辨证取穴，而重在扶正祛邪。

（郑　一　代明营　梁　爽）

参考文献

[1] 贾建平. 神经病学［M］.7 版. 北京：人民卫生出版社，2013.

[2] 吴江. 神经病学［M］.2 版. 北京：人民卫生出版社，2013.

[3] 孙怡. 实用中西医结合神经病学［M］.2 版. 北京：人民卫生出版社，2011.

[4] 鲍远程. 现代中医神经病学［M］. 北京：人民卫生出版社，2003.

[5] 王忠诚. 神经外科学［M］. 武汉：湖北科学技术出版社，1998.

[6] 张美增. 老年神经病学［M］. 北京：人民卫生出版社，2007.

[7] 史玉泉. 实用神经病学［M］.2 版. 上海：上海科学技术出版社，1994.

[8] 蒋雨平. 临床神经疾病学［M］. 上海：上海医科大学出版社，1999.

[9] 王春丽，沙大年，范小兵，等. 头风、头痛的方剂学探源［J］. 中医药信息，2003，20（3）：27 - 28.

[10] 黄金科，秦晓辉，沈敏，等. 唐以前早期中医学术流派头痛诊疗思想探析［J］. 长春中医药大学学报，2019，35（6）：1197 - 1200.

[11] 沈敏，黄金科，郭蔚驰，等. 金元时期中医不同学术流派头痛诊疗学术思想探析［J］. 安徽中医药大学学报，2019，38（6）：1 - 3.

［12］袁敏皎，袁捷，韩祖成．基于中医传承辅助平台分析头痛的用药规律［J］.实用心脑肺血管病杂志，
2020，28（5）：72－77.

［13］王一战，郭妍，王鑫，等．基于数据挖掘的针灸治疗偏头痛的选穴规律研究［J］.中国中医急症，
2020，29（3）：412－417.

第七章 癫 痫

癫痫是多种原因导致的脑部神经元高度同步化异常放电所致的临床综合征，临床表现具有发作性、短暂性、重复性和刻板性的特点。异常放电神经元的位置不同及异常放电波的范围差异，导致患者的发作形式不一，可表现为感觉、运动、意识、精神、行为、自主神经功能障碍或兼有之。临床上每次发作或每种发作的过程称为痫性发作，患者可有一种或数种形式的痫性发作。在癫痫发作中，一组具有相似症状和体征特性所组成的特定癫痫现象统称为癫痫综合征。

癫痫是神经系统常见疾病，流行病学资料显示癫痫的年发病率为（50～70）/100 000；患病率约为5‰；死亡率为（1.3～3.6）/100 000，为一般人群的2～3倍。我国目前约有900万例以上癫痫患者，每年新发癫痫患者65万～70万例，30%左右为难治性癫痫，我国的难治性癫痫患者至少在200万例以上。

本病属于中医学痫证范畴。

【病因与发病机制】

一、西医

（一）病因

癫痫不是独立的疾病，而是一组疾病或综合征，引起癫痫的病因非常复杂，根据病因学不同，癫痫可分为以下三大类。

1. 症状性癫痫（symptomatic epilepsy） 由各种明确的中枢神经系统结构损伤或功能异常所致，如脑外伤、脑血管病、脑肿瘤、中枢神经系统感染、寄生虫、遗传代谢性疾病、皮质发育障碍、神经系统变性疾病、药物和毒物等。

2. 特发性癫痫（idiopathic epilepsy） 病因不明，未发现脑部有足以引起癫痫发作的结构性损伤或功能异常，可能与遗传因素密切相关，常在某一特定年龄段起病，具有特征性临床及脑电图表现，如伴中央颞区棘波的良性儿童癫痫、家族性颞叶癫痫等。

3. 隐源性癫痫（cryptogenic epilepsy） 临床表现提示为症状性癫痫，但现有的检查手段不能发现明确的病因。其占全部癫痫的60%～70%。

（二）影响癫痫发作的因素

1. 年龄 特发性癫痫与年龄密切相关，如婴儿痉挛症在1岁内起病，儿童失神癫痫发病高峰在6～7岁，肌阵挛癫痫起病在青春期前后。各年龄段癫痫的常见病因也不同：0～2

岁多为围生期损伤、先天性疾病和代谢障碍等；2~12 岁多为急性感染、特发性癫痫、围生期损伤和热性惊厥等；12~18 岁多为特发性癫痫、颅脑外伤、血管畸形和围生期损伤等；18~35 岁多为颅脑外伤、脑肿瘤和特发性癫痫等；35~65 岁多为脑肿瘤、颅脑外伤、脑血管疾病和代谢障碍等；65 岁以后多为脑血管疾病、脑肿瘤、阿尔茨海默病伴发等。

2. 遗传因素　可影响癫痫易患性，如失神发作患儿的兄弟姐妹在 5~16 岁有 40% 以上出现 3 Hz 棘-慢波的异常脑电图，但仅 1/4 出现失神发作。症状性癫痫患者的近亲患病率为 15‰，高于普通人群。有报道单卵双胎儿童发生失神和全面强直-阵挛的一致率很高。

3. 睡眠　癫痫发作与睡眠-觉醒周期有密切关系，如全面强直-阵挛发作常在晨醒后发生；婴儿痉挛症多在醒后和睡前发作；伴中央颞区棘波的良性儿童癫痫多在睡眠中发作等。

4. 内环境改变　内分泌失调、电解质紊乱和代谢异常等均可影响神经元放电阈值，导致痫性发作。如少数患者仅在月经期或妊娠早期发作，为月经期癫痫和妊娠性癫痫；疲劳、睡眠缺乏、饥饿、便秘、饮酒、闪光、感情冲动和一过性代谢紊乱等都可导致痫性发作。

（三）癫痫的发病机制非常复杂，至今尚未能完全了解其全部机制，但发病的一些重要环节已被探知

1. 痫性放电的起始　神经元异常放电是癫痫发病的电生理基础。正常情况下，神经元自发产生有节律性的电活动，但频率较低。致病灶神经元的膜电位与正常神经元不同，在每次动作电位之后出现阵发性去极化漂移（paroxysmal depolarization shift，PDS），同时产生高幅高频的棘波放电。神经元异常放电可能由于各种病因导致离子通道蛋白和神经递质或调质异常，出现离子通道结构和功能改变，引起离子异常跨膜运动所致。

在癫痫发病的机制中，对于神经元异常放电的起源需区分以下两个概念。①癫痫病灶：是癫痫发作的病理基础，可直接或间接导致痫性放电或癫痫发作的脑组织形态或结构异常，CT 或 MRI 通常可显示病灶，有的需要在显微镜下才能发现。②致病灶：是脑电图出现一个或数个最明显的痫性放电部位，痫性放电可因病灶挤压、局部缺血等导致局部皮质神经元减少和胶质增生。研究表明直接导致癫痫发作的并非癫痫病理灶而是致病灶。单个病灶（如肿瘤、血管畸形等）产生的致病灶多位于病灶边缘，广泛癫痫病灶（如颞叶内侧硬化及外伤性瘢痕等）所致的致痫灶常包含在病灶内，有时可在远离癫痫灶的同侧或对侧脑区。

2. 痫性放电的传播　异常高频放电反复通过突触联系和强直后的易化作用诱发周边及远处的神经元同步放电，从而引起异常电位的连续传播。异常放电局限于大脑皮质的某一区域时，表现为部分性发作；若异常放电在局部反馈回路中长期传导，表现为部分性发作持续状态；若异常放电通过电场效应和传导通路，向同侧其他区域甚至一侧半球扩散，表现为 Jackson 发作；若异常放电不仅波及同侧半球还可同时扩散到对侧大脑半球，表现为继发性全面性发作；若异常放电的起始部分在丘脑和上脑干，并仅累及脑干网状结构上行激活系统时，表现为失神发作；若异常放电广泛投射至两侧大脑皮质并使网状脊髓束受到抑制时则表现为全身强直-阵挛性发作。

3. 痫性放电的终止　目前机制尚未完全明了，可能机制为脑内各层结构的主动抑制作

用，即癫痫发作时，癫痫灶内产生巨大突触后电位，后者激活负反馈机制，使细胞膜长时间处于过度去极化状态，从而抑制异常放电扩散，同时减少癫痫灶的传入性冲动，促使发作放电的终止。

癫痫的病因错综复杂，病理改变亦呈多样化，通常将癫痫病理改变分为两类，即引起癫痫发作的病理改变（癫痫发作的病因）和癫痫发作引起的病理改变（癫痫发作的后果），这对于明确癫痫的致病机制，以及寻求外科手术治疗具有十分重要的意义。

由于医学伦理学限制，目前关于癫痫的病理研究大部分来自难治性癫痫患者手术切除的病变组织，在这类患者中，海马硬化（hippocampal sclerosis，HS）具有一定的代表性。海马硬化又称阿蒙角硬化（ammon horn sclerosis，AHS）或颞叶中央硬化（mesial temporal sclerosis，MTS），它既可以是癫痫反复发作的结果，又可能是导致癫痫反复发作的病因，与癫痫治疗成败密切相关。海马硬化肉眼观察表现为海马萎缩、坚硬；组织学表现为双侧海马硬化病变，多呈现不对称性，往往发现一侧有明显的海马硬化表现，而另一侧海马仅有轻度的神经元脱失。此外，也可波及海马旁回、杏仁核、钩回等结构。镜下典型表现是神经元脱失和胶质细胞增生，且神经元的脱失在癫痫易损区更为明显，比如 CA1 区、CA3 区和门区。

苔藓纤维出芽（mossy fiber sprouting）是海马硬化患者另一重要的病理表现。颗粒细胞的轴突称为苔藓纤维，正常情况下只投射至门区及 CA3 区，反复癫痫发作触发苔藓纤维芽生，进入齿状回的内分子层（主要是颗粒细胞的树突）和 CA1 区，形成局部异常神经环路，导致癫痫发作。

海马硬化患者还可发现齿状回结构的异常。最常见的是颗粒细胞弥散增宽（disperse of dentate granular cells），表现为齿状回颗粒细胞宽度明显宽于正常对照，颗粒层和分子层界限模糊，这可能是癫痫发作导致颗粒细胞的正常迁移被打断，或者是癫痫诱发神经发生的结果。此外，很多学者报道在癫痫患者海马门区发现异形神经元，同时伴有细胞骨架结构的异常。

对于非海马硬化的患者，反复的癫痫发作是否一定发生神经元脱失等海马的神经病理改变，尚无定论。国外有学者收集癫痫患者的尸检标本发现，长期反复发作的癫痫患者并不一定有神经元显著的脱失。随着分子生物学等基础学科的迅速发展，癫痫发作所引起的细胞超微构架损伤及分子病理机制将逐步明朗化。

二、中医

本病的发生大多由于七情失调，先天因素，脑部外伤，饮食不节，劳累过度，或患他病之后，使脏腑失调，痰浊阻滞，气机逆乱，风阳内动，触及宿痰，乘势上逆，蒙蔽清窍，壅塞经络，致癫痫发作。常见的病因有风、痰、惊、食、瘀、虚等，而尤以痰邪作祟最为重要。

1. 七情失调　主要责之于惊恐。由于突受大惊大恐，造成气机逆乱，进而损伤脏腑，肝肾受损，可生热动风，脾胃受损则易致精微不布，痰浊内聚，经久失调，一遇诱因，痰浊或随气逆，或随火炎，或随风动，蒙蔽心神清窍，痫证遂作。小儿脏腑娇嫩，元神未充，神气怯弱，或素蕴内痰，更易因惊恐而发生本病。

2. 先天因素　痫病之始于幼年者，与先天因素有密切关系，所谓病从胎气而得之。若母体突受惊恐，一则导致气血逆乱，一则导致精伤而肾亏。母体精气之耗伤，必使胎儿发育异常，出生后遂易发生痫病。

3. 脑部外伤　由于跌仆撞击或出生时难产，均能导致颅脑受伤，气血瘀阻，气机不畅，又由某种特定环境或诱因而致突然气机逆乱，神志蒙蔽，昏不知人，络脉不和，肢体抽搐，遂发痫证。

4. 其他　外感时疫瘟毒，或虫积脑络，均可直接损伤脑窍发为痫证。饮食失调或患他病之后，均可致脏腑受损，致使脾失健运，痰浊内生；肾阴亏损，水不涵木，一旦劳作过度，生活起居失于调摄，遂致气机逆乱而触动积痰，痰浊上扰，闭塞清窍，壅塞经络，发为痫病。

综上所述，先天遗传与后天所伤是痫证两大致病因素，肝、脾、肾三脏功能失调是本病的主要病理基础。概因痰、火、瘀为内风触动，致气血逆乱，清窍蒙蔽而发病。其脏气不平，阴阳偏胜，神机受累，元神失控是病机的关键所在。

【诊断与辨证】

一、西医诊断

（一）临床表现

1. 全面性发作（generalized seizures）　临床症状表明在发作开始时即有双侧半球受累，往往伴有意识障碍。运动性症状是双侧性的。发作期 EEG 最初为双侧半球广泛性放电。

（1）强直-阵挛性发作（generalized tonic-clonic seizure，GTCS）：意识丧失、双侧强直后紧跟有阵挛的序列活动是全身强直-阵挛性发作的主要临床特征。可由部分性发作演变而来，也可一起发病即表现为全身强直-阵挛发作。早期出现意识丧失，跌倒。随后的发作分为以下 3 期。①强直期：表现为全身骨骼肌持续性收缩，眼肌收缩出现眼睑上牵、眼球上翻或凝视；咀嚼肌收缩出现口张，随后猛烈闭合，可咬伤舌尖；喉肌和呼吸肌强直性收缩致患者尖叫一声；颈部和躯干肌肉的强直性收缩使颈和躯干先屈曲，后反张，上肢由上举后旋转为内收前旋，下肢先屈曲后猛烈伸直，持续 10~20 秒后进入阵挛期。②阵挛期：患者从强直转成阵挛，每次阵挛后都有一短暂间歇，阵挛频率逐渐变慢，间歇期延长，在一次剧烈阵挛后，发作停止，进入发作后期。以上两期均伴有呼吸停止、血压升高、瞳孔扩大、唾液和其他分泌物增多。③发作后期：此期尚有短暂阵挛，可引起牙关紧闭和大小便失禁。呼吸首先恢复，随后瞳孔、血压、心率渐至正常。肌张力松弛，意识逐渐恢复。从发作到意识恢复历经 5~15 分钟。醒后患者常感头痛、全身酸痛、嗜睡，部分患者有意识模糊，此时强行约束患者可能发生伤人和自伤。

（2）失神发作（absence seizure）：分为典型失神和不典型失神。

1）典型失神：表现为动作中止，凝视，叫之不应，不伴有或伴有轻微的运动症状，发作开始和结束均突然。通常持续 5~20 秒，罕见超过 1 分钟者。发作时 EEG 呈规律性双侧同步 3 Hz 的棘 – 慢波综合爆发。主要见于儿童失神癫痫和青少年失神癫痫。

2）不典型失神：表现为意识障碍发生与结束均较缓慢，可伴有轻度的运动症状，发作时 EEG 可以表现为慢的棘慢波综合节律。主要见于 Lennox-Gastaut 综合征，也可见于其他多种儿童癫痫综合征。

（3）强直发作（tonic seizure）：表现为发作性全身或者双侧肌肉的强烈持续的收缩，肌肉僵直，躯体伸展背屈或者前屈。常持续数秒至数十秒，但是一般不超过 1 分钟。发作时 EEG 显示双侧的低波幅快活动或高波幅棘波节律暴发。强直发作主要见于 Lennox-Gastaut 综合征。

（4）阵挛发作（clonic seizure）：主动肌间歇性收缩叫阵挛，导致肢体有节律性的抽动。发作期 EEG 为快波活动或者棘 – 慢/多棘慢波综合节律。

（5）肌阵挛发作（myoclonic seizure）：表现为快速、短暂、触电样肌肉收缩，可遍及全身，也可限于某个肌群，常成簇发生。发作期典型的 EEG 表现为爆发性出现的全面性多棘慢波综合。肌阵挛包括生理性肌阵挛和病理性肌阵挛，但并不是所有的肌阵挛都是癫痫发作。只有同时伴 EEG 癫痫样放电的肌阵挛才为癫痫发作。肌阵挛发作既可见于一些预后较好的特发性癫痫患者（如婴儿良性肌阵挛性癫痫、青少年肌阵挛性癫痫），也可见于一些预后较差的、有弥漫性脑损害的癫痫综合征（如早期肌阵挛性脑病、婴儿严重肌阵挛性癫痫、Lennox-Gastaut 综合征等）。

（6）痉挛（spasm）：表现为突然、短暂的躯干肌和双侧肢体的强直性屈曲或者伸展性收缩，多表现为发作性点头，偶有发作性后仰。其肌肉收缩的整个过程为 1 ~ 3 秒，常成簇发作。常见于婴儿痉挛，其他婴儿综合征有时也可见到。

（7）失张力发作（atonic seizure）：是由于双侧部分或者全身肌肉张力突然丧失，导致不能维持原有的姿势，出现跌倒、肢体下坠等表现，发作时间相对短，持续数秒至 10 余秒多见，发作持续时间短者多不伴有明显的意识障碍，EEG 表现为全面性爆发出现的多棘慢波节律、低波幅电活动或者电抑制。失张力发作可见于 Lennox-Gastaut 综合征、Doose 综合征（肌阵挛 – 站立不能性癫痫）等癫痫性脑病。但也有某些患者仅有失张力发作，其病因不明。

2. 部分性发作（partial seizures） 发作的临床和 EEG 改变提示异常电活动起源于一侧大脑半球的局部区域。根据发作时有无意识的改变而分为简单部分性发作（无意识障碍）和复杂部分性发作（有意识障碍），二者都可以继发全面性发作。

（1）简单部分性发作（simple partial seizure，SPS）：又称为单纯部分性发作，发作时无意识障碍。EEG 可以在相应皮质代表区记录到局灶性异常放电，但头皮电极不一定能记录到。根据放电起源和累及的部位不同，简单部分性发作可表现为运动性、感觉性、自主神经性和精神性发作四类，后两者较少单独出现，常发展为复杂部分性发作。

1）运动性发作：一般累及身体的某一部位，相对局限或伴有不同程度的扩展。其性质可为阳性症状，如强直性或阵挛性；也可为阴性症状，如最常见的语言中断。主要发作类型如下。①仅为局灶性运动发作：指局限于身体某一部位的发作，其性质多为阵挛性，即常见的局灶性抽搐。身体任何部位都可出现局灶性抽搐，但较常见于面部或手，因其在皮质相应的投射区面积较大。肢体的局灶性抽搐常提示放电起源于对侧大脑半球相应的运动皮质区，眼睑或其周围肌肉的阵挛性抽搐可由枕叶放电所致；口周或舌、喉的阵挛性抽搐可由外侧裂附近的放电引起。②杰克逊发作（Jackson seizure）：开始为身体某一部位抽搐，随后按一定顺序逐渐向周围部位扩展，其扩展的顺序与大脑皮质运动区所支配的部位有关。如异常放电在运动区皮层由上至下传播，临床上可见到抽搐先出现在拇指，然后传至同侧口角（手 - 口扩展）。③偏转性发作：眼、头甚至躯干向一侧偏转，有时身体可旋转一圈或伴有一侧上肢屈曲和另一侧上肢伸直。其发作起源一般为额叶、颞叶、枕叶或顶叶，额叶起源最常见。④姿势性发作：偏转性发作有时也可发展为某种特殊姿势，如击剑样姿势，表现为一侧上肢外展、半屈、握拳，另一侧上肢伸直，眼、头向一侧偏视，注视抬起的拳头，并可伴有肢体节律性的抽搐和重复语言。其发作多数起源于额叶内侧辅助运动区。⑤发音性发作：可表现为重复语言、发出声音或言语中断。其发作起源一般在额叶内侧辅助运动区。⑥抑制性运动发作：发作时动作停止，语言中断，意识不丧失，肌张力不丧失，面色无改变。其发作起源多为优势半球的 Broca 区，偶尔为任何一侧的辅助运动区。⑦失语性发作：常表现为运动性失语，可为完全性失语，也可表现为说话不完整，重复语言或用词不当等部分性失语，发作时意识不丧失。有时需在 EEG 监测下才能被发现。其发作起源均在优势半球语言中枢有关区域。

部分性发作后，可能出现受累中枢部位支配的局灶性瘫痪，称为 Todd 瘫痪，可持续数分钟至数小时。

2）感觉性发作：其异常放电的部位为相应的感觉皮质，可为躯体感觉性发作，也可为特殊感觉性发作。主要发作类型如下。①躯体感觉性发作：其性质为体表感觉异常，如麻木感、针刺感、电流感、电击感、烧灼感等。发作部位可局限于身体某一部位，也可以逐渐向周围部位扩展（感觉性杰克逊发作）。放电起源于对侧中央后回皮质。②视觉性发作：可表现为暗点、黑蒙、闪光、无结构性视幻觉。放电起源于枕叶皮质。③听觉性发作：幻听多为一些噪声或单调的声音，如发动机的隆隆声，蝉鸣或喷气的咝咝声。年龄小的患儿可表现为突然双手捂住耳朵哭叫。放电起源于颞上回。④嗅觉性发作：常表现为难闻、不愉快的嗅幻觉，如烧橡胶的气味、粪便臭味等。放电起源于钩回的前上部。⑤味觉性发作：以苦味或金属味较常见。单纯的味觉性发作很少见。放电起源于岛叶或其周边。⑥眩晕性发作：常表现为坠入空间的感觉或在空间漂浮的感觉。放电起源于颞叶皮质。因眩晕的原因很多，诊断其是否为癫痫发作有时较为困难。

3）自主神经性发作：症状复杂多样，常表现为口角流涎、上腹部不适感或压迫感、"气往上冲"的感觉、肠鸣、呕吐、尿失禁、面色或口唇苍白或潮红、出汗、竖毛（起"鸡皮疙瘩"）等。临床上单纯表现为自主神经症状的癫痫发作极为少见，常常是继发或作为复杂部分性发作一部分。其放电起源于岛叶、间脑及其周围（边缘系统等），放电很容易扩散而影响意识，继发复杂部分性发作。

4）精神性发作：主要表现为高级大脑功能障碍。极少单独出现，常常是继发或作为复杂部分性发作的一部分。主要发作类型如下。①情感性发作（affective seizure）：可表现为极度愉快或不愉快的感觉，如愉快感、欣快感、恐惧感、愤怒感、忧郁伴自卑感等，恐惧感是最常见的症状，常突然发生，无任何原因，患者突然表情惊恐，甚至因恐惧而突然逃跑，小儿可表现为突然扑到大人怀中，紧紧抱住大人。发作时常伴有自主神经症状，如瞳孔散大，面色苍白或潮红，竖毛（起"鸡皮疙瘩"）等。持续数分钟缓解。放电多起源于颞叶的前下部。发作性情感障碍需与精神科常见的情感障碍相鉴别，癫痫发作一般无相应的背景经历，且持续时间很短（数分钟），发作时常伴有自主神经症状以资鉴别。②记忆障碍性发作（dysmnesic seizure）：是一种记忆失真，主要表现为似曾相识感（对生疏的人或环境觉得曾经见过或经历过），陌生感（对曾经经历过的事情感觉从来没有经历过），记忆性幻觉（对过去的事件出现非常精细的回忆和重现）等，放电起源于颞叶、海马、杏仁核附近。③认知障碍性发作（cognitive seizure）：常表现为梦游样状态、时间失真感、非真实感等，有的患者描述"发作时我觉得我不是我自己"。④发作性错觉：是指因知觉歪曲而使客观事物变形。如视物变大或变小，变远或变近，物体形状改变；声音变大或变小，变远或变近；身体某部位变大或变小等。放电多起源于颞叶，或颞顶、颞枕交界处。⑤结构幻觉性发作（structured hallucination seizure）：表现为一定程度整合的知觉经历。幻觉可以是躯体感觉性、视觉性、听觉性、嗅觉性或味觉性，和单纯感觉性发作相比，其发作内容更复杂些，如风景、人物、音乐等。

（2）复杂部分性发作（complex partial seizure，CPS）：发作时伴有不同程度的意识障碍（但不是意识丧失），同时有多种简单部分性发作的内容，往往有自主神经症状和精神症状发作。EEG 可记录到单侧或双侧不同步的异常放电，通常位于颞或额区。发作间歇期可见单侧或双侧颞区或额颞区癫痫样放电。复杂部分性发作大多起源于颞叶内侧或者边缘系统，但也可以起源于其他部位如额叶。根据放电起源不同、扩散途径和速度不同，复杂部分性发作主要表现为以下一些类型。

1）仅表现为意识障碍：表现为突然动作停止，两眼发直，叫之不应，不跌倒，面色无改变，发作后可继续原来的活动。其临床表现酷似失神发作，成人的失神发作几乎是复杂部分性发作，但在小儿临床应与失神发作相鉴别，EEG 检查可以鉴别。其放电常起源于颞叶，也可起源于额叶、枕叶等其他部位。

2）表现为意识障碍和自动症：是指在上述意识障碍的基础上，合并自动症。自动症是指在癫痫发作过程中或发作后，意识模糊的状态下，出现一些不自主、无意识的动作，发作后常有遗忘。自动症可以是发作前动作的继续，也可以是发作中新出现的动作。一般持续数分钟。

须注意的是，自动症虽在复杂部分性发作中最常见，但并不是其所特有，在其他发作中（特别是失神发作）或发作后意识障碍（特别是强直阵挛发作后）的情况下也可出现。临床应注意鉴别，尤其是复杂部分性发作和失神发作相鉴别。

常见的自动症如下：①口咽自动症：最常见，表现为不自主的舔唇、咂嘴、咀嚼、吞咽或者进食样动作，有时伴有流涎、清喉等动作。复杂部分性发作的口咽自动症多见于颞叶癫痫。②姿势自动症：表现为躯体和四肢的大幅度扭动，常伴有恐惧面容和喊叫，容易出现于睡眠中。多见于额叶癫痫。③手部自动症：简单重复的手部动作，如摸索、擦脸、拍手、绞手、解衣扣、翻口袋、开关抽屉或水龙头等。④行走自动症：无目的地走动、奔跑、坐车，不辨方向，有时还可避开障碍物。⑤言语自动症：表现为自言自语，多为重复简单词语或不完整句子，内容有时难以理解。如可能说"我在哪里""我害怕"等。病灶多位于非优势半球。

自动症在复杂部分性发作中比较常见，其定位意义尚不完全清楚，EEG 在定位方面具有重要意义。

（3）简单部分性发作演变为复杂部分性发作：发作开始时为上述简单部分性发作的任何形式，然后出现意识障碍，或伴有各种自动症。经典的复杂部分性发作都有这样的过程。临床上常见的几种不同起源的复杂部分性发作如下。①海马 – 杏仁核（颞叶内侧）起源的发作：海马起源的发作常常以一种奇怪的、难以描述的异常感觉开始，然后出现意识障碍，动作停止，两眼发直，叫之不应，自动症（常为口咽自动症）。杏仁核起源的发作开始常为胃气上升感或恶心，可伴较明显的自主神经症状，意识丧失是逐渐的，并伴自动症。海马起源的癫痫占颞叶癫痫的 70% ~ 80%，常累及杏仁核，使二者的区分较为困难。发作持续时间数分钟（通常为 2 ~ 5 分钟），发作的开始和结束均较缓慢，常有发作后意识蒙眬。②额叶起源的发作：其起始感觉为非特异性的，突出的表现为姿势自动症，发作的运动形式可能多样，但同一患者的发作形式却是固定的。发作持续时间短（常短于 1 分钟），发作开始和结束均较快，发作后意识很快恢复。③颞叶外侧皮质起源的发作：发作起始症状为幻听、错觉、梦样状态等，继之出现意识障碍。其他脑皮质起源的发作继发演变为复杂部分性发作，常首先有与相应皮质功能有关的临床症状，再出现意识障碍和自动症等。

（4）继发全面性发作（secondarily generalized tonic-clonic seizure，SGTC）：简单或复杂部分性发作均可继发全面性发作，最常见继发全面性强直 – 阵挛发作。发作时的 EEG 可见局灶性异常放电迅速泛化为两侧半球全面性放电。发作间期 EEG 为局灶性异常。

3. 难以分类的发作　包括因资料不全而不能分类的发作，以及所描述的类型迄今尚无法归类者。如某些新生儿发作（节律性眼动、咀嚼动作及游泳样动作等）。随着临床资料和检查手段的进一步完善，难以分类的发作将越来越少。

4. 反射性发作（reflex seizure）　反射性发作指癫痫发作具有特殊的触发因素，每次发作均为某种特定感觉刺激所诱发，诱发因素包括视觉、思考、音乐、进食、操作等非病理性因素，可以是单纯的感觉刺激，也可以是复杂的智能活动刺激，而某些病理性情况如发热、酒精戒断所诱发的发作则不属于反射性发作。反射性发作符合癫痫发作的电生理和临床特征，临床上可有各种发作类型，既可以表现为部分性发作，也可以为全面性发作。

5. 2001 年国际抗癫痫联盟新提出的癫痫发作类型　近年来，有一些新的发作类型被确认，补充如下。

1）肌阵挛失神（myoclonic absence seizures）：表现为失神发作，同时伴有肢体的节律性肌阵挛动作抽动。

2）负性肌阵挛（negative myoclonus）：短暂的张力性肌肉活动中断，时间小于 500 毫秒，其前没有肌阵挛的成分。

3）眼睑肌阵挛（eyelid myoclonus）：眼睑肌阵挛往往是突发性、节律性的快速眼睑肌阵挛抽动，每次发作时往往有 3 次以上的眼睑抽动，并且可以伴有轻微的意识障碍，且均有光敏性反应。

4）痴笑发作（gelastic seizures）：为发作性的无诱因发笑，内容空洞，不带有感情色彩，持续时间在半分钟左右。可见于下丘脑错构瘤、颞叶或额叶的病变。

（二）辅助检查

1. EEG　由于癫痫发病的病理生理基础是大脑兴奋性的异常增高，而癫痫发作是大脑大量神经元共同异常放电引起的。EEG 反映大脑电活动，是诊断癫痫发作和癫痫的最重要手段，并且有助于癫痫发作和癫痫的分类。临床怀疑癫痫的病例应进行 EEG 检查。在应用中需充分了解 EEG 的价值和局限性。

2. 脑磁图（MEG）　是新发展起来的一种无创性的脑功能检测技术，其原理是检测皮质神经元容积传导电流产生的磁场变化，与 EEG 可以互补，有条件的可应用于癫痫源的定位以及功能区定位，并不是常规检查。

3. 电子计算机 X 线体层扫描（CT）　能够发现较为粗大的结构异常，但难以发现细微的结构异常。多在急性的癫痫发作时，或发现大脑有可疑的钙化和无法进行 MRI 检查的情况下应用。

4. 磁共振成像（MRI）　MRI 在临床中的应用，大大地改进了对癫痫患者的诊断和治疗。MRI 具有很高的空间分辨率，能够发现一些细微的结构异常，对于病因诊断有很高的提示价值，特别是对于难治性癫痫的评估。特定的成像技术对于发现特定的结构异常有效，例如海马硬化的发现。如果有条件，建议进行头颅 MRI 检查。

5. 单光子发射计算机断层扫描（SPECT）　是通过向体内注射能够发射 γ 射线的放射性示踪药物后，检测体内 γ 射线的发射，来进行成像的技术，其反映脑灌注的情况，可作为难治性癫痫术前定位中的辅助方法。癫痫源在发作间歇期 SPECT 为低灌注，发作期为高灌注。

6. 正电子发射断层扫描（PET）　正电子参与了大脑大量的生理动态，通过标记示踪剂反映其在大脑中的分布。可以定量分析特定的生物化学过程，如可以测定脑葡萄糖的代谢及不同神经递质受体的分布。在癫痫源的定位中，目前临床常用示踪剂为 ^{18}F 标记 2 – 脱氧葡萄糖（FDG），观测局部脑代谢变化。理论上讲，发作间歇期癫痫源呈低代谢，发作期呈高代谢。

7. 磁共振波谱（MRS）　癫痫源部位的组织具有生化物质的改变，利用存在于不同生化物质中的相同的原子核在磁场下其共振频率也有差别的原理，以光谱的形式区分不同的生化物质并加以分析，能够提供癫痫脑生化代谢状态的信息，并有助于定位癫痫源。其中 ^{1}H 存在于一些具有临床意义的化合物中，脑内有足够浓度的质子可以被探测到，因此临床应用最多的是磁共振质子波谱（^{1}H-MRS）。

8. 功能核磁共振（fMRI）　是近年来发展起来的新技术，能够在不应用示踪剂或者增强剂的情况下无创性的描述大脑内神经元激活的区域，是血氧水平依赖技术。主要应用于脑功能区的定位。

9. 血液学检查　包括血常规、血糖、电解质、血钙等方面的检查，能够帮助寻找病因。

血液学检查还用于对药物不良反应的检测，常用的监测指标包括血常规和肝肾功能等。

10. 尿液检查 包括尿常规及遗传代谢病的筛查，如怀疑为苯丙酮尿症，应进行尿三氯化铁试验。

11. 脑脊液检查 主要为排除颅内感染等疾病。除常规、生化、细菌培养涂片外，还应做支原体、弓形体、巨细胞病毒、单纯疱疹病毒、囊虫病等病因检查及注意异常白细胞的细胞学检查。

12. 遗传学检查 尽管目前发现一部分癫痫与遗传相关，特别是某些特殊癫痫类型，但是目前医学发展的阶段还不能利用遗传学的手段常规诊断癫痫。通过遗传学检测预测癫痫的发生风险和通过遗传学的发现指导治疗的研究也在进一步的探索之中。

（三）诊断要点

癫痫有两个特征，即临床表现癫痫发作和脑电图上的痫样放电。

1. 癫痫发作

（1）癫痫发作的共性：发作性、短暂性、重复性、刻板性及单相性。

（2）不同发作类型的特征。

2. 脑电图上的痫样放电

（四）鉴别诊断

1. 假性发作 假性发作是一种非癫痫性的发作性疾病，是由心理障碍而非脑电紊乱引起的脑部功能异常。假性发作极易被误诊为癫痫的原因是其临床表现与癫痫相似，难以区分。发作时脑电图上无相应的病性放电和抗癫痫药治疗无效是与癫痫鉴别的关键，尤其是在下列情况下更要考虑假性发作的可能：①视频脑电图记录到在发作中有意识改变和双侧肢体运动或感觉表现，而脑电图无异常者。②发作没有刻板性，运动表现为非典型癫痫样抽动，持续脑电图记录在不同生理条件下都无异常。但应注意，10%的假性发作患者可同时存在真正的癫痫，10%~20%的癫痫患者中伴有假性发作。

2. 晕厥 为弥漫性脑部短暂性缺血、缺氧所致。常有意识丧失、跌倒，部分患者可出现肢体的强直或阵挛，需与癫痫的全身性发作鉴别。下列几点支持晕厥的诊断：①由焦虑、疼痛、见血、过分寒冷、高热诱导的发作。②站立或坐位时出现的发作。③伴有面色苍白、大汗者。

3. 偏头痛 偏头痛与癫痫的鉴别要点有以下几点。①癫痫头痛程度较轻，多在发作前后出现，偏头痛则以偏侧或双侧剧烈头痛为主要症状。②癫痫脑电图为阵发性棘波或棘－慢复合波，偏头痛主要为局灶性慢波。③简单视幻觉二者均有，但复杂视幻觉以癫痫常见。④癫痫的意识障碍发生突然，很快终止，程度重，基底动脉型偏头痛的意识障碍发生较缓慢，易唤醒。

4. 短暂性脑缺血发作（TIA） ①TIA多见于老年人，常有动脉硬化、冠心病、高血压、糖尿病等病史，发作持续时间从数分钟到数小时不等，而癫痫见于任何年龄，以青少年为多，前述的危险因素不突出，发作时间多为数分钟，极少超过半小时。②TIA的临床症状多为缺失而非刺激，因而感觉丧失或减退比感觉异常多，肢体的瘫痪比抽搐多。③TIA 患者的肢体抽动从表面上看类似癫痫，但多数患者没有癫痫家族史，肢体的抽动不规则，也无头部和颈部的转动。④TIA 的短暂性全面遗忘症是无先兆而突然发生的记忆障碍，多见于 60 岁以上老年人，症状常持续 15 分钟到数小时，脑电图上无明显的痫性放电。癫痫性健忘发作持续时间更短，常反复发作，脑电图上多有痫性放电。

5. 过度换气综合征　过度换气综合征是一种由心理障碍所致，不恰当过度呼吸诱发，临床上以发作性躯体症状为特征的综合征。过度换气综合征引起的发作性精神症状、短暂的意识丧失和四肢抽动需分别与癫痫的自动症、失神发作及全身性发作相鉴别。患者的症状能通过过度换气复制是鉴别的主要依据，发作间期或发作期脑电图无痫样放电，发作前后血气分析显示二氧化碳分压偏低也是重要的鉴别点。

二、中医辨证

1. 风痰闭窍证　发则猝然仆倒，昏不知人，目睛上视，口吐白沫，手足抽搐，喉中痰鸣，舌质淡红，苔白腻，脉弦滑。发作前常有眩晕头痛、胸闷、乏力等先兆症状。

2. 痰火扰神证　发则猝然仆倒，不省人事，四肢强痉拘挛，口中叫吼，口吐白沫，烦躁不安，气高息粗，痰鸣漉漉，口臭。平素急躁易怒，心烦失眠，咳痰不爽，口苦咽干，大便秘结，舌质红，苔黄腻，脉弦滑数。

3. 瘀阻脑络证　发则猝然昏仆，瘛疭抽搐，或单以口角、眼角、肢体抽搐，颜面口唇青紫。平素多有头痛、头晕，痛有定处。多有头部外伤史，或癫痫经久不愈，舌质紫黯或有瘀点，脉弦或涩。

4. 肝肾阴虚证　痫病频作，神思恍惚，面色晦暗，头晕目眩，两目干涩，耳轮焦枯不泽，健忘失眠，腰膝酸软，大便干燥，舌红，苔少，脉细数。

5. 脾虚痰盛证　痫病发作日久，神疲乏力，面色不华，食欲不佳，胸闷痰多，眩晕时作，或恶心欲呕，纳少便溏，舌质淡，苔薄腻，脉濡弱。

6. 心脾两虚证　久痫不愈，猝然仆倒，昏不知人，或仅头部下垂，四肢无力；或四肢抽搐无力或口吐白沫，口噤目闭，二便自遗，伴面色苍白，心悸，舌质淡，苔白，脉沉弱或弱。

7. 血虚风动证　或猝然仆倒，或面部烘热，或两目瞪视，或局限性抽搐，或四肢抽搐无力，手足蠕动，二便自遗，舌质淡，少苔，脉细弱。

8. 气虚血瘀证　痫证反复发作日久，平日有精神恍惚，心中烦急，头部疼痛，头昏短气；发作时突然仆倒，昏不知人，抽搐或手足蠕动，唇紫，舌质紫黯或有瘀点、瘀斑，脉弦而涩。

【治疗】

一、西医

（一）病因治疗

病因治疗即积极治疗引起癫痫发作的原发性疾病，如脑肿瘤、脑炎、脑寄生虫，以及全身性其他疾病等。对颅内占位性病变首先考虑手术治疗，即使在顺利切除后，仍需抗痫药物治疗，因残余的病灶或手术后的瘢痕形成使约半数患者术后可能继续发作。如因代谢紊乱所致的低血糖、低血钙等，主要针对病因治疗，抗癫痫药物可酌情停服。

（二）药物治疗

一旦癫痫诊断成立，在 2 次或更多次发作后，即使未发现病因，均应开始治疗，但发作甚为稀疏者，如 12 个月以上 1 次者，可不用药。

1. 药物应用的总原则　临床上运用抗癫痫药物时，总的原则是使用最少的药物和最小的药物剂量能完全控制癫痫发作，并在应用药物的过程中又不产生明显或严重的毒性反应或不良反应。

2. 药物的选择　主要取决于痫性发作的类型，也要考虑药物的毒性。如特发性失神发作的首选药物为乙琥胺，其次为丙戊酸钠；二线药物为乙酰唑胺和氯硝西泮。儿童和青春期的肌阵挛发作首选丙戊酸钠，其次为乙琥胺或氯硝西泮；二线药物为乙酰唑胺、苯妥英钠或苯巴比妥。特发性 GTCS，或与失神发作合并发生时，首选丙戊酸钠，其次为苯妥英钠或苯巴比妥。单纯部分性发作及继发的 GTCS 首选卡马西平，其次为苯妥英钠或苯巴比妥；二线药物为乙酰唑胺或氯硝西泮。复杂部分性发作首选卡马西平，其次为苯妥英钠；二线药物为扑米酮或苯巴比妥。对有中央 - 额部或枕部棘波的良性儿童期癫痫，可用卡马西平或丙戊酸钠。Lennox-Gastaut 综合征首选丙戊酸钠，其次为氯硝西泮；二线药物为卡马西平或乙酰唑胺。对婴儿痉挛症应在发病后 1 个月内给予 ACTH（凝胶）注射，辅以口服泼尼松，疗程不少于 6 周。

3. 药物剂量　在急诊情况下，需要迅速而充分的抗癫痫作用时，开始就应给足量；如非紧急情况，一般开始剂量宜小，有些药物初服时反应较大，更需先从小剂量开始，例如卡马西平开始用 100 mg/d，丙戊酸钠用 150 mg/d，氯硝西泮用 0.5 mg/d，扑米酮用 62.5 mg/d，然后逐步调整到既能控制发作又不产生毒副反应为宜，即达到最小的有效量。调整剂量时除临床观察外，血药浓度测定可作为重要依据，这对卡马西平、苯妥英钠、乙琥胺和苯巴比妥尤为重要。血浓度测定需待药物达到稳定状态时间（Tss）方有意义。

4. 单药治疗　临床主张用单药治疗，特别对新诊断的患者效果更好。已用多药治疗的患者，可以通过血药浓度监测来缩减一些次要药物，研究表明正规的单药治疗可控制 80%的发作。

5. 多药治疗　合并用药一般局限于 2 种抗癫痫药，最好不要超过 3 种。在确认单药治疗失败后，方可加用第 2 种药物。

6. 用药时间　GTCS 和单纯部分性发作，服药完全控制 2~3 年后，失神发作在完全控制半年以后，可考虑停止服药。停药必须逐渐减量。停药减量的原则是病程越长，药物剂量越大，停药越应缓慢（所用时间越长）。整个停药过程一般不少于 3 个月，若有复发，则重复给药如前。另外，复杂部分性发作很少完全被控制，也需长期服用小剂量抗癫痫药维持。

7. 常用抗癫痫药物

（1）卡马西平：常用剂量为 300～600 mg/d。半衰期（$t_{1/2}$）为 20～55 小时。有效血浓度 4～10 μg/mL。药物血浓度达到稳定状态时间（Tss）5～14 日。

（2）丙戊酸：一般用其钠盐或镁盐。常用剂量成人为 600～1800 mg/d；儿童为 20～30 mg/（kg·d）。$t_{1/2}$ 为 9～21 小时。有效血浓度 50～100 μg/mL。Tss 为 3～6 日。

（3）苯妥英：临床用其钠盐（苯妥英钠）。常用剂量成人为 200～500 mg/d，儿童 5～10 mg/（kg·d）。$t_{1/2}$ 为 10～34 小时。有效血浓度为 10～20 μg/mL。Tss 为 14～28 日。

（4）苯巴比妥：常用剂量为 60～180 mg/d。$t_{1/2}$ 为 50～160 小时。有效血浓度为 15～40 μg/mL。Tss 为 14～28 日。

（5）氯硝西泮：常用剂量成人为 1～10 mg/d，儿童 <1 岁 0.25 mg/d，1～5 岁 0.5～1 mg/d，6～12 岁 1～6 mg/d。$t_{1/2}$ 为 20～60 小时。有效血浓度为 0.015～0.05 μg/mL。Tss 为 5～14 日。

（6）乙琥胺：常用剂量为 500～1500 mg/d。儿童：10～15 mg/（kg·d）。$t_{1/2}$ 成人为 50～60 小时，儿童为 20～40 小时。有效血浓度为 40～120 μg/mL。Tss 为 6～14 日。

（7）扑米酮：常用剂量为 500～1500 mg/d；儿童为 15～30 mg/（kg·d），$t_{1/2}$ 为 12 小时。有效血浓度为 5～15 μg/mL。Tss 为 14～30 日。

（8）拉莫三嗪（Lamotrigine，LTG）：用于部分发作和全面性发作（包括强直阵挛发作、失神发作、强直发作和无张力性发作）的治疗。成人剂量从 50 mg/d 开始，2 周后改为 100 mg/d，逐渐加到 100～200 mg/d 的维持量，分 1～2 次口服。如与丙戊酸同时服用，开始每次 25 mg，隔日 1 次，2 周后 25 mg/d，每 1～2 周增加 25～50 mg，直至达到 100～150 mg/d。

（9）奥卡西平（Oxcarbazepine，OXC）：成人剂量为 600 mg/d，分 2 次口服，最大剂量为 2400 mg/d。

（10）托吡酯（Topiramate）：商品名妥泰（Topamax），成人剂量为 25 mg/d，隔 1～2 周增加 25～50 mg，维持剂量为 200～600 mg/d，分 2 次给药。

（11）左乙拉西坦（Levetiracetam）：可用作难治性部分性发作的单药治疗。开始剂量为 250 mg，每日 2 次，每周增加 500 mg，最大剂量可达 3000 mg/d。

（三）外科治疗

癫痫的药物治疗临床控制率可达 75%～80%，但患者经过长时间正规单药治疗，或先后用两种 AEDs 达到最大耐受剂量，以及经过一次正规的、联合治疗仍不见效时，可考虑手术治疗。同前所述，20%～30% 癫痫发作患者用各种 AEDs 治疗难以控制发作，如治疗 2 年以上、血药浓度在正常范围之内，每月仍有 4 次以上发作、出现对 AEDs 耐药者，考虑为难治性癫痫（intractable epilepsy）。应当采用适当的手术治疗来减轻患者的发作，并有机会使患者获得发作的完全控制。

手术适应证：效果比较理想的多为部分性发作，主要是起源于一侧颞叶的难治性复杂部分性发作，如致病灶靠近大脑皮质、可为手术所及且切除后不会产生严重的神经功能缺陷者，疗效较好。目前认为，癫痫病灶的切除术必须有特定的条件，基本点为：①癫痫灶定位须明确；②切除病灶应相对局限；③术后无严重功能障碍的风险。癫痫手术治疗涉及多个环节，需要在术前结合神经电生理学、神经影像学、核医学、神经心理学等多重检测手段进行术前综合评估，对致痫区进行综合定位，是癫痫外科治疗成功与否的关键。

常用的手术方法有：①前颞叶切除术和选择性杏仁核、海马切除术；②颞叶以外的脑皮质切除术；③癫痫病灶切除术；④大脑半球切除术；⑤胼胝体切开术；⑥多处软脑膜下横切术。除此以外，还有迷走神经刺激术、慢性小脑电刺激术、脑立体定向毁损术等，理论上对于各种难治性癫痫都有一定的疗效。

二、中医

（一）辨证论治

痫证发作时，以开窍醒神治其标，多以豁痰行气、息风开窍定痫为法；平时病缓则祛邪补虚以治其本，以健脾化痰、补益肝肾、养心安神等法以调理脏腑，平顺气机，杜其生痰动风之源。

1. 风痰闭窍证

治法：涤痰开窍，息风定痫。

方药：定痫丸加减。竹沥 12 g，天麻 10 g，贝母 10 g，胆南星 10 g，法半夏 10 g，陈皮 6 g，茯神 12 g，远志 10 g，丹参 15 g，石菖蒲 10 g，僵蚕 12 g，全蝎 10 g，琥珀 3 g（冲服），甘草 6 g。痰黏不利者，加瓜蒌、白芥子；痰涎清稀者，加干姜、细辛；若纳呆者，可加白术、茯苓；胁胀嗳气者，加柴胡、枳壳、青皮；眩晕、目斜风动者，加龙骨、牡蛎、磁石、珍珠母。

2. 痰火扰神证

治法：清肝泻火，化痰开窍。

方药：龙胆泻肝丸合涤痰汤。龙胆草 10 g，栀子 10 g，黄芩 10 g，胆南星 10 g，石菖蒲 10 g，枳实 10 g，法半夏 10 g，陈皮 6 g，茯苓 15 g，竹茹 12 g，木通 10 g，钩藤 10 g，地龙 12 g。若便结不通者，加生大黄；口干欲饮、舌红少苔者，加麦冬、沙参。

3. 瘀阻脑络证

治法：活血化瘀，息风通络。

方药：血府逐瘀汤加减。桃仁 10 g，红花 10 g，当归 10 g，川芎 10 g，赤芍 15 g，川牛膝 15 g，桔梗 10 g，柴胡 10 g，枳壳 10 g，生地 12 g，甘草 6 g。夹痰者，加半夏、胆南星、竹茹；伴抽搐者，加钩藤、全蝎、地龙；瘀重者，可加水蛭、丹参等。

4. 肝肾阴虚证

治法：滋养精血，补益肝肾。

方药：大补元煎加减。熟地 15 g，山药 10 g，山萸肉 12 g，杜仲 15 g，枸杞子 12 g，龟甲 15 g（先煎），龟甲胶 12 g（烊化），牡蛎 30 g（先煎），鳖甲 30 g（先煎），白芍 12 g，阿胶 15 g（烊化）。心中烦热者，可加竹叶、灯心草；大便干燥者，可加天花粉、火麻仁；

纳谷不馨者，加焦三仙；心神不宁者，加珍珠母、磁石。

5. 脾虚痰盛证

治法：健脾化痰，和胃降浊。

方药：六君子汤加味。党参 30 g，白术 12 g，茯苓 15 g，法夏 10 g，陈皮 6 g，甘草 6 g，胆南星 10 g，炙远志 10 g，石菖蒲 12 g。痰多者，加瓜蒌；呕恶者，加旋覆花、竹茹；便溏者，加薏苡仁、炒扁豆、炮姜等。

6. 心脾两虚证

治法：补心健脾，定风止痫。

方药：归脾汤加减。党参 30 g，白术 12 g，茯苓 15 g，远志 10 g，鸡血藤 30 g，龙眼肉 12 g，丹参 15 g，当归 10 g，木香 10 g（后下），黄芪 30 g，陈皮 6 g。若体质不虚，可酌加僵蚕、蜈蚣；兼痰浊者，可加半夏、南星。

7. 血虚风动证

治法：养血息风，滋阴潜阳。

方药：大定风珠加减。生白芍 12 g，阿胶 15 g（烊化），生龟甲 30 g（先煎），鳖甲 30 g（先煎），干地黄 15 g，麻仁 15 g，五味子 10 g，生牡蛎 30 g（先煎），麦冬 12 g，炙甘草 6 g。若纳差者，可加白术、茯苓；若兼痰浊者，可加法夏、南星；若体质尚壮实者，可加蜈蚣、僵蚕。

8. 气虚血瘀证

治法：补气化瘀，定风止痫。

方药：黄芪赤风汤加减。黄芪 30 g，赤芍 30 g，防风 15 g，地龙 15 g，鸡血藤 30 g，党参 30 g，郁金 15 g，川芎 10 g。若兼大便秘结者，可加酒大黄；体质尚壮实者，可加蜈蚣、僵蚕；若兼颈项强直者加葛根。

（二）中成药

（1）医痫丸：每次 6 g，每日 2 次。用于各类癫痫发作。

（2）白金丹：每次 6 g，每日 2 次。用于风痰闭窍证癫痫发作。

（3）痫证镇心丹：每次 1 粒，每日 2 次。用于痰火扰神证癫痫发作。

（4）镇痫片：每次 4 片，每日 3 次。用于各类癫痫发用。

（5）痫风散：成人每次服 6 g，温开水送服。用于癫痫发作，有较好的止痉功效。

（6）安宫牛黄丸：每次服 1 丸，温开水化开送服或鼻饲。适用于痫病痰热内闭证之抽搐、神昏。

（7）紫雪丹：每次服 1.5~3 g，口服或鼻饲，适用于癫痫急性期有四肢抽搐者。

（8）苏合香丸：每次服 1 丸，散剂 2 g，口服或鼻饲。适用于痰湿痫之神昏、瘛疭等症。

（9）紫金锭：每次服 3 g，每日 1 次，连服 3 次。适用于各证癫痫。

（三）针灸

1. 体针

（1）实证：息风化痰、降火宁神。取穴：身柱、本神、鸠尾、丰隆、太冲。发作时加人中、颊车、神门；夜间发作加照海，白天发作加申脉，并可选用大椎、百会、风池、哑门、内关、后溪等穴。

（2）虚证：滋补肝肾、养心健脾。取穴：通里、丰隆、肾俞、阳陵泉、三阴交、筋缩。发作持续昏迷不醒，可针涌泉，灸气海；平时还可选用中脘、足三里、百会、肝俞、脾俞等穴。

2. 电针 取穴：内关、神庭、足三里、太冲、太阳、百会。每次选 2 对穴，用 G6805 型电针治疗仪，选用疏密波，电流为中等强度刺激，隔日治疗 1 次。适用于各证痫证。

3. 耳针 取穴：心、胃、脑、神门、脑干、皮质下。肝肾阴虚者，加肝、肾；肝火痰热者，加大肠；脾胃虚弱者，加脾、三焦。可予针刺或耳穴贴压。

4. 头针 运动区、感觉区、足运感区，视病候可随症加减，也可根据脑电图表现，在放电灶相应部位头皮进行针刺。以强刺激手法，每穴捻转 1～3 分钟。

5. 穴位埋线 取穴：大椎、哑门、内关、丰隆，酌情选用 2～3 个穴，常规消毒后埋入羊肠线，20 天埋 1 次，用于癫痫轻症。

（四）推拿疗法

医者分别揉拿患者两上肢手三阴经各 5 遍，并以拇指按揉内关、神门、合谷穴各 2 分钟，以得气为度。

患者取坐位，医者位于患者身后，先以拇指揉拿风池 2 分钟，继而揪捏喉结 10 次，然后拇指按揉风府穴 2 分钟，最后拿肩中穴，反复提拿 3～5 遍，并重揉百会穴 2 分钟，以透热为度。

患者平静后令其俯卧位，医者位于患者右侧，以拇指按揉或一指禅推肝俞穴 3 分钟，以得气为度。本法适用于痫证风痰闭阻发作苏醒时。

令患者仰卧位，医者以拇指先后掐人中、涌泉穴，持续操作待患者苏醒；患者苏醒后，令其俯卧，医者位于患者右侧，以拇指按揉或一指禅推肝俞、胆俞穴各 3 分钟，以得气为度。患者取俯卧位，医者以掌揉法施术于双下肢足三阴经 5 遍，并按揉丰隆、三阴交、太冲穴各 2 分钟，以热达双涌泉为度。适用于痫证痰火内盛者。

（五）癫痫中医临床沿革

《黄帝内经》认为癫痫为"胎病"，属"巅疾"，首次提出癫痫发病和母亲孕期受惊吓有关，并提出癫痫的临床症状特点，如"癫疾始作，而引口啼呼喘悸者""癫疾始作，先反僵，因而脊痛""岁一发不治，月一发不治，月四五发，名曰癫病"。《难经·五十九难》也提到"癫疾始发，意不乐，僵直直视"，认识到本病发生常有先兆症状。

东汉张仲景《伤寒杂病论》创立了柴胡加龙骨牡蛎汤，被后世许多医家用于癫痫病的治疗，收效甚佳。晋代巢元方《诸病源候论》认为小儿癫痫多和气血虚弱有关。唐代孙思邈《备急千金要方》将癫痫分为阴痫和阳痫两类，认为脏气不平是癫痫的主要病机，宋代钱乙的《小儿药证直诀》论述了癫痫痫与五脏之间的联系，强调治疗时应"随脏治之"。

金元医家刘完素以珍珠丸治小儿惊痫，以厚朴丸治风痫病不能愈者。张从正的《儒门事亲》先以葶苈苦酒汤以吐之，后服泻青丸以下之。朱丹溪则认为"无痰不作痫"之说，认为痫证病因主要责之于痰，病位在心，乃痰涎迷闷孔窍所致，主张治疗时应注重化痰为先。

明清时期的各大医家在痫证病因、病机及证治等方面的认识，都有了进一步的提高。楼英在《医学纲目》中注意到某些痫症患者的发作症状比较轻微，这与目前临床中的癫痫失神性发作症状相类似。《景岳全书》则认为"癫痫缠绵难愈者，必以补虚扶正之法"。程钟龄《医学心悟》指出，"痫证虽有五脏之殊，而痰涎则一，以定痫丸治疗"。《张氏医通》在论述癫痫发作的基本病机时指出"唯有肝风，故作搐搦"。针对临床医家没有分清癫和痫的区别，清代何梦瑶在《医碥》中论述："狂者，猖狂刚暴，裸体詈骂，不避亲，甚则持刀杀人，逾垣上屋，飞奔疾走，不问水陆，多怒不卧，目直叫呼，时或高歌大笑，妄自尊贵，妄自贤智者是也。癫者，如醉如呓，或悲或泣，或笑或歌，言语有头无尾，秽洁不知，左顾右盼，如见鬼神，有时正性复明，深自愧沮，少顷状态复露者是也。痫者，发则昏不知人，卒倒无知，口噤牙紧，将醒时吐痰涎，甚则手足抽搐，口眼相引，目睛上视，口作六畜之声，醒后起居饮食皆若平人，心地明白，亦有久而神呆者，然终不似癫狂者常时迷惑也。"对癫、狂、痫的区分已经与现代中医内科学相近。

清代王清任从瘀血论治癫痫病，认为痫证病因乃为"元气一时不能上转入脑髓""脑无灵机之气"而致，创制黄芪赤风汤、龙马自来丹治疗。

1994年颁布的中华人民共和国中医药行业标准《中医内科病证诊断疗效标准》中的痫病证候分类，共分为6个基本证候：痰火扰神、血虚风动、风痰闭窍、瘀阻脑络、心脾两虚、肝肾阴虚。主要病机是风、痰、热、瘀、虚相互作用而致病。

王坤等基于数据挖掘技术分析中医药治疗特发性癫痫的用药规律后发现癫痫的治疗以息风类、祛痰类、补益类、安神类、开窍类药物应用最为广泛，用药趋势集中，频率最高药物有石菖蒲、天南星、半夏、天麻、全蝎。药物存在固定搭配，置信度最高的关联群为半夏-陈皮-茯苓-天南星，通过聚类分析可得到僵蚕-全蝎-天麻-天南星-石菖蒲等19个聚类群。吴彬才等分析了历代治疗痫证773首方剂后发现用药频次居前者有朱砂、人参、牛黄、麝香、全蝎、甘草、黄芩、大黄、天麻和防风等。

尹莲君等分析《中华医典》文献库中难治性癫痫的组方用药规律后发现，药物频次前5位的分别是人参、半夏、胆南星、远志、朱砂，且非常重视虫类药、矿物类药使用，治法以补虚药为主，辅以化痰开窍，平肝息风之药。

宋翠文等分析了古代文献中治疗癫痫的针灸处方共282条，发现高频输穴依次为百会（34次）、鸠尾（20次）、心俞（18次）、神庭（17次）。分析现代针灸文献294篇后发现，针灸选穴频次前五的穴位分别是大椎、百会、丰隆、腰奇、足三里。使用频次最高的3条经脉依次是督脉、膀胱经和胃经。在特定穴的选用上，应用频次最高的3类特定穴分别为交会穴、络穴、背俞穴。五输穴中最常用的是原穴。

【预后】

癫痫的预后与发作类型、病因、发作频率、治疗是否合理，以及发病年龄等多种因素有关。流行病学的研究发现，有些不发达国家癫痫的发病率尽管很高，但患病率并不高，说明癫痫可以自发缓解。未经治疗的癫痫患者国外报道 5 年自发缓解率为 28.6%～30.6%，我国 2 年缓解率为 40.4%，5 年缓解率为 27.4%。癫痫自发缓解率较高的因素有原发性癫痫、病程短、发作频率少、发病年龄小且发作类型是全面性发作。抗癫痫治疗能改善预后，国内外的多数研究认为，癫痫经治疗后 1 年的缓解率为 65%～80%。

（王素平　田嘉伟　刘　涛）

参考文献

[1] 贾建平. 神经病学 [M].7 版. 北京：人民卫生出版社，2013.

[2] 吴江. 神经病学 [M].2 版. 北京：人民卫生出版社，2013.

[3] 孙怡. 实用中西医结合神经病学 [M].2 版. 北京：人民卫生出版社，2011.

[4] 鲍远程. 现代中医神经病学 [M]. 北京：人民卫生出版社，2003.

[5] 张美增. 老年神经病学 [M]. 北京：人民卫生出版社，2007.

[6] 蒋雨平. 临床神经疾病学 [M]. 上海：上海医科大学出版社，1999.

[7] 沈鼎烈. 临床癫痫学 [M]. 上海：上海科学技术出版社，1994.

[8] 吴逊. 癫痫和发作性疾病 [M]. 北京：人民军医出版社，2001.

[9] 牛志尊. 癫痫病因病机及用药规律的文献研究 [D]. 武汉：湖北中医药大学，2014.

[10] 王坤，马林，李卫东，等. 基于数据挖掘技术中医药治疗特发性癫痫的用药规律及理论分析 [J]. 中国中医基础医学杂志，2019，25（3）：365－368.

[11] 吴彬才，杨柳，全淑林，等. 基于中医传承辅助平台分析历代治疗痫证方剂的组方规律分析 [J]. 中医药导报，2018，24（8）：47－51.

[12] 尹莲君，薛道金，黄涛，等. 难治性癫痫的中医用药规律研究 [J]. 广东药科大学学报，2020，36（3）：431－435.

[13] 宋翠文. 基于数据挖掘技术的针灸治疗癫痫的文献研究 [D]. 广州：广州中医药大学，2019.

第八章 脑血管疾病

第一节 概 述

脑血管疾病（cerebrovascular disease，CVD）是指脑血管病变所引起的脑功能障碍，包括血管腔闭塞或狭窄、血管破裂、血管壁损伤或通透性发生改变、血管畸形等各种脑血管病变引发的局限性或弥漫性脑功能障碍。临床表现为局灶性的症状和体征，与受累脑血管的血供区域相一致。当出现弥漫性脑血管功能障碍时，如心搏骤停引起的全脑缺血，则不属于CVD 的范畴。

【分类】

（一）按神经功能缺失症状的持续时间分类

1. 急性脑血管病　又称为脑卒中（stroke），是一组起病急骤的脑部血液循环障碍，常伴神经系统局限性改变，包括短暂性脑缺血发作、脑血栓形成、脑栓塞、脑出血和蛛网膜下腔出血等。

2. 慢性脑血管病　指脑部因动脉粥样硬化、慢性的血供不足等，导致脑代谢和脑功能衰退。特点是起病隐袭，逐渐进展，如血管性痴呆。

（二）按病理性质分类

1. 缺血性脑卒中　又称脑梗死，包括脑血栓形成和脑栓塞等。
2. 出血性脑卒中　包括脑出血和蛛网膜下腔出血。

（三）按病程分类

1. 短暂性脑缺血发作（transient ischemic attack，TIA）　起病急，持续时间短于 24 小时，无任何后遗症和体征。

2. 可逆性缺血性神经功能缺失（reversible ischemic neurologic deficits，RIND）　持续时间大于 24 小时，发病后 3 周内症状消失，无任何后遗症。

3. 进展性脑卒中（progressing stroke）　逐渐进展或波动性发展，几小时至 1 周达顶峰，缺血性脑卒中常见，进展一旦停止，则为完全性脑卒中。

4. 完全性脑卒中（complete stroke）　几小时到顶峰，常为出血。

【流行病学】

脑卒中的发病率、患病率和病死率随着年龄增长而增加，65 岁以上人群增加最为明显。

脑血管病的发病率为每年 100 ~ 300/100 000。日本较高，为每年 287/100 000，美国为每年 260/100 000。我国曾对脑血管病的发病情况做过多次调查，结果不尽相同，但共同的规律是北方地区高于南方地区，东部沿海高于西部地区。1990 年结束的对全国 30 省市 579 万人群的全国性调查结果显示，脑血管病在我国的发病率是每年 115.6/100 000，高发地区是东北三省、河北、上海和西藏，每年 200/100 000 左右，广东和广西的发病率较低，为每年 60/100 000 左右。美国弗明汉 40 年的随访数据表明，脑血管病的发病率随年龄的增长而增加，在跨度为 10 年的两个相邻的年龄组间成倍增长，男性 75 ~ 84 岁组完全性脑卒中的年发病率为 1.62/10 000，65 ~ 74 岁组为 0.84/10 000，55 ~ 64 岁组为 0.35/10 000，45 ~ 54 岁组为 0.8/10 000。年龄标化后 45 ~ 84 岁组男性完全性脑卒中的年发病率为 0.60/10 000，女性为 0.45/10 000，男性比女性高出大约 33%。45 ~ 84 岁组短暂性脑缺血发作的年发病率也随年龄增长而增加，男性的发病率为 0.11/10 000，女性为 0.07/10 000。

自然人群中的患病率高于发病率，平均患病率为 250 ~ 740/100 000，我国为 256.9/100 000。

脑卒中的病死率为每年 50 ~ 150/100 000 左右，约占所有疾病死亡人数的 10%。病死率每个国家有很大不同，东欧和葡萄牙报道的病死率最高，接近 200/100 000；美洲、西欧、北欧、大洋洲的病死率较低，低于 80/100 000，我国脑血管病死亡率是 81.3/100 000。美国 1915—1968 年死亡率每年下降 1.5%，90 年代初期达到 21 ~ 42/100 000，30 天的病死率从 1945—1949 年的 33% 降低至 1980—1984 年的 17%。存活者中 50% ~ 70% 遗留瘫痪和失语等严重残疾。

【病因】

全身性血管病变和脑血管局部病变，以及血液系统病变均与脑血管病的发生有关。其病因可以是单一的，也可以是多种病因联合所致，少部分病因不明。

1. 血管壁病变　高血压性动脉硬化和动脉粥样硬化最常见，其次是感染、免疫性疾病等所致的动脉炎，先天性血管病和各种原因的血管损伤，药物、毒物和恶性肿瘤所致的血管损伤等。

2. 心脏病和血流动力学改变　高血压、低血压或血压急骤波动，心功能障碍、风湿性或非风湿性瓣膜病，心肌病及心律失常，特别是房颤。

3. 血液成分和血液流变学的改变　脱水，红细胞增多，高纤维蛋白原血症和白血病所致的高黏血症；应用抗凝药；服用避孕药和弥散性血管内凝血所致的凝血机制异常。

4. 其他　空气、脂肪、瘤细胞、寄生虫栓子、脑血管受压、外伤和痉挛等。

【预防】

血管疾病的发病率、死亡率及致残率均高，它与心脏病、恶性肿瘤构成人类的三大致死病因。在对脑血管病进行有效治疗的同时，积极开展针对脑血管病危险因素的预防更加重要。

1. 一级预防　指发病前的预防，即通过早期改变不健康的生活方式，积极主动地控制各种危险因素，从而达到使脑血管病不发生或者推迟发生的目的。

（1）防治高血压：高血压是脑出血和脑梗死最重要的危险因素，控制高血压是预防脑卒中发生和发展的核心环节。一项中国老年收缩期高血压的临床随机对照试验结果显示，随访 4 年后，降压治疗组比安慰剂对照组脑卒中的死亡率降低了 58%，两组的差异非常显著。高血压的防治措施包括：限制食盐的摄入量，减少膳食的脂肪含量，减轻体重，进行适当的体育运动，戒烟，减少饮酒，保持乐观心态和提高应激能力及长期坚持降压药物的治疗。根据 WHO 的标准，血压应该控制在 18.7/12.0 kPa（140/90 mmHg）之下。高血压合并糖尿病或肾病患者，血压要控制在 130/80 mmHg 以下。

（2）防治心脏病：心房纤颤、瓣膜性心脏病、冠心病、充血性心力衰竭、扩张型心肌病及先天性心脏病等都可能增加脑血管病的危险性，其中以心房纤颤最为重要。心脏病常引起栓塞性脑卒中，预防措施主要是应用抗凝药和抗血小板药。

既往有血栓、栓塞性疾病、高血压和左心功能衰竭等卒中危险因素的心房纤颤患者，应该使用华法林抗凝治疗。对于无其他卒中危险因素的心房纤颤患者，若年龄超过 75 岁，也应使用华法林；无其他卒中危险因素的心房纤颤患者，若年龄在 65~75 岁，可以酌情选用华法林或阿司匹林。对于冠心病、心力衰竭等，还要积极治疗原发病；对瓣膜病、先天性心脏病等，可酌情进行外科手术治疗。

（3）防治糖尿病：糖尿病患者动脉粥样硬化、肥胖、高血压及血脂异常等的发生率均高于非糖尿病患者。高血糖是与缺血性脑卒中发病相关的独立危险因素，糖尿病患者发生卒中的危险性约是普通人的 4 倍，脑卒中的病情轻重和预后与糖尿病患者的血糖水平及病情控制情况有关。美国 TIA 防治指南建议，空腹血糖应小于 7 mmol/L（126 mg/dL），对糖尿病患者要进行疾病的基础知识教育，使其合理饮食，进行适当的体育锻炼及应用药物治疗。

（4）防治血脂异常：低密度脂蛋白增高是颈动脉粥样硬化的危险因素，但高胆固醇血症却不是脑卒中的危险因素。防治时强调以控制饮食及体育锻炼为主，辅以药物治疗，如他汀类药物。对于糖尿病等引起的继发性血脂异常，应积极治疗原发病。

（5）戒烟：吸烟是脑卒中的危险因素，烟草中含有的尼古丁可以使血管痉挛、血压升高及加速动脉粥样硬化等。提倡戒烟。

（6）戒酒：酒精可能通过多种机制，包括升高血压、使血液处于高凝状态、心律失常和降低脑血流量等导致脑卒中。长期大量饮酒和急性酒精中毒是脑梗死的危险因素，酒精的摄入量和出血性卒中存在直接的剂量相关性联系。加强科学宣传教育，积极劝阻有饮酒习惯的人适度饮酒，可以减少卒中的发生。

（7）控制体重：目前认为男性腹部肥胖和女性体重指数［BMI，体重（kg）/身高的平方（m²）］增高是卒中的独立危险因素，这与肥胖易导致高血压、高血脂和糖尿病有关。劝说超重者和肥胖者采用健康的生活方式、增加体力活动等措施减轻体重，成年人体重指数应控制在 28 以内或腰/臀围比小于 1，体重波动范围小于 10%。

（8）颈动脉狭窄：颈动脉狭窄是缺血性脑血管病的重要危险因素，多由动脉粥样硬化引起。狭窄程度超过70%的患者，每年脑卒中的发病率为3%～4%。应用药物治疗颈动脉狭窄，包括他汀类药物和阿司匹林等。对于反复TIA发作或首次卒中的轻症患者，如果颈动脉狭窄程度超过70%，可行颈动脉内膜切除术，其他手术方式还包括颈动脉血管成形术和放置颈动脉支架等。

（9）防治高同型半胱氨酸血症：高同型半胱氨酸血症是脑卒中的独立危险因素。当同型半胱氨酸含量高于16 μmol/L时，提示有高同型半胱氨酸血症。一般人群应以饮食调节为主，对高同型半胱氨酸血症患者，应该采用叶酸、维生素 B_6 和维生素 B_{12} 联合治疗。

（10）降低纤维蛋白原水平：血浆纤维蛋白原浓度升高是动脉粥样硬化和血栓及栓塞性疾病的独立危险因素，也与TIA和脑卒中密切相关。血压升高与血浆纤维蛋白原水平增加同时存在时，脑卒中的危险性增加更加明显。目前主要进行降纤治疗。

（11）适度的体育活动：规律、适度的体育活动可以改善心脏功能，增加脑血流量，改善微循环，还通过对血压、血糖和体重的控制而起到保护性作用。

（12）合理膳食：多摄入脂肪、胆固醇，以及食盐可以促进动脉粥样硬化形成，食物的种类单调也是造成营养素摄入不合理的主要原因。提倡饮食种类多样化，每日总脂肪摄入量应少于总能量的30%，减少饱和脂肪酸和胆固醇的摄入，每日钠盐摄入少于5～6 g。

2. 二级预防　针对发生过一次或多次脑卒中的患者，通过寻找卒中事件发生的原因，纠正所有可干预的危险因素，达到降低卒中复发危险性的目的。对已发生卒中的患者选择必要的影像学检查或其他实验室检查以明确患者的卒中类型及相关危险因素。可干预的危险因素包括：吸烟、酗酒、肥胖、高血压、糖尿病、血脂异常、心脏病、高同型半胱氨酸血症等，不可干预的危险因素有年龄、性别、种族和遗传因素等。

（1）病因预防：对于可干预的危险因素要进行病因学预防，包括一级预防中的所有措施，如治疗高血压、心房纤颤、糖尿病等。

（2）抗血小板聚集药物：对于大多数缺血性卒中后的患者，建议使用抗血小板药物干预血小板聚集，主要包括阿司匹林、双嘧达莫和氯吡格雷等。缺血性卒中初次发作后应早期服用小剂量阿司匹林（50～150 mg/d），对于应用阿司匹林疗效不佳或者不能耐受的患者，氯吡格雷等都是有效的替代治疗药物。阿司匹林与双嘧达莫的联合使用较单独使用其中任何一种制剂更为有效且不增加脑出血等不良反应。

（3）抗凝治疗：心源性栓塞特别是房颤所致缺血性脑血管病可采用抗凝治疗，主要包括肝素、低分子肝素、华法林及新型抗凝剂。一般在急性期使用肝素后改为口服抗凝剂，使用华法林国际标准化比值达到2～3。

（4）卒中后认知障碍的干预：卒中后认知功能障碍及痴呆的发生率较高，卒中后早期应用阿司匹林进行干预，有助于防止痴呆的发生。已经发生持续性认知功能障碍甚至痴呆的患者可以应用改善脑功能的药物如胆碱酯酶抑制剂等延缓智能衰退。

（5）卒中后抑郁的干预：卒中后抑郁的发生率为30%～50%，是影响患者预后的一项重要因素。对已经发生抑郁的患者应选择药物治疗，首选5-羟色胺再摄取抑制剂如氟西汀、西酞普兰等，其他药物还包括三环类、四环类抗抑郁药，可辅以心理治疗。

【治疗】

按照循证医学的评价结果，目前治疗脑血管病的有效手段依次为脑卒中单元（stroke unit）、溶栓治疗、阿司匹林和抗凝治疗。最有效的治疗不是一种具体的药物，而是一个系统。因此，为了给患者提供最佳的医疗服务，需要建立一个多学科合作和整合的新系统，即组织化脑卒中医疗（organized stroke care），来管理脑卒中的教育、预防、治疗和康复。组织化脑卒中医疗要求建立脑卒中小组、急诊处理途径，建立脑卒中单元，制定符合当地条件的脑卒中指南和操作规程。

脑血管病，尤其是缺血性脑血管病，强调要尽早治疗。目前，急性脑梗死接受溶栓治疗的时间在 6 小时内，但是由于到医院的延迟等，接受溶栓治疗患者的比例非常低，美国接受溶栓治疗者为 1.7%，欧洲有些国家可达 4%，我国估计比欧美的数据要低得多。因此，在进行广泛脑梗死超早期治疗教育的同时，应分析到医院延迟的原因，制定合理的急诊处理途径，使在溶栓治疗时间窗内的患者尽早完成溶栓治疗前的各项准备工作，而脑卒中小组的建立可以提供多学科的医疗服务。

脑卒中单元是指医院中专门为脑卒中患者提供床位的特殊病区，并由多个专门小组负责，包括普通床位和重症监护病床，特征是标准化的专业治疗与培训、康复相结合。脑卒中单元的治疗人员除了有临床医师外，还包括各个级别的护理人员、各个方面的理疗专家、心理医师等，这些人员必须经过专门的培训。治疗小组每周至少召开一次联席会议，讨论病情，根据每例患者的主要问题制订治疗康复目标和出院计划。脑卒中单元的治疗人员还应与患者、家属、看护者接触，使他们积极参与治疗。包括 3864 例患者的 20 项试验的荟萃分析显示，脑卒中单元的近期疗效：病死率比对照组减少，需专业护理率减少，生活不能自理率降低（OR = 0.75）。一项随机对照研究显示，与普通病房相比，脑卒中单元的患者在脑卒中 10 年后，生存率、日常生活能力和回归家庭的人数增加。另外，从经济学角度看，脑卒中单元比传统脑卒中病房的花费少。

【康复】

尽管脑血管病的治疗有了很大的进展，但存活者中大部分遗留身体残疾，对这些患者，需要利用各种手段，减轻残疾造成的影响，使患者尽快适应环境，以便重返社会。康复治疗可促使损伤功能的恢复。

（一）运动障碍的康复

急性脑卒中患者有偏瘫的高达 88%，上运动神经元损伤导致正常的运动模式被异常运动模式取代。常见的异常运动模式有联合反应、异常的肌张力和共同运动。Brunstrom 将脑卒中的运动恢复分成 6 个阶段：Ⅰ期无肌肉收缩；Ⅱ期开始痉挛和联合反应；Ⅲ期出现共同运动，痉挛明显；Ⅳ期出现分离运动；Ⅴ期分离运动更加明显，痉挛减弱；Ⅵ期接近正常，功能恢复可停留在任何阶段。与下肢相比，上肢更容易受到影响而且恢复较差。起病时上肢瘫痪的程度和手恢复运动所需的时间是两个重要的预测上肢最终恢复情况的指标，完全恢复者一般均在发病后 3 个月。脑卒中后 1~30 天，出现痉挛状态，导致出现以下异常的姿势：肩外展、内旋，肘屈曲，前臂旋前、旋后，腕和手指屈曲，髋内收、伸展，膝伸展，踝跖屈和足内翻。

1. 急性期的康复　通常指发病后 1~2 周内，相当于 Brunstrom Ⅰ~Ⅱ期。治疗的目的是预防失用综合征，从床上的被动活动过渡到主动活动，预防可能发生的并发症。

（1）预防并发症：保持呼吸道通畅、注意口腔卫生、拍背、吸痰等预防呼吸道感染，严格无菌操作、定时开放导尿管预防尿路感染，定时翻身、保持床面平整，关节突出部位按摩或垫以软垫预防压疮。

（2）保持肢体功能位：仰卧位时，瘫痪的上肢肩外展 50°，内旋 50°，屈曲 40°，肘关节微弯曲，腕和手指轻度伸展，将整个上肢放在衬垫上，下肢髋和膝关节略屈曲，膝下放一小枕，足底部顶住足板防止足下垂和外翻。

（3）被动运动：应注意各关节的活动范围，以免造成肌肉和关节损伤。

（4）主动运动。

2. 恢复期的康复　发病后 2 周至 3 个月内，相当于 Brunstrom Ⅲ~Ⅳ期，目的是降低肌张力，缓解痉挛，打破共同运动的运动模式，使运动模式趋于正常，是康复治疗最主要的时期。治疗的方法有被动活动、主动活动和物理疗法等。锻炼的程序为：卧床时保持肢体功能位，并做被动运动；半卧位、坐位、起坐、床上锻炼；站立、起立练习；步行训练；日常生活能力与精细动作训练。

3. 后遗症期的康复　发病 1 年后进入后遗症期。在这个时期由于各种原因，有相当部分患者留下痉挛和姿势异常等，除了继续进行功能训练外，还要采取措施减少对他人的依赖，如配置适当的拐杖、步行器、轮椅、矫形器等并教会正确使用。

（二）失语症的康复

治疗原则是早期开始，治疗前进行听、说、读、写和算等全面的检查，全面评估后做出具体诊断和治疗方案。不同类型失语症的康复方法和重点亦不相同，如 Broca 失语，主要是语言表达障碍，发音缓慢，表达困难，说话少，吃力，不流利，训练时应从发音开始，如让其发"啊""呜"等单音，然后说常用的单字、短语和短句等，训练时应与实物即动作结合起来进行，反复复述阅读一些短文和语句，逐渐达到运用灵活和自如。Wernick 失语，主要是语言理解力差，语言错乱，患者表现为发音好，语言流利，但答非所问，无法进行正确的交谈，训练应从听理解、视觉指示和手势语开始，然后进行语句听说理解训练。常用的方法有口腔动作训练、语言训练、朗诵或复诵、哼歌训练、写日记训练。

（三）心理康复

针对患者不同的心理状态和表现，进行耐心、细致的心理康复工作。采用的方法有心理咨询、行为疗法、放松疗法和药物治疗。

【预后】

早期的病死率通常与伴发的疾病和脑损伤的严重程度有关，脑梗死的 30 天存活率在 85% 左右，脑出血的存活率为 20%～52%。

第二节　短暂性脑缺血发作

短暂性脑缺血发作（transient ischemic attack，TIA）是由于脑或视网膜动脉短暂的供血不足，导致供血区的局灶性神经功能障碍。本病发病突然，其神经功能障碍的临床表现可持续数分钟到数小时，并在 24 小时以内完全恢复，但可以反复发作。

TIA 是西医学的病名，中医学中尚无相同的病名。由于本病与脑卒中关系密切，且为部分脑卒中的先兆，根据其上述特点，TIA 属中医"小中风""中风病先兆证""眩晕"等范畴。

【病因与发病机制】

一、西医

TIA 发病与动脉粥样硬化、动脉狭窄、心脏病、血液病及血流动力学变化有关。发病机制主要有以下两种类型。

1. 血流动力学改变　在动脉严重狭窄基础上，血压波动导致责任动脉或其侧支循环供血脑区短暂性缺血。血液成分的改变如红细胞增多症、血小板增多症、白血病、贫血和血液高凝状态等所引起的血流动力学改变都可引起 TIA。本型特点是临床症状刻板、发作频繁、持续时间短暂，一般不超过 10 分钟。

2. 栓塞　主要来源于动脉粥样硬化性不稳定斑块及心源性栓子。特点是临床表现多样、发作稀疏、持续时间较长。如果持续时间超过 30 分钟，提示栓子可能来源于心脏。

二、中医

（一）病因

1. 五志过极　患者素来情志不遂，易致肝气郁结，郁久化火，火热灼伤津液，则肝血不足，阴虚无以制阳，则风阳亢张，上扰清窍，可以发为本病；素体阳盛之人，肝阳偏亢，亢极则化火生风，风火相煽，风升火动，上扰清窍，也可发为本病；肝郁则气机运行不畅，气滞则血瘀，瘀血阻络，气血不能上荣于脑，亦可发为本病。

2. 饮食失节　长期嗜食肥甘厚味，或长期嗜酒成瘾，或年老体衰，脾胃虚弱，运化无力，水谷精微无以敷布，气血生化无源，病久则见气血俱虚；脾胃运化失司，可以导致停水为饮，酿湿成痰，痰浊内盛，痰郁化热，痰热引动肝风，上扰巅顶，则可发为本病；痰湿内盛，痰瘀互结，阻滞经络，气血不能濡养经脉，亦可发为本病。

3. 劳倦损伤 劳倦过度则致元气耗伤，气虚则运血无力，血行不畅，经脉痹阻则发为本病；房劳过度则肾亏精伤，肾亏则精血不足，肾精亏损可致肝血不足，阴虚无以制阳，则风阳亢张，上扰清窍，发为本病。

（二）病机

1. 气虚血瘀 气虚则运血无力，血行不畅，血滞于经脉而成瘀血，瘀血痹阻经脉，经脉失养则可发生一过性偏身不用、肢体麻木等症；血液不能上荣于脑，则见头昏、头晕之症。

2. 肝阳上亢 情志不遂，可以导致肝气郁结，郁久化火，火热灼伤阴液，则阴虚无以制阳，风阳亢张，上扰清窍；或素体阳盛之人，肝阳偏亢，亢极则化火生风，风火相煽，风升火动，上犹清窍，皆发为眩晕；肝阳亢张，肝气逆乱，则气血运行不畅，故见一过性偏瘫、步态不稳、语言謇涩等症。

3. 痰湿内蕴 长期嗜食肥甘厚味，或嗜酒成瘾，或年老体衰，脾胃虚弱，运化失司，导致停水为饮，酿湿成痰，痰浊内盛，阻滞中焦，清阳不升，浊阴不降，痰蒙清窍，发为头晕，痰浊痹阻经络，气血运行不畅，则可见一过性偏身不用、麻木等症。

4. 肾精不足 年老体衰，或房劳过度，皆可出现肾亏精伤，而精血同源，肾亏则精血不足，肾精亏损可致肝血不足，阴虚无以制阳，则风阳亢张，上扰清窍，可以发为本病。

【诊断与辨证】

一、西医诊断

该病好发于中老年人，男多于女；发作突然，历时短暂，一次发作持续数分钟至 24 小时，一般常为 5~20 分钟；症状完全恢复，一般不留神经功能缺损；常反复发作，每次发作出现的局灶症状符合一定血管供应区的脑功能；椎－基底动脉系统的复发频度较颈动脉系统者为多。

（一）症状与体征

1. 颈内动脉系统 TIA 以发作性偏侧或单肢轻瘫常见，主侧半球病变常出现失语。如出现发作性偏瘫，并有瘫痪对侧一过性失明或视觉障碍，可考虑为失明侧颈动脉 TIA。颈内动脉系统 TIA 时也可出现偏身感觉减退或偏盲。

2. 椎－基底动脉系统 TIA 常见症状为阵发性眩晕，常伴有恶心、呕吐，很少出现耳鸣。大脑后动脉供血不足可出现视力障碍或视野缺损。若脑干、小脑受累则可出现复视、眼震、共济失调、平衡障碍、吞咽困难、构音障碍及交叉瘫痪等。少数患者可有猝倒发作（drop attack），常在迅速转头时突然出现双下肢无力而倒地，意识清楚，常可立即自行站起。

此外，还可见短暂性全面遗忘症（transient global amnesia，TGA），患者突然出现短暂性近记忆障碍，患者对此有自知力，谈话、书写及计算力保持良好，无神经系统其他异常。

（二）辅助检查

脑 CT 和 MRI 检查一般无明显异常，少数可见到软化灶。在发作期间，弥散加权 MRI 和 PET 可发现片状缺血改变。DSA 或 MRA 可发现脑动脉粥样硬化斑块、溃疡或狭窄。三维颅脑超声检查可发现血流异常。脑电图检查一般正常。

（三）诊断要点

诊断要点包括：①发病突然，短暂的局灶性神经功能障碍，于 24 小时内完全恢复正常；②临床表现完全可用某一脑动脉病变解释；③常反复发作，且临床表现刻板；④发作间歇期无神经系统体征；⑤脑 CT 或 MRI 检查排除其他脑部疾病。

（四）鉴别诊断

1. 癫痫的部分性发作　一般表现为皮层刺激性症状，出现肢体抽搐或发麻，持续时间短暂可数秒至数分钟，常自一处开始渐向周围扩展。脑电图多有异常。局限灶癫痫多为症状性，脑内常有局灶性病变，辅助检查可能发现病灶。

2. 梅尼埃病（Ménière disease）　表现为发作性眩晕、恶心、呕吐，与 TIA 相似，但发作时间较长，常超过 24 小时，伴有耳鸣，多次发作后听力可减退。本病除有眼震外无其他神经系统体征，且发病年龄较轻。

3. 癔症　患者多因精神受刺激或情绪波动后出现癔症发作，临床表现各种各样，如不语、抽搐、瘫痪等，但检查无神经系统定位体征。

4. 晕厥　发作性意识丧失应与椎 – 基底动脉系统 TIA 相鉴别。晕厥发作时人体均处于直立状态，血压下降，脉搏缓慢和血糖下降等，无定位体征；而 TIA 时可处于任何体位，可检查出脑干体征。

二、中医辨证

本病的辨证要点在于了解、判断患者的具体致病因素，明辨气血、阴阳的虚实，病变累及的脏腑，即病位所在，以及疾病的虚实、标本。临床上本病以气虚血瘀者最为多见。在本病发作时，可以表现为肝阳上亢或痰湿内盛，痰瘀阻络，在间歇期则以气虚血瘀或肾精不足为主。发作期和间歇期诸型也可混见于同一患者之体。临证之时切不可拘泥于疾病的分期和分型，当以辨证为准。同时，把握本病脉络不畅的特点，注意辨病与辨证相结合。

（1）气虚血瘀证：平素头晕或眩晕，面色不华，气短乏力，少气懒言，身倦嗜卧，突然出现一过性偏身肢体麻木、无力，或有较轻的半身不遂，语言謇涩，舌质暗或淡暗，苔薄，脉弦或脉弱无力。

（2）肝阳上亢证：平素头痛、头晕，面红目赤，口干、口苦，心烦易怒，失眠多梦，耳鸣，大便干，突然出现一过性偏身肢体麻木、无力，或有较轻的半身不遂，语言謇涩，舌质红，少苔或苔薄，脉弦数或脉细数。

（3）痰湿内蕴证：头昏头沉，头重如裹，胸腔痞闷，困倦思睡，肢体沉重，恶心、呕吐、痰涎，面色无华，不思饮食，突然出现阵发性眩晕或一过性偏身肢体麻木、无力，或有较轻的半身不遂，语言謇涩，舌质淡或淡红，苔白腻或黄腻，脉滑或弦滑。

（4）肾精不足证：平素头昏眼花，头晕耳鸣，腰膝酸软，失眠健忘，五心烦热，突然出现阵发性眩晕，步态不稳，或一过性偏身肢体麻木、无力，或有较轻的半身不遂，语言謇涩，舌质红嫩，少苔或无苔，脉细数或细弱。

【治疗】

一、西医

TIA 应看作导致卒中发生的重要危险因素，尤其在短时间内反复发作者，应作为神经科急症处理。

（一）病因治疗

尽可能查找 TIA 的病因，针对其进行治疗，如调整血压，治疗心律失常或心肌病变，纠正血液成分异常等。

（二）药物治疗

1. 抗血小板治疗　一般单独使用阿司匹林 50～300 mg/d，氯吡格雷 75 mg/d，双嘧达莫 50～100 mg，每日 3 次。卒中发生风险较高者可采用阿司匹林和氯吡格雷或阿司匹林和双嘧达莫联合使用。

2. 抗凝治疗　抗凝治疗不应作为 TIA 的常规治疗，心源性栓塞者可采用抗凝治疗。静注肝素 50 mg 后将肝素 50 mg 加入 5% 葡萄糖或生理盐水 500 mL 中静滴，每分钟 20 滴左右，凝血时间延长到未用肝素前的 250% 左右为完全抗凝标准，一般静滴 24～48 小时后改为单用口服抗凝剂。临床多选用低分子肝素 4000～5000 U，腹部皮下注射，每日 2 次，连用 7～10 天。

3. 血管扩张剂及扩容剂　倍他司汀 20 mg 加入 5% 葡萄糖液 500 mL 或罂粟碱 60 mg 加入 5% 葡萄糖液 500 mL 中，静脉滴注。低分子右旋糖酐 500 mL，静脉滴注，每日 1 次。

4. 溶栓疗法　对于频繁发作者，虽然影像学发现脑梗死灶，但不作为溶栓禁忌证。如临床已明确发生脑梗死，应按照卒中指南要求积极进行溶栓治疗（详见脑血栓形成）。

5. 降纤酶　有高纤维蛋白原血症可选用降纤酶治疗。

（三）手术治疗

经检查确定 TIA 是由颈部大动脉病变如动脉粥样硬化斑块所致动脉明显狭窄或闭塞引起时，可考虑行颈动脉内膜切除术、颈动脉血管成形和支架置入术、颅外 - 颅内血管吻合术等。对颅内动脉狭窄所致的 TIA 不推荐行颅外 - 颅内血管移植术，目前进行的血管成形术或支架置入术的有效性尚不清楚。

二、中医

在发作期要急而治标，以缓解症状、控制发作为目的。在间歇期要标本兼顾，要注意疾病病机的演变规律，防止疾病的进一步发展，将"防治结合"的思想贯穿于整个疾病的治疗之中。另外，还应注意本病血脉不畅的问题，坚持辨证与辨病结合的治疗原则，将活血通脉的治疗方法贯穿于整个治疗过程中。

（一）辨证论治

1. 气虚血瘀证

治法：益气活血。

方药：补阳还五汤加减。生黄芪 30 g，当归 15 g，川芎 10 g，地龙 10 g，赤芍 10 g，桃仁 10 g，红花 10 g，鸡血藤 30 g，甘草 3 g。若患者苔厚腻，有痰湿内蕴之象，则应减少黄芪剂量，加芳香化湿之品。语言謇涩较重者，加郁金、远志、菖蒲；肢体麻木较甚者，加细辛、天麻；大便溏者，去当归，加炒白术、山药。

2. 肝阳上亢证

治法：平肝潜阳，息风通络。

方药：天麻钩藤饮加减。天麻 15 g，钩藤 20 g（后下），炒栀子 10 g，生石决明 30 g，牛膝 10 g，炒杜仲 10 g，夜交藤 30 g，茯苓 10 g，益母草 15 g，菊花 10 g，枸杞子 12 g。肝火偏盛者，加夏枯草、龙胆草、丹皮；语言謇涩者，加郁金、远志、菖蒲；大便干或便秘不行者，加酒大黄；阴虚不能潜阳者加生牡蛎、龟甲、鳖甲。

3. 痰湿内蕴证

治法：燥湿化痰，健脾和胃。

方药：半夏白术天麻汤加减。半夏 12 g，天麻 15 g，炒白术 12 g，茯苓 12 g，苏梗 10 g，川芎 10 g，泽泻 30 g，陈皮 10 g，生姜 10 g，甘草 3 g。语言謇涩者，加郁金、远志、胆南星、菖蒲以化痰开窍；呕恶者，加竹茹、旋覆花；口干、口苦，舌质红，苔黄腻者，加黄连、胆南星；大便干，或大便黏腻不爽者，加瓜蒌、酒大黄。

4. 肾精不足证

治法：补肾益精，养血活血。

方药：一贯煎加减。当归 12 g，熟地 12 g，麦冬 12 g，枸杞子 12 g，制首乌 10 g，天麻 10 g，杜仲 10 g，赤芍 10 g，龟甲 20 g（先煎），甘草 3 g。眩晕明显者，加生龙骨、生牡蛎；肢体活动不利者，加鸡血藤、地龙；言语謇涩者，加郁金、远志、胆南星；失眠者，加夜交藤、酸枣仁、远志。

（二）中成药

（1）血通脉片：每服 4~6 片，每日 3 次。适用于瘀血阻络的 TIA 患者。

（2）大活络丹：每服 1 丸，每日 2 次。适用于气血运行不畅夹有痰湿的 TIA。

（三）针灸

1. 体针　选取百会、合谷、手三里、曲池、风池、风府、三阴交、足三里、太冲、风市、丰隆、阳陵泉、绝骨。根据不同的中医辨证，每次选取 5～7 个穴，毫针刺，用补法或以平补平泻手法为主，留针 15～20 分钟，隔日 1 次，10 次为 1 个疗程。

2. 耳针　选取神门、皮质下、心、脑干及相应肢体的耳穴。每次选 2～4 穴，针刺中等刺激，留针 15～20 分钟，隔日 1 次，10 次为 1 个疗程，也可用王不留行籽穴位压迫，每周更换 1 次。

第三节　脑血栓形成

由于供应脑的动脉因动脉粥样硬化等自身病变使管腔狭窄闭塞，或在狭窄的基础上形成血栓，造成脑局部急性血流中断，缺血、缺氧，软化、坏死，进而出现相应的神经系统症状，称为脑血栓形成（cerebral thrombosis），也称为脑动脉血栓形成。90% 脑血栓形成是在脑动脉硬化的基础上发生的，因而也常称为动脉硬化性脑血栓形成。

脑血栓形成的发病率占急性脑血管病的 40%，并随着年龄增长而升高。在脑血栓形成的患者中，男性占 60%，女性占 40%。平均发病年龄为 60 岁，男性为 58 岁，女性为 65岁。脑血栓形成的病死率占急性脑血管病的 10% 左右。

本病属于中医"中风""眩晕""头痛"等疾病的范畴。

【病因与发病机制】

一、西医

动脉血栓形成的原因有以下几种。

1. 动脉粥样硬化　是脑血栓形成最常见的病因。而引起动脉粥样硬化最常见的疾病是长期高血压、糖尿病和高血脂及高龄。

2. 动脉炎　各种大动脉炎、血栓闭塞性脉管炎、钩端螺旋体感染、系统性红斑狼疮、白塞病、结节性多动脉周围炎、巨细胞动脉炎、梅毒性动脉炎等，容易导致局部脑血栓形成。

3. 动脉畸形　先天性脑动脉畸形、后天性和外伤性等引起的动脉畸形，到了一定的年龄后，会出现局部动脉血栓形成。

4. 血液成分变化　如真性红细胞增多症、血小板增多症、长期口服避孕药、恶病质、严重腹腔积液等易导致脑血栓形成。

5. 血流动力异常　在动脉粥样硬化的基础上，当血压过度下降致血流速度过缓时，则易发生脑血栓形成。

由于脑动脉有丰富的侧支循环，管腔狭窄需达 80% 以上才能影响脑血流量，逐渐发生的动脉硬化斑块一般不出现症状，当内膜损伤破裂形成溃疡后，内膜胶原组织被暴露并接触到血小板后迅速使之黏着，继而血小板释放出 ADP、5 - 羟色胺、儿茶酚胺、前列腺素 G_2、血栓素 A_2、内皮素及钙离子等物质。这些物质一方面使动脉收缩，管腔更加狭窄，另一方面使血小板聚集、黏附，同时网络纤维蛋白和红细胞，逐渐形成血栓。血液浓缩致血液黏稠度增加，红细胞过量增多，高血脂状态、纤维蛋白原增加等血液成分变化，可促进动脉血栓的形成。血压下降，血流缓慢，可致供血减少或促进血栓形成，最终导致动脉供应区域的脑组织发生缺血性变性坏死。

脑动脉闭塞 6 小时以内脑组织改变尚不明显，属于可逆性。8 ~ 48 小时缺血最重的中心部位发生软化，即梗死，脑组织肿胀、变软，灰白质界限不清，如病变范围大，脑组织高度肿胀时，可向对侧移位，甚至形成脑疝。镜下组织结构不清，神经细胞和胶质细胞坏死，毛细胞血管轻度扩张，周围可见液体或细胞渗出，此为坏死期。动脉阻塞 2 ~ 3 天后，脑组织开始液化，周围水肿明显，病变区明显变软，神经细胞消失，吞噬细胞大量出现，星形细胞增生，此期为软化期。3 ~ 4 周后液化的坏死组织被吞噬和移走，胶质细胞、胶质纤维及毛细血管增生，小病灶形成胶质瘢痕，大病灶形成中风囊，此期为恢复期，可持续数月至 1 ~ 2 年。大多数脑血栓形成呈上述改变称白色栓塞；少数梗死区，特别是近皮质者，由于血管丰富，于再灌流时可继发出血，呈现出血性梗死或称红色梗死。

病理解剖检查发现各主要脑动脉血栓形成的发生率约为：颈内动脉起始部及虹吸部 29%，大脑中动脉 43%，两者共占 2/3，大脑后动脉 9%，大脑前动脉 5%，基底动脉 7%，椎动脉 7%。

二、中医

（一）病因

有关本病的病因学说较多，但可以概括为"外风"和"内风"两大类。唐宋以前主要以"外风"学说为主，多为"内虚邪中"立论。直到金元时代，才提出"内风"的观点，随后才有"火盛""气虚""痰湿""内伤""阳亢"和"血瘀"等病因学说，从火、气、痰、湿、瘀等方面探讨本病的病因学说，使本病的病因学说日趋完善，形成了现在的综合病因致病学说。

1. 情志不遂　素来情志不遂，易致肝气郁结，气郁则血滞，血脉闭阻，不能濡养经脉，可以发为本病；或气郁化热，灼伤津液，则肝血不足，阴虚无以制阳，则风阳亢张，上扰清窍，可发为本病；五志过极，郁而化火，引动内风，则发为卒中。临床以暴怒伤肝者为多，至于忧思悲恐、情绪紧张均可成为本病的诱因。

2. 饮食不节　长期嗜食肥甘厚味，或长期嗜酒成瘾，或年老体衰，脾胃虚弱，运化无力，导致停水为饮，酿湿成痰，痰湿阻滞，痰瘀互结，闭阻血脉，则可致发病。

3. 积损正衰　年老体衰，或操持过度，形神失养，致阴血暗耗，肝肾亏虚，阴虚无以制阳，则虚阳化风，扰动为患；或房事不节，纵欲伤精，致水亏于下，火旺于上，发为本病。另外，劳倦过度则致元气耗伤，气虚则运血无力，血行不畅，经脉闭阻则发为本病。

4. 气候变化　早春之时天气骤暖，正值厥阴风木主令，内应于肝，风阳暗动，可导致本病发生。初冬天气骤寒，年老体衰之人易致风寒内侵，寒凝血滞，血脉闭阻，发为本病。

（二）病机

1. 风阳亢张 情志不遂，易致肝气郁结，郁久化火，肝火上炎，风火相煽，气火俱浮，上扰清窍，发为中风；或火热内郁，灼伤津液，则肝血不足，阴虚无以制阳，则风阳亢张，上扰清窍，发为本病；素体阳盛之人，肝阳偏亢，亢极则化火生风，风火相煽，风升火动，上扰清窍，也可发为本病；五志过极，郁而化火，引动内风，则发为卒中。

2. 痰阻脉络 长期嗜食肥甘厚味，或长期嗜酒成瘾，或年老体衰，脾胃虚弱，运化无力，导致停水为饮，酿湿成痰，致痰湿内蕴，痰湿阻滞，痰瘀互结，闭阻血脉，则可致发病。

3. 瘀血阻络 患者素来情志不遂，可致肝气郁结，气郁则气机不畅。气滞则血瘀，瘀血阻络，不能濡养经脉、肢体，偏枯不用，则为本病。元气不足，气虚无力以运血，或因感寒收引凝滞，或因热灼阴伤，液耗血滞等，皆可致瘀血阻络，血脉闭阻，而发为本病。

4. 外风入中 正气衰弱，气血不足，营卫失调，腠理空疏，风邪乘虚而入，外风引动内风，气血闭阻经络，肌肤筋脉失濡，而见偏枯不用。亦有形盛气衰，痰湿内盛，外风引动痰湿，上扰清窍，流窜经络而发病者。

本病病位在脑，与心、肝、肾、脾等关系密切。其发病机制不外虚（阴虚、气虚）、火（肝火、心火）、风（肝风、外风）、痰（风痰、湿痰）、气（气逆）、血（血瘀）六端，多为本虚标实之证，以肝、肾、脾虚为本，风、火、痰、瘀为标。有外邪侵袭而发者称为外风，又称真中风或真中；无外邪侵袭而发病者称为内风，又称类中风或类中。临床上以内因引发者居多。

【诊断与辨证】

一、西医诊断

多见于50~60岁以上患有动脉硬化的老年人，常伴有高血压、冠心病或糖尿病。多于静态发病，约25%患者病前有TIA史。多数病例症状经数小时甚至1~2天达高峰。通常意识清楚，生命体征平稳，但当大脑大面积梗死或基底动脉闭塞病情严重时，意识可不清，甚至出现脑疝，导致死亡。

（一）临床类型

1. 完全型 指起病6小时内病情即达高峰者，常为完全性偏瘫，病情一般较严重，甚至昏迷。

2. 进展型 局限性脑缺血症状逐渐进展，呈阶梯式加重，可持续6小时至数天。

3. 缓慢进展型 起病2周后症状仍进展，常与全身或局部因素所致的脑灌流减少、侧支循环代偿不良、血栓向近心端逐渐扩展等有关，此型应与颅内占位性病变如肿瘤或硬膜下血肿等鉴别。

4. 可逆性脑缺血发作　或称可逆性缺血性神经功能缺损（reversible ischemic neurologic deficit，RIND），缺血出现的神经症状一般在 24～72 小时才恢复，最长可持续 3 周，不留后遗症。实际上是一种较轻的梗死，常在短期内反复发生，又称可逆性间歇性神经损伤。

5. 无症状型　大多数因头痛、头晕来诊行影像学检查时发现颈内动脉闭塞或脑部静区有梗死灶，可查出较轻的体征，但无明显的定位症状。

（二）不同动脉闭塞时的临床症状

由于血栓形成的部位不同，导致相应动脉支配区的神经出现功能障碍。

1. 颈内动脉　临床表现复杂多样。在眼动脉分出之前闭塞时，如脑底动脉环完整，眼动脉与颈外动脉分支间的吻合良好，可以完全代偿其供血，临床上可无任何症状，如出现症状，可表现为 TIA，或进展型或完全型卒中。常见症状为对侧偏瘫，偏身感觉障碍，优势半球病变时可有失语。如颈内动脉近端血栓影响眼动脉，可出现同侧一过性视力障碍和 Horner 征。检查可见患侧颈内动脉搏动减弱或消失，局部可闻及收缩期血管杂音，同侧视网膜动脉压下降，颞浅动脉额支扩张充血搏动增强。多普勒超声和脑血管造影可明确显示颈内动脉狭窄或闭塞。

2. 大脑中动脉　大脑中动脉主干闭塞：出现对侧偏瘫、偏感觉障碍和同向性偏盲。优势半球受累可出现失语。当梗死面积大，症状严重者可引起颅内压增高、昏迷，甚至可导致死亡。皮质支闭塞：偏瘫及偏身感觉障碍以面部及上肢为重，优势半球受累可有失语，非优势半球受累可出现对侧偏侧忽视症等体象障碍。深穿支闭塞：内囊部分软化，出现对侧偏瘫，一般无感觉障碍及偏盲，优势半球受损时，可有失语。

3. 大脑前动脉　近端阻塞时因前交通支侧支循环良好，可无症状。前交通支以后阻塞时，额叶内侧缺血，出现对侧下肢运动及感觉障碍，因旁中央小叶受累排尿不易控制。深穿支闭塞时，内囊前肢和尾状核缺血，出现对侧中枢性面舌瘫及上肢轻瘫。双侧大脑前动脉闭塞时，可出现淡漠、欣快等精神症状及双侧脑性瘫痪。皮质支闭塞时，出现以下肢为主的对侧偏瘫及感觉障碍、尿潴留、精神障碍、运动性失语等。脉络膜前动脉闭塞时出现一过性或较轻的对侧偏瘫，下肢重于舌面，但对侧半身可有较持久的深浅感觉障碍和对侧偏盲。

4. 大脑后动脉　皮层支阻塞时，见对侧偏盲，但有黄斑回避现象，优势半球可有失读及感觉性失语。一般无瘫痪和感觉障碍。深穿支的丘脑膝状体动脉阻塞表现为典型的丘脑综合征即以对侧肢体为主的半身感觉减退，消失或自发性疼痛，可有一过性较轻的对侧偏瘫。丘脑穿通动脉阻塞时表现为对侧肢体舞蹈样运动，不伴偏瘫及感觉障碍，这是因为损害了丘脑后部和侧部。

5. 椎–基底动脉　基底动脉主干闭塞时出现四肢瘫、延髓性麻痹、意识障碍、瞳孔缩小、高热，伴急性肺水肿、心肌缺血、胃应激性溃疡及出血等，病情迅速恶化，大多数短期内死亡。双侧脑桥正中动脉阻塞时出现闭锁综合征（Locked-in syndrome），患者意识清楚，因四肢瘫痪，双侧面瘫，延髓性麻痹，不能言语，不能进食，不能做各种动作，只能以眼球上下运动来表达自己的意愿。单侧脑桥正中动脉阻塞时出现脑桥旁正中综合征（Fovill 综合征），表现为双眼球向病变侧的侧视运动障碍及对侧偏瘫。单侧脑桥旁中央动脉阻塞时出现脑桥外侧综合征（Millard-Gubler 综合征），表现同侧眼球外展麻痹和周围性面肌麻痹，对侧肢体偏瘫。中脑穿通动脉阻塞时出现大脑脚综合征（Weber 综合征），表现为同侧动眼神经麻痹，对侧肢体偏瘫，有的还伴意识障碍，或红核综合征（Benedikt 综合征），表现为同侧动眼神经麻痹，对侧肢体不自主运动如震颤、舞蹈或手足徐动。

6. 小脑后下动脉　此处梗死出现延髓外侧综合征（Wellenberg 综合征）表现为眩晕、恶心、呕吐、眼震，还可出现吞咽困难、声音嘶哑、咽反射消失。交叉性痛温觉减退，即同侧面部和对侧半身的中枢性感觉减退，同侧肢体小脑共济失调，同侧 Horner 征。

（三）辅助检查

1. CT 扫描　脑血栓形成后的 24 小时内，脑 CT 扫描大多数显示仍为正常。在 24 小时以后，可逐渐显示出梗死区为低密度影，边界不清。对于急性卒中患者，头颅 CT 是最常用的影像学检查方法，它对于早期脑梗死与脑出血的鉴别具有重要意义，也是超早期溶栓前的必须检查手段。在发病 6 小时内，CT 可以发现一些轻微改变：大脑中动脉高密度影；皮层外侧缘、岛叶，以及豆状核灰白质分解不清等，提示病变较大，预后较差。

2. MRI　在脑血栓形成数小时后，MRI 即可显示出病灶区呈长 T_1 和 T_2 高信号，24 小时后，可清楚地显示病灶及周围水肿呈长 T_1 和 T_2 信号，大片梗死者可表现为明显的占位效应。MRI 对脑梗死的检出率高达 95%，采用弥散加权 MRI 检查可能显示出发病半小时的缺血灶。MRI 显示脑干、小脑梗死及小灶梗死比 CT 更加敏感。

3. 血管造影　CTA、MRA、DSA 可发现血管狭窄、闭塞及其他血管病变如血管炎、动脉夹层、血管畸形等。作为无创检查，MRA 应用非常广泛，但对小血管显示不清。

4. 多普勒超声　三维 B 超检查可协助发现颈动脉粥样硬化斑块的大小和厚度、管腔狭窄及其严重程度。TCD 可了解颅内外血管狭窄、闭塞、血管痉挛及侧支循环建立情况。

5. 脑电图　病变侧出现慢波，但特异性不高。

6. 腰椎穿刺检查　颅内压和脑脊液的常规、生化大多数为正常。大面积梗死者颅内压可增高，出血性梗死时，脑脊液呈血性或黄变。

（四）诊断要点

诊断要点包括：①发病年龄较高；②多有高血压或动脉硬化史；③发病前可有 TIA；④安静休息时发病较多，常在睡觉醒后出现症状；⑤症状多在几小时或更长时间内逐渐加重；⑥多数患者意识清楚，而偏瘫、失语等神经系统局灶体征明显；⑦脑脊液多正常；⑧CT 检查早期多正常，24~48 小时后出现低密度灶；MRI 显示长 T_1 和 T_2 异常信号。

（五）鉴别诊断

1. 脑出血　发病急，常有头痛、呕吐等颅内压增高症状及不同程度的意识障碍，血压增高明显。10%~20% 脑出血患者由于出血量不多，在发病时意识清楚，无头痛，脑脊液正常，不易与脑血栓形成区别，必须做 CT 检查才能鉴别。

2. 脑栓塞　起病急骤，一般缺血范围较广，症状常较重，常有心脏病史或其他原因容易产生栓子时应考虑为脑栓塞。

3. 颅内占位性病变 某些硬膜下血肿、颅内肿瘤、脑脓肿等发病也较快，会出现偏瘫等症状，与脑血栓形成相似，应注意有无高颅压的症状和体征，必要时做 CT、腰椎穿刺等检查以资鉴别。

二、中医辨证

本病在本为阴阳偏胜、气血逆乱，在标为风火相煽、痰浊壅塞。瘀血内阻，形成本虚标实、上盛下虚的证候。临证之时，需辨病位之浅深、病情之轻重、病势之顺逆。病在于经络者，病情较轻，病中于脏腑者，病情危重。先中脏腑者，如意识逐渐转清，偏瘫好转，病势为顺，预后较好；神志不清和半身不遂加重，渐至昏迷，为病情加重，邪入脏腑，预后不佳。如呃逆频频，或突然神昏，四肢抽搐，或见戴阳及呕血症，均属病势逆转。

(一) 急性期

1. 中脏腑
(1) 闭证：主要证见突然昏仆，不省人事，牙关紧闭，口噤不开，两手握固，大小便闭，肢体强痉。根据有无热象，又可分为阴闭和阳闭。①阳闭证：除上述闭证的症状外，可见面热身赤，气粗口臭，躁扰不宁，苔黄腻，脉弦滑而数。②阴闭证：除上述闭证的症状外，可见面白唇暗，静卧不烦，四肢不温，痰涎壅盛，苔白腻，脉沉滑缓。
(2) 脱证：突然昏仆，不省人事，目合口张，鼻鼾息微，手撒肢冷，汗多，大小便自遗，舌痿，脉细弱或微欲绝。

2. 中经络
(1) 络脉空虚，风邪入中证：肌肤不仁，手足麻木，突然口眼㖞斜，语言不利，口角流涎，甚至半身不遂，或兼见恶寒发热、肢体拘急、关节酸痛等症，苔薄白，脉浮数。
(2) 肝肾阴虚，风阳上扰证：头晕头痛，耳鸣目眩，少寐多梦，突然发生口眼㖞斜，舌强语謇，或手足重滞，甚至半身不遂等症状，舌质红或苔腻，脉弦细数或弦滑。
(3) 痰瘀互阻证：突然发生口眼㖞斜，舌强语謇，半身不遂，大便干燥或秘结，口干或口苦，痰多，舌质暗红，舌苔黄或黄腻，脉弦滑。

(二) 恢复期

1. 半身不遂 半身不遂，肢软无力，患侧手足水肿，或见语言謇涩，口眼㖞斜，面色无华，舌质淡紫，舌苔薄白，脉细涩无力。
2. 语言不利 舌强言謇，或见肢体麻木，舌苔或薄或腻，脉多见滑象。

【治疗】

一、西医

挽救缺血半暗带，避免或减轻原发性脑损伤，是急性脑梗死治疗的最根本目标。"时间就是大脑"，对有指征的患者，应力争尽早实施再灌注治疗。

1. 一般处理

（1）吸氧和通气支持：必要时可给予吸氧，以维持氧饱和度 >94%。对脑干梗死和大面积脑梗死等病情危重患者或有气道受累者，需要气道支持和辅助通气。轻症、无低氧血症的卒中患者无须常规吸氧。

（2）心脏监测和心脏病变处理：脑梗死后 24 小时内应常规进行心电图检查，有条件者可根据病情进行 24 小时或更长时间的心电监护，以便早期发现阵发性心房纤颤或严重心律失常等心脏病变；避免或慎用增加心脏负担的药物。

（3）体温控制：对体温 >38 ℃的患者应给予退热措施。发热主要源于下丘脑体温调节中枢受损、并发感染或吸收热、脱水等情况。体温升高可以增加脑代谢耗氧及自由基产生，从而增加卒中患者的死亡率及致残率。对中枢性发热患者，应以物理降温为主（冰帽、冰毯或酒精擦浴），必要时予以人工亚冬眠治疗，如存在感染应给予抗生素治疗。

（4）血压控制：约 70% 脑梗死患者急性期血压升高，主要原因：病前存在高血压、疼痛、恶心、呕吐、颅内压增高、尿潴留、焦虑、卒中后应激状态等。多数患者在卒中后 24 小时内血压自发降低。病情稳定而无高颅压或其他严重并发症的患者，24 小时后血压水平基本可反映其病前水平。急性脑梗死血压的调控应遵循个体化、慎重、适度原则。①准备溶栓者，血压应控制在收缩压 < 180 mmHg，舒张压 < 100 mmHg。②发病 72 小时内，通常收缩压 >200 mmHg 或舒张压 >110 mmHg 或伴有急性冠状动脉综合征、急性心力衰竭、主动脉夹层、先兆子痫/子痫等其他需要治疗的并发症，才可缓慢降压治疗，且在卒中发病最初 24 小时内降压一般不应超过原有血压水平的 15%。可选用拉贝洛尔、尼卡地平等静脉药物，避免使用引起血压急剧下降和不易调控血压的药物，如舌下含服短效硝苯地平。③卒中后若病情稳定，持续血压 >140/90 mmHg，可于发病数天后恢复发病前使用的降压药物或开始启动降压治疗。④对卒中后低血压和低血容量，应积极寻找和处理原因，必要时采用扩容升压措施，可静脉输注 0.9% 氯化钠溶液纠正低血容量，纠正可能引起心排出量减少的心律失常。

（5）血糖：脑卒中急性期高血糖较常见，可以是原有糖尿病的表现或应激反应。血糖超过 10 mmol/L 时应给予胰岛素治疗，并加强血糖监测，注意避免低血糖，血糖值可控制在 8～10 mmol/L。发生低血糖 <3.36 mmol/L 时，可用 10%～20% 葡萄糖口服或静脉注射纠正。

（6）营养支持：卒中后呕吐、吞咽困难等可引起脱水及营养不良，导致神经功能恢复减慢。应重视卒中后液体及营养状况评估。急性脑卒中入院 7 天内应开始肠内营养，对营养不良或有营养不良风险的患者可使用营养补充剂。不能正常经口进食者可鼻饲，持续时间长者（ >2～3 周）可行经皮内镜下胃造口术（PEG）管饲补充营养。

2. 特异性治疗 指针对缺血损伤病理生理机制中某一特定环节进行的干预。

（1）静脉溶栓：是目前最主要的恢复血流措施，rt-PA 和尿激酶（urokinase）是我国目前使用的主要溶栓药。

1）rt-PA 静脉溶栓：发病 3 小时内或 3～4.5 小时，应按照适应证和禁忌证严格筛选患者，尽快给予 rt-PA 静脉溶栓治疗。使用方法：rt-PA 0.9 mg/kg（最大剂量 90 mg）静脉滴注，其中 10% 在最初 1 分钟内静脉推注，其余持续滴注 1 小时。溶栓药用药期间及用药 24 小时内应严密监护患者，定期进行血压和神经功能检查。如出现严重头痛、高血压、恶心和呕吐，或神经症状体征明显恶化，考虑合并脑出血时，应立即停用溶栓药物并行脑 CT 检查。

适应证：①有急性脑梗死导致的神经功能缺损症状；②症状出现 <3 小时；③年龄 >18 岁；④患者或家属签署知情同意书。

禁忌证：①既往有颅内出血史。②近 3 个月有重大头颅外伤史或卒中史。③可疑蛛网膜下腔出血。④已知颅内肿瘤、动静脉畸形、动脉瘤。⑤近 1 周内有在不易压迫止血部位的动脉穿刺，或近期颅内、椎管内手术史。⑥血压升高：收缩压 > 180 mmHg 或舒张压多 100 mmHg。⑦活动性内出血。⑧急性出血倾向，包括血小板计数低于 100×10^9/L 或其他情况，如 48 小时内接受过肝素治疗（AFIT 超出正常范围上限）；已口服抗凝药，且 INR >1.7 或 PT >15 秒；目前正在使用凝血酶抑制剂或 X a 因子抑制剂，各种敏感的实验室检查异常（如 APTT、INR、血小板计数、ECT、TT 或恰当的 X a 因子活性测定等）。⑨血糖 < 2.7 mmol/L。⑩CT 提示多脑叶梗死（低密度影 >1/3 大脑半球）。

相对禁忌证：①轻型卒中或症状快速改善的卒中；②妊娠；③痫性发作后出现的神经功能损伤症状；④近 2 周内有大型外科手术或严重外伤；⑤近 3 周内有胃肠或泌尿系统出血；⑥近 3 个月内有心肌梗死史。

国内外卒中指南对发病 3 ~ 4.5 小时 rt-PA 标准静脉溶栓疗法均给予了最高推荐，但目前循证医学的证据还不够充分。①因时间延长，其疗效只有 3 小时内 rt-PA 标准静脉溶栓疗法的一半；②因入选溶栓的标准更严格，其症状性脑出血发生率相似。

适应证：①有急性脑梗死导致的神经功能缺损症状；②症状持续时间在发病 3 ~ 4.5 小时；③年龄为 18 ~ 80 岁；④患者或家属签署知情同意书。禁忌证同 3 小时内 rt-PA 静脉溶栓。

相对禁忌证：①年龄 >80 岁；②严重卒中 NIHSS >25；③口服抗凝药（不考虑 INR 水平）；④有糖尿病和缺血性卒中病史。

2）尿激酶静脉溶栓，如没有条件使用 rt-PA，且发病在 6 小时内，对符合适应证和禁忌证的患者，可考虑静脉给予尿激酶。使用方法：尿激酶 100 万 ~ 150 万 IU，溶于生理盐水 100 ~ 200 mL 持续静脉滴注 30 分钟。适应证：①有急性脑梗死导致的神经功能缺损症状；②症状出现 <6 小时；③年龄为 18 ~ 80 岁；④意识清楚或嗜睡；⑤脑 CT 无明显早期脑梗死低密度改变；⑥患者或家属签署知情同意书。禁忌证同 3 小时内 rt-PA 静脉溶栓。

（2）血管内介入治疗：包括动脉溶栓、桥接、机械取栓、血管成形和支架术等。采用 rt-PA 标准静脉溶栓治疗，大血管闭塞的血管再通率较低（ICA <10%，MCA <30%），疗效欠佳。对 rt-PA 标准静脉溶栓治疗无效的大血管闭塞患者，在发病 6 小时内给予补救机械取栓，每治疗 3 ~ 7 个患者，就可多 1 个临床良好结局。对最后看起来正常的、时间为 6 ~ 24 小时的前循环大血管闭塞患者，在特定条件下也可进行机械取栓。对非致残性卒中患者（改良 Rankin 量表评分 0 ~ 2 分），如果有颈动脉血运重建的二级预防指征，且没有早期血运重建的禁忌证时，应在发病 48 小时至 7 天内进行颈动脉内膜切除术（CEA）或颈动脉血管

成形和支架置入术（CAS）而不是延迟治疗。

（3）抗血小板治疗：常用的抗血小板聚集剂包括阿司匹林和氯吡格雷。未行溶栓的急性脑梗死患者应在 4 小时之内尽早服用阿司匹林（150～325 mg/d），但在阿司匹林过敏或不能使用时，可用氯吡格雷替代。一般 2 周后按二级预防方案选择抗栓治疗药物和剂量。如果发病 24 小时内，患者 NIHSS 评分 <3 分，应尽早给予阿司匹林联合氯吡格雷治疗 21 天，以预防卒中的早期复发。由于目前安全性还没有确定，通常大动脉粥样硬化型脑梗死急性期不建议阿司匹林联合氯吡格雷治疗，在溶栓后 24 小时内也不推荐行抗血小板或抗凝治疗，以免增加脑出血风险。合并不稳定型心绞痛和冠状动脉支架置入是特殊情况，可能需要双重抗血小板治疗，甚至联合抗凝治疗。

（4）抗凝治疗：一般不推荐急性期应用抗凝药来预防卒中复发、阻止病情恶化或改善预后。但对于合并高凝状态、有形成深静脉血栓和肺栓塞风险的高危患者，可以使用预防剂量的抗凝治疗。对于大多数合并房颤的急性缺血性脑卒中患者，可在发病后 4～14 天内开始口服抗凝治疗，进行卒中二级预防。

（5）脑保护治疗：脑保护剂包括自由基清除剂、阿片受体阻断剂、电压门控性钙通道阻断剂、兴奋性氨基酸受体阻断剂、镁离子和他汀类药物等，可通过降低脑代谢、干预缺血引发细胞毒性机制减轻缺血性脑损伤。大多数脑保护剂在动物实验中显示有效，但目前还没有一种脑保护剂被多中心、随机双盲的临床试验研究证实有明确的疗效。他汀类药物在内皮功能、脑血流、炎症等方面发挥神经保护作用，近来研究提示脑梗死急性期短期停用他汀类药物与病死率和致残率增高相关。推荐急性脑梗死病前已服用他汀类药物的患者，继续使用他汀类药物。

（6）扩容治疗：纠正低灌注，适用于血流动力学机制所致的脑梗死。

（7）其他药物治疗：包括以下几种情况。①降纤治疗：疗效尚不明确。可选药物有巴曲酶（batroxobin）降纤酶（defibmse）和安克洛酶（ancrod）等，使用中应注意出血并发症。②中药制剂：临床上常应用丹参、川芎嗪、三七和葛根素等，以通过活血化瘀改善脑梗死症状，但目前尚缺乏大规模临床试验证据。③针灸：中医也有应用针刺治疗急性脑梗死，但其疗效尚需高质量大样本的临床研究进一步证实。④丁基苯酞、人尿激肽原酶是近年国内开发的两个新药，对脑缺血和微循环均有一定改善作用。

3. 急性期合并症处理

（1）脑水肿和颅内压增高：治疗目标是降低颅内压、维持足够脑灌注（脑灌注压 >70 mmHg）和预防脑疝发生。床头抬高 20°～45°，避免和处理引起颅内压增高的因素，如头颈部过度扭曲、激动、用力、发热、癫痫、呼吸道不通畅、咳嗽、便秘等。可使用 20% 甘露醇每次 125～250 mL 静脉注射，每 6～8 小时一次；对心、肾功能不全患者可改用呋塞米 20～40 mg 静脉注射，每 6～8 小时一次；可酌情同时应用甘油果糖每次 250～500 mL 静脉注射，1～2 次/日；还可用注射用七叶皂苷钠和白蛋白辅助治疗。

对于发病 48 小时内、60 岁以下恶性大脑中动脉梗死伴严重颅内压增高患者，施行去骨瓣减压术是有效挽救生命的措施。60 岁以上患者手术减压可降低死亡和严重残疾，但独立生活能力并未显著改善。对具有占位效应的小脑梗死患者施行去骨瓣减压术可有效防治脑疝和脑干受压。去骨瓣减压术的最佳时机尚不明确，一般将脑水肿引起的意识水平降低作为选择手术的标准。

（2）梗死后出血：脑梗死出血转化发生率为 8.5%~30%，其中有症状的为 1.5%~5%。症状性出血转化应停用抗栓治疗等导致出血的药物，无症状性脑出血转化一般抗栓治疗可以继续使用。需抗栓治疗时，应权衡利弊，一般可于症状性出血病情稳定后数天或数周后开始抗血小板治疗；对于再发血栓风险相对较低或全身情况较差者，可用抗血小板药物代替华法林。除非合并心脏机械瓣膜，症状性脑出血后至少 4 周内应避免抗凝治疗。

（3）癫痫：卒中后 2~3 个月再发的癫痫，按常规进行抗癫痫长期药物治疗。

（4）感染：脑卒中患者（尤其存在意识障碍者）急性期容易发生呼吸道、泌尿系等感染，感染是导致病情加重的重要原因，应实施口腔卫生护理以降低卒中后肺炎的风险。患者采用适当的体位，经常翻身叩背及防止误吸是预防肺炎的重要措施。肺炎的治疗主要包括呼吸支持（如氧疗）和抗生素治疗；尿路感染主要继发于尿失禁和留置导尿，尽可能避免插管和留置导尿、间歇导尿和酸化尿液可减少尿路感染。一旦发生感染应及时根据细菌培养和药敏试验应用敏感抗生素。

（5）上消化道出血：高龄和重症脑卒中患者急性期容易发生应激性溃疡，建议常规应用静脉抗溃疡药；对已发生消化道出血患者，应进行冰盐水洗胃、局部应用止血药（如口服或鼻饲云南白药、凝血酶等）；出血量多引起休克者，必要时输注新鲜全血或红细胞成分血，以及进行胃镜下止血或手术止血。

（6）深静脉血栓形成（deep vein thrombosis，DVT）和肺栓塞（pulmonary embolism，PE）：高龄、严重瘫痪和房颤均增加 DVT 风险，DVT 增加 PE 风险。应鼓励患者尽早活动，下肢抬高，避免下肢静脉输液（尤其是瘫痪侧）。对发生 DVT 和 PE 风险高的患者可给予较低剂量的抗凝药物进行预防性抗凝治疗，如低分子肝素 4000 IU 左右，皮下注射，1 次/日。

（7）吞咽困难：约 50% 卒中患者入院时存在吞咽困难。为防治卒中后肺炎与营养不良，应重视吞咽困难的评估与处理。患者开始进食、饮水或口服药物之前应筛查吞咽困难，识别高危误吸患者。对怀疑误吸的患者，可进行造影、光纤内镜等检查来确定误吸是否存在，并明确其病理生理学机制，从而指导吞咽困难的治疗。

（8）心脏损伤：脑卒中合并的心脏损伤是脑心综合征的表现之一，主要包括急性心肌缺血、心肌梗死、心律失常及心力衰竭。应密切观察心脏情况，必要时进行动态心电监测和心肌酶谱检查，及时发现心脏损伤，并及时治疗。措施包括：减轻心脏负荷，慎用增加心脏负担的药物，注意输液速度及输液量，对高龄患者或原有心脏病患者甘露醇用量减半或改用其他脱水剂，积极处理心脏损伤。

4. 早期康复治疗　应制订短期和长期康复治疗计划，分阶段、因地制宜地选择治疗方法。卒中发病 24 小时内不应进行早期、大量的运动。在病情稳定的情况下应尽早开始坐、站、走等活动。卧床者注意良肢位摆放，应重视语言、运动和心理等多方面的康复训练，常规进行卒中后抑郁的筛查，并对无禁忌证的卒中后抑郁患者进行抗抑郁治疗，目的是尽量恢复患者日常生活自理能力。

5. 早期开始二级预防　不同病情患者卒中急性期长短有所不同，通常规定卒中发病 2

周后即进入恢复期。对于病情稳定的急性卒中患者，应尽可能早期安全启动卒中的二级预防，并向患者进行健康教育。

（二）恢复期治疗

一旦病情稳定，即应进行运动康复治疗，早期对瘫痪肢体进行按摩和被动运动，开始主动运动时即应按康复要求阶段进行训练，避免出现关节挛缩、肌肉萎缩和骨质疏松，对失语患者需加强言语康复训练，以促进神经功能恢复。同时做好二级预防，防止复发。

二、中医

（一）辨证论治

1. 急性期

（1）中脏腑

1）闭证

①阳闭证

治法：清肝息风，辛凉开窍。

方药：羚羊角汤加减。羚羊角粉 2～3 g（冲服），菊花 15 g，夏枯草 15 g，蝉蜕 6 g，龟甲 30 g（先煎），白芍 10 g，石决明 20 g，丹皮 15 g，生地 10 g。痰热盛者加胆南星、竹茹，抽搐者加全蝎、蜈蚣；呕血者加丹皮、白茅根、生地。意识不清、无法口服者，可用鼻饲局方至宝丹或安宫牛黄丸，每次 1 丸，每日 2 次。

②阴闭证

治法：豁痰息风，辛温开窍。

方药：涤痰汤加减。半夏 15 g，橘红 10 g，茯苓 15 g，竹茹 10 g，菖蒲 12 g，胆南星 10 g，枳实 10 g。面白肢凉者，可加黄芪、当归益气活血。无法口服者，可鼻饲苏合香丸灌服，每次 1 丸，每日 2 次。

2）脱证

治法：益气回阳，救阴固脱。

方药：急用参附汤合生脉散加减。党参 30 g，麦冬 15 g，五味子 10 g，附子 10 g（先煎）。汗出不止者，可加黄芪、山萸肉、五味子以敛汗固脱。

（2）中经络

1）络脉空虚，风邪入中证

治法：祛风养血通络。

方药：大秦艽汤加减。秦艽 30 g，羌活 10 g，防风 10 g，细辛 3 g，地黄 15 g，当归 15 g，川芎 10 g，赤芍 10 g，白术 12 g，茯苓 15 g。兼有痰湿者，加白芥子、菖蒲、郁金；兼有血瘀者，加丹参、鸡血藤、穿山甲。

2）肝肾阴虚，风阳上扰证

治法：滋阴潜阳，息风通络。

方药：镇肝熄风汤加减。牛膝 20 g，玄参 10 g，麦冬 12 g，白芍 10 g，龙骨 20 g（先煎），牡蛎 20 g（先煎），龟甲 15 g（先煎），代赭石 20 g（先煎），天麻 10 g，钩藤 15 g，菊花 10 g。痰热盛者，加胆南星、川贝母；心中烦热者，加栀子、黄芩。

3）痰瘀互阻证

治法：通腑泄热，祛痰通络。

方药：温胆汤加减。半夏 12 g，茯苓 15 g，竹茹 10 g，枳实 10 g，陈皮 6 g，甘草 10 g。头晕重者，可加钩藤、菊花、夏枯草；兼有阴虚者，可加生地、麦冬。

2. 恢复期

（1）半身不遂

方药：补阳还五汤加味。生黄芪 30 g，当归 15 g，红花 10 g，桃仁 10 g，赤芍 15 g，地龙 15 g。下肢无力明显者，可加川断、牛膝、桑寄生；手足肿甚者，可加茯苓、泽泻、防己；兼见言语不利者，加用菖蒲、远志。苔腻者，应减用黄芪用量，适当加用化痰之品。阳亢症状较明显者，可选用天麻钩藤饮；血瘀症状较重者，可选用血府逐瘀汤。

（2）语言不利

方药：解语丹加减。天麻 10 g，全蝎 6 g，白附子 10 g，胆南星 10 g，菖蒲 12 g，远志 10 g，羌活 15 g，木香 6 g。如病邪在脾者，可加半夏、陈皮、苍术；病邪在心者，可加珍珠母、琥珀。如属肾虚精气不能上承，音喑失语者，可选用地黄饮子。

（二）中成药

（1）安宫牛黄丸：每次 1 丸，每日 1～2 次，可以口服，也可作保留灌肠，用于阳闭者。

（2）苏合香丸：每次 1 丸，每日 1～2 次。用于阴闭者。

（3）活血通脉胶囊：每次 2 粒，每日 3 次。用于血瘀明显者。

（4）大活络丹：每次 1 丸，每日 2 次。用于风痰内盛者。

（5）丹参注射液：4～10 mL 加入 5% 葡萄糖 500 mL 或低分子右旋糖酐 500 mL，静脉注射，每日 1 次，10～15 天为一个疗程；或 2～4 mL，肌内注射，每日 1 次，10 天为一个疗程。

（6）川芎嗪注射液：90～160 mg 加入 5% 葡萄糖 500 mL，静脉滴注，每日 1 次，10～15 天为一个疗程。

（三）针灸

1. 体针　闭证时可取人中、百会、内关、足三里，用泻法；脱证时取人中、内关、神阙、关元，用补法；恢复期时多取阳明经穴，合谷、手三里、曲池、环跳、风市、阳陵泉、足三里、太溪，平补平泻。留针 15～20 分钟，隔日 1 次，10 次为一个疗程。

2. 头针　取对侧运动区，配以感觉区、足运感。快速捻针 100 次/分，留针 40 分钟，每 10 分钟捻针 1 次。

3. 耳针　取脑点、皮质下、三焦、心、肝、肾等耳穴。隔日 1 次，留针 15～20 分钟，

10 次为一个疗程。

（四）推拿疗法

推拿适用于中风病卒中期和后遗症期的半身不遂。其手法可用推、拿、捻、搓。取穴有风池、肩井、手三里、环跳、阳陵泉、委中、承山。部位：面部、背部及四肢，以患侧为重点。

第四节 脑出血

脑出血（intracerebral hemorrhage）是指脑动脉、静脉或毛细血管破裂导致脑实质内的出血。脑出血分为外伤性和非外伤性。在此仅讨论非外伤性脑出血。脑出血占急性脑血管病的 20%～30%，死亡率高，约为 40%。

脑出血是西医学的病名，在中医学中尚无相同的病名，但是在中医文献中早就有类似疾病的描写。本病在中医学中属"中风""头痛""眩晕""偏枯""大厥""薄厥""血瘀证"的范畴。对于脑卒中，临床上根据有无意识障碍，又可分为中脏腑与中经络两大类。

【病因与发病机制】

一、西医

80% 以上脑出血由高血压合并动脉硬化引起，所以，有时又称高血压动脉硬化性脑出血或高血压性脑出血。仅有少数为其他原因所致，如先天性脑血管畸形、动脉瘤、血液病、梗死性出血、抗凝或溶栓治疗、脑底异常血管网（moyamoya 病）及脑动脉炎等。此外，绒癌转移及其他恶性肿瘤均可破坏血管引起脑内出血。

一般认为持续高血压可使脑内小动脉硬化，玻璃样变，形成微动脉瘤，当血压骤然升高时破裂出血。也有人认为高血压引起血管痉挛致小血管缺氧、坏死发生出血，出血融合成片即成较大的出血。

脑出血 80% 位于大脑半球，主要在基底节附近，其次是各脑叶的皮质下白质，其余见于脑干、小脑。外观可见到明显动脉粥样硬化，出血侧半球膨隆肿胀，脑回宽，脑沟窄，有时可见少量蛛网膜下腔积血。出血灶绝大多数为单灶，仅 1.8%～2.7% 为多灶。出血量大时可破入脑室，严重的全部脑室均可被血液充满，形成铸型，可导致急性阻塞性脑积水。脑出血血肿周围受压，水肿明显，颅内压增高，发生脑疝。

急性期后，血块溶解，含铁血黄素和破坏的脑组织被吞噬细胞清除，胶质增生，小出血灶形成胶质瘢痕，大者形成中风囊。

二、中医

（一）病因

有关本病的病因学说较多，但不外"外风"和"内风"两端。唐宋以前主要以"外风"学说为主,多以"内虚邪中"立论。直到金元时代,才提出"内风"的观点,其后方有"火盛""气虚""痰湿""内伤""阳亢""血瘀"等病因学说,使本病的病因学说日臻完善,形成了现在的综合病因致病学说。

1. 情志不遂　素来情志不遂,易致肝气郁结,郁久化火,肝火上炎,气火俱浮,迫血上涌,可以发为本病;或火热内郁,灼伤津液,则肝血不足,阴虚无以制阳,则风阳亢张,上扰清窍,可以发为本病;素体阳盛之人,肝阳偏亢,亢极则化火生风,风火相煽,风升火动,上扰清窍,也可发为本病;五志过极,郁而化火,引动内风,则发为卒中。临床以暴怒伤肝为多,忧思悲恐和情绪紧张也可成为本病的诱因。

2. 饮食不节　长期嗜食肥甘厚味,或长期嗜酒成瘾,或年老体衰,脾胃虚弱,运化无力,导致停水为饮,酿湿成痰,痰郁化热,引动肝风,上扰巅顶,则可致发病。

3. 积损正衰　年老体衰,肾精亏虚,可致肝血不足,肝肾阴虚,阴虚无以制阳,则风阳亢张,上扰清窍,发为本病;或操持过度,形神失养,致阴血暗耗,虚阳化风,扰动为患;或房事不节,纵欲伤精,致水亏于下,火旺于上,发为本病。

4. 气候变化　早春之时天气骤暖,正值厥阴风木主令,内应于肝,风阳暗动,可导致本病发生。初冬天气骤寒,年老体衰之人易致风寒内侵,外风引动内风,气机逆乱,血菀于上,可发为本病。

(二) 病机

1. 风阳亢张　素来情志不遂,易致肝气郁结,郁久化火,肝火上炎,风火相煽,气火俱浮,迫血上涌导致气血并走于上,心神昏冒而卒倒无知,发为中风;或火热内郁,灼伤津液,则肝血不足,阴虚无以制阳,则风阳亢张,上扰清窍,可以发为本病;素体阳盛之人,肝阳偏亢,亢极则化火生风,风火相煽,风升火动,上扰清窍,也可发为本病;五志过极,郁而化火,引动内风,则发为卒中。

2. 痰阻脉络　长期嗜食肥甘厚味,或长期嗜酒成瘾,或年老体衰,脾胃虚弱,运化无力,导致停水为饮,酿湿成痰,致痰湿内蕴。痰郁化热,引动肝风,上扰巅顶,则可致发病。痰有风痰、热痰、湿痰之分。风痰为内风旋动,夹痰横窜脉络,痰蒙心窍而发病;热痰为痰热互结,横窜脉络,则㖞僻不遂,痰热上扰清窍,则突然昏仆,而不识人;湿痰多由脾胃虚弱而生,在中风急性期和恢复期也较为多见。

3. 瘀血阻络　素来情志不遂,可致肝气郁结,气郁则气机不畅。气滞则血瘀,瘀血阻络,血液不能行其道,血溢于脉成为瘀血之证,亦可发为本病。另外,血瘀之成,或因暴怒而致气逆于上,血随气逆,血菀于上,或因气滞血行不畅,或因气虚血运无力,或因感寒收引凝滞,或因热灼阴伤,液耗血滞等。

4. 外风入中　正气衰弱,气血不足,营卫失调,腠理空疏,风邪乘虚而入,外风引动内风,气机逆乱,气血运行不畅,气血痹阻经络,肌肤筋脉失濡,而见偏枯不用。亦有形盛气衰,痰湿内盛,外风引动痰湿,上扰清窍,流窜经络而发病者。

本病病位在脑,与心、肝、肾、脾等关系密切。其发病机制不外虚(阴虚、气虚)、火(肝火、心火)、风(肝风、外风)、痰(风痰、湿痰)、气(气逆)、血(血瘀)六端,多为本虚标实之证，以肝、肾、脾虚为本，风、火、痰、瘀为标。有外邪侵袭而发者称为外风，又称真中风或真中；无外邪侵袭而发病者称为内风，又称类中风或类中。临床上以内因引发者居多。

【诊断与辨证】

一、西医诊断

（一）症状与体征

本病多发于中老年人，多在动态下发病如情绪紧张、兴奋、排便、用力等，少数在静态发病，气候变化剧烈时发病较多。起病前多无预感，仅少数出现头痛、头昏、动作不便、口齿不清等症状。发病突然，一般在数分钟至数小时达高峰，表现为突然头痛、头晕、恶心、呕吐、偏瘫、失语、意识障碍、大小便失禁，血压多增高。根据出血部位不同，临床表现各异。

1. 基底节区出血　最多见，占60%~70%，出血多时常可侵及内囊，临床上称为内囊出血。典型症状为对侧肢体偏瘫、对侧感觉障碍、对侧偏盲，两眼可向病灶侧凝视，优势半球出血可有失语。可分为内侧型和外侧型出血。内侧型出血的特点是意识障碍出现早而重，而偏瘫不重；外侧型出血的特点为意识障碍不重，而偏瘫症状明显。重型表现意识障碍重，鼾声明显，呕吐频繁，眼球固定，出血侧瞳孔散大，提示脑疝形成，最终导致死亡。

2. 脑叶出血　或称皮质下白质出血，占脑出血的15%，病情较轻，但发生癫痫的概率高，常表现为某个单纯的症状和体征。额叶出血可出现对侧偏瘫，运动性失语或精神障碍。顶叶出血者的偏瘫较轻，而偏身感觉障碍显著，可伴对侧下象限盲，优势半球者可出现感觉性失语和运动性失语。颞叶出血者表现为以对侧面舌及上肢为主的瘫痪和对侧上象限盲，优势半球者可出现混合性失语。枕叶出血只表现为对侧偏盲并有黄斑回避现象。

3. 脑干出血　占脑出血的10%左右，绝大部分为脑桥出血，少部分为中脑出血，而延髓出血极为少见。脑桥出血，出血量少时，患者意识可清楚，出现脑桥一侧受损体征，如面、展神经交叉瘫，双眼向病灶对侧凝视；出血量大者（>5 mL），昏迷出现早且重，四肢瘫痪，多呈弛缓性，少数可出现去脑强直，双侧瞳孔极度缩小呈针尖样，出现中枢性高热，同时呼吸不规则，多于24~48小时内死亡。中脑出血，轻者可表现为一侧或两侧动眼神经不全瘫，或Weber综合征；重者昏迷，四肢软瘫，迅速死亡。延髓出血，表现为突然卒倒及昏迷，并很快死亡；部分轻者可出现下肢瘫痪、呃逆、面部感觉障碍或Wellenberg综合征。

4. 小脑出血　约占脑出血的10%。由于出血量及部位不同，其临床表现分为以下几种类型。

（1）暴发型：为一侧小脑半球或蚓部较大量出血，血肿迅速地压向脑干的腹侧并引起高颅压，导致枕骨大孔疝。表现为突然出现头痛、呕吐，迅速出现昏迷，常在发病的1~2天内死于脑疝。

（2）一般型：出血量中等，病情发展缓慢，表现为头痛、呕吐、眩晕、眼震、呐吃及患侧肢体共济失调，意识可清楚；病情严重者，出现患侧周围性面瘫，外展神经麻痹，眼球向对侧同向偏斜，角膜反射消失，部分患者逐渐出现意识障碍、瞳孔缩小及生命体征变化。

（3）良性型：出血量少，症状不明显，预后良好，大多表现为突然眩晕、恶心、呕吐，或有眼震。一般不伴其他体征，易漏诊。

（二）辅助检查

1. CT 扫描　是诊断脑出血的首选方法，发病后立即呈现高密度影，可与梗死鉴别。同时可显示血肿的部位、大小、形状、是否有占位效用，有无破入脑室，以便决定治疗方法。

2. 头颅 MRI　对幕上出血诊断价值不如 CT，对幕下出血检出率优于 CT。头颅 MRI 是寻找脑出血病因的重要检查手段，比 CT 更容易发现血管畸形、肿瘤及血管瘤等病变。

3. 脑脊液检查　对无条件做 CT 的患者，其病情不十分严重，无明显颅压增高，可慎重进行腰椎穿刺，脑出血者脑脊液压力常增高，多呈血性，有脑疝者应禁做腰椎穿刺。

4. 脑血管造影　适用于寻找出血的原因，如脑血管畸形、脑动脉瘤、脑底异常血管网等。

（三）诊断要点

在动态下突然出现头痛、呕吐、局限性神经功能障碍及意识障碍，结合既往有高血压病史，应考虑脑出血的可能，脑 CT 扫描检查可迅速明确诊断。

（四）鉴别诊断

局限性神经功能障碍表现明显的应与缺血性脑血管病及脑卒中相鉴别。发病突然，迅速昏迷，局灶体征不明显的患者，应与可引起昏迷的全身性疾病如糖尿病、肝性昏迷、尿毒症、急性中毒、低血糖、高血压危象和高血压脑病等相鉴别。此外，还应与外伤性颅内血肿，特别是与硬膜下血肿相鉴别。

二、中医辨证

本病的辨证要点在于了解、判断患者的具体致病原因，明辨气血、阴阳的虚实，病变累及的脏腑，即病位所在，疾病的虚实、标本，病位的浅深，病情的轻重，证的寒热虚实，病势的顺逆。

本病的急性期，根据其病情的轻重及有无意识障碍，临床上可以分为中经络和中脏腑两大类，而在中脏腑中又有闭证、脱证之分，其预后、转归完全不同。临床上中经络可以因失治或治疗不当转化为中脏腑；中脏腑也可因治疗积极得当，而病情好转，转为中经络；中风闭证可以因失治或过用攻伐，致邪未去而正已伤，而转为脱证。在各种不同证型之间，亦可因为种种原因而相互转化。

（一）急性期

1. 中脏腑

（1）闭证

①阳闭证：突然昏仆跌倒，不省人事，牙关紧闭，口噤不开，喉中痰鸣，半身不遂，两手握固，二便失禁，肢体强痉，面热身赤，气粗口臭，躁扰不宁，脉弦滑数而有力。

②阴闭证：突然昏仆跌倒，不省人事，牙关紧闭，喉中痰鸣，痰涎壅盛，半身不遂，二便失禁，面白唇暗，静卧不烦，四肢不温，脉沉滑缓。

（2）脱证：突然昏仆，或由闭证转为脱证，昏不识人，不省人事，面色苍白，目合口张，鼻鼾息微，手撒肢冷，肢体软瘫，大汗淋漓，二便自遗，舌痿，脉弱或微欲绝。

2. 中经络

（1）瘀血闭阻，脉络不通证：肌肤不仁，手足麻木，突然口眼㖞斜，语言不利，半身不遂，舌质暗，或有瘀斑、瘀点，脉涩或弦。

（2）肝肾阴虚，风阳上扰证：平素头晕、头痛，耳鸣目眩，少寐多梦，突然发生口眼㖞斜，舌强语謇，或手足重滞，甚至半身不遂等症状。舌质红或红绛，少苔，脉弦细数或弦数。

（3）痰热腑实，风痰阻络证：突然发生口眼㖞斜，舌强语謇，半身不遂，大便干燥或秘结，口干或口苦，痰多，胸脘痞满，纳呆，舌质红，舌苔黄或黄腻，脉弦滑。

（二）恢复期

1. 半身不遂　半身不遂，肢软无力，患侧手足浮肿，神疲乏力，气短少言，或见言语謇涩，口眼㖞斜，面色无华，舌质淡紫，苔薄白，脉弱无力。

2. 语言不利　舌强言謇，或伴肢体麻木，舌苔或薄或腻，脉多见滑象。

【治疗】

一、西医

（一）急性期的治疗原则

保持安静，就地诊治，防止继续出血；积极抗脑水肿，降低颅压；调整血压，改善循环；加强护理，防治并发症。

1. 降低颅内压　根据脑水肿情况确定脱水药物用量和次数。①20% 甘露醇 125 ~ 250 mL，静脉快速滴注，30 分钟内滴完，每 6 ~ 12 小时 1 次。注意对肾损伤、电解质紊乱和心脏方面的作用。甘露醇使用不宜过长，建议用 5 ~ 7 天。②呋塞米 20 ~ 60 mg，静脉注射，每 4 ~ 8 小时 1 次，可与甘露醇交替使用。③10% 甘油盐水 500 mL，静脉滴注，每日 2 ~ 4 次。作用温和，适应于肾功能不全患者。④白蛋白 5 ~ 10 g，静脉滴注，每日 1 ~ 2 次，连用 5 ~ 10 天。

2. 调整血压　脑出血时血压升高是颅内压增高导致的代偿性反应，当颅内压下降时血压随之下降，因此一般不应使用降压药物。血压过高如收缩压在 26.6 kPa（200 mmHg）以上时，可适当给予作用温和的降压药如呋塞米及硫酸镁等，但要保证脑灌注压 > 60 ~ 80 mmHg。急性期血压急骤下降表示病情严重，应给升压药物以保证足够的脑供血量。

3. 止血药　止血药及凝血药对脑出血并无效果，如果有凝血功能障碍，可针对性给予止血药物治疗，如肝素治疗并发的脑出血可用鱼精蛋白中和；华法林治疗并发的脑出血可用维生素 K_1 拮抗。

4. 亚低温治疗　是脑出血的辅助治疗方法，可能有一定效果，可在临床当中试用。

5. 其他　抗利尿激素分泌异常综合征，又称稀释性低钠血症，可发生于约 10% 脑出血患者。因经尿排钠增多，血钠降低，从而加重脑水肿。应限制水摄入量在 800 ~ 1000 mL/d，补钠 9 ~ 12 g/d。脑性耗盐综合征系因心钠素分泌过高所致的低钠血症，治疗时应输液补钠。低钠血症宜缓慢纠正，否则可导致脑桥中央髓鞘溶解症。中枢性高热大多采用物理降温，有学者提出可用多巴胺能受体激动剂如溴隐亭进行治疗。下肢深静脉血栓形成高危患者，一般在脑出血患者出血停止、病情稳定和血压控制良好的情况下，可给予小剂量低分子肝素进行预防性抗凝治疗。

6. 外科手术　适应证：①脑叶和基底节区外侧型大量出血、小脑中等量以上出血；②早期脑疝的表现；③高龄患者、脑叶出血者多行内科治疗；④生命体征稳定。手术方法：①颅骨钻孔吸血术；②开颅清除血肿术并减压。

（二）恢复期的康复治疗

与脑血栓相同，原则上应尽早开始。

二、中医

（一）辨证论治

1. 急性期

（1）中脏腑

1）闭证

①阳闭证

治法：清肝息风，辛凉开窍。

方药：羚羊角汤加减。羚羊角粉 2 ~ 3 g（分冲），菊花 15 g，夏枯草 15 g，蝉衣 6 g，钩藤 15 g（后下），龟甲 30 g（先煎），白芍 20 g，石决明 20 g，丹皮 15 g，生地 10 g，水蛭 10 g。以上方送服局方至宝丹或安宫牛黄丸，每次 1 丸，每日 2 次。痰热盛者，加胆南星、竹茹、皂角、菖蒲；抽搐者，加全蝎、蜈蚣；呕血者，加生大黄、三七、仙鹤草。

②阴闭证

治法：豁痰开窍。

方药：涤痰汤加减。半夏 15 g，橘红 10 g，茯苓 15 g，竹茹 10 g，菖蒲 12 g，胆南星

10 g，远志 12 g，郁金 10 g，皂角 10 g，川芎 10 g，枳实 10 g。以上方送服苏合香丸，每次 1 丸，每日 2 次。肢凉者，可加桂枝、细辛；有瘀象者，加水蛭、鸡血藤、红花。

2）脱证

治法：益气回阳，救阴固脱。

方药：急用参附汤合生脉散加减。人参 30 g，麦冬 15 g，五味子 10 g，生牡蛎 30 g，附子 10 g（先煎）。汗出不止者，可加黄芪、生龙骨、五倍子。

（2）中经络

1）瘀血闭阻，脉络不通证

治法：活血逐瘀通络。

方药：血府逐瘀汤加减。柴胡 10 g，地龙 10 g，红花 10 g，怀牛膝 12 g，枳壳 10 g，当归 15 g，川芎 10 g，赤芍 10 g，鸡血藤 30 g，水蛭 10 g，炙甘草 6 g。兼有痰湿者，加胆南星、菖蒲、半夏、郁金；便秘者，加酒大黄、瓜蒌。

2）肝肾阴虚，风阳上扰证

治法：滋阴潜阳，息风通络。

方药：镇肝熄风汤加减。牛膝 20 g，玄参 10 g，麦冬 12 g，白芍 30 g，龙骨 20 g（先煎），牡蛎 20 g（先煎），龟甲 15 g（先煎），代赭石 20 g（先煎），天麻 10 g，钩藤 15 g，菊花 10 g。痰热盛者，加胆南星、川贝母；心中烦热者，加栀子、黄芩；便秘者，加酒大黄。

3）痰热腑实，风痰阻络证

治法：通腑泄热，祛痰通络。

方药：温胆汤加减。半夏 12 g，茯苓 15 g，竹茹 10 g，酒大黄 10 g，黄连 10 g，枳实 10 g，陈皮 6 g，菖蒲 12 g，郁金 10 g，甘草 10 g。头晕严重者，可加天麻、菊花、夏枯草；兼有阴虚者，可加生地、麦冬；言语不利者，加远志、细辛。

2. 恢复期

（1）半身不遂

治法：活血化瘀，益气通络。

方药：补阳还五汤加味。生黄芪 30 g，当归 15 g，红花 10 g，桃仁 10 g，赤芍 10 g，川芎 10 g，人参 10 g，地龙 12 g。下肢无力明显者，可加川断、牛膝、杜仲；手足肿甚者，可加茯苓、泽泻、防己；兼见言语不利者，加用菖蒲、远志、郁金。

（2）语言不利

治法：祛风化痰开窍。

方药：解语丹加减。天麻 10 g，全蝎 6 g，菖蒲 12 g，白附子 10 g，胆南星 10 g，远志 10 g，羌活 15 g，郁金 12 g，木香 6 g。如病邪在脾者，可加半夏、陈皮、苍术；病邪在心者，可加珍珠母、琥珀。

（二）中成药

（1）安宫牛黄丸：每次 1 丸，每日 1~2 次，可以口服，也可保留灌肠。用于热闭之证。

（2）苏合香丸：每次 1 丸，每日 1~2 次。用于痰湿内盛者。

（3）大活络丹：每次 1 丸，每日 2 次。用于风痰内蕴者。

（三）针灸

1. 体针　闭证时可取人中、百会、内关、足三里，用泻法；脱证时取人中、内关、神阙、关元，用补法；恢复期时多取阳明经穴，合谷、手三里、曲池、环跳、风市、阳陵泉、足三里、太溪，平补平泻。留针 15~20 分钟，隔日 1 次，10 次为一个疗程。

2. 头针　取对侧运动区，配以感觉区、足运感区。快速捻针，每分钟 100 次，留针 40 分钟，每 10 分钟捻针 1 次。

3. 耳针　取脑点、皮质下、三焦、心、肝、肾等耳穴。隔日 1 次，留针 15~20 分钟，10 次为一个疗程。

第五节　蛛网膜下腔出血

颅内血管破裂出血流入蛛网膜和软脑膜之间的蛛网膜下腔，称为蛛网膜下腔出血（subarachnoid hemorrhage，SAH）。由颅脑损伤引起者称为外伤性蛛网膜下腔出血，非外伤引起者称为自发性蛛网膜下腔出血（spontaneous subarachnoid hemorrhage）。后者分为原发性和继发性，出血部位开始于脑底或脑表面的血管破裂，血液直接流入蛛网膜下腔者为原发性蛛网膜下腔出血（primary subarachnoid hemorrhage）；因脑实质出血，血流穿破脑组织流入脑室或蛛网膜下腔者为继发性蛛网膜下腔出血。本节所讨论的是原发性蛛网膜下腔出血。

该病属中医"中风"和"头痛"等证范畴。

【病因与发病机制】

一、西医

（一）病因

1. 动脉瘤　颅内动脉瘤是蛛网膜下腔出血最常见的原因，占 50%~60%。患病率有随年龄增长而增高的倾向，女性发病率高于男性，患有常染色体显性遗传的多囊肾、动脉粥样硬化症者，以及有家族史者发生率明显增高。

（1）先天性动脉瘤：在各种颅内动脉瘤中，以先天性动脉瘤最多，占 90% 以上。

（2）动脉粥样硬化性动脉瘤：常发生在动脉粥样硬化基础上，以颈内动脉和椎-基底动脉主干分叉处多见，动脉管腔呈梭形膨大，内壁凹凸不平，动脉瘤局部可呈念珠状。

（3）感染性动脉瘤：又称粟粒状动脉瘤，为直径小于 0.5 cm 的动脉瘤。细菌、真菌和螺旋体等感染均可为病原。由于感染性栓子或脓毒血症进入脑循环内，停留在脑的小动脉，引起该动脉的局部炎症，使局部动脉壁薄弱，而形成动脉瘤。

（4）外伤性动脉瘤：多由于颅底骨折所致。由于这种动脉瘤没有血管壁成分，又称为假性动脉瘤。

（5）夹层动脉瘤：动脉内膜受损，并与肌层分离，在血流作用下形成假通道。

2. 高血压动脉硬化 占蛛网膜下腔出血原因的15%左右，老年人蛛网膜下腔出血多与此有关。

3. 脑血管畸形 占蛛网膜下腔出血原因的5%~6%，可与脑动脉瘤在同一患者中发生，包括脑动-静脉畸形、毛细血管扩张瘤、海绵状血管瘤及脑静脉畸形。

4. 颅内肿瘤 原发性和继发性颅内肿瘤均可合并蛛网膜下腔出血，占1%~2%。

5. 血液病 白血病特别是急性白血病常见，凝血因子和血小板缺乏、纤维蛋白原减少、肝脏疾病等也可引起。

6. 药物 抗凝剂、肾上腺素、激素、麻黄碱和可卡因等。

7. 颅内静脉系统血栓

8. 感染性疾病 很多感染性疾病可直接侵犯血管，引起蛛网膜下腔出血。

9. 其他 结缔组织病、颅底异常血管网（moyamoya）、血管发育缺陷、中毒及过敏等。

10. 危险因素 颅内动脉瘤破裂出血的主要危险因素包括吸烟、高血压、过量饮酒、既往有动脉瘤破裂史、动脉瘤体积较大、多发性动脉瘤等。吸烟者与不吸烟者相比其动脉瘤更大，且更常出现多发性动脉瘤。

（二）发病机制

动脉瘤可能由动脉壁先天性肌层缺陷或后天获得性内弹力层变性或二者的联合作用所致。随着年龄增长，动脉壁弹性逐渐减弱，薄弱的管壁在血流冲击等因素影响下向外突出形成囊状动脉瘤，其好发于脑底Willis环的分支部位。梭形动脉瘤好发于脑底部较大的动脉主干。脑动静脉畸形是发育异常形成的畸形血管团，血管壁薄弱易破。过去认为，动静脉畸形破裂是蛛网膜下腔出血的第二常见原因，近年来的研究发现，动静脉畸形破裂多导致脑内血肿，仅极少数（<5%）出现蛛网膜下腔出血而不伴脑内血肿。

病变血管可自发破裂，或因血压突然增高或其他不明显的诱因而导致血管破裂，血液进入蛛网膜下腔，通过围绕在脑和脊髓周围的脑脊液迅速播散，刺激脑膜引起脑膜刺激征。颅内容量增加引起颅内压增高，甚至脑疝。在脑室和脑底凝固的血液可阻塞脑脊液循环通路，使其吸收和回流受阻引起梗阻性脑积水，或引起蛛网膜粘连。后交通动脉瘤的扩张或破裂出血可压迫邻近的动眼神经，产生不同程度的动眼神经麻痹。血细胞释放的血管活性物质可引起血管痉挛，严重者发生脑梗死。血液刺激下丘脑可引起血糖升高、发热等内分泌和自主神经功能紊乱等。

（三）病理

动脉瘤好发于Willis环的血管及附近的分支。动脉瘤破裂最常发生在以下部位：①后交通动脉和颈内动脉交界处，约为40%；②前交通动脉和大脑前动脉约30%；③大脑中动脉在外侧裂的第一个主要分支处，约20%；④后循环动脉瘤多发生在基底动脉尖或椎动脉与小脑后下动脉连接处，约为10%。约20%患者有2个或2个以上动脉瘤，多位于对侧相同动脉，称为"镜像"动脉瘤。动脉瘤形状通常不规则，管壁可薄如纸张，较大的动脉瘤可有凝血块填充。破裂处多在瘤顶部，流入蛛网膜下隙的血液多沉积在脑底部各脑池中。大量出血时，血液可形成一层凝块将颅底的脑组织、血管及神经覆盖。有时血液可进入动脉瘤附近的脑实质而形成脑内血肿，多见于额叶、颞叶。在出血较多处可能发现破裂的动脉瘤。出血量大时血液充填各脑室，导致脑脊液回流障碍而出现急性梗阻性脑积水、脑室扩大，脑膜可表现为无菌性炎症反应。

蛛网膜下腔的脑脊液中有血凝块及血液，新鲜出血脑表面为红色，陈旧性出血为棕色或暗红色，沉积在脑池、脑沟中，距出血部位越近积血越多。仰卧位时，由于重力影响，血液积聚在后颅凹。出血量少限于出血局部，量大时可达整个脑表面，脑表面有薄层血凝块覆盖，还可流至脊髓蛛网膜下腔，甚至逆流进入第四脑室和侧脑室。随时间的推移，红细胞溶解，释放含铁血黄素，使脑皮质黄染。部分血吸收，未吸收的血可机化，使蛛网膜及软脑膜增厚，色素沉着，在脑膜、血管和神经之间引起粘连。脑实质可见广泛白质水肿，皮质有多发的斑块状缺血灶，以动脉瘤的血供区明显；还可发现引起蛛网膜下腔出血的原发疾病。如动脉瘤和动-静脉畸形，因白血病引起者在软脑膜、脑实质及血管周围见大量幼稚白细胞浸润，由肿瘤引起者可找到癌细胞。

显微镜下由于血液进入蛛网膜下腔引起的炎症反应，在脑膜和蛛网膜上可见到含血色素的巨噬细胞，出血后 1～32 小时可见软脑膜血管周围有白细胞聚集，出血后第 3 天，多形核细胞反应达到顶峰，淋巴细胞和巨噬细胞急剧增加，在巨噬细胞内可见完整的红细胞、含铁血黄素及完整的白细胞。7 天以后淋巴细胞浸润显著，吞噬细胞最活跃，完整的红细胞明显减少。10 天后，有不同程度的纤维化，有些病例可见到脑积水。

如果蛛网膜下腔出血后出现脑血管痉挛，在早期有血管内膜的水肿，肌层变性坏死、内弹力层肿胀、排列紊乱、外膜水肿和炎症细胞浸润。晚期内膜增厚、纤维变性、内弹力层和肌层萎缩、外膜结缔组织增生等。

（四）病理生理

蛛网膜下腔出血后会出现一系列病理过程，如颅内压增加、阻塞性脑积水、化学性脑膜炎、下丘脑功能紊乱和自主神经功能紊乱等。

1. 脑血管痉挛　可引起血管自动调节功能障碍，严重者脑血流量下降，引起脑缺血，甚至形成脑梗死。一般发生在蛛网膜下腔出血后的 4～12 天内。

2. 颅内压升高　由于出血直接压迫或者积血对脑脊液循环和吸收的影响，蛛网膜下腔出血患者均有不同程度的颅内压升高。

3. 脑血流动力学变化　因脑血管痉挛和颅内压升高，蛛网膜下腔出血可引起脑血流的下降，局部脑耗氧量和脑灌注压降低，局部脑血容量增加，大脑新陈代谢的能力下降，这些变化提示有小动脉的收缩和微循环扩张。

二、中医

本病的病因病机主要体现在"风、火、痰、瘀"诸方面，骤然用力、情志过激、思虑过度、起居失常、寒热剧变等为发病的诱因。

肾阴不足，水不涵木，或肝火内炽，肝阳上亢，均可导致肝风内动，风火相煽，气血上逆。饮食不节，胃火炽盛，情志抑郁，肝失疏泄，郁而化火，均导致郁火化风而上扰清窍。嗜好肥甘，脾失健运，痰浊内生，久则化热，痰热上扰，蒙闭清窍，思虑过度，气滞血凝，或肝失疏泄，气郁血滞，导致血脉瘀阻，血行异道，或迫血妄行，溢于脉外，发为本病。

【诊断与辨证】

一、西医诊断

临床主要表现是突然发生的剧烈头痛、呕吐、脑膜刺激征及血性脑脊液。

（一）先兆和诱发因素

尽管经典的蛛网膜下腔出血是突然发生，但由于部分动脉瘤或动-静脉畸形并非突然破裂出血，而是不断磨损发生的渗血，因此部分患者会出现由于血管扩张、渗血或畸形血管反复小量出血引起的先兆，先兆根据病损的部位不同而出现相应的症状，最常见的是头痛和眼肌麻痹等，称为"警告性渗漏"症状。60%~70%患者在发病前有一定的诱因，如用力排便、剧烈咳嗽、情绪激动、体力劳动、剧烈运动、颅脑外伤、饮酒和性生活等。

（二）蛛网膜下腔出血发病时的表现

1. 头痛　68%~100%患者首发症状为头痛，多为活动中或活动后出现爆裂样局限性或全头部剧痛，并可延及颈、肩、背、腰及双腿，而后变为钝痛或搏动性疼痛，持续1~2周以后逐渐减轻或消失。发病开始的局限性头痛有一定的定位意义，头痛侧常为出血侧，是由于病变处扭转变形及破裂出血所致。

2. 恶心和呕吐　多由颅内压增高引起，发生率为70%~83%，多与头痛同时出现，有时呈喷射性呕吐，伴面色苍白、出冷汗等，有些患者可反复呕吐。

3. 意识障碍　有48%~81%患者出现不同程度的意识障碍，其程度和持续时间及恢复的可能性与出血量大小、出血部位、有无再出血、脑血管痉挛、脑水肿、颅内压增高和有无脑实质出血等因素有关。可表现为嗜睡、昏睡、意识模糊和昏迷，年龄大者意识障碍多见，且较重，一般在发病后立即或病后1日内出现。如果意识恢复后，又再次突然出现昏迷，往往提示再出血，或有严重的脑血管痉挛、脑梗死、脑水肿，甚至脑疝形成。

4. 精神症状　有些患者以精神症状开始，或伴有精神症状，如欣快、淡漠、谵妄、木僵、定向力障碍、遗忘和痴呆等，一般经过数周恢复。

5. 癫痫发作　其发生率为10%~25%，通常发生在发病后几分钟，可为大发作或局灶性发作，系由于颅内压突然升高或天幕上出血对皮质的直接刺激。

6. 自主神经和内脏功能障碍　由于蛛网膜下腔出血累及丘脑下部或由于血管痉挛引起丘脑下部缺血，因此常有自主神经和内脏功能障碍。

（1）体温：发热在老年患者中多见，多在发病后2~3日开始发热，体温可达38~

39 ℃，超过39 ℃者少见，也有人认为属于吸收热。如果体温正常后再上升，多提示再出血或合并感染。

（2）血压：多在出血初期增高，收缩压通常不超过200 mmHg，常在数日后恢复正常。

（3）呼吸：重症患者呼吸不规则，呼吸频率增快，如有颅内压增高，呼吸频率变慢。

（4）胃肠道：少数患者有应激性溃疡。

7. 其他症状　可有小便失禁或尿潴留，尿失禁多与意识障碍有关，而尿潴留与血液进入脊髓、蛛网膜下腔影响腰骶部神经有关。

（三）体征

1. 脑膜刺激征　是蛛网膜下腔出血的基本特征性体征，颈项强直最明显，发生率也最高，可达66%～100%，其次是Kernig征和Brudzinski征。在发病后数小时即出现，少数患者出现较晚，老年患者常不明显，意识障碍较重。如出血直接进入脑室，有时可无脑膜刺激征，脑膜刺激征多在发病后3～4周内消失。

2. 眼底变化　主要变化为视网膜出血和视盘水肿，可发生在一侧或双侧。前者出现较早，发生率在12.5%～25%，是诊断蛛网膜下腔出血的重要依据之一。另外，部分患者可见玻璃体膜下片状出血，是高颅压和眼静脉回流所致，有诊断的特异性。

3. 脑神经损伤　以一侧动眼神经麻痹最常见，可表现为完全性或不完全性麻痹，提示该侧颅底动脉环有病变。展神经和面神经损伤也可出现，三叉神经和听神经麻痹较少见，舌咽神经和迷走神经一般不受影响。

4. 运动和感觉障碍　有7%～35%患者可发生短暂或持久的肢体偏瘫、单瘫、截瘫、四肢瘫及偏侧深感觉障碍，但瘫痪程度较轻，有些患者可引出病理反射。

（四）常见并发症

1. 脑血管痉挛　脑血管痉挛是蛛网膜下腔出血常见且危险的并发症，与再出血和急性梗阻性脑积水并列为近期的三大致死原因。血管造影证实，血管痉挛的发生率为30%～70%。蛛网膜下腔出血后的脑血管痉挛，常发生在出血后4～14天，6～8天为高峰，2周后逐渐减少。表现为病情稳定后又出现新的定位体征和意识障碍或原有的病情加重。多数患者病情发展缓慢，开始只有轻微的体征，并在半小时或数天逐渐加重，可持续数日至数周。主要的临床特点有：①蛛网膜下腔出血经治疗好转后，又出现进行性加重；②出现意识变化，患者由清醒转为嗜睡或昏迷，或者由昏迷转为清醒后再昏迷，这种意识变化为脑血管痉挛的特点；③出现偏瘫、偏身感觉障碍、失语等局灶体征；④出现头痛、呕吐等颅内压增高症状；⑤腰椎穿刺脑脊液无再出血改变。

2. 再出血　与颅内出血相比，蛛网膜下腔出血容易再发出血，再出血发生率为18.6%～38.6%，病死率为41%～46%。前2周内最易发生（占再发出血病例的45.5%～74%），1个月后再出血明显减少。囊状动脉瘤最容易再出血，脑血管畸形再出血的机会较动脉瘤少，且出血的间隔时间也较长；另一个再出血的原因是首次出血后7～14天为纤溶酶活性的高峰，易使首次出血部位封闭破裂处的血块溶解，而在此时破裂处动脉壁的修复尚未完成，在焦虑不安、咳嗽、打喷嚏、用力排便、癫痫发作、情绪激动和血压骤增等诱因下容易再出血。

再出血的临床表现较复杂，绝大部分表现为在病情平稳或好转的情况下，突然发生剧烈头痛、频繁呕吐、烦躁不安或意识障碍加重，抽搐，脑膜刺激征，眼底出血加重，原有的神经体征加重或出现新的症状和体征。另外，再出血并发的脑内或脑室出血、脑血管痉挛和脑积水均较首次出血的概率增加。

3. 脑积水

（1）急性脑积水：是指蛛网膜下腔出血后数小时至 1 周内发生的急性或亚急性脑室扩大，发生率为 9%～27%，发生的主要机制是脑室积血和脑池血量增加，使血液沉积在基底池和脑室诸孔附近，使脑脊液正常循环阻塞。

（2）正常颅内压脑积水：是蛛网膜下腔出血的远期并发症，发生率为 10%～30%，发生机制是由于出血后在脑基底池、大脑凸面和小脑天幕切迹等处形成的粘连及蛛网膜颗粒闭塞，使脑脊液回吸收障碍所致。临床主要表现为精神症状、步态异常和尿失禁三大主症，腰椎穿刺脑脊液压力正常或稍低，细胞数、蛋白和糖含量正常，CT 显示脑室扩大。

4. 迟发性脑缺血 脑缺血的发生率为 10%～20%，占蛛网膜下腔出血终身残疾和病死的 14%～32%。

5. 脑实质血肿 由蛛网膜下腔的血肿继发破入脑实质所引起，大多出现在大脑中动脉的动脉瘤中。

6. 脑室出血 容易导致脑积水，预后不良，病死率达 64%。

7. 硬膜下血肿 较少见，发生率为 1.3%～2.8%，发生机制与蛛网膜撕裂有关。

8. 癫痫发作 蛛网膜下腔出血除了急性期有癫痫发作外，在发病后数月甚至数年仍有少部分患者会有癫痫发作。

（五）辅助检查

1. 头颅 CT 是诊断蛛网膜下腔出血的首选方法，CT 平扫最常表现为基底池弥散性高密度影像。严重时血液可延伸到外侧裂、前后纵裂池、脑室系统或大脑凸面。血液的分布情况可提示破裂动脉瘤的位置，如动脉瘤位于颈内动脉段常表现为鞍上池不对称积血；位于大脑中动脉段多见外侧裂积血；位于前交通动脉段则是前纵裂基底部积血；而脚间池和环池的积血，一般无动脉瘤，可考虑为原发性中脑周围出血。动态 CT 检查还有助于了解出血的吸收情况，以及有无再出血等。CT 对蛛网膜下腔出血诊断的敏感性在 24 小时内为 90%～95%，3 天为 80%，1 周为 50%。

2. 头颅 MRI 当病后数天 CT 的敏感性降低时，MRI 可发挥较大作用。由于血红蛋白分解产物，如氧合血红蛋白和正铁血红蛋白的顺磁效应，4 天后，T_1 相能清楚地显示外渗的血液。T_1 相血液的高信号表现可持续至少 2 周，在 FLAIR 相则持续更长时间。因此，当病后 1～2 周，CT 不能提供蛛网膜下腔出血的证据时，MRI 可作为诊断蛛网膜下腔出血和了解破裂动脉瘤部位的一种重要方法。

3. 脑血管造影 是确诊蛛网膜下腔出血病因特别是颅内动脉瘤最有价值的方法。数字减影血管造影（DSA）效果最好，可清楚显示动脉瘤的位置、大小，与载瘤动脉的关系，有无血管痉挛等血管畸形和烟雾病。关于造影的最佳时机，尚有争议，多数认为在条件具备、病情容许时应争取尽早行全脑血管造影，以确定出血原因、决定治疗方法和判断预后。造影时机一般在出血3天内或3~4周后，以避开脑血管痉挛和再出血的高峰期。

4. CT 血管成像（CTA）和 MR 血管成像（MRA）　其是无创性的脑血管显影方法，但敏感性和准确性不如 DSA。主要用于有动脉瘤家族史或有动脉瘤破裂先兆者的筛查、动脉瘤患者的随访，以及急性期不能耐受 DSA 检查的患者。

5. 脑脊液检查　CT 检查已确诊者，腰椎穿刺不作为常规检查。但如果出血量少或距起病时间较长，CT 检查无阳性发现时，如果临床疑为蛛网膜下腔出血而且病情允许时，则需行腰椎穿刺检查脑脊液（CSF），最好于发病12小时后进行腰椎穿刺，以便与穿刺误伤鉴别。脑脊液呈均匀一致的血性，压力增高；初期红细胞、白细胞比例为700：1，与外周血细胞相似，数天后白细胞数可增加；蛋白含量可增高，糖和氯化物无明显变化。出血12小时后 CSF 出现黄变，送检的脑脊液离心后上清液呈黄色，可与穿刺伤鉴别。穿刺伤常表现为不均匀的血性脑脊液或发病12小时后的脑脊液没有黄变现象，发现吞噬了红细胞、含铁血黄素或胆红素结晶的吞噬细胞时也提示蛛网膜下腔出血。如果没有再出血，脑脊液的红细胞和黄变现象多于出血后2~3周消失。

6. 经颅多普勒（TCD）　可动态检测颅内主要动脉流速，发现脑血管痉挛倾向和痉挛程度。

（六）诊断要点

根据突然发生的剧烈头痛、呕吐、脑膜刺激征阳性及头颅 CT 相应改变可诊断为蛛网膜下腔出血。如果 CT 未发现异常或没有条件进行 CT 检查时，可根据临床表现结合腰椎穿刺 CSF 呈均匀一致血性、压力增高等特点考虑蛛网膜下腔出血的诊断。

（七）鉴别诊断

1. 蛛网膜下腔出血应与其他脑卒中鉴别。

2. 蛛网膜下腔出血与脑膜炎相鉴别　结核性、真菌性、细菌性或病毒性脑膜炎均可出现头痛、呕吐和脑膜刺激征。尤其是蛛网膜下腔出血发病后1~2周，脑脊液黄变，白细胞增多，因吸收热体温可达37~38℃，更应与脑膜炎，特别是结核性脑膜炎相鉴别。根据脑膜炎发病一般不如 SAH 急骤，病初先有发热、脑脊液有相应的感染性表现、头颅 CT 无蛛网膜下腔出血表现等特点可以鉴别。

二、中医辨证

（1）肝阳暴亢证：突发剧烈头痛、呕吐，不省人事，面红目赤，颈项强直，舌红，苔黄厚，脉弦数。

（2）痰热内阻证：头痛剧烈，恶心、呕吐，口干，腹胀纳呆，心烦不眠，大便数日不下，舌质红，苔厚腻，脉弦滑数。

（3）胃火炽盛证：头痛剧烈，以前额为主，恶心、呕吐，口臭、口干，口舌生疮，渴喜冷饮，夜寐不安，大便秘结，小便黄赤，舌质红，苔黄，脉滑数或弦大。

（4）瘀血阻络证：头痛如刺，固定不移，头昏肢麻，颈项强硬，舌淡紫黯，脉细涩。

【治疗】

一、西医

急性期治疗目的是防止再出血，降低颅内压，减少并发症，治疗原发病和预防复发。蛛网膜下腔出血应急诊收入院诊治，需要遵循分级管理、多模态检测、优化脑灌注和脑保护，以及预防脑血管痉挛的原则，并尽早查明病因，决定是否外科治疗。手术治疗选择和预后判断主要依据蛛网膜下腔出血的临床病情分级，一般可采用 Hunt-Hess 分级，Hunt-Hess 分级＜Ⅲ级时，多早期行手术夹闭动脉瘤或者介入栓塞治疗。

1. 一般处理

（1）保持生命体征稳定：有条件时应收入重症监护室，密切监测生命体征和神经系统体征的变化；保持气道通畅，维持稳定的呼吸、循环系统功能。

（2）降低高颅压：主要使用脱水药，如甘露醇、呋塞米、甘油果糖或甘油氯化钠，也可以酌情选用白蛋白。

（3）避免用力和情绪波动，保持大便通畅：烦躁者予镇静药，头痛予镇痛药。注意慎用阿司匹林等可能影响凝血功能的非甾体类消炎镇痛药物或吗啡、哌替啶等可能影响呼吸功能的药物。

（4）其他对症支持治疗：包括维持水、电解质平衡，给予高纤维、高能量饮食，加强护理，注意预防尿路感染和吸入性肺炎等。

2. 预防再出血

（1）绝对卧床休息：4～6周。

（2）调控血压：防止血压过高导致再出血，同时注意维持脑灌注压。如果平均动脉压＞125 mmHg 或收缩压＞180 mmHg，可在血压监测下静脉持续输注短效安全的降压药。最好选用尼卡地平、拉贝洛尔和艾司洛尔等降压药。一般应将收缩压控制在 160 mmHg 以下。若患者出现急性神经系统症状，则最好不要选择硝普钠，因为硝普钠有升高颅内压的不良反应，长时间输注还有可能引起中毒。

（3）抗纤溶药物：蛛网膜下腔出血不同于脑内出血，出血部位没有脑组织的压迫止血作用，可适当应用止血药物，如氨基己酸、氨甲苯酸和酚磺乙胺等抗纤溶药物。抗纤溶药物虽然可以减少再出血，但增加了蛛网膜下腔出血患者缺血性卒中的发生率。尽管较早的研究证实，抗纤溶药的总体结果是阴性的，但新近的证据提示，早期短程（＜72 小时）应用抗纤溶药结合早期治疗动脉瘤，随后停用抗纤溶药，并预防低血容量和血管痉挛（包括同时使用尼莫地平），是较好的治疗策略。如果患者的血管痉挛风险低和（或）推迟手术能产生有利影响，也可以考虑用抗纤溶药预防再出血。

（4）破裂动脉瘤的外科和血管内治疗：动脉瘤夹闭或血管内治疗是预防蛛网膜下腔再

出血最有效的治疗方法。与动脉瘤完全闭塞相比较，行动脉瘤包裹术、夹闭不全及不完全栓塞动脉瘤，再出血风险较高。因此，应尽可能完全闭塞动脉瘤。血管内治疗或手术治疗方法的选择应根据患者的病情及动脉瘤的特点由多学科医师来讨论决定。Hunt-Hess 分级 ≤ Ⅲ 级时，推荐发病 3 天内进行治疗。Ⅳ、Ⅴ级患者手术治疗或内科治疗的预后差，是否需进行血管内治疗或手术治疗仍有较大争议，但经内科治疗病情好转后可行延迟性 10～14 天血管内治疗或手术治疗。

脑血管痉挛防治口服尼莫地平能有效减少蛛网膜下腔出血引发的不良结局。推荐早期使用口服或静脉泵入尼莫地平改善患者预后。应在破裂动脉瘤的早期管理阶段即开始防治脑血管痉挛，维持正常循环血容量，避免低血容量。在出现迟发性脑缺血时，推荐升高血压治疗。不建议容量扩张和球囊血管成形术来预防脑血管痉挛的发生。症状性脑血管痉挛的可行治疗方法是脑血管成形术和（或）选择性动脉内血管扩张器治疗，尤其是在升高血压治疗后还没有快速见到效果时，可视临床具体情况而定。

3. 脑积水处理 蛛网膜下腔出血急性期合并症状性脑积水应进行脑脊液分流术治疗。对 SAH 后合并症状性脑积水患者，推荐进行永久的脑脊液分流术。

4. 癫痫的防治 可在蛛网膜下腔出血出血后的早期，对患者预防性应用抗惊厥药。不推荐对患者长期使用抗惊厥药，但若患者有以下危险因素，如癫痫发作史、脑实质血肿、脑梗死或大脑中动脉瘤，可考虑使用。

5. 低钠血症及低血容量的处理 某些患者可能需要联合应用中心静脉压、肺动脉楔压、液体平衡和体重等指标来监测血容量变化。应避免给予大剂量低张液体和过度使用利尿药。

6. 放脑脊液疗法 每次释放 CSF 10～20 mL，每周 2 次，可以促进血液吸收和缓解头痛，也可能减少脑血管痉挛和脑积水发生。但应警惕脑疝、颅内感染和再出血的危险。

二、中医

（一）辨证论治

1. 肝阳暴亢证
治法：镇肝潜阳，清心开窍。
方药：羚羊角汤加减。羚羊角 3 g（冲服），天麻 9 g，钩藤 18 g，菊花 12 g，山栀 6 g，黄芩 10 g，川牛膝 20 g，生石决明 30 g（先煎），桑寄生 12 g，益母草 12 g，朱茯神 9 g，夜交藤 12 g。若为肝火旺盛、头痛甚剧、面红目赤、口苦胁痛者，加龙胆草、夏枯草、芦荟；若属肝肾阴虚或因肝阳上亢而耗伤肝肾之阴，两目干涩，腰膝酸软无力者，加生地、枸杞、首乌、女贞子、石斛、旱莲草。

2. 痰热内阻证
治法：清热化痰。
方药：黄连温胆汤加减。半夏 10 g，陈皮 6 g，茯苓 12 g，甘草 5 g，枳实 10 g，竹茹 12 g，黄连 9 g，大枣 6 g。若便秘气粗、口臭者，加大黄、芒硝；神志不清者，加远志、菖蒲。

3. 胃火炽盛证

治法：清胃泻火。

方药：泻心汤加减。大黄 10 g，黄连 10 g，黄芩 10 g，郁金 15 g，葛根 30 g。身热渴饮者，加石膏、生地；口舌生疮者，加紫花地丁、玄参；头痛甚者，加野菊花、石决明；呕吐者，加半夏、竹茹。

4. 瘀血阻络证

治法：活血化瘀，通络开窍。

方药：通窍活血汤加减。麝香 0.3 g（冲服，或用白芷 8 g 代替），当归 10 g，川芎 12 g，桃仁 10 g，红花 10 g，地龙 12 g，牛膝 15 g，赤芍 15 g，蒲黄 10 g。兼痰浊者，加半夏、陈皮；气虚者，加黄芪；血虚者，加女贞子、旱莲草；抽搐者，加僵蚕、蜈蚣；夜睡不安者，加夜交藤、酸枣仁。

【预后】

约 10% 患者在接受治疗以前死亡。30 天内病死率约为 25% 或更高。再出血的病死率约为 50%，2 周内再出血率为 20%~25%，6 个月后的年复发率为 2%~4%。影响预后最重要的因素是发病后的时间间隔及意识水平，死亡和并发症多发生在病后 2 周内；6 个月时的病死率在昏迷患者中是 71%，在清醒患者中是 11%。其他因素，如年老的患者较年轻者预后差；动脉瘤性蛛网膜下腔出血较非动脉瘤性 SAH 预后差。

第六节　颅内静脉及静脉窦血栓形成

颅内静脉系统血栓形成（cerebral venous thrombosis，CVT）是由多种原因所致的脑静脉回流受阻的一组血管疾病，包括颅内静脉窦和静脉血栓形成。本组疾病的特点为病因复杂，发病形式多样，临床表现无特异性，诊断困难，容易漏诊误诊。

本病在中医学中属"头痛""呕吐""眩晕""抽搐""昏迷"等范畴。

【病因与发病机制】

一、西医

CVT 绝大部分归结于各种原因所致的血凝异常，极少数与硬膜穿刺和外伤有关。另有约 20% 患者原因不明。其中血凝异常主要包括以下几个方面。

1. 血液高凝状态　如处于妊娠和产褥期。

2. 遗传性凝血机制异常　蛋白 S 缺乏，抗凝血酶Ⅲ缺乏，凝血因子Ⅱ、因子Ⅳ基因突变，von Willebrand 病等。

3. 血流动力学异常　脱水、休克、恶病质、血小板病、原发性红细胞增多症、缺铁性贫血、弥散性血管内凝血、骨髓移植术后等。

4. 全身疾病　白塞病、肿瘤、系统性红斑狼疮、肾病综合征、血管炎、溃疡性结肠炎和抗磷脂抗体综合征等。

5. 药物引起　口服避孕药、皮质醇激素和雄激素等。

6. 感染或肿瘤浸润　中耳炎、鼻窦炎、牙脓肿、扁桃体炎、肿瘤栓子、结节病、慢性脑膜炎、硬膜下积脓和癌性脑膜炎等。

二、中医

（1）风热毒蕴：外感风热，热毒内蕴，或痈毒内陷，入营涉血，内窜脑窍，使经脉气血壅遏不通，气血凝滞，脑失所养，遂成此证。由于颜面部经脉丰富，痈毒易内陷走散，故本病常继发于颜面部的疖肿及痈毒等。

（2）痰湿阻络：年老体衰，脾胃虚弱；或劳倦过度，损伤脾胃；或饮食所伤，脾失健运，痰湿内蕴，痰浊偏盛，上壅清窍，脑脉不畅，而成头痛；或痰蒙脑窍，神机闭塞，出现神昏。

（3）瘀血阻窍：久病入络，或颅脑外伤，形成瘀血，瘀血阻络，气血不畅，脑失所养，使经脉气血壅遏不通，气血凝滞，逐渐出现头痛、半身不遂等症状。

【诊断与辨证】

一、西医诊断

（一）临床表现

大多起病隐匿，逐渐加重，但一般不会在1个月后继续加重，有9%急性起病。头痛是最常见的症状，有70.8%~95%患者会出现头痛，常伴有呕吐，一般表现为进行性加重的双侧剧烈头痛。有50%~70%患者出现癫痫，大发作比局灶性发作多见，其中有20%发作频繁，甚至形成癫痫持续状态。有58%患者会出现不同程度的意识障碍，但精神症状较少见。由于颅内压升高，有20%~41%患者出现视盘水肿。神经系统局灶损害的症状和体征出现率为66.6%，主要有轻瘫或偏瘫、脑神经损伤（眼球运动障碍、面瘫和耳聋等）、失语、眩晕、共济失调和偏盲，部分患者只出现下肢肌腱反射活跃或病理反射，而无明显的瘫痪。

不同的静脉或静脉窦受损可出现各自相应的特点，表现为不同的综合征如下。

1. 海绵窦血栓形成　多由眼眶周、鼻部及面部的化脓性感染或全身性感染所致。可有面部"危险三角"部位疖肿的挤压史。病变累及一侧或两侧海绵窦。常急性起病，出现发热、头痛、恶心、呕吐、意识障碍等感染中毒症状。眼眶静脉回流障碍可致眼眶周、眼睑、结膜水肿和眼球突出。可出现多个脑神经如动眼神经、滑车神经、外展神经，以及三叉神经第1、2支受损，表现为瞳孔散大、光反射消失、眼睑下垂、复视、眼球各方运动受限或固定，以及三叉神经第1、2支分布区痛觉减退、角膜反射消失等。进一步加重可引起视盘水肿、视力障碍。颈内动脉海绵窦段感染和血栓形成，可出现颈动脉触痛及颈内动脉闭塞的临床表现，如对侧偏瘫和偏身感觉障碍。严重者可并发脑膜炎。

2. 上矢状窦血栓形成　在老年人严重脱水、感染或恶病质等情况下发生，多为非感染性血栓。急性或亚急性起病，最主要的临床表现为颅内压增高症状，如头痛、恶心、呕吐、视盘水肿等。33%的患者仅表现为不明原因的高颅压，视盘水肿可以是唯一的体征。上矢状窦血栓形成患者，可出现癫痫发作或精神障碍。多数患者血栓累及一侧或两侧侧窦而主要表现为高颅压。血栓延伸到皮质特别是运动区和顶叶的静脉很常见，其特点为急性或进行性发生的局灶性运动或感觉障碍，下肢更易受累并伴局灶或全面的癫痫发作。旁中央小叶受累可引起小便失禁及双下肢瘫痪。老年患者一般仅有轻微头昏、眼花、头痛、眩晕等症状，诊断困难。腰椎穿刺可见脑脊液压力增高，蛋白和白细胞也可增高。

3. 侧窦血栓形成　侧窦包括横窦和乙状窦。因与乳突邻近，化脓性乳突炎或中耳炎常引起乙状窦血栓形成。侧窦血栓形成的临床表现主要有：①高颅压症状，是最主要的症状。②局灶神经症状，血栓扩展至上岩窦及下岩窦，可出现同侧三叉神经及外展神经损伤症状；血栓延伸至颈静脉，可出现舌咽神经、迷走神经及副神经损伤的颈静脉孔综合征，表现为吞咽困难、饮水呛咳、声音嘶哑、心动过缓和副神经受累等症状。③化脓性乳突炎或中耳炎症状，发热、寒战、外周血白细胞增高。患侧耳后乳突部红肿、压痛、静脉怒张等。感染扩散可并发化脓性脑膜炎、硬膜外（下）脓肿及小脑、颞叶脓肿。

4. 大脑大静脉（Galen 静脉）血栓形成　大脑大静脉是接受大脑深静脉回流的主干静脉。大脑大静脉血栓形成多为非感染性静脉血栓，主要累及间脑、基底节、内囊等深部结构。多表现为高颅压症状：头痛、呕吐、视盘水肿。可出现嗜睡、精神症状、反应迟钝、记忆力和计算力及定向力减退、手足徐动或舞蹈样动作等锥体外系表现。病情危重，严重时出现昏迷、高热、痫性发作、去脑强直甚至死亡。

（二）辅助检查

1. 头颅 CT 扫描　特异性的表现不多，30%患者正常。

单纯由静脉或静脉窦血栓形成的影像特征称为"直接征象"。这些表现尽管检出率不高，但诊断特异性很强。脑静脉和静脉窦内的新鲜血凝块在平扫图像中呈高密度，称"索征"（cord sign），脑浅静脉、直窦和 Galen 静脉有时可见到，上矢状窦不出现。2%～21.9%上矢状窦血栓在平扫图像上表现为三角形稠密征（dense triangle sign），病情早期阳性率高。增强扫描，静脉窦周围可强化，而中心区的血凝块无强化，为三角形低密度，称"δ"征，在上矢状窦后部、直窦和横窦较易发现。

由血栓形成继发的表现称为"间接征象"，在脑静脉血栓形成患者中经常可见到。这些表现尽管对诊断有一定帮助，但不能作为诊断的依据。在这种情况下，需要做脑血管造影。平扫图像有 10%～50%患者有脑缺血或出血，表现为与动脉分布区不一致的低密度或混杂密度，边缘不规则，可以是单侧也可是双侧，出血往往量较小且为多灶。乙状窦血栓和上矢状窦血栓形成可出现脑水肿表现，脑实质密度减低，脑室变小。增强扫描，20%脑镰有增强，脑回也可有增强。

2. 头颅 MRI 扫描　表现为静脉和静脉窦内流空现象消失，静脉窦腔内出现异常信号。血栓早期 T_2 加权图像为低信号，T_1 为等信号，发病 2～4 周的亚急性期 T_1 和 T_2 加权图像均为高信号。弥散加权 MRI 在部分患者中可发现血栓，对脑水肿的诊断价值很大。

3. MR/CT 血管成像 除 MRA/CTA 外，磁共振静脉成像（MR venography，MRV）和 CT 静脉成像可以更清楚地显示堵塞的静脉或静脉窦。特点是检查无创伤，在早期（发病 5 天）或晚期（6 周后）阶段仍有较高的特异性，但目前假阴性较高。

4. 脑血管造影 脑血管造影是诊断脑静脉血栓形成的"金标准"，主要的表现是皮质静脉和硬脑膜窦部分或完全不显影，血流速度减慢，造影剂滞留在毛细血管和静脉内，皮质吻合静脉扩张显影。除了常规的脑血管造影方法外，通过颈静脉插管到横窦注射造影剂进行直接的静脉造影也有很高的阳性率。

5. 脑脊液检查 脑脊液检查主要是压力增高，中后期可出现脑脊液蛋白增高（轻至中度）。发现红细胞提示有出血；出现白细胞增高，提示合并感染，多见于海绵窦、侧窦血栓形成。若临床高度怀疑侧窦血栓形成时，可谨慎做压颈试验，但应避免诱发脑疝。压颈试验阳性提示有侧窦血栓形成。压颈试验阴性，也不能完全排除侧窦血栓形成，还需结合其他检查。

6. 其他检查 血常规检查，红细胞沉降率、抗核抗体、抗磷脂抗体等免疫学检查，肝、肾功能及凝血功能的检查有助于寻找原因。

（三）诊断与鉴别诊断

对单纯颅内压增高、伴或不伴神经系统局灶体征者，或以意识障碍为主的亚急性脑病患者，均应考虑到脑静脉系统血栓形成的可能。结合 CTV、MRV，尤其是 DSA 检查帮助确诊。一旦诊断明确，尽可能找出病因，对病因进行干预，如暂无法找到病因，需进行长期随访。

海绵窦血栓形成的诊断需与眼球突出和眼球运动受限的其他疾病相鉴别，如眼眶内球后蜂窝组炎、球后占位性病变、视神经孔处胶质细胞瘤、骨膜下脓肿等。两侧眼球突出还应与甲状腺功能亢进相鉴别。

上矢状窦及侧窦血栓形成需与颅内占位性病变如血肿、肿瘤、脓肿等相鉴别。伴乳突炎、中耳炎及败血症者要考虑侧窦血栓形成的可能。如腰椎穿刺时病变侧压颈试验脑脊液压力不上升、脑脊液呈血性或黄变，要高度怀疑乙状窦血栓形成。

二、中医辨证

（1）风热毒蕴证：头痛眼胀，发热恶寒，口渴，眼睑红肿，白睛红赤，眼球外突，伴有呕恶，大便秘结，小溲短赤，甚则神昏谵语，或抽搐动风，舌苔黄糙，舌质干红，脉浮数或洪数。

（2）痰湿阻络证：头痛头重，或见眩晕，眼睑肿胀，难以开启，或见食少纳呆，胸膈满闷，呕恶痰涎，大便溏薄，或视物昏渺，舌苔白腻，脉缓或濡滑。

（3）瘀血阻窍证：头痛固定不移，白睛赤缕，视物模糊，瞳仁扩大，或兼见半身不遂，舌苔薄白，舌质紫黯，脉沉细涩。

【治疗】

一、西医

1. 抗凝治疗　多数学者认为，肝素抗凝治疗仍是治疗脑静脉血栓形成的首选药物，即使对有颅内出血的患者仍可使用。肝素的剂量根据部分活化凝血酶时间（APTT）（对照组的 1.5~2.3 倍）监测的结果调整，治疗中应监测血小板和出凝血时间。肝素治疗的时间一般在 2~3 周，治疗后口服抗凝剂的时间在 3~6 个月。低分子肝素引起出血的风险比肝素要小。

2. 溶栓治疗　应用的药物有尿激酶和重组纤维蛋白酶原激活物（rt-PA），通过颈静脉或股静脉给药。目前认为，相比肝素抗凝治疗，血管内溶栓仅在肝素和对症、病因治疗后病情仍继续加重者选择性使用，不推荐作为一线药物。有条件者可行血管介入局部溶栓。

3. 治疗脑水肿　治疗可选用甘露醇、甘油和呋塞米等药。

4. 对症和病因处理　有癫痫发作者给予苯妥英钠等抗癫痫药物，头痛予镇静镇痛药，保持呼吸道通畅，对意识不清者加强护理。如病因与感染有关，选用合理的抗生素。

5. 介入治疗　血管介入静脉内导管机械性溶栓治疗和血管成形术等。

二、中医

（一）辨证论治

1. 风热蕴毒证

治法：清热疏风解毒。

方药：普济消毒饮加减。黄芩 15 g，黄连 15 g，陈皮 10 g，玄参 10 g，连翘 10 g，板蓝根 15 g，牛蒡子 10 g，薄荷 5 g，僵蚕 5 g，生甘草 10 g。呕吐者，可加竹茹；大便秘结者，可加大黄；神昏谵语者，可加服安宫牛黄丸；癫痫发作者，可加珍珠母、羚羊角粉（冲服）。

2. 痰湿阻络证

治法：燥湿化痰，通络止痛。

方药：二陈汤加减。制半夏 10 g，茯苓 15 g，陈皮 10 g，炙甘草 10 g，生姜 10 g，乌梅 1 个，川芎 10 g。眩晕重者，可加天麻；食少纳呆者，可加鸡内金、焦山楂；呕恶痰涎者，可酌加旋覆花、代赭石；视物昏渺者，可酌加薏苡仁、大豆卷。

3. 瘀血阻窍证

治法：活血祛瘀，通络止痛。

方药：通窍活血汤加减。麝香 0.1 g（单用冲服），桃仁 10 g，川芎 10 g，赤芍药 5 g，红花 5 g。兼见眼睑肿胀者，加茯苓、泽泻、泽兰；兼见邪热久稽者，可加牡丹皮、连翘、菊花；兼见半身不遂者，可加鸡血藤、地龙。

（二）中成药

（1）牛黄上清丸：适用于风热蕴毒证，每次 6 g，每日 2 次，口服。

（2）安宫牛黄丸：适用于风热蕴毒证（见热盛，神昏谵语者），每次 6 g，每日 2 次，口服。

（3）清开灵注射液：适用于风热蕴毒证（见热盛，神昏谵语者），40 mL 加入 5% 葡萄糖注射液 250 mL 中，每日 1 次，静脉滴注。

（4）苏合香丸：适用于痰湿阻络证兼有神昏者，每次 6 g，每日 2 次，口服。

【预后】

研究显示，此病病死率为 5%～30%，生活基本自理者 70%～80%。有以下情况者预后可能较差：高龄、昏迷、血栓涉及小脑或深静脉系统、严重颅内压升高、病因与感染和恶性肿瘤有关、CT 图像有出血性脑梗死、并发难以控制的癫痫或肺栓塞。有时深昏迷或严重偏瘫患者戏剧性恢复并不遗留任何后遗症，而仅有头痛的患者却病情突然恶化。临床的恢复可比血管的再通快，即使血管仍处于堵塞情况下，患者仍可恢复。

第七节　中风中医临床沿革

明代缪希雍在《先醒斋医学广笔记》中曾论述 1 例短暂性脑缺血发作患者，"顾仲恭心肾不交，先因失意久郁，及平日劳心，致心血耗散。去岁十月晨起，尚未离床，忽左足五趾麻冷，倏已至膝，便不省人事，良久而苏，乍醒乍迷，一日夜十余次。医者咸云痰厥。仲淳云：纯是虚火。服丸药一剂，今春觉体稍健，至四月后，丸药不继，而房事稍过，至六月初十，偶出门，前症复发，扶归，良久方醒。是日止发一次，过六日，天雨，稍感寒气，前症又发二次。见今两足无力，畏寒之甚，自腹以上不畏寒"，从发病特点上来看，是典型的短暂性脑缺血发作。缪希雍认为是此属心肾不交，而用清心火、补肾水的处方治疗。因历史年代和科学技术发展所限，传统中医对短暂性脑缺血发作的认识不是很充分，也没有明确将短暂性脑缺血发作和脑血管联系在一起，所以，治疗上没有很好的针对性。袁国强等对 493 例已经确诊的短暂性脑缺血发作进行了中医证候学分析，发现短暂性脑缺血发作存在气滞、气虚、痰湿、血瘀、阴虚、火热等基本证候，与其他内科疾病相比，没有明显的特异性。目前对短暂性脑缺血发作的中医预防治疗仍以活血化瘀为主要的治疗手段。

《黄帝内经》中没有中风的病名，遂用击仆、大厥、煎厥、薄厥、偏枯、偏风等名称来描述，认为是"肥贵人则膏粱之疾也"，提出偏枯可以"巨针取之"，但是并没有提出具体的治疗方药。

张仲景在《金匮要略》中确定了中风的病名，认为中风发病是因在"络脉空虚"的基础上感受外风导致，根据中风的症状特点将中风分为四类，即中络（肢体麻木）、中经（偏瘫）、中腑（昏迷）、中脏（失语）。治疗上主张用防风、麻黄等药物祛外风，同时用人参等药物扶正气，代表方剂为侯氏黑散、风引汤等。张仲景提出的外风导致脑血管病学说一直延续了 1000 年，直至明初王履才提出内风学说。

三国时期的著名医家华佗，相传著有《中藏经》，该书中对中风偏枯的治疗大法进行了详细的归纳，"在上则吐之，在中则泻之，在下则补之，在外则发之，在内则温之按之熨之也……脉浮则发之，脉滑则吐之，脉伏而涩则泻之，脉紧则温之，脉迟则熨之，脉闭则按之"，尝试用各种方法治疗中风。

唐代孙思邈所著《备急千金要方》创制了续命类三方、竹沥汤、独活汤等治疗中风，并强调灸法并用，综合治疗，仍是以外风学说治疗中风。续命汤治疗中风的经验影响了传统中医的治疗思路，至今仍有临床验证的医案。

宋代《太平惠民和剂局方》提出中风神昏用至宝丹、苏合香丸芳香开窍，此二药已成为目前经典的急救药品。宋代严用认为中风有内外因之分，内因中风"治当调气，不当治风"，治疗中风不得用吐法，且认识到中风重症预后不佳。

金元时期刘河间为寒凉派代表人物，他认为心火旺、肾阳衰是中风发病的主要病机，主张用寒凉药物治疗脑病，推崇至宝丹、灵宝丹。中风治疗主张用通下法，如《素问玄机原病式》中使用大承气汤、三化汤分别治疗中风之里热及中风二便不通证。此外，其自创的地黄饮子治疗肾虚中风，至今仍被广泛运用。刘河间发现中风发病之前有先兆，"中风者，俱有先兆之证。凡人如觉大拇指及次指麻木不仁，或手足不用，或肌肉蠕动者，三年内必有大风之至"。朱丹溪是滋阴学派的代表人物，认为许多脑病的发生均与"湿痰生热"密切相关，如中风、健忘、头眩等，治中风有痰提出"治痰为先，次养血行"的治则。李东垣是补土学派的代表人物，提出"中风者，乃本气自病也"，即认为气虚为中风的主要病机，并把中风分为中血脉、中腑、中脏三者，主张用甘温之剂来补益脾胃。张子和为攻邪派的鼻祖，认为治中风力主祛邪为要，强调中风患者治疗期间勿用酒醴厚味之物，以免助风生痰，确为当今所遵循。

元末明初的医学家王履通过长年的临床观察发现，大部分中风患者并不是因受风而发病，认为痰饮（肥胖）和内风（高血压）更与中风发病有关，首先提出中风有"类中风""真中风"之分，更指出"因于风者，真中风也；因于火，因于气，因于湿者，类中风，而非中风也"，开创了内因中风的治疗先河。

晚清的王清任在中风的病因病机方面提出瘀血理论，对中风的治疗注重活血化瘀，创建补阳还五汤以补气活血治疗偏瘫，开创活血化瘀治疗中风之先河。

民国时期的张锡纯是近代中西汇通派代表人物之一，其所著《医学衷中参西录》中认为中风时肝肾阴虚、肝阳上亢为核心病机，创建建瓴汤、镇肝熄风汤等有效方剂，在没有降血压药物的历史条件下，对高血压导致的中风取得了良好的疗效。

1996 年国家中医药管理局制定了《中风病中医诊断与疗效评定标准》是目前临床治疗中风的规范标准。在临床和科研实践中也发现基本证素缺乏、条目分数不合理的不足，仍需要进一步完善。

彭智远等分析了 317 篇现代中医临床文献来探讨中医治疗中风后遗症期的用药规律，发现用药频次大于 20 次的分别为当归、黄芪、地龙、川芎、丹参、桃仁、红花、石菖蒲。按照中药类别分析，用药味数最多的类别分别是补虚药、活血化瘀药、平肝息风药，认为补益气血、活血化瘀、平肝息风对于中风后遗症期的治疗具有较好的疗效。

刘伟等分析了隋唐至明清时期相关文献中针灸治疗中风后半身不遂的针灸处方243条，发现针刺经穴频数排前3位的经络是手阳明大肠经、足少阳胆经、足阳明胃经；针刺频数排前10位的经穴为：曲池、足三里、昆仑、太溪、百会、阳陵泉、合谷、悬钟、环跳、委中；聚类分析获得5个有效聚类群：风市－足三里－百会、曲池－昆仑－太溪、昆仑－涌泉－太溪、风池－风府、环跳－委中－阳陵泉－风市－悬钟；关联规则分析支持度排前6位的有风市－足三里、合谷－悬钟、悬钟－曲池、合谷－风市、昆仑－太溪、曲池－阳陵泉；特定穴位的针刺频率高达91.29%，其中五腧穴使用频数最多，其次为两脉交会穴及原穴。

蛛网膜下腔出血和大脑静脉血栓以剧烈头痛为主要临床症状，传统中医多将两者归类到头痛范畴来治疗，所以古典医籍中相关的文献不多而且不太规范，借鉴意义不大。关于蛛网膜下腔出血的中医病名具体归属，目前各家论述不同，尚不统一，许多中医家认为该病属中医"中风""内风""头痛""风痱""厥证"等范畴。中医认为临床上多数学者对该病病机分型总结为急性发作期实证为多，肝风、心火、肝火、痰、瘀、虚证互为影响、互为因果。

（孙锦平　陈　光　滕金龙）

参考文献

[1] 贾建平. 神经病学 [M].7版. 北京：人民卫生出版社，2013.

[2] 吴江. 神经病学 [M].2版. 北京：人民卫生出版社，2013.

[3] 孙怡. 实用中西医结合神经病学 [M].2版. 北京：人民卫生出版社，2011.

[4] 鲍远程. 现代中医神经病学 [M].北京：人民卫生出版社，2003.

[5] 张美增. 老年神经病学 [M].北京：人民卫生出版社，2007.

[6] 蒋雨平. 临床神经疾病学 [M].上海：上海医科大学出版社，1999.

[7] 唐盛孟. 短暂性脑缺血发作的治疗与转归 [J].中国神经精神疾病杂志，1987，13：29.

[8] 杨树德，薛轴，杨金菊. 中西医结合对中风理论及治则的新认识 [J].中国中西医结合杂志，1992，12（2）：111－112.

[9] 袁国强，李叶双，吴以岭，等. 短暂性脑缺血发作中医证候量化诊断标准研究 [J].上海中医药大学学报，2007，21（3）：23－27.

[10] 彭智远，刘旺华，曹雯. 基于文献调查的中医治疗中风后遗症期用药规律分析 [J].中华中医药学刊，2016，34（4）：823－826.

[11] 刘伟，艾坤，唐旖雯，等. 基于信息可视化数据挖掘隋唐至明清时期针灸治疗中风后半身不遂选穴规律研究 [J].湖南中医药大学学报，2020，40（8）：1027－1032.

第九章　中枢神经系统感染性疾病

第一节　概　述

中枢神经系统感染性疾病是一种由病毒、细菌、真菌、立克次体、螺旋体、寄生虫和朊蛋白等多种感染源侵犯脑或脊髓实质、被膜及血管等所引起的中枢神经系统常见、多发性疾病。中枢神经系统感染性疾病病因较多，早期临床表现不一，严重的神经系统感染性疾病可导致死亡，或留有严重的后遗症，若早期积极治疗大多数病例可治愈。

临床中依据感染源侵犯中枢神经系统不同的解剖部位，将中枢神经系统感染性疾病分为两大类：①以脑和（或）脊髓实质受累为主的脑炎、脊髓炎或脑脊髓炎；②以软脑膜受累为主的脑膜炎或脑脊膜炎。但实际上，两者很难分开，因为脑炎时常合并不同程度的脑膜损伤，而脑膜炎时亦常合并一定程度的脑实质损伤；当脑膜和脑实质均明显受累时，称为脑膜脑炎。根据发病和病程可分为急性、亚急性、慢性感染。

中枢神经系统感染的途径包括：①血行感染，病原体通过呼吸道或皮肤黏膜进入血流，由血液系统进入颅内；②直接感染，病原体通过穿透性外伤或邻近结构的感染向颅内蔓延；③逆行感染，病原体沿神经干逆行侵入颅内（如单纯疱疹病毒、狂犬病毒等）。

第二节　病毒性脑膜炎

病毒性脑膜炎（viral meningitis）是指由各种病毒感染引起脑膜急性炎症的一种感染性疾病。本病病程一般较短，并发症少，多呈良性过程，偶有小规模流行。

一般认为本病属中医学"温病""痉证"范畴。

【病因与发病机制】

一、西医

柯萨奇病毒、ECHO 病毒和肠道病毒 71 型是病毒性脑膜炎最常见的 3 种致病病毒。其次为流行性腮腺炎、单纯疱疹病毒及腺病毒。病毒经皮肤黏膜、消化道或呼吸道等多条途径侵入人体，并在皮肤、肝、心内膜、腮腺等组织细胞和其局部淋巴结内进行复制，而后通过脉络丛进入脑脊液侵犯脑膜，引发脑膜炎症病变。

病理可见脑弥漫性脑膜增厚，脑组织水肿，脑回变宽，脑沟加深。镜下可见脑膜炎性细胞浸润。

二、中医

中医学认为本病系由于素体正气不足而感受温疫之邪，温热疫邪侵袭肺卫，外邪入里，进入气分。其发展变化不外卫气营血的传变规律，但温疫之邪传变更为迅速。温疫之为病，从口鼻而入，传变入里，扰及神明；或上扰于肺，上犯脑窍，蒙蔽脑神，导致脑窍闭塞，经络营卫闭阻，气血逆乱，出现神昏、谵语、厥逆、闭证等。

【诊断与辨证】

一、西医诊断

（一）临床表现

急性或亚急性起病。多有全身感染症状如发热和周身不适等，体温一般不超过 40 ℃，且年龄越大病情越重。患者多有剧烈头痛，多在额部或眶后，以及恶心、呕吐和颈项强直。部分患者有特定病毒感染症状，如腹痛、腹泻、咽痛、皮疹、心肌炎、腮腺炎等。

（二）辅助检查

1. 脑脊液检查　脑脊液压力轻至中度增高。淋巴细胞明显增多，白细胞数一般在 $(10 \sim 1000) \times 10^6/L$。蛋白含量轻度增高，糖和氯化物含量正常。

2. 免疫学检查　依据临床某些特异症状做某种病毒学的检查。双份血清及脑脊液通过免疫荧光技术或放射免疫技术检测 IgM 或病毒抗原。

（三）诊断要点

诊断依据：①特征病毒感染症状。②急性或亚急性起病，可有发热。③以脑膜刺激症状为主的临床表现，如头痛、呕吐、项强等。④脑脊液炎性改变，蛋白含量轻度增高，糖和氯化物含量正常。⑤从脑脊液中分离出病毒。

（四）鉴别诊断

1. 化脓性脑膜炎　主要依据脑脊液检查。细菌性脑膜炎脑脊液中白细胞数较高，多大于 $1000 \times 10^6/L$，且蛋白含量高，糖含量低，而病毒性脑膜炎多无此严重变化。另外，脑脊液中抗原阳性结果检测可完全区分两者。

2. 结核性脑膜炎　结核性脑膜炎为慢性脑膜炎，亚急性起病，即便早期给予治疗，病程亦常常延续数月，反复多次检查脑脊液糖和氯化物，以及 PCR 病原学可资鉴别。

3. 无菌性脑膜炎　可见于累及脑膜的白血病、淋巴瘤和癌。无菌性脑膜炎与病毒性脑膜炎的鉴别主要依赖病史、神经系统以外器官损伤的症状，以及脑脊液的病原学检查。

二、中医辨证

（1）邪犯卫气证：发热恶寒，剧烈头痛，颈项强直，食欲不振，口渴咽痛，恶心、呕吐，眩晕怕光，精神萎靡，项背疼痛，腹痛腹泻，舌质红，苔白或黄，脉浮数。

（2）热陷营血证：高热不退，剧烈头痛，颈项强直，咽痛口渴，肌肉酸痛，眩晕怕光，食欲减退，腹痛或腹泻，表情淡漠，嗜睡。可有皮疹，舌质红绛，脉细数。

（3）热盛动风证：身壮热，头胀痛，心烦躁动，舌质红，苔黄燥，脉弦数。

（4）热夹湿邪证：发热不退，口渴不多饮，身重脘痞，呕恶纳差，心中烦闷，腹痛、腹泻，舌质红，苔黄腻，脉象滑数。

【治疗】

一、西医

治疗与病毒性脑炎基本相同，采取抗病毒和对症支持疗法。酌情予以阿昔洛韦、喷昔洛韦或泛昔洛韦，配合退热、脱水、镇痛、镇静等药物。

新近研究证实一种新型的抗微小核糖核酸病毒药物普来可那立可阻断病毒与宿主细胞受体的结合，200 mg，每日 2～3 次口服，可减轻病毒感染的症状，缩短病毒性脑膜炎病程。

二、中医

（一）辨证论治

1. 邪犯卫气证

治法：泄热清气，解毒散风。

方药：银翘散合白虎汤加减。金银花 15 g，连翘 12 g，牛蒡子 10 g，荆芥 10 g，桔梗 12 g，板蓝根 30 g，菊花 10 g，蔓荆子 10 g，生石膏 30 g，粳米 10 g，竹茹 10 g，葛根 30 g。

2. 热陷营血证

治法：清营凉血，息风开窍。

方药：清瘟败毒饮加减。生石膏 30 g，生地黄 30 g，水牛角粉 1 g（分冲），黄连 6 g，炒栀子 12 g，桔梗 10 g，黄芩 10 g，知母 12 g，玄参 12 g，麦冬 12 g，葛根 30 g，竹茹 10 g，菖蒲 12 g。

3. 热盛动风证

治法：清热凉肝，息风止痉。

方药：羚羊钩藤汤加减。羚羊角粉 2 g（分冲），桑叶 10 g，川贝 12 g，生地黄 20 g，钩藤 30 g，菊花 10 g，茯神 12 g，白芍 12 g，甘草 6 g，竹茹 15 g。

4. 热夹湿邪证

治法：清气泄热，辅以化湿。

方药：白虎加苍术汤加减。生石膏 30 g，知母 30 g，粳米 10 g，生甘草 6 g，苍术 12 g。

（二）针灸

1. 体针　采取上下取穴法，用泻法。取穴：大椎、风府、太阳、大杼、曲池、合谷、中冲、太冲。神志淡漠者，加人中、内关；呕吐者，加内关、中脘、足三里、内庭；躁动者，加阳陵泉、百会。留针30分钟，中间行针2次，每日针2次，15日为1个疗程。

2. 耳针　取穴：肾上腺、内分泌、皮质下、肝、心、神门、肺、胃、脾、脑。每次选4~6个穴位。用针刺强刺激，日针1次，留针20分钟。

【预后】

病毒性脑膜炎属于一种良性感染性疾病，病程短、无后遗症、预后好。

第三节　单纯疱疹病毒性脑炎

单纯疱疹病毒（herpes simplex virus，HSV）引起的脑炎称为单纯疱疹脑炎（herpes simplex virus encephalitis，HSE），又称急性坏死性脑炎或"急性包涵体脑炎"。任何年龄均可发病，无性别差异，发病无季节性，病情险恶，死亡率高。病变主要侵犯颞叶、额叶和边缘叶脑组织。HSE占所有脑炎（包括细菌、支原体、立克次体、螺旋体、真菌和寄生虫等感染）的5%~20%，占病毒性脑炎的20%~68%。

病毒性脑炎属中医"温病""暑厥""痉证""急惊风""痫证"，以精神症状为主者则多属"癫狂"范畴。

【病因与发病机制】

一、西医

单纯疱疹病毒性脑炎的病因是脑实质感染单纯疱疹病毒。HSV是DNA类病毒中疱疹病毒科病毒。单纯疱疹病毒（简称单疱病毒）抗原性可分为两型：单疱病毒Ⅰ型（HSV-Ⅰ），主要引起成人的口唇疱疹、角膜结膜炎和口腔疱疹、单疱脑炎；单疱病毒Ⅱ型（HSV-Ⅱ）主要引起生殖器疱疹。HSV-Ⅰ一般通过呼吸道或唾液传播，原发感染多在儿童或青少年时期，当时可不出现临床症状，或仅表现为咽炎、胃炎或呼吸道症状，因此，约5%人群在15岁前体内均存在HSV-Ⅰ抗体。初发感染后，HSV-Ⅰ常常潜伏在三叉神经节，一旦有外源刺激，包括非特异性感染，或机体免疫功能低下，则潜伏的HSV-Ⅰ可再活化而发病。神经系统受累并不多见，但可发生于任何年龄和不同季节。目前认为，潜伏的病毒再活化以后沿三叉神经到达脑底脑膜，额叶底部和颞叶底部往往先被HSV-Ⅰ侵犯而发生病变。因此，HSE患者在发病早期容易以精神和智力障碍为首发症状，而影像学提示感染的主要部位是颞叶或额叶眶面。

HSV-Ⅱ一般潜伏在骶神经节，沿骶神经进入阴道黏膜。在分娩过程中新生儿经产道而发生皮肤、黏膜或其他脏器感染。成年人通过性传播经血行播散进入脑内。新生儿的感染多因分娩时母亲生殖道内分泌物中的病毒与胎儿接触。

HSE的病理改变大致可分为两期：第一期即发病初期，主要是不对称性的额叶、颞叶脑实质炎症反应、水肿。病变部位表面的脑回增宽，脑沟变窄，脑膜可见充血和渗出，甚至坏死软化，此期一般在发病一周内；第二期为坏死出血期，主要表现为额叶和颞叶脑实质的出血、坏死。镜下，可见脑膜和脑组织内的血管周围有大量淋巴细胞及浆细胞浸润。病灶边缘的部分细胞核内嗜酸性 Cowdry A 型包涵体是本病最具特征的病理学改变。此包涵体为疱疹病毒的颗粒和抗原。电子显微镜下可见核内病毒颗粒。包涵体也可见于星形细胞核内及少树突胶质细胞核内。

二、中医

中医学认为本病的病邪主要有两个：一是温热毒邪，包括风热、暑热、燥热等；另一个是湿热毒邪，包括暑湿、湿热、伏暑等。夏秋季发病较多，毒邪易犯脾胃，滞留气分，湿热酿痰，蒙闭清窍，还可出现神昏等症状。其病因病机主要有以下几个方面。

1. 邪犯卫分　温热毒邪侵袭卫表，卫气郁遏，经输不利，则见发热、恶寒、颈项强直；邪热上扰清窍，则神倦嗜睡、头痛；邪热犯及肺胃或湿热之邪留恋三焦则见口渴、恶心、呕吐、食欲不振、腹痛、腹泻等。

2. 卫气同病　邪袭卫表，营卫不和则发热或微恶寒，热扰清窍故面赤头痛；邪阻经络则项强；邪热上扰则心神恍惚或嗜睡；邪热直犯中州则气机不畅；胃气上逆则恶心、呕吐；胃热亢盛则口渴；热盛腠开则汗出；舌红苔黄，脉浮数或滑数为卫气热盛之象。

3. 气营两燔　邪盛于里，入于气营，或失治误治，或温热毒邪炽盛直接侵及气分，里热炽盛，故见高热、头痛、项强；热炽中焦则口渴、恶心、呕吐；热扰心神则烦躁、嗜睡或昏迷。

4. 热陷营血　邪热炽盛入于营血，营阴被灼，故壮热，入夜尤甚，口干渴；热盛邪陷心包则神昏谵语、烦躁；邪热久羁，耗伤真阴，引动肝风则惊厥、抽搐、全身强直、角弓反张；热邪迫血妄行可见出血。

5. 痰热内扰　湿热生痰，或热邪炼液为痰，痰热上蒙清窍，则见神昏谵语、舌强难言；热邪炽盛则高热、口渴、痰涎壅盛；热扰胸中，则胸脘满闷、喉间痰鸣、痰黏难咳；痰热内阻，胃气上逆则呕吐、呃逆。

6. 气阴两伤　温病后期热邪耗伤气血津液，气阴两亏，则见口干、神倦、乏力；心神失养则心悸；余热未清则低热、自汗。

7. 痰瘀阻络　本证以经络受邪为主。痰阻经络，因而肢体失用，面目不正；经络运行不畅，常伴血瘀；肢体不用日久，则可延为气血、肝肾亏虚。本证一部分患者在急性期即见瘫痪，也可由前述各证转化而成，即恢复期方见到本证证候。

【诊断与辨证】

一、西医诊断

（一）临床表现

成年人临床特点如下。①急性起病，病程长短不一，25% 患者有口唇疱疹病史。②前驱症状有卡他、咳嗽等上呼吸道感染症状及头痛、发热等。③首发症状多表现为精神和行为异常，如人格改变、记忆力下降、定向力障碍、幻觉或妄想等。④不同程度神经功能受损表现，如偏瘫、偏盲、眼肌麻痹等，局灶性症状两侧多不对称。亦可有多种形式的锥体外系表现，如扭转、手足徐动或舞蹈样多动。⑤不同程度意识障碍，嗜睡、昏睡、昏迷等，且意识障碍多呈进行性加深。⑥常见不同形式的癫痫发作，严重者呈癫痫持续状态，全身强直阵挛性发作。⑦肌张力增高、腱反射亢进，可有轻度脑膜刺激征，重症者还可表现为去脑强直发作或去皮层状态。⑧颅内压增高，甚至脑疝形成。

（二）辅助检查

本病的主要检查是脑脊液和神经影像学，其他检查也有助于诊断。

1. 常规检查　周围血常规往往显示白细胞中度增多。

2. 脑脊液检查　压力可明显增高，白细胞增多，以淋巴细胞为主，也可以多形核细胞增多为主。脑脊液蛋白含量可轻至中度增高，糖含量可正常或减低，但 5%～10% 病例在疾病早期脑脊液化验可以正常。脑脊液中检测单疱病毒的阳性率很低，往往在发病 5 天左右才能测出。

3. 脑电图检查　大约 80% 病例在疾病早期即可出现病变区域慢波节律，尤其在颞叶明显，往往提示本病的可能。随着病情的进展，脑电图常常显示在慢波的背景上出现局灶性周期性棘慢综合波，对本病的诊断有一定帮助。

4. 头颅 CT 扫描　在颞叶内侧及额叶底面可见低密度灶，有时可见中间有出血灶。加强后在病灶周边可见不规则影像。MRI 较 CT 敏感，在疾病早期即可显示病变区域的异常信号，对诊断本病帮助较大。

5. 脑组织活检　用免疫荧光法或免疫酶法检测 HSV-Ⅰ抗原，阳性率较高，可帮助确诊。

（三）诊断要点

诊断依据：①有口唇或生殖道疱疹史，或此次发病有皮肤、黏膜疱疹；②起病急，有上呼吸道感染的前驱症状如发热、咳嗽等。③脑实质损伤的表现，如意识障碍、精神症状、抽搐和肢体瘫痪等。④脑脊液 PCR 检测到 HSV 的 DNA 序列；⑤脑电图提示有局灶性慢波及癫痫样放电。⑥CT、MRI 显示额、颞叶软化病灶；⑦双份血清和脑脊液抗体检查有显著变化趋势。通常有前 5 项改变即可诊断。

（四）鉴别诊断

1. 其他病毒性脑炎　包括乙型病毒脑炎、腮腺炎病毒脑炎、麻疹病毒脑炎等，除从临床特点上区分外如乙型脑炎多在夏秋季节发病、伴高热、抽搐、昏迷，腮腺炎病毒脑炎有腮腺炎史，主要依靠血清或脑脊液病毒抗原、抗体检查、PCR 检测。

2. 脑脓肿　除颅内脓肿外尚有身体其他部位存在化脓性病灶，颅内压增高并有脑局灶性损伤特征，病情进展缓慢，脑脊液蛋白较高。增强后的脑 CT 显示特征性的脓肿腔。

此外，本病早期还易与化脓性脑膜炎、新型隐球菌脑膜炎相混淆，可从病史、全身状态及其他部位症状，以及脑脊液检查相鉴别。

二、中医辨证

（1）邪犯卫分证：发热，微恶风寒，无汗，头痛项强，嗜睡，舌苔白或黄，脉浮数。

（2）卫气同病证：发热，微恶寒，头痛，恶心、呕吐，口渴咽痛，颈项强直，或烦躁，神倦嗜睡，舌红苔薄白或薄黄，脉浮数或滑数。

（3）气营两燔证：高热，头痛项强，汗多气促，口渴，恶心、呕吐，烦躁或嗜睡，甚则昏迷，或伴谵语，抽搐，舌质红绛，脉细数。

（4）热陷营血证：壮热，入夜尤甚，神昏谵语，反复惊厥，甚则全身强直，角弓反张，皮肤可见瘀点、瘀斑，或见鼻衄，舌绛少苔，脉细数。

（5）痰热内扰证：高热，神昏，谵语，痰涎壅盛，喉间痰鸣，痰黏色黄难咳，胸脘满闷，烦躁，舌质红，苔黄，脉滑数。

（6）气阴两伤证：低热或午后潮热，自汗，神倦乏力，口干，心悸，舌淡红，少苔，脉细数无力。

（7）痰瘀经络证：神志不清，肢体麻木、瘫痪，或面瘫、斜视，舌紫黯，脉弦滑。

【治疗】

一、西医

本病的治疗原则是积极抗病毒，抑制炎症、降颅压、防止并发症。

1. 抗病毒治疗

（1）阿昔洛韦（acyclovir，ACV）：是治疗本病的首选药物，有抑制 HSV DNA 多聚酶的作用，可通过血脑屏障。用药方法：每次 15～30 mg/（kg·d）溶于 100 mL 溶液内静脉滴注，每 8 小时 1 次，连用 10～21 天。当临床提示 HSE 或不能排除 HSE 时，即应给予阿昔洛韦治疗，而不应因等待病毒学结果而延误用药。

（2）喷昔洛韦（penciclovir，PCV）和泛昔洛韦（famciclovir，FCV）：对 HSE 治疗指数高，为高度选择性抗疱疹病毒药物。PCV 口服吸收较差，改良为 FCV 后，生物利用度提高，效果改善。FCV 为口服片剂或胶囊，250～500 mg，每日 3 次口服，7 天为 1 个疗程。

2. 肾上腺皮质激素　治疗本病尚有争议。能控制 HSE 炎症反应和减轻水肿，多采用早期、大量和短程给药原则。地塞米松：为重症 HSE 治疗中常用药物，10～15 mg/d，每日 1 次，静脉滴注，连用 10～14 天。而后改为口服泼尼松 30～50 mg，每日 1 次，病情稳定后每 3 天减 5～10 mg，直至停止。

3. 抗菌治疗　合并细菌感染时应根据药敏结果采用适当的抗生素，如果发生真菌感染还应加用抗真菌药物。

4. 对症支持治疗　对高热、抽搐、精神症状或颅内压增高者，可分别给予降温、抗癫痫、镇静和脱水降颅压治疗。昏迷患者要保持呼吸道通畅，维持水、电解质平衡，并给予营养支持治疗，防止压疮、下呼吸道感染和泌尿系统感染等。

二、中医

（一）辨证论治

1. 邪犯卫分证

治法：清热解毒透邪。

方药：银翘散加减。金银花 12 g，连翘 12 g，薄荷 9 g，淡竹叶 9 g，淡豆豉 10 g，芦根 10 g，牛蒡子 10 g，葛根 10 g，石菖蒲 10 g。腹痛便秘者，加大黄、芒硝；头重脘痞、纳呆呕恶兼湿邪者，去牛蒡子、豆豉，加藿香、薏苡仁、茯苓、车前子等。

2. 卫气同病证

治法：辛凉解表，清气泄热。

方药：银翘散合白虎汤加减。金银花 30 g，板蓝根 30 g，生石膏 30 g（先煎），连翘 20 g，芦根 20 g，薄荷 10 g，大青叶 10 g，桑叶 10 g，菊花 10 g，知母 10 g，淡豆豉 10 g，生甘草 6 g。神昏嗜睡者，加菖蒲、郁金；腹满、大便不通者，加大黄、芒硝；腹胀、纳呆、口渴不欲饮、苔腻者，加藿香、佩兰、苍术。

3. 气营两燔证

治法：清气泄热，凉营解毒。

方药：白虎汤合清营汤加减。生石膏 30 g（先煎），生地 30 g，金银花 30 g，大青叶 30 g，板蓝根 30 g，水牛角 20 g（先煎），知母 20 g，连翘 10 g，玄参 20 g，丹参 30 g，石菖蒲 10 g，竹叶 10 g。高热、神志不清者，鼻饲安宫牛黄丸或至宝丹；抽搐、惊厥者，加羚羊角粉冲服。

4. 热陷营血证

治法：清热解毒凉血，息风开窍。

方药：清瘟败毒饮加减。水牛角 30 g（先煎），生地 30 g，赤芍 10 g，生石膏 30 g（先煎），大青叶 30 g，丹皮 10 g，钩藤 15 g，僵蚕 15 g，栀子 10 g，黄芩 10 g，知母 10 g，板蓝根 30 g。神昏痉厥者，加羚羊角粉冲服，或加天麻、蜈蚣；衄血者，可加大赤芍、丹皮。

5. 痰热内扰证

治法：清热化痰，开窍醒神。

方药：黄连温胆汤合至宝丹加减。黄连 10 g，茯苓 20 g，郁金 10 g，石菖蒲 10 g，连翘 10 g，黄芩 10 g，金钱草 20 g，枳实 10 g，胆南星 10 g，竹茹 10 g，瓜蒌 10 g。至宝丹 1 粒冲服。痰鸣者，加竹沥；兼有瘀血者，加丹参、当归、赤芍、川芎；口眼㖞斜者，加白附子、僵蚕、全蝎；二便失禁者，加炒山药、山萸肉、桑螵蛸；半身不遂者，加鸡血藤、全蝎、蜈蚣。

6. 气阴两伤证

治法：益气养阴，清虚热。

方药：竹叶石膏汤加减。竹叶 10 g，生石膏 20 g（先煎），沙参 15 g，西洋参 15 g（另炖兑服），石斛 10 g，白芍 10 g，丹皮 10 g，麦冬 10 g，地骨皮 10 g，生地 20 g。手足颤动、拘挛者，加龟甲、鳖甲；气少神疲者，加太子参、山药；神呆者，加石菖蒲、郁金。

7. 痰瘀经络证

治法：涤痰通络。

方药：指迷茯苓丸合桃红四物汤加减。半夏 9 g，茯苓 9 g，天竺黄 10 g，胆南星 9 g，郁金 9 g，川芎 6 g，赤芍 6 g，红花 9 g，桃仁 10 g，地龙 15 g，枳壳 9 g，丹参 10 g。若肢体强直者，加白僵蚕、全蝎、白花蛇、鸡血藤；震颤者，加白芍、当归、龟甲、鳖甲；多汗者，加龙骨、牡蛎；肉削者，加黄芪、党参；肌肉萎缩者，加地黄、枸杞子、沙苑子、菟丝子；肢凉者，加桂枝、附片。

（二）中成药

（1）安宫牛黄丸：适用于气血两燔证，每次 1 丸，必要时服。

（2）牛黄清心丸：适用于邪在卫分证，每次 2 丸，每日 2 次。

（3）紫雪丹：适用于热闭心包证，每次 3 g，每日 2 次，口服。

（4）安脑片：适用于邪在卫气营血之发热，每次 4 片，每日 3 次。

（5）清开灵或醒脑静注射液：适用于痰热闭窍证，5 支加入液体中静脉滴注，每日 2 次。

（三）针灸

1. 体针　高热惊厥，针刺大椎、合谷、曲池；痰涎壅盛，针刺丰隆、中脘、膻中；呼吸衰竭，针刺会阴、膻中、肺俞、中府；吞咽困难，针刺天突、内庭、廉泉、合谷；失语，针刺哑门、廉泉、合谷、涌泉、通里；面瘫，针刺地仓透颊车，眉梢透阳白，四白透迎香，鱼腰透眉梢，并可配下关、太阳、后溪、合谷等；震颤，针刺手三里、合谷、间使、涌泉等；尿闭，针刺中极、阴陵泉，或按压利尿穴（神阙与曲骨之间正中）1～2 分钟；二便失禁，针刺关元、太溪；上肢瘫痪，针刺间使；下肢瘫痪，针刺环跳、承扶、阳陵泉透阴陵泉、昆仑透太溪。

2. 头针　双侧运动区、感觉区、足运感区。

【预后】

本病如能及早治疗，存活率可达 70% 以上，但与病变程度和病灶范围相关。如不进行治疗则病死率可高达 80%。发病数日内及时给予足量的抗病毒药物治疗，多数患者可治愈。但约 10% 患者可能会有不同程度的精神智力障碍、癫痫、瘫痪等后遗症。

第四节　化脓性脑膜炎

由化脓菌引发的软脑膜炎症称为化脓性脑膜炎，又称软脑膜炎。化脓性脑膜炎常合并化脓性脑炎或脑脓肿，病死率和病残率较高。

化脓性脑膜炎属于中医"头痛""痉病""惊风""温病"等范畴。

【病因与发病机制】

一、西医

化脓性脑膜炎最常见的致病菌是脑膜炎双球菌、肺炎球菌和流感嗜血杆菌 B 型，这 3 种细菌引起的脑膜炎占化脓性脑膜炎的 80% 以上。其次为金黄色葡萄球菌、链球菌、大肠杆菌、变形杆菌、厌氧杆菌、沙门菌、绿脓杆菌等。感染的来源可因心、肺及其他内脏的感染波及脑室蛛网膜下腔系统，或由颅骨、椎骨、其他神经系统实质的化脓灶直接引起。部分也可以通过复合的颅骨骨折、鼻窦骨折、乳突骨折或神经外科手术进入蛛网膜下腔引起感染。

机体抵抗力降低时，病菌侵入人体形成菌血症，细菌经血液循环进入蛛网膜下腔后，菌壁的抗原物质及某些介导炎性反应的细胞因子刺激血管内皮细胞，促使中性粒细胞进入中枢神经系统，而引发软脑膜炎性病理改变。

病理：初期仅有软脑膜和脑表浅血管充血扩张，随后炎症沿蛛网膜下腔蔓延，使大量的脓性渗出物覆盖于脑表面，也沉积于脑沟、脑裂、脑池、脑基底部、后颅凹、小脑周围和脑室腔内。随着炎症的加重，浅表软脑膜和室管膜被纤维蛋白渗出物所覆盖及加厚而呈颗粒状，形成粘连后影响脑脊液吸收及环流受阻，导致交通性或非交通性脑积水。如合并脑动脉内膜炎可导致脑缺血、脑梗死，也可造成静脉窦血栓形成、硬膜下积液、脑脓肿等。

镜检可见脑膜有以多形核白细胞为主的炎性细胞浸润，且常可发现病原菌。脑膜血管充血和血栓形成，室管膜及脉络膜也有炎性细胞浸润，脑实质中有小脓肿形成。

二、中医

本病病因为感受外来热毒，起病前可有感冒、肺炎喘嗽、泄泻、疖、痈等病证。由于热毒壅盛，而机体正气亏虚，无力御邪，热毒循经脉上犯脑窍，因而发生化脓性脑膜炎。

1. 卫气同病　初期，温邪上受，首先犯肺，卫外失常故畏寒、喷嚏、流涕、咳嗽；热毒炽盛，迅速传入气分，故病见高热；邪犯太阳经脉，则出现颈项强直。

2. 气血两燔　气分邪热不解，故高热不退；热邪化火，入于营血，故发斑、发疹；气营有热，心神被扰则神昏谵语；热邪犯胃，火性上炎，则头痛、呕吐频频，甚则呈喷射性呕吐。

3. 热盛动风　热毒内陷，熏蒸于上，故头疼欲裂；热盛于里，消灼肝肾之阴，煽动肝风，故项强、角弓反张、惊厥。

4. 脓毒积脑　常由前证发展而成。脓毒已成，热势亦稽留而难解；脑络瘀阻，脓瘀互结，病情日深，诸证不退；若脓毒积脑，痰瘀阻滞，则出现失聪、失明、瘫痪等症。

5. 阴竭阳脱　正气溃败，虚而欲脱，故四肢厥冷、唇甲青紫、肤凉汗出、呼吸急促、脉微欲绝。

6. 邪恋正虚　化脑后期由于真阴耗竭，筋脉失于濡养，故而有部分患者出现低热不解或早凉夜热，筋脉拘急不展或目不明、耳不聪、失语、肢体不用等症状。

【诊断与辨证】

一、西医

（一）临床表现

有如下特点：①多呈暴发性或急性起病；②发热、畏寒及上呼吸道感染症状；③颅内压增高表现：剧烈头痛、呕吐、抽搐；④脑膜刺激症状，如颈项强直、克氏征、布氏征阳性等；⑤脑实质受累出现意识障碍、精神症状。老年人和免疫功能低下的患者可仅有低热、轻度行为改变和轻微的脑膜炎体征。大约15%患者出现局灶性脑功能异常，20%～50%患者在病程的一定阶段会出现癫痫发作。头痛和呕吐也是较为突出的表现。

（二）辅助检查

1. 血常规　白细胞总数及中性粒细胞均明显增高。

2. 脑脊液检查　压力增高；外观混浊或呈脓性；白细胞总数增多，常在（1000～10 000）×10^6/L，多形核粒细胞占绝对优势；蛋白含量增高，糖和氯化物含量降低；免疫球蛋白IgG和IgM明显增高；若病菌含量高（病菌数达10^4/mL）时可通过细菌涂片检出病原菌。细菌量不多时可采用细菌培养方法，一般脑脊液致病菌培养均可呈阳性。

3. 脑电图检查　无特征性改变，表现为弥漫性慢波。

4. 影像学检查　病变早期CT或颅脑MRI检查可正常，随着病情进展，MRI的T_1加权像显示蛛网膜下腔不对称，信号略高，增强后呈不规则强化；T_2加权像脑膜和脑皮质信号增高；质子密度像基底池渗出液与邻近脑实质相比呈相对高信号。后期部分CT或MRI可见室管膜炎、硬膜下积液及局限性脑脓肿等。

（三）诊断要点

急性起病，会出现高热、头痛、呕吐、意识障碍、抽搐，以及脑膜刺激征，脑脊液以中性粒细胞增多为主的炎性变化即可考虑本病。细菌涂片检出病原菌和病菌培养阳性可确定诊断。脑脊液检查还有助于确定致病菌种并针对性选用抗生素。对老年人脑膜刺激征不明显的病例，以及经过部分治疗不典型的病例，如伴有不同程度的意识障碍和抽搐发作，应予以高度注意，需反复多次检查脑脊液，以求明确诊断。

（四）鉴别诊断

本病需与病毒性脑膜炎、结核性脑膜炎和真菌性脑膜炎鉴别。同时还要注意与蛛网膜下腔出血或其他病因引起的昏迷相鉴别。当脑脊液糖含量降低，乳酸、乳酸脱氢酶含量增高和pH降低时，要与病毒性脑膜炎相区别。若白细胞总数增多，多形核粒细胞占绝对优势时，应与结核性脑膜炎或真菌性脑膜炎相鉴别。有时因临床表现不典型或抗菌药物不规范的应用，使脑膜炎的鉴别诊断有一定困难。此时，应坚持反复、多次的病原菌检查，以提高病原菌检查的阳性率。

二、中医辨证

（1）卫气同病证：头疼，恶寒发热，无汗或少汗，心烦，口苦，呕吐，颈疼且强直，肌肉酸疼，小便短赤，舌红，苔黄少津，脉弦数。

（2）热入营血证：头疼呕吐，通身灼热，躁扰不安，谵妄，斑疹紫黑或吐衄便血，舌红绛，脉数或细数。

（3）热盛动风证：高热，躁扰不安，抽搐，项强，舌歪，舌颤，有时伴有昏迷，或四肢拘急，角弓反张等症状，舌质红（属气分）或绛（属营分），脉弦数。

（4）脓毒积脑证：壮热不退或稍降又升，头痛不止，昏睡，惊厥，颈项强直，婴儿囟门突起，或有失明、耳聋、面瘫、肢体瘫痪等症状，舌紫绛苔黄燥，脉弦细。

（5）阴竭阳脱证：高热，神昏，惊厥，皮下瘀斑紫黯，面色灰白，口唇青紫，汗出肢冷，呼吸急促，舌质红，舌苔灰黑，脉微欲绝。

（6）邪恋正虚证：低热或热势时高时低，或不发热，或体温不升，神萎嗜睡，困倦无力，面白，唇色淡，纳食差，四肢欠温，舌淡苔白，脉沉弱无力。

【治疗】

一、西医

治疗首先是针对病原菌选取足量敏感的抗生素，并防治感染性休克，维持血压，防止脑疝。

1. 抗菌治疗

（1）脑膜炎球菌性脑膜炎：首选青霉素，耐药者选用头孢曲松或头孢噻肟，可与氨苄西林或氯霉素联用。对上述药物过敏者可选用氯霉素或磺胺类药物。

（2）流感嗜血杆菌脑膜炎：首选氨苄西林。

（3）肺炎球菌脑膜炎：首选青霉素，每日800万~2400万U，分次静脉滴注，2周为一个疗程。对青霉素过敏或耐药者，可使用头孢曲松，必要时联合万古霉素治疗。

（4）肠道革兰氏阴性杆菌脑膜炎：大肠杆菌最多见，其次为肺炎杆菌、绿脓杆菌。选用氨苄西林或头孢类抗生素如头孢他啶、头孢曲松、头孢噻肟，疗程为3周。

2. 糖皮质激素　激素在下列情况下可考虑使用：成人出现精神状态损害、脑神经损害、脑水肿、颅内压升高或CSF涂片中有许多中性粒细胞和细菌者。对于暴发性感染的成人患者，如伴有颅高压、严重菌血症及急性肾上腺功能不全，也应使用皮质类固醇激素，一般为地塞米松10~20 mg/d，静脉滴注，连用3~5天。如果培养24~48小时无细菌生长，激素应停用。即使病原体不明，激素使用1天不会有害，但是在病原体不明并缺少有效的抗生素治疗情况下，持续应用激素会加重感染。在有免疫缺陷状态下，使用激素是相对禁忌证。另外，糖皮质激素会阻碍万古霉素进入脑脊液。

3. 对症支持疗法 颅内压高者可脱水降颅压。高热予物理降温或使用退热药。癫痫发作者给予抗癫痫药物以终止发作。

合并颅内脓肿者，若颅压较高不能及时改善症状，则有必要行立体定向脓肿抽吸术或开颅清除脓肿，或者在短期内施行脑室引流。

二、中医

（一）辨证论治

1. 卫气同病证

治法：疏表清里，解毒镇痉。

方药：白虎汤加减。石膏30 g（先煎），生地20 g，知母12 g，玄参15 g，银花30 g，连翘30 g，芦根15 g，蝉衣10 g，钩藤15 g，大青叶12 g，僵蚕9 g，甘草9 g。夹湿者，加竹叶、滑石、佩兰；口渴明显者，加花粉；皮肤见紫斑、瘀点者，加红条紫草、丹皮、水牛角。

2. 热入营血证

治法：清营凉血，息风止痉。

方药：清热地黄汤加减。水牛角30 g（先煎），石膏30 g（先煎），生地黄15 g，大青叶15 g，玄参15 g，丹皮10 g，紫草10 g，赤芍12 g，银花12 g，钩藤15 g，黄连10 g。若气虚神疲，斑疹较多者，加用独参汤托邪外透；肢体强痉者，加全蝎、僵蚕；神昏谵语者，加菖蒲、郁金；痰热壅盛者，加竹茹、天竺黄、胆南星；大便秘结者，加大黄、芒硝。

3. 热盛动风证

治法：清热息风。

方药：清营汤加减。水牛角30 g（先煎），石膏30 g（先煎），生地15 g，玄参12 g，竹叶心10 g，麦冬12 g，白芍12 g，黄连10 g，银花10 g，连翘12 g。如神昏谵语、舌謇肢厥者，配以牛黄丸、紫雪丹；如兼见痉厥，可加地龙、羚角、钩藤，或加入止痉散（蜈蚣、全蝎），或兼用紫雪丹；热痰盛者，加竹沥、梨汁；咳痰不清者，加瓜蒌皮。

4. 脓毒积脑证

治法：清热解毒，消痈祛脓。

方药：清瘟败毒饮合桃红四物汤加减。金银花、皂角刺各12 g，黄芩、黄连、蒲公英、生薏苡仁、败酱草、生地黄、玄参各10 g，生石膏50 g（先煎），桃仁、赤芍各9 g，生甘草6 g。若头痛剧、囟门突起者，加龙胆草、决明子、车前子；项强、呕吐者，加葛根、白芍、半夏、竹茹；视力减退者，加决明子、青葙子、蔓荆子、蝉蜕；运动障碍者，加地龙、赤芍、桑枝、蚕沙。

5. 阴竭阳脱证

治法：益气敛阴，回阳救逆固脱。

方药：参附汤合生脉散加减。人参、麦冬各30 g，五味子15 g，炮附片10 g（先煎），山萸肉10 g。大汗不止者，加龙骨、牡蛎敛汗固脱；神昏者，加用安宫牛黄丸；瘀点、瘀斑多者，加用水牛角、生地黄、牡丹皮、赤芍。

6. 邪恋正虚证

治法：补气扶正，托脓解毒。

方药：补中益气汤加减。人参（炖服）、白术、白芍、皂角刺、黄芩各 9 g，黄芪 12 g，升麻、虎杖、炙甘草各 6 g，穿山甲 12 g，蒲公英 10 g。若气虚明显者，加黄精、茯苓、陈皮、神曲；血虚者，加当归、生地、鸡血藤；阴伤虚热者，加鳖甲、知母、丹皮、地骨皮；阳虚甚者，加肉桂、菟丝子、补骨脂、鹿角霜。

（二）中成药

（1）紫雪丹：每次 3 g，每日 1 ~ 2 次，口服，用于高热神昏、皮肤斑疹者。

（2）至宝丹：每次 3 g，每日 1 ~ 2 次，口服，用于高热神昏、痰涎壅盛者。

（3）安宫牛黄丸：每次 3 g，每日 1 ~ 2 次，口服，用于高热神昏、烦躁不安者。

（4）清开灵注射液：每次 20 mL 加入 5% 葡萄糖注射液 500 mL 中静脉滴注，每日 1 ~ 2 次。用于高热神昏、项强谵语者。

（三）针灸

1. 体针

（1）卫气同病取曲池、合谷、大椎、列缺、少商、尺泽。项强头痛配风池、风府、太阳，恶心、呕吐配内关。用泻法。

（2）热入营血取大椎、曲池、曲泽、涌泉、百会。四肢抽搐配印堂、风府、太冲，角弓反张配身柱、陶道，烦躁不安配劳宫、少府，痰多喉鸣配丰隆。用泻法。

（3）阴竭阳脱取百会、气海、关元、足三里。气息微弱配会阴，大汗淋漓，四肢厥冷配中脘、神阙。用补法。

2. 耳针　取神门、皮质下、心、脑、耳尖。高热配上屏尖，四肢抽搐配枕，恶心呕吐配贲门，气息低微配下屏尖。耳尖点刺放血，其余穴均用强刺激，留针 20 分钟，每日 1 ~ 2 次。

3. 灸法　取神阙、会阴、涌泉、百会、关元。用于脱证，采用艾条悬灸，每次 15 ~ 20 分钟，以局部皮肤微红灼烫为度，每日 2 次。

【预后】

病死率为 15%，成人可达 20% 左右，不同的致病菌和年龄病死率不同，肺炎球菌和革兰阴性菌病死率比流感嗜血杆菌和脑膜炎奈瑟菌高，大于 60 岁者病死率为 37%。预后与病原菌、机体情况和及早有效的抗生素治疗密切相关。少数患者可遗留智力减低、癫痫、脑积水等后遗症。

第五节　结核性脑膜炎

结核性脑膜炎是由结核杆菌引起的脑膜炎症，常伴发于肺结核、粟粒性结核和淋巴结核、肠结核、骨结核、肾结核等。环境卫生条件不良和营养缺乏的地区易于多发。冬、春季是本病的好发季节。

在非洲和亚洲许多地区，所有年龄人群的结核病每年的发病率为2%，每300例未经处理的原发性结核感染患者有1例发生结核性脑膜炎。进入20世纪90年代结核性脑膜炎的发病率和病死率均有所上升。在结核流行性低的国家中，大多数结核性脑膜炎患者是成年人，进入成年期后发病率随年龄的增长而增加。在发达国家，老年人是易患人群。

结核性脑膜炎属于中医学"头痛""痉证""昏迷""痿证"等范畴。

【病因与发病机制】

一、西医

结核杆菌多数由结核性菌血症通过血液循环侵入中枢神经系统，少数可由邻近组织的结核病灶直接蔓延。首先在软脑膜上形成粟粒状结节，一旦病灶破裂，病变即蔓延到软脑膜、蛛网膜，以及脑室的室管膜，形成结核性脑膜炎、室管膜炎。目前认为机体抵抗力低或其他因素（如应用肾上腺皮质激素），诱发脑的结核灶破入蛛网膜下腔。

早期病理改变为脑膜弥漫性炎症和纤维蛋白渗出。渗出物呈灰黄色，黏稠，多积聚于脑基底部的脑池中。脑膜增厚粘连，包绕颅神经及颅底血管，可出现颅神经麻痹。中期出现肉芽组织和干酪样坏死。晚期以干酪纤维病变为主，脑膜极度增厚，如病变影响脑脊液循环时，可引起急、慢性阻塞性脑积水和颅内压增高。脑血管也是感染的主要部位，引起中、小动脉的闭塞性动脉炎，导致供血区脑梗死。除此之外，脑皮质、脑血管、脊髓、脊髓膜、颅神经都可有结核性病变。

二、中医

1. 邪犯肺卫　"痨虫"乘机体正气不足入侵，首先犯于肺。故而在结核早期表现为邪犯于肺，耗伤肺阴，症见潮热盗汗、咳嗽、咳痰甚而咯血等。痨虫内舍肺脏，扰于神明则渐渐发生烦躁、头痛、眩晕、颈项稍强等症状。舌红稍干，脉象浮为邪犯肺卫并见伤阴之证。

2. 毒火壅盛　当痨虫入里，化热化火，毒火壅盛，炽伤阳明，火热炼液成痰，痰火深入厥阴，上蒙清窍，临床上便发生高热神昏、剧烈头痛、频繁呕吐、痉厥抽搐、口渴欲饮、尿黄便秘，舌质红绛，苔黄厚而腻，脉弦而数的毒火痰热炽盛之象。

3. 阴虚内热　痨虫为患，最易伤及阴精，或素体阴虚，或汗、吐太过而耗伤阴液，致虚热内生，而见面白唇红、潮热盗汗、五心烦热、干咳、便秘，舌红少苔，脉细数的阴虚内热之象。

4. 气血两虚　痨虫日久耗伤正气，或久病失养，气血亏虚，气虚不能行血，气血运行不畅，不能上荣脑筋脉络，而致头晕耳鸣、神疲倦怠、神志呆滞、面色少华、纳差等，不能濡养筋脉而易成痉。

5. 热甚发痉　虫毒内郁，化生热毒，邪热内甚，煎灼阴液，阴津亏虚，不能荣养经脉筋络，经脉失养而致痉，或邪热内传营血，热盛而动风。舌红绛或舌红少苔，脉数为邪热内盛之象。

6. 脾胃虚寒　延至晚期，脾胃损伤明显，脾胃虚寒渐生，运化功能失常，湿痰内生，痰湿上蒙，故见患者面色白或晦滞、畏寒肢冷、终日昏睡、睡卧露睛或斜视、口鼻气微、纳呆便溏、口流清涎、食入易吐的脾胃虚寒之证及手足抽动、四肢震颤的虚风内动之证。舌淡苔白滑、脉象沉缓均为脾胃虚寒、痰湿内泛之象。

7. 痰邪阻络　邪留于内，痰湿不去，痰邪流窜经络，气血运行不畅，痰阻经络，加之气血失于荣养，故留下不同程度的瘫痪、面白虚胖、双目无神、泛吐涎沫等症状。舌质淡、舌体胖为气虚阳虚之证，苔滑腻、脉细滑均为痰邪内阻之证。

【诊断与辨证】

一、西医诊断

（一）临床表现

起病隐袭，前驱症状有低热、盗汗、食欲减退、轻度头痛、精神萎靡、全身乏力。病情进展，头痛加剧伴呕吐，颈部强直，克氏征及布氏征阳性。另外，还会出现眼睑下垂、瞳孔大小不等、眼外肌瘫痪、复视和面瘫等，单瘫或偏瘫，肌肉痉挛，病理反射阳性。如脊神经受损则腱反射消失，感觉过敏，皮肤、肌肉及神经干均有压痛。病情进展，高热达 40 ℃，脉搏徐缓，呼吸不整，意识丧失，瞳孔散大，对光反应消失，去脑强直，最后呼吸衰竭死亡。

临床不典型者有下列几种情况：早期即出现高热、惊厥、昏迷；或曾接受不规则的治疗，或晚期患者脑脊液改变不典型；前驱期长，病程进展缓慢者；突然出现偏瘫类似脑卒中或按其他病治疗无效者。

（二）辅助检查

1. 一般检查　周围白细胞正常或轻度增多，血沉轻中度增快，结核菌素试验多为阳性。
2. 影像学检查

（1）X 线平片：常规做胸部 X 线片寻找肺结核病灶，可以为结核性脑膜炎的诊断提供证据。头颅 X 线片有可能在脑基底膜上或脑实质内看到钙化灶。

（2）脑 CT 检查：平扫发现侧裂池、鞍上池、视交叉池、环池和脚间池密度增高，形态不对称，增强扫描可见脑池内明显强化，尤以鞍上池为著。可有小斑点状钙化、交通性脑积水。脑室周围可见透亮区，表示颅内压增高。病灶周围伴有低密度的水肿区。增强扫描病灶中心为较低密度的环状强化。动脉内膜炎导致继发性梗死，CT 表示与该动脉供血区一致的低密度区，一般多在大脑中动脉供血区。10% 患者可见结核瘤，早期不显示肿块，周围脑白质可呈低密度水肿带，在额叶呈"漏斗状"阴影，在后颞顶枕区呈"二、三手指状"阴影；中期可呈小盘状病变，周围伴有水肿低密度区，增强后中心有较低密度的环状强化；晚期呈高密度小盘状病灶或不规则病灶，周围已无水肿区。

（3）脑 MRI 检查：结核性脑膜炎病灶多位于基底池，形成局部脑膜增厚，可伴有脑膜、脑实质内粟粒型结核病灶。MRI 可清楚地显示早期颅内结核性病灶，尤其是位于后颅凹的病灶。结核性肉芽肿形成早期，为非干酪坏死性肉芽肿，T_1WI 呈等信号，T_2WI 呈等或高信号，MR 平扫的诊断价值有限。当结核性肉芽肿形成干酪性坏死，在 T_2WI 上病灶呈低信号，增强扫描呈点状或环状强化。对结核性脑膜炎阳性征象的发现率要高于 CT。MRA 可以发现结脑造成的特征性血管狭窄，以及受累动脉形成的血管瘤。

3. CSF 检查

（1）CSF 常规：脑脊液压力增高，可达 400 mmH_2O 或以上。外观澄清或呈毛玻璃状，蛋白含量增高，平均为 1.5~2.0 g/L，静置后可有薄膜形成。葡萄糖含量降低至 2.2 mmol/L 以下，氯化物含量明显降低到 109.2 mmol/L。脑脊液中白细胞轻到中度增多，可由数十个到数百个，一般不超过 $500 \times 10^6/L$，以淋巴细胞为主。糖和氯化物的降低比其他性质的脑膜炎明显。乳酸盐的增高对结核性脑膜炎的诊断有重要价值。结核菌培养或动物接种有助于病原菌的最后确定，但对及时治疗不能作为主要的依据。CSF 标本中直接检出抗酸杆菌，以及采用常规的培养方法分离出结核分枝杆菌仍然被认为是结核性脑膜炎实验诊断的金标准，但是这些微生物学技术用于诊断结脑都不是很敏感。

（2）CSF 生化诊断

腺苷脱氨酶（ADA）活性测定：ADA 能催化腺嘌呤核苷转变为肌苷，在结脑 CSF 中 ADA 活性升高，因此可以用来对结核性和其他性质的脑膜炎进行鉴别，对诊断早期结核性脑膜炎有一定的临床价值。

溶菌酶（Lzm）活性测定：CSF 中 Lzm 活性 > 26 U/L 作为诊断结核性脑膜炎的标准，其敏感性与特异性分别为 93.7% 和 84.1%。

脂肪阿拉伯酸甘露聚糖抗体（LAM-IgG）定性检测：用于活动性结核病诊断，具有较高的敏感性和极佳的特异性。建议同时检测血清和脑脊液 LAM-IgG，以提高诊断率。

溴化铵试验（BPT）：在口服或静脉注射溴化铵 24~48 小时后，同时测定血清与 CSF 中溴化铵的含量，若血清 CSF 溴化铵比值 <1.6 则支持对结核性脑膜炎的诊断，敏感性和特异性约为 90%。假阳性可见于单纯疱疹病毒感染及其他病毒性脑炎和中枢神经系统淋巴瘤。此试验是诊断结核性脑膜炎的最早方法之一，但缺乏特异性，可作为诊断结脑的辅助方法。

（3）CSF 免疫学诊断：利用不同的结核抗原如 A-60、脂肪阿拉伯酸甘露聚糖（LAM）等可以检测结核性脑膜炎 CSF 中的特异性抗体，利用酶联免疫吸附法检测结核性脑膜炎 CSF 中的抗结核菌抗体，结果显示敏感性和特异性分别为 73% 和 88%，可以用来早期快速诊断结核性脑膜炎。其他免疫学方法还有酶标抗原对流免疫电泳、斑点免疫结合法等。

4. 基因诊断 聚合酶链反应敏感性为 54%~100%，特异性为 94%~100%，但会出现假阳性。DNA 探针技术是诊断结核性脑膜炎的最新方法之一，但是由于对实验条件要求较高，在发展中国家并不能广泛应用。

（三）诊断要点

根据患者有结核病史或结核病接触史，身体其他部位有结核病灶，出现脑膜刺激征和脑脊液改变的典型病例诊断不难。但结核性脑膜炎常因症状不典型而难以明确诊断。如颅内压增高超过 200 mmH$_2$O，糖和氯化物明显下降，白细胞增多，蛋白量逐渐增多者可诊断为本病。如有淋巴细胞增多，糖和氯化物减低者对诊断具有重要意义。如只有白细胞增多，或仅有糖和氯化物双项下降者只可为重要参考，不能确定诊断。

（四）鉴别诊断

1. 化脓性细菌性脑膜炎　化脓性细菌性脑膜炎起病急骤、高热、症状重，早期即有脑膜刺激征。多伴有感染性休克或全身败血症表现及皮肤出血点，皮疹明显，并可从皮疹处采取标本检出或培养出化脓菌。CSF 外观早期可为清亮，稍后混浊或呈米汤样。蛋白含量和细胞数显著升高，糖降低显著，可降至 0.5 mmol/L 以下。如 CSF 涂片镜检及培养找到化脓性细菌可确诊。CSF 中 pH 降低，乳酸、乳酸脱氢酶、溶菌酶及 IgM 明显升高，而细胞数明显增多，以多核细胞为主，有助于其与结核和真菌性脑膜炎的鉴别。

2. 新型隐球菌性脑膜炎　新型隐球菌性脑膜炎起病隐袭缓慢，头痛剧烈，视力下降最为常见，脑膜刺激征与头痛和呕吐常不平行或较轻。显著的颅内压增高是本病的关键。本病无论是临床表现及 CSF 常规检查与结核性脑膜炎均非常相似，唯一可靠的鉴别方法是通过 CSF 查病原体，行墨汁染色可在 CSF 标本中直接发现隐球菌，CSF 培养亦可发现隐球菌，或用 Sabouraud 培养基培养阳性、新型隐球菌反向乳胶凝集试验测 CSF 呈阳性、强阳性反应证实。

3. 病毒性脑膜炎　一般出现低热，头痛多不剧烈，轻度或中度脑膜刺激征。病程短，历时数日至十数日即愈。脑脊液淋巴细胞轻度升高。脑脊液乳酸正常，C-反应蛋白正常，乳酸脱氢酶正常或略高，而结核性脑膜炎的以上各项皆明显增高。

4. 癌性脑膜炎　继发于胃癌、肺癌或乳腺癌，多伴发Ⅲ、Ⅳ、Ⅶ、Ⅷ颅神经损伤。脑脊液蛋白含量增高，糖降低，氯化物正常。脑脊液中可找到癌细胞。CT 扫描有边缘清楚的圆形低密度肿块，增强后肿块内密度呈不均匀增强。MRI 能清晰地显示小脑、脑干和脑膜中的转移癌性病灶。

二、中医辨证

1. 邪犯肺卫证　结核性脑膜炎早期，低热盗汗、纳差体瘦、时有咳嗽，烦躁不安，头痛目眩，颈项稍强，舌红苔薄白稍干，脉浮。

2. 毒火壅盛证　见于结核性脑膜炎发病较急的中期患者，特别是小儿，表现为高热神昏，剧烈头痛，频繁呕吐，痉厥抽搐以致角弓反张，口腔糜烂，烦渴欲饮，大便干结，舌质红绛，舌苔黄厚而腻，脉弦数。

3. 阴虚内热证　头痛，恶心、呕吐，耳鸣，潮热盗汗，五心烦热，咽干颧红，形体消瘦，舌红少苔，脉细数。

4. 气血两虚证　头痛，恶心、呕吐，眩晕耳鸣，心悸不宁，气短乏力，项背强直，舌淡苔薄，脉细无力。

5. 热甚发痉证　头痛，恶心、呕吐，发热口噤，手足挛急，项背强直，咽干口渴，心烦急躁，甚者神昏谵语，大便干结，舌红或绛，苔黄腻，脉弦数。

6. 脾胃虚寒证　结核性脑膜炎晚期出现面色白或晦滞，畏寒肢冷，终日昏睡，露睛或斜视，口鼻气微，手足抽搐或肢体拘挛强直，或四肢震颤，时急时缓，或肢体瘫痪，纳差便溏，时而口流清涎或饮入则吐，舌质淡，苔白滑，脉沉缓而弱。

7. 痰邪阻络证　多于后遗症期出现不同程度的瘫痪，身体虚胖，面色白，双目无神，口角流涎，泛吐涎沫，舌质淡白，舌体胖嫩，舌苔滑腻，脉细或滑或弦。

【治疗】

一、西医

（一）治疗原则

早期治疗，联合用药，适量、规则、全程用药。临床表现疑为 TBM，CSF 具有相应改变，鉴别诊断不能确定其他相关疾病时，即应开始抗 TB 治疗，而不应拘泥于等待病原学的结果。

（1）异烟肼：易透过血脑屏障，是治疗结核性脑膜炎的首选药物，成人用量为 300 ~ 500 mg/d，重症可用 600 ~ 900 mg/d，待症状缓解后减量。在用异烟肼的同时应加用维生素 B_6，以防发生周围神经炎。要注意肝损伤的副作用。

（2）利福平：对细胞内外结核杆菌均有杀灭作用。单独使用易产生耐药性。不良反应有肝损伤、过敏反应等。

（3）链霉素：半效杀菌药，仅对细胞外结核菌有杀灭作用，用量为 0.75 g/d，肌内注射，连续 2 个月，以后改为隔日 1 次或每周 2 次，总量为 90 g。链霉素因对第 8 对颅神经及肾脏损伤，故疗程一般不超过 2 ~ 3 个月，年龄 >60 岁用量为 0.5 g/d。

（4）吡嗪酰胺：可自由通过正常或有炎症的脑膜，1500 mg/d，分 3 次口服。主要不良反应有肝损伤、关节酸痛、肿胀、强直、活动受限、血尿酸增加等。

（5）乙胺丁醇：是抑菌药，对生长繁殖状态的结核杆菌有作用，对静止状态的细菌无作用。主要不良反应有视神经损害、末梢神经炎、过敏反应等。

（6）对氨基水杨酸：8 ~ 12 g，每日静脉滴注。主要毒副作用是视神经损害。

（二）脑脊液置换联合鞘内注药治疗重症结核性脑膜炎

（1）脑脊液置换方法：常规腰椎穿刺成功后，先测脑脊液压力，然后放出脑脊液 5 mL，再注入等量生理盐水，每次置换重复 3 ~ 5 次，每次间隔 10 分钟，最后注入药物，每周置换 3 次，直至脑脊液结果正常或接近正常稳定 3 周以上。

（2）蛛网膜下腔注射异烟肼 33 mg，地塞米松 2 mg，每周 2 次，连续治疗 1 个月，另有配方链霉素（由小剂量渐增量，开始 10 毫克/次，然后是 30 毫克/次、70 毫克/次，直至 100 毫克/次）+ 地塞米松 1～2 毫克/次）+ 透明质酸酶（每次 1500 U），注入时应反复抽取脑脊液稀释药物并缓慢地（10～20 分钟以上）注入鞘内。此法能及时彻底地引流炎性脑脊液，加速脑脊液的循环，防止室管膜及蛛网膜下腔粘连，减少脑积水的发生；持续、缓慢地引流出脑脊液，能有效地降低颅内压。适用于：①不伴脑疝和颅内明显占位效应的慢性迁延期结核性脑膜炎患者；②伴有严重肝损伤者；③久治不愈，有耐药倾向者。

（三）肾上腺皮质激素

意见不一，多数学者认为利大于弊，适用于：①中毒症状明显，持续高热不退者；②有蛛网膜下腔阻塞者；③有各种神经系统缺损症状者；④颅内压增高者。可用地塞米松 5～10 mg/d，静脉滴注，泼尼松 30～40 mg/d，泼尼松龙 100 mg/d，一般 6～8 周，病情好转后减量以至停药。

（四）并发症的治疗

（1）脑积水与高颅压：除甘露醇、呋塞米等常规脱水、降颅压药物治疗外，可酌用以下治疗：乙酰唑胺抑制 CSF 的生成发挥降颅压作用；反复经腰椎穿刺适当排出 CSF 减压；脑室引流术主要用于：①高颅压（＞2.94 kPa），且经抗 TB、降颅压治疗 2 周无缓解者。②脑疝或脑疝前期征象。③脑 CT 或 MRI 示脑积水明显。对于重症病例，可于脑室引流管注入 INH（100 mg + 地塞米松 2 mg）或 SM，此法可使脑室内药物浓度大为提高。注意无菌操作，避免感染。对于梗阻性脑积水，可在充分抗结核药物治疗基础上，行脑室 - 腹腔分流术。

（2）脑或脊髓蛛网膜粘连：透明质酸酶 500 U + 注射用水 1 mL 鞘内注射及 CSF 冲洗置换术。当 CSF 蛋白 ＞3 g/L 时，为防止进一步蛛网膜粘连，可经腰椎穿刺释放 CSF 5～10 mL，后缓慢注入生理盐水 5～10 mL，如此反复排出与注入，3～5 次作为一次治疗，每周可行 3～4 次治疗。

（五）耐药的处理

当 INH、SM、RFP 等耐药时，可加用乙硫异烟胺或丙硫异烟胺或其他二线药物如卡那霉素、丁胺卡那、卷曲毒素、环丙沙星、环丝氨酸或 PAS、利福喷汀等。其中丁胺卡那具有较强杀菌作用，可作为 MDR-TB 加用治疗之首选。多药联用，必要时可增至 6～7 种药物联用。

（六）对症治疗

加强营养以保证足够的热量。对抽搐惊厥患者可用镇静药、抗惊厥药。颅内压增高可给予脱水药物或做侧脑室穿刺引流。用各种维生素 B 族药以改善神经系统代谢。对脑积水者可行脑脊液分流术。

二、中医

(一) 辨证论治

1. 邪犯肺卫证

治法：养阴清热，止咳化痰。

方药：月华丸加减。天冬、麦冬、生地、熟地、百合、北沙参、阿胶（烊化）各10 g，山药12 g，川贝9 g，三七5 g（冲服），菊花、桑叶各15 g，甘草6 g。盗汗明显者，加五味子、龙骨、牡蛎；神疲倦怠者，可去熟地、菊花加太子参、黄芪、大枣；头痛目眩明显者，去麦冬、山药加钩藤、旱莲草；呕吐重者，去熟地加竹茹、半夏、代赭石；潮热烦躁明显者，去山药、熟地加地骨皮、知母、石斛，并重用生地。

2. 毒火壅盛证

治法：清热泻火，镇惊息风。

方药：清瘟败毒饮加减。石膏30 g（先煎），知母10 g，生地15 g，黄连6 g，栀子10 g，黄芩10 g，赤芍10 g，玄参12 g，连翘12 g，水牛角30 g（先煎），淡竹叶6 g，丹皮6 g。

3. 阴虚内热证

治法：滋阴清热。

方药：清骨散加减。银柴胡、地骨皮、青蒿各9 g，胡黄连、甘草各6 g，鳖甲（先煎）、龟甲（先煎）、当归、生地、白芍各15 g。盗汗甚者，加乌梅、麻黄根、煅龙牡、浮小麦；虚烦失眠者，加山栀子、淡竹叶、菊花、夜交藤。

4. 气血两虚证

治法：益气补血，养筋缓痉。

方药：八珍汤合止痉散加减。当归、生地、茯苓、白术、天麻、僵蚕各12 g，白芍、钩藤各15 g，川芎、黄芪各9 g，党参30 g，肉桂、甘草各6 g。抽搐者，加全蝎、蜈蚣；虚烦者，加首乌、枸杞子、黄精；呕吐明显者，加代赭石、旋覆花。

5. 热甚发痉证

治法：养阴泄热，息风止痉。

方药：增液承气汤合羚羊钩藤汤加减。生大黄9 g（后下），芒硝3 g（冲），玄参、生地、钩藤各15 g，麦冬、菊花、茯神、桑叶各12 g，羚羊角粉0.6 g（冲），全蝎6 g。热盛伤阴者，加生石膏、西洋参；烦躁较甚者，加淡竹叶、栀子；呕吐者，加旋覆花、代赭石；痉挛抽搐者，加全蝎、蜈蚣。

6. 脾胃虚寒证

治法：温阳救逆，扶脾搜风。

方药：附子理中汤加味。熟附子（先煎）、炮姜各9 g，胡椒6 g（研末），肉桂10 g（后下），丁香5 g（研末），党参、白术各10 g，蜈蚣4条，全蝎4只，灶心土20 g（煎汤代水煎药），炙甘草5 g。若抽搐明显者，加白附子、僵蚕、胆南星；口泛清涎或饮水即吐者，加吴茱萸、法半夏；大便稀溏清冷者，可重用附子，去丁香加山药、砂仁、芡实、茯苓；肢瘫者，重用黄芪，加鸡血藤、胆南星、丹参、牛膝。

7. 痰邪阻络证

治法：补中益气，除痰通络。

方药：补中益气汤合青州白丸子加减。黄芪30 g，当归、白术、陈皮、远志、半夏、鸡血藤各10 g，升麻、党参各12 g，胆南星9 g，白附子6 g，川乌头4 g。

（二）中成药

（1）羚翘解毒丸：适用于邪犯卫分证，每次1丸，每日3次，口服。

（2）紫雪丹：适用于热闭心包证，每次3 g，每日3次，口服。

（3）安宫牛黄丸：适用于热闭心包证，每次1丸，每日2次，口服。

（4）局方至宝丹：适用于气血两燔证，每次1丸，每日3次，口服。

（5）养阴清肺丸：适用于肺阴虚证，每次1丸，每日3次，口服。

（6）安脑片：适用于邪犯卫分证或卫气同病，每次3~4片，每日3次，口服。

（三）针灸

1. 体针

（1）针刺降颅压：主穴取三阴交、内关、印堂、百会、四神聪。呕吐、纳呆者，配足三里、中脘；失眠者，配内关、失眠穴。

（2）上肢瘫：主穴取曲池、合谷，配穴取尺泽、后溪。

（3）下肢瘫：主穴取环跳、足三里、阳陵泉、承山、解溪，配穴取血海、犊鼻、委中。

（4）耳聋：听宫、翳风、中渚、风池、外关、手三里。失语者，取哑门、廉泉、合谷、风市；健忘者，取脾俞、心俞、神门、三阴交；智差者，取内关、涌泉、百会、风池。

2. 耳针　取穴：心、脑、肝、皮质下、神门、肾上腺、内分泌、交感。

第六节　隐球菌性脑膜炎

隐球菌性脑膜炎是由新型隐球菌感染脑膜和脑实质所致的中枢神经系统的亚急性或慢性炎性疾病，是深部真菌病中较常见的一种类型。该病可见于任何年龄。

根据隐球菌性脑膜炎的临床表现特点，本病可属中医"头痛""温病""暑厥""急惊风""痫证""癫狂""痉证""痿病"等范畴。

【病因与发病机制】

一、西医

新型隐球菌广泛分布于自然界，存在于土壤及鸽粪和其他鸟类的粪便中，可经呼吸道、消化道、皮肤感染侵犯易感人群，再由肺经血循环播散到脑及脑膜。新型隐球菌对中枢神经系统有特殊的亲和力，是真菌性脑膜炎中最多见的菌种。新型隐球菌为条件致病菌，只有当宿主免疫力低下时才会致病，30%～50% 新型隐球菌感染病例与肿瘤、结节病、结核、糖尿病和系统性红斑狼疮、获得性免疫缺陷综合征等疾病相伴发。临床上广谱抗生素、肾上腺皮质激素和免疫抑制剂的广泛应用及肿瘤化疗增加了颅内真菌感染的机会。近20年以来，艾滋病的中枢神经系统感染和机会性感染日益受到重视，新型隐球菌脑膜炎发病率随着艾滋病的流行而上升，目前已成为艾滋病患者最常见的机会性感染之一。

脑膜的病理改变为局限性或广泛性，呈不规则的、小的、灰色肉芽肿结节。霉菌在软膜下聚集，形成小囊肿样病灶，甚至形成脓肿或肉芽肿，囊内含有霉菌体和胶冻状渗出物。镜检见脑膜有炎症渗出物，以淋巴细胞和单核细胞为主，或有多核的异物巨细胞，吞食大小不等的菌体。

二、中医

患者体虚，卫外不固，感受温热毒邪，乘虚相侵，循经脉上犯脑窍而发病。温热毒邪，入里化热，热毒壅盛，内陷营血，耗伤肝肾之阴，以致热盛动风，表现为一派里热炽盛之象，可见惊风、抽搐等内风动越之象；若外感邪毒，引动宿痰，蒙蔽清窍，犯脑伤神，可见"癫证""痫证"；温热之邪，迫血妄行，血离经脉，遂成瘀血；或病程迁延，耗伤气阴，气虚血瘀；瘀血阻滞脑络，脑络不通，则头痛；瘀血阻滞经脉，气血不通，肢体失养故四肢瘫痪等；如邪势不减，正气大伤，导致阴竭阳脱，危及生命；疾病后期，邪恋正伤，气阴两虚，阴血不足，筋脉失养，可发生"血虚生风"诸症。其病位在脑，在疾病发生、发展的过程中，与肺、胃、心、肝等脏腑有密切关系，可同时引起相应脏腑的病变。病性为实证、热证或虚实夹杂证。

（1）热盛动风：感受温热毒邪，入里化热，里热炽盛，上扰清窍，故头痛、神昏；热扰中焦，胃气上逆则呕吐；热陷营血，灼伤阴津，而致热盛动风；或素体阳气亢盛，复感温热毒邪，毒热壅盛，劫耗阴液，而致肝肾阴虚，肝风内动，故四肢抽搐、角弓反张；邪热内闭故见身热肢厥，舌红绛，脉数。

（2）痰湿蒙窍：外感温热毒邪，引动宿痰，痰浊横窜经络，上蒙清窍，而出现突然昏仆、两眼上视、口噤流涎、四肢抽搐；或神情呆滞、嗜睡；舌淡：苔白腻、脉滑均为痰湿之象。

（3）瘀血阻滞：感受温热毒邪，病程迁延，耗伤气阴，邪恋正虚；气虚则无力推动血液正常运行，气血不畅，致瘀血内停；或温热之邪，迫血妄行，血离经脉，遂成瘀血。瘀血阻滞脑络，气血不畅，不通则痛，故头痛如刺、痛有定处、缠绵难愈；瘀血阻滞经脉，气血不畅，肢体失养故四肢瘫痪；舌质紫黯，边有瘀点，脉涩均为瘀血阻滞之象。

（4）气阴两虚：疾病后期，病久耗气伤阴，而致气阴两虚。心脾气虚，则神倦懒言、心悸气短；阴伤津亏，筋脉失养，故四肢瘫痪或僵硬，或手足拘挛或震颤；阴血不足，心神失养则神情呆滞；阴虚内热则低热盗汗，五心烦热，口干口渴，舌红少苔，脉细数。

（5）阴竭阳脱：热毒枭张，正气不足，无力抗邪，邪毒内陷，邪热内闭，阴液耗竭，阴不恋阳，阳气外脱，则高热、抽风、神昏、面色苍白、四肢厥冷、脉微欲绝、呼吸浅弱，病势凶险。

【诊断与辨证】

一、西医诊断

（一）临床表现

该病呈亚急性或慢性发病，中度发热，头痛从间歇性变为持续性，伴恶心、呕吐等颅内压增高征，有脑膜刺激征，可能伴有视力模糊、复视、反应迟钝等症状。随着病情加重，出现不同程度的意识障碍，烦躁不安，谵妄、嗜睡，甚至昏迷；约1/3患者有锥体束征，腱反射亢进，病理反射阳性和肢体瘫痪。部分患者有抽搐发作。个别病例呈卒中样症状。部分病例有视盘水肿及继发性视神经萎缩。慢性病例因颅底部蛛网膜粘连，脑脊液循环受阻导致脑积水。急性危重病例因迅速发展的高颅压而导致昏迷、脑疝，以致死亡。

（二）辅助检查

1. 脑脊液检查　脑脊液压力正常或增高，外观澄清或微浊，白细胞数轻至中度增多，个别病例可达 $1000 \times 10^6/L$ 以上，以淋巴细胞为主或以中性粒细胞为主。蛋白含量增高，糖量降低，氯化物轻至中度降低，一般不低于 85 mmol/L。在疾病早期，糖和氯化物可在正常范围内。脑脊液涂片墨汁染色、真菌培养或动物接种找到隐球菌为诊断本病最可靠的证据。约90% 病例血清或脑脊液可检出荚膜抗原，如应用酶联免疫吸附试验则敏感性与特异性更高。乳胶颗粒凝集试验有相当高的特异性。

2. 影像学检查　CT 扫描有 40% 表现正常。早期平扫可见基底池外侧裂模糊，密度增高，脑室扩大，脑实质内有肉芽肿，平扫呈等密度或高密度影，周围有水肿呈低密度影，增强扫描呈明显的强化结节或呈环状强化。并发脑动脉内膜炎者，可见低密度脑梗死区。后期因脑膜粘连，可见交通性脑积水或梗阻性脑积水的典型表现。

（三）诊断要点

根据起病隐袭，脑膜刺激征，脑脊液蛋白含量增高，糖和氯化物降低，脑脊液涂墨汁染色找到隐球菌即可确诊。对疑为结核性脑膜炎而脑脊液不符合典型改变者，或疑为结核性脑膜炎经抗结核治疗无效者，应高度重视新型隐球菌脑膜炎的可能。本病的确诊仍有赖于反复多次检查脑脊液，如可能应及时做隐球菌荚膜抗原的测定。

（四）鉴别诊断

1. 结核性脑膜炎　临床表现非常相似，脑脊液白细胞增多、以淋巴细胞为主，急性期或重症者中性粒细胞多；蛋白中度增高，有广泛粘连时显著增高；糖减低，很少低于1.12 mmol/L；氯化物减低较明显，低于 85 mmol/L 或更低；CSF 墨汁染色不能找到隐球菌，而抗酸染色可发现抗酸杆菌。在肺、骨骼、关节处有结核病灶进一步支持。

2. 化脓性脑膜炎　起病急骤、高热、症状重，早期即有脑膜刺激征。CSF 外观早期可为清亮，稍后混浊或呈米汤样。蛋白含量和细胞数显著升高，糖降低显著，可降至 0.5 mmol/L 以下。CSF 涂片镜检及培养找到化脓性细菌可确诊。

3. 病毒性脑膜炎　一般出现低热，头痛多不剧烈，轻度或中度脑膜刺激征。病程短，历时数日至十数日即愈。脑脊液淋巴细胞轻度升高。脑脊液乳酸正常，C-反应蛋白正常，乳酸脱氢酶正常或略高，脑电图弥漫性慢波，CT 可见额叶或颞叶低密度区。

4. 癌性脑膜炎　继发于胃癌、肺癌或乳腺癌，多伴发Ⅲ、Ⅳ、Ⅶ、Ⅷ颅神经损伤。脑脊液蛋白含量增高，糖降低，氯化物正常。脑脊液中可找到癌细胞。

二、中医辨证

1. 热盛动风证　剧烈头痛，高热神昏，呕吐频繁，四肢抽搐，角弓反张，身热肢厥，舌红绛，脉数或弦数。

2. 痰湿蒙窍证　突然昏仆，两眼上视，口噤流涎，四肢抽搐，神情呆滞或嗜睡，或头痛呕吐，或神志不清，舌淡、苔白腻，脉滑。

3. 瘀血阻滞证　头痛如刺，痛有定处，缠绵难愈，视物不清，恶心、呕吐，或有低热，或肢体偏瘫，舌质紫黯，边有瘀点，脉弦涩。

4. 气阴两虚证　四肢瘫痪或僵硬，手足拘挛或震颤，神倦懒言，神情呆滞，心悸气短，视物昏花，低热汗出，五心烦热，口干口渴，舌红少苔，脉细数。

5. 阴竭阳脱证　高热，神昏，惊厥，皮下瘀斑紫黯、迅速融合成片，或短时间内壮热突降，面色苍白，口唇青紫，大汗淋漓，四肢厥冷，昏迷不醒，气息浅微，舌暗淡、苔灰白，脉微欲绝或散乱无根。

【治疗】

一、西医

目前对隐球菌性脑膜炎的治疗仍存在一定困难。

1. 两性霉素 B　两性霉素 B 新鲜配制，避光静滴，应由小剂量 0.25 mg/kg 开始，逐渐增至 1 mg/kg 加入 5% 葡萄糖溶液 500 mL 中，每日 1 次，缓慢静滴，不少于 6 小时。如无明显不良反应，每次增加 5~10 mg，至每日 40~50 mg 为止。持续应用到脑脊液阴转，蛋白含量、糖、氯化物正常后 2 个月方可停药。总量应为 2~4 g。注意寒战、高热，血白细胞减少，电解质紊乱，肝、肾功能损伤，心律失常等不良反应。鞘内注射 0.1 mg 每周 2~3 次，渐增至 0.5~1 mg，加地塞米松 5 mg，每周 1~2 次，总疗程为 20~30 次，疗效较好，但对颅内压增高者慎用。

2. 氟康唑　氟康唑 200 mg 加入 250~500 mL 5% 葡萄糖液或盐水中静滴，每日 1 次。脑脊液化验正常后还需应用 3 个月，一般应用 200 mg/d 口服，每日 1 次。用药至少 8~12 周，儿童每日 3~6 mg/kg。不良反应有恶心、腹泻、胃肠胀气、皮疹等。氟康唑用于隐球菌治愈后巩固治疗及老年体弱不能耐受两性霉素 B 者。

3. 5 - 氟胞嘧啶　成人 4 g/d 或 50~150 mg/kg，分 3 次口服。一个疗程为 3 个月以上。脑脊液正常时可停药。复发后应重复治疗。

4. 对症支持治疗　使用免疫调节剂提高细胞功能，如胸腺素、γ干扰素、免疫球蛋白；脱水；对抗 AMB 主要副作用，如消炎镇痛药、护肝、营养心肌、保护肾功能、输血、补钾、使用小剂量肝素等；脑疝患者，CT 证实有脑室扩张、脑积水，可采用脑室 - 腹腔分流术。

二、中医

(一) 辨证论治

1. 热盛动风证

治法：清热开窍，息风止痉。

方药：羚角钩藤汤加减。羚羊角粉（冲服）3 g，钩藤 20 g，生地黄 30 g，茯神 9 g，桑叶 10 g，菊花 15 g，贝母 15 g，竹茹 15 g，寒水石（先煎）30 g，生甘草 6 g，白芍药 15 g。痰热壅盛者，加石菖蒲、瓜蒌仁、郁金、枳实、胆南星；呕吐甚者，加法半夏、紫苏梗；大便秘结者，加生大黄；高热烦躁、神昏谵语者，加安宫牛黄丸，化服或鼻饲；痉厥者，加紫雪散，化服或鼻饲；舌红绛、苔黄而干者，加麦冬、石斛。

2. 痰湿蒙窍证

治法：豁痰开窍。

方药：涤痰汤加减。陈皮 15 g，法半夏 15 g，枳实 12 g，胆南星 15 g，竹茹 10 g，石菖蒲 15 g，郁金 15 g，茯苓 15 g，甘草 6 g。发热较甚者，加青蒿、黄芩；头痛明显者，加川芎、防风；肢体瘫痪者，加白花蛇舌草、地龙、鸡血藤；痰盛气粗者，加至宝丹，化服或鼻饲。

3. 瘀血阻滞证

治法：活血化瘀，止痛开窍。

方药：通窍活血汤加减。麝香（冲服）0.15 g，桃仁 10 g，红花 10 g，川芎 5 g，全蝎 3 g，蜈蚣 2 条，天麻 15 g，石菖蒲 15 g，钩藤 15 g，赤芍药 9 g，当归 15 g。肢体瘫痪者，加白花蛇舌草、地龙；精神错乱者，加郁金、远志、珍珠母。

4. 气阴两虚证

治法：益气养阴，清透余邪。

方药：竹叶石膏汤加减。西洋参 6 g，石斛 15 g，麦冬 15 g，竹叶 15 g，知母 12 g，白薇 15 g，青蒿 15 g，生地黄 15 g，甘草 9 g，石膏 15 g。纳呆者，加山楂、麦芽、谷芽；湿困脾胃者，加苍术、白术、茯苓；盗汗甚者，加乌梅、麻黄根；虚烦失眠者，加栀子、淡竹叶、菊花、夜交藤。

5. 阴竭阳脱证

治法：益气固脱，回阳救逆。

方药：生脉散合参附龙牡汤加减。人参 20 g，麦冬 15 g，五味子 15 g，炮附子（先煎）10 g，干姜 6 g，煅龙骨（先煎）30 g，煅牡蛎（先煎）30 g，甘草 10 g。二便失禁者，加炒山药、山茱萸、桑螵蛸。

（二）中成药

（1）紫雪丹：适用于隐球菌性脑膜炎热盛动风证，每次 1.5 g，每日 2 ~ 3 次，口服。

（2）清开灵注射液：适用于隐球菌性脑膜炎热盛动风证，每次 20 ~ 40 mL，每日 1 次，稀释于 5% 葡萄糖注射液或 0.9% 氯化钠注射液 250 mL 中，静脉滴注。

（3）安脑丸：适用于隐球菌性脑膜炎痰湿蒙窍证，每次 1 ~ 2 丸，每日 2 次，口服。

（4）醒脑静脉注射液：适用于隐球菌性脑膜炎痰湿蒙窍证，每次 20 ~ 40 mL，每日 1 次，稀释于 5% 葡萄糖注射液或 0.9% 氯化钠注射液 250 mL 中，静脉滴注。

（5）生脉注射液：适用于隐球菌性脑膜炎气阴欲竭证，每次 30 ~ 60 mL，每日 1 次，稀释于 5% 葡萄糖注射液 250 mL 中，静脉滴注。

（三）针灸

主穴：百会、四神聪、天柱、风府、大椎、印堂等。

配穴：发热者，刺十宣；头痛者，取风池、太阳、头维、外关、足三里；昏迷者，取十宣放血，涌泉、水沟、内关强刺激；耗血动血者，加膈俞、血海；失语者，加哑门、通里；抽搐者，取手十二井刺血，太冲、足三里、涌泉等；瘫痪者，取曲池、合谷、阳陵泉、丰隆、足三里、绝骨、三阴交、昆仑等；耳聋者，取听会、耳门、翳风、外关、合谷、中渚；尿闭者，取中极、曲骨、阴陵泉、三阴交。

【预后】

治疗不及时，尤其是病情严重者，或脑脊液有大量隐球菌者，可迅速恶化死于脑疝，病死率约为 25%。幸免于死亡者，多遗有视神经萎缩、脑积水和精神障碍等后遗症。

第七节 神经梅毒

神经梅毒是苍白密螺旋体侵害神经系统所造成的疾病。发病情况不详，但梅毒在性病中的构成比逐年上升。神经梅毒的发病率约为梅毒患者的 10%。中老年是发病率较高的人群。

【病因与发病机制】

一、西医

各种神经梅毒都由致病性苍白密螺旋体所引起。绝大多数病例的传染是因为性行为，个别病例可因手术、共用食具或共用便盆和输血时输入梅毒患者的血液等。治疗时剂量不足，易于出现神经梅毒。未经治疗的梅毒患者 20% 可发生无症状性神经梅毒，此种神经梅毒如不治疗，约有 10% 发生症状性神经梅毒。

致病性苍白密螺旋体随血管（主要为动脉）和血液侵入神经系统。侵入路径为血管周隙或血液，引起脑（脊）膜血管、神经实质（神经细胞突起和神经胶质）等的改变。

（1）脑（脊）膜发炎、变厚，因细胞浸润而产生的肉芽肿（亦称树胶肿）和经过脑（脊）膜的动脉内膜炎而发生的动脉闭塞或动脉瘤及脑（脊）膜病变压迫神经、脊髓或脑炎症所致的水肿可使颅内压力增高。小血管和毛细血管可产生新生血管。脑（脊）膜病变处易找到致病性苍白密螺旋体，动脉处则少见。

（2）在神经实质中，细胞萎缩和脱失，髓鞘断裂，有时轴突也被破坏。麻痹性痴呆出现脑回萎缩，脑沟变宽（核桃脑）。

（3）在神经胶质中，细胞增生肥大，有时亦有萎缩。病变可以是局限的或弥散的（类似病毒性脑炎或脊髓炎），有时可主要限于某一系统中，如脊髓痨的后根——后索系统。

二、中医

中医学认为梅毒的病因为感受霉疮毒气，常由以下途径引起。

1. **精化传染** 由不洁性交阴器直接传染而得。当不洁性交时，毒气乘肝、肾之虚而入于里。病初多局限在阴部外表，邪毒浸渍发为疮毒，继而毒气入里，伤及脏腑。

2. **气化传染** 由于密切接触患者招致毒邪入体内，或因误食不洁之物，毒气由上犯肺脾而外发皮毛，内入骨髓，病情较重。

3. **胎传** 由母体感染梅毒之后，毒气由胎盘传入胎儿，致使毒气直伤气血、内脏。

【诊断与辨证】

一、西医诊断

（一）临床表现

临床表现多种多样，根据病理类型不同可分为：无症状型（隐性）、间质型（脑膜及血管型）、实质型（脊髓痨和麻痹性痴呆）和先天性神经梅毒。

1. **无症状型神经梅毒** 瞳孔异常是唯一提示本病的体征，根据血清学实验和检查白细胞数超过 5×10^6 可诊断，MRI 可发现脑膜有增强信号。

2. **间质型（脑膜及血管型）** 脑膜血管梅毒是目前我国神经梅毒的主要发病形式。这种类型的神经梅毒发病前的潜伏期为 8 个月至 9 年，长短不一。间质型神经梅毒是由于梅毒螺旋体侵犯到脑（脊）膜或小动脉而继发引起神经系统功能障碍。根据侵犯的血管不同，表现出相应的受累血管支配区的功能缺失症状。

（1）梅毒性脑（脊）膜炎：其临床表现与其他病因的脑（脊）膜炎类似。慢性者病程很长，常和其他型的神经梅毒并发。急性梅毒性脑膜炎发病较急，通常发生于感染后数周到数月。本病约占神经梅毒的 6%，在年轻人中最为常见，约 25% 患者是梅毒首发的临床症状。通常以脑底部脑膜病变最为明显，脑膜增厚，蛛网膜下腔渗出物增多，颅内压增高，颅神经常受累。可出现发热、头痛、恶心、呕吐、颈项强直、克氏征阳性、视盘水肿，40% 患者可合并出现颅神经麻痹，常被累及的有第 3、第 6、第 7、第 8 对颅神经，尤以听神经损伤常见，约 20% 患者可出现神经性耳聋，尚无其他提示为梅毒的临床表现。少数患者因高颅压，可出现局灶性脑损伤，出现癫痫、失语、偏瘫等症状。

（2）急性炎症产生肥大性硬脊膜炎：表现为臂和手放射痛，感觉异常，肌肉萎缩，腱反射消失，受累以下节段感觉缺失和强直性轻瘫。

（3）脑血管梅毒：实质是脑膜血管的梅毒性动脉内膜炎，造成动脉梗死，一般在感染梅毒后 5~12 年发生，少则 2 年。本病常为突然发作，前驱症状为头痛、头晕、失眠、记忆力减退、情绪异常等，主要表现有偏瘫或截瘫、失语、癫痫等，约 10% 患者出现阿 - 罗瞳孔，对光反应消失，调节聚合反应存在。本病症状可与动脉硬化性血栓性损害相同，但前者常累及动脉小分支，梗死范围不大。如不经治疗，本病最终发展为脊髓痨或麻痹性痴呆。

（4）脊髓脑膜血管梅毒：脊髓脑膜血管梅毒主要由梅毒性脑膜脊髓炎和脊髓血管梅毒（梅毒性横贯性脊髓炎）组成，由于血管血栓形成，导致脊髓实质退行性变。梅毒性脑膜脊髓炎早期症状为无力和腿部感觉异常，进而出现下肢轻瘫或截瘫，大小便失禁，腿部感觉异常，小腿痉挛而无力，深腱反射亢进。脊髓血管梅毒临床表现为脊髓横断症状，突发弛缓性截瘫，受损水平以下感觉丧失和尿潴留等。

3. 实质型（脊髓痨和麻痹性痴呆）　发病较晚，在感染后的 15~35 年。主要病变在脊髓的后根——后索系统，但其他部位也同时有病变，如脊膜、脑膜、颅神经、前角细胞和前根、自主神经系统也有侵害，因此症状与体征复杂。主要有闪电样疼痛（下肢者最常见），深感觉减低或缺失（行走时提脚过高、踏地过重，常自述如踩在棉花上），共济失调（步态不稳，两腿分开过宽、闭目时加重），肌张力减低或消失（关节可以过伸，如膝关节向后弯曲），腱反射减低或消失（特别是膝键和跟腱反射），Argyll-Robertson 瞳孔，病变可能在顶盖前区的大脑导水管腹侧。此外，也常有以下表现：①阵发的剧痛（各种危象），如胃危象（心口痛，呕吐）、喉危象（喉痛，不能呼吸）等；②Charcot 关节：膝关节最常罹患，肿大、无痛，活动时有骨擦音；③拇趾跖面的穿孔性溃疡；④常见于某些部位的痛觉减低（如眼周围、鼻孔周围、口周围和小腿前侧）；⑤面肌瘫痪。

麻痹性痴呆发生于感染后 10~20 年。表现有以下几种。①智能改变：记忆力与判断力减退，不能做过去熟悉的工作，不注意衣着及随地便溺，不认为自己有病；过去常见夸大狂的患者（自认为富贵无比、权力最大、自己颁发总统命令、答应捐助惊人的巨款等），近来较多见的是抑郁和智能衰退型患者。②震颤（手、唇、舌等）：共济失调（行路和持物困难，言语困难，不能说绕口令等），惊厥发作，最后卧床不起等。③脑电图可显示广泛异常。④颅脑 CT 扫描可见脑萎缩。

（二）辅助检查

1. CSF 检查　到目前为止，神经梅毒仍不能凭单一的实验室指标来确诊。脑脊液的梅毒血清非特异性试验（RPR）特异性较高，被认为是诊断的"金标准"，RPR 滴度 ≥1∶32 有发展成神经梅毒的可能，但阳性率较低，极可能造成漏诊。脑脊液梅毒血清特异性试验（TPHA）敏感性好，更多用于排除神经梅毒。脑脊液非特异螺旋体抗原血清试验（VDRL）特异性较高，其阳性率较低，易造成漏诊，VDRL 试验能指示疾病的活动性。CSF 的荧光密螺旋体抗体吸收试验也具有很高的敏感性，但必须考虑在腰椎穿刺取 CSF 标本时被血液污染的可能性。胶体金曲线试验等项检查有助于诊断。

2. 影像学检查　头颅 CT 或 MRI 提示多发的、大小不一的梗死灶，呈斑片状低密度区，边缘模糊，范围大小不等；有的甚至出现一侧的大脑中动脉完全闭塞，部位较为弥散，分布在枕叶、外囊、额叶皮质及半卵圆区等。与高血压、动脉粥样硬化所致脑梗死的影像学特征不完全相同。可能与梅毒螺旋体广泛侵蚀血管壁有关，而非血液流变学因素占主导地位。对中青年脑卒中患者，影像学提示多发性散在病灶，尤其是无明确高血压病史者，应注意检查。

（三）诊断要点

神经梅毒的诊断依据：①梅毒感染史和治疗史。②有关神经系统临床表现。③梅毒血清学试验，尤其是 CSF 检查在神经梅毒的诊断中起着重要的作用。④排除神经系统其他疾病。

（四）鉴别诊断

本病要注意鉴别脑梗死、脑膜炎、脊髓炎，同时由于脑脊液细胞学改变在神经梅毒中无较大的特异性，单凭此也难以与病毒性脑炎、结核性脑炎、多发性硬化等相鉴别，要结合TPHA、VDRL、RPR 等实验进行鉴别。

二、中医辨证

（1）风热壅阻：筋骨疼痛，随处结肿，红肿日甚，溃前色暗红，溃后黄水泛滥，污水淋漓，腐臭不堪，口渴，咽干，心烦，神昏甚或惊厥，舌淡，苔薄黄，脉浮数或浮滑数。

（2）湿热壅盛：胸部、腰腹部、四肢屈侧、颜面及颈部等处，先后出现红中透白的杨梅疹、杨梅痘或杨梅斑，口渴不欲饮，腹胀纳差，便溏，头晕头昏，苔白腻，脉濡。

（3）气郁痰结：腹股沟一侧或两侧淋巴结肿大，坚硬木痛，微热不红，二便涩滞，胸闷不舒，口苦，食欲不振，舌红，脉数。

（4）脾虚湿困：结毒肿起，小如豌豆，大及胡桃，皮色变褐，不见疼痛，溃后疮口凹陷，边界整齐，腐肉败臭。难以生肌收敛，筋骨疼痛，胸闷不饥。食少便溏，肢体困重倦怠，足膝酸软，苔黄，脉濡数。

（5）气血两虚：头昏眼花，四肢倦怠，气短懒言，心悸怔忡，食欲减退，结毒溃疡面肉芽苍白，脓水清稀，久而不敛，面色苍白或萎黄，舌质淡，苔白，脉细虚。

【治疗】

一、西医

青霉素仍然是治疗梅毒最好的药物，有效治疗神经梅毒需保证在治疗期内 CSF 中青霉素浓度持续维持数倍于最低杀螺旋体浓度（0.018 μg/mL），通常治疗梅毒的各种青霉素剂型和剂量很难使 CSF 达到有效的浓度，大剂量静脉给予青霉素治疗方案（2000 万～2400 万 U）可使 CSF 杀梅毒螺旋体峰值超过 0.3 μg/mL。可选用的治疗方案如下。

（1）水剂青霉素：1800 万 ~ 2400 万 U 静脉滴注，分次给药，每次 300 万 ~ 400 万 U，每 4 小时 1 次，用药 10 ~ 14 天后，再用苄星青霉素 240 万 U 肌内注射，每周 1 次，共 3 周。

（2）普鲁卡因青霉素：240 万 U 肌内注射，每日 1 次，加丙磺舒 500 mg 口服，每日 4 次，用药 10 ~ 14 天后，再用苄星青霉素 240 万 U，每周 1 次，肌内注射，共 3 周。

（3）头孢曲松：每日 2 g，静脉注射，共 14 天，尤其是无症状性神经梅毒可用。

（4）青霉素过敏史者：可给予多西环素 200 mg，每日 2 次，连用 30 天。

（5）并发心血管梅毒：应请心血管科医生会诊，要做好气管切开术的准备。

（6）对症治疗：闪电样疼痛可用卡马西平止痛，内脏危象用阿托品和吩噻嗪类有效，也要注重抗惊厥及康复治疗。

二、中医治疗

辨证论治

1. 风热壅阻

治法：祛风清热解毒。

方药：搜风解毒汤加减。土茯苓 30 g，薏苡仁 20 g，金银花 15 g，防风 10 g，木通 10 g，木瓜 10 g，白鲜皮 10 g，皂角刺 10 g。

2. 湿热壅盛

治法：清热利湿排毒。

方药：土茯苓合剂加减。土茯苓 30 g，金银花 15 g，威灵仙 10 g，白鲜皮 10 g，苍耳子 9 g，生甘草 10 g。

3. 气郁痰结

治法：行气解毒，化痰散结。

方药：西黄丸加减。牛黄 1 g，麝香 5 g，乳香 15 g，没药 15 g，黄米饭 15 g。

4. 脾虚湿困

治法：健脾渗湿，佐以解毒。

方药：芎归二术汤加减。白术 15 g，苍术 12 g，川芎 10 g，当归 10 g，人参 10 g，茯苓 10 g，薏苡仁 15 g，皂角刺 10 g，厚朴 10 g，防风 6 g，木瓜 10 g，木通 10 g，穿山甲 10 g，独活 6 g，金银花 10 g，土茯苓 15 g。

5. 气血两虚

治法：补益气血。

方药：八珍汤加减。人参 10 g，熟地黄 15 g，白术 10 g，茯苓 15 g，当归 10 g，白芍 10 g，川芎 6 g，生姜 10 g，大枣 3 枚，甘草 5 g。

【预后】

脑膜血管型神经梅毒预后较好，实质型神经梅毒预后较差。脊髓痨的预后最差，可以停止病情的发展，但有时不能恢复工作能力。

【预防】

提高群众的教育文化水平，以了解神经梅毒的危害。确诊为神经梅毒的患者要追查其感染来源，而对来源加以治疗。患者的疗程结束后，应每隔一定时间（3 个月、6 个月或 9 个月）复查脑脊髓液 1 次，并持续至 2~3 年。对于实质型神经梅毒患者，则应每年检查 1 次，并继续下去。

第八节　脑囊虫病

囊虫病是猪绦虫的幼虫（囊尾蚴）寄生于人体的各种组织所引起的疾病，神经系统是囊尾蚴易于寄生的部位之一，常见于脑膜、大脑皮层、脑白质及脑室，偶见椎管内。寄生于颅内的称为脑囊虫病，其发病率很高，占囊虫病的 50%~80%。囊虫病在我国主要流行于华北、东北和西北等地区。

中医学认为囊虫与其成虫绦虫有关，称绦虫为寸白虫，属"虫证"。根据脑囊虫病的临床表现，本病则归属于中医学的"痫证""痉证""头痛""痴呆"等范畴。

【病因及发病机制】

一、西医

人类是链状绦虫唯一的终宿主。中间宿主主要有猪、野猪及狗，也可见于牛、羊、马等。人也可为中间宿主。其感染方式有内在自身感染、外源性自身感染、外源性异体感染。吞食猪绦虫的虫卵，经小肠消化液作用，六钩蚴脱囊逸出，穿过肠壁，经血循环至脑，逐渐发育成囊尾蚴，其寄生部位广泛，以脑、肌肉、皮下组织为常见。六钩蚴侵入组织后可引起局部组织反应。囊尾蚴则能存活 3~10 年，未死时常引起很轻的脑组织反应，死后引起较强的组织炎症反应。

肉眼可见囊虫寄生于脑表面、蛛网膜下腔、脑室及脑实质内等处，偶可侵入脊椎管。囊壁上有一小结，即头节，囊内有少量清亮液体及囊尾蚴。大脑皮层可有许多大小 1 cm 以内的卵圆形结节，在白质及基底节仅可见到少数几个囊虫结节，在脑室内尤其第四脑室可见到游离的结节，死了的囊虫可钙化，慢性病例可看到钙化的小结节。镜下见囊壁上的头节具有顶突，顶突上有两圆小钩，包裹囊虫的纤维包膜大致分为 4 层：由内向外依次为坏死物质和巨噬细胞层、胶原纤维层、炎细胞层和神经胶质细胞层。

二、中医

饮食不洁，致使绦虫虫卵侵入机体，继而入脑形成脑囊虫。虫邪犯脑伤脾，痰浊内生，气机逆乱，气血不畅，诸症而生。病位在脑，涉及脾、心、肝。

1. 风痰上扰　虫邪入脑伤肝，入脑则损伤脑神；伤肝则肝失疏泄，气机失调，气郁化火生风，风邪夹痰上扰清窍，以致突然昏仆、不省人事、口吐涎沫、四肢抽搐等。

2. 痰浊中阻　饮食不洁，虫邪侵入机体，损伤中焦脾胃，健运失司，以致水谷不化精微，聚湿生痰，痰浊中阻，则清阳不升、浊阴不降，引起头痛、头晕、呕吐等。

3. 痰浊蒙窍　虫邪入脑犯脾，脾失健运，酿湿生痰，痰浊上逆，上犯清窍，导致神情淡漠、反应迟钝、头晕、头痛、胸闷等。

4. 痰瘀互结　虫邪入脑日久，犯脾伤肝，脾失健运而生痰；肝失疏泄，气滞血瘀，致痰瘀互结，经络阻滞，气血不畅，脑神失养，则头痛、言语不利、肢体不遂等。

【诊断与辨证】

一、西医诊断

（一）临床表现

囊虫侵入神经组织数目、部位不同，临床症状复杂多样。若脑实质内只有少数囊虫，可不引起任何症状。在多数囊虫入脑的情况下，有时病程极为急骤，甚至迅即死亡。通常病程缓慢，多在 5 年以内，有时病程可呈波动性。按临床表现可分为下列类型。

1. 脑实质型

（1）癫痫型：以各种类型癫痫的反复发作为特征，常有两种以上发作形式，且极易转换。发作形式的多样性及易转换性为本病特征之一，以脑内囊虫病多见。

（2）精神障碍型：有进行性加剧的精神异常及智能减退，与囊虫引起广泛脑组织破坏和脑皮质萎缩有关。

（3）脑瘤型：此型患者由于脑内多发或较大的囊虫病灶出现类似颅内肿瘤的占位性病变的症状和体征。临床表现为头痛、呕吐，检查可见眼底有视盘水肿及局灶的脑组织损伤的体征。

2. 脑膜炎型　以急性或亚急性脑膜刺激征为特点，长期持续或反复发作，起病时有发热，脑脊液可呈炎症改变，可伴有颅内压增高症状，多见于蛛网膜下腔囊虫病。

3. 脑室型　囊虫寄生于脑室系统，包括侧脑室、导水管、第三脑室和第四脑室。以第四脑室最多见。此型特点是颅内压增高和阻塞性脑积水。主要由于寄生于脑室系统的囊虫附着于脑室壁时，使脑室变形，致脑脊液循环受阻，而引起梗阻性脑积水。浮游于脑室中的囊虫，可产生活瓣样效应，即随时阻塞脑室孔而造成颅内压急剧升高。患者于急速转动头部时，会出现头痛、眩晕、呕吐，甚至昏迷，系虫体突然阻塞脑脊液通路，致颅内压剧增，称活瓣综合征或 Bruns 征。

4. 脊髓型　由于囊虫侵入椎管压迫脊髓，产生脊髓压迫症，可以表现为截瘫、感觉障碍及大小便潴留等。

神经系统囊虫病大多与皮下囊虫结节并存，结节质地坚实，可在皮下自由移动，无压痛，可自行消失。X 线片上可显示囊虫死后钙化影。

（二）辅助检查

1. 常规化验　大便常规有肠绦虫病者可有绦虫卵或妊娠节片。血液和脑脊液中嗜酸性细胞增多。

2. 免疫学检查　囊虫免疫试验，补体结合此法阳性率较低，有时出现假阳性和假阴性结果。间接血细胞凝集试验和酶联免疫吸附试验：有较高的敏感性和特异性，阳性率达到90% 左右。

3. CT　①脑实质囊虫多位于大脑半球，单个或多发的大小不等的圆形或卵圆形低密度影，大小一般为 5 ~ 10 mm，病灶周边清楚，病灶内可见一点状高密度影，2 ~ 4 mm 大小，为囊虫头节。当囊虫退变死亡时，低密度灶中的点状高密度头节消失，囊壁与周围组织界限不清。也可见单一巨大或多个融合成为大囊的病灶。囊虫钙化后，脑实质内单个或多发的囊虫钙化影与头颅 X 线平片相同。②脑囊虫病引起脑实质内弥漫性炎性病变时 CT 显示广泛脑水肿表现。增强扫描有时可见多发结节状或环状病灶。③脑室型囊虫病，由于囊液与脑脊液的密度相似，因此很少能显示囊虫。但大多有梗阻性脑积水的表现，根据脑室扩张的情况来判断梗阻的部位。

4. 磁共振成像（MRI）　MRI 显示囊虫头节较 CT 清晰。头节在 T_1 加权像上呈短 T_1 高信号，在 T_2 加权像上呈短 T_2 信号。对脑室型、脑膜炎型及脊髓型的囊虫病灶也较 CT 显示清晰。但对钙化的囊虫病灶则难以明确，较 CT 为差。

5. X 线头颅可见钙化斑点。

6. 皮下结节活体组织检查　可见囊肿中含有囊尾蚴头节为其特征。

（三）诊断要点

根据有癫痫发作、颅内压增高、精神障碍三大症状，尤其在流行地区的农村应首先考虑此病的可能。大多有皮下囊虫结节，经活检证实为囊虫，血和脑脊液囊虫免疫试验阳性，头颅 CT、MRI 扫描示典型的囊虫改变，在粪便中发现绦虫卵等，均可作为诊断的重要依据。

（四）鉴别诊断

①癫痫；②颅内肿瘤；③其他病因引起的脑膜炎，尤其是结核性及霉菌性等慢性脑膜炎；④脑室系统的肿瘤及其他原因引起的梗阻性脑积水；⑤卒中型脑囊虫病需鉴别其他脑血管病。⑥脊髓型囊虫病要鉴别其他原因引起的脊髓压迫症。

二、中医辨证

（1）风痰上扰证：平素头晕，胸闷，突然昏仆，双眼上视，口吐涎沫，牙关紧闭，肢体抽搐，舌胖苔腻，脉弦滑。

（2）痰浊中阻证：头晕而重，或头晕而旋，头痛如裹，胸闷作恶，呕吐痰涎，食少多寐，苔白腻，脉弦缓或濡。

（3）痰浊蒙窍证：神情淡漠，反应迟钝，头晕，恶心，呕吐，胸闷，舌体胖、有齿痕，舌苔白腻，脉滑或缓。

（4）痰瘀互结证：患病日久，头痛、眩晕，言语不利，口角流涎，肢体不遂，舌质暗红，或有瘀斑，脉弦细。

【治疗】

一、西医

1. 病原治疗　主要药物为吡喹酮。它是广谱的抗寄生虫药，总有效率为90%以上。国内有以下2种方法较为普遍。①小剂量用药：总量120～180 mg/kg，3～6天服完，每日3次。②大剂量用药：200～300 mg/kg，每日50 mg/kg。疗程完毕2～3个月后再重复第二疗程。服药期间应尽量住院卧床休息，以免活动过多，颅内压急骤变化导致意外。为避免使用吡喹酮后常出现的治疗反应，可在正式治疗前2～3日，酌情给予甘露醇（静脉注射20%甘露醇125 mL）及激素（泼尼松10 mg，每日3次），对于高颅压患者尤其应注意。对伴有癫痫发作者，在治疗过程中应加强抗癫痫措施。使用吡喹酮失败者，可选用阿苯达唑，剂量为18 mg/（kg·d），10日为一个疗程。间隔15～20天再进行下一个疗程，一般可用2～3个疗程。国内外均有学者提出将阿苯达唑与吡喹酮两药联合使用。就现有资料看，阿苯达唑和吡喹酮对脑实质囊虫治疗效果都较好。

2. 手术治疗　用药物治疗的同时，对单发病灶，可手术摘除；蛛网膜粘连有交通性脑积水者，可行脑脊液分流术以缓解症状。

二、中医

（一）辨证论治

1. 风痰上扰证
治法：平肝息风，涤痰开窍，杀虫。
方药：定痫汤加减。竹茹9 g，石菖蒲15 g，胆南星9 g，法半夏9 g，天麻9 g，钩藤10 g，全蝎8 g，茯苓12 g，远志9 g，僵蚕9 g，牡丹皮10 g，栀子9 g，槟榔10 g，使君子5 g。面红目赤、烦躁不安者，加龙胆草；视物不清者，加菊花、枸杞子。

2. 痰浊中阻证
治法：燥湿祛痰，健脾和胃，杀虫。
方药：半夏白术天麻汤加减。陈皮12 g，半夏9 g，茯苓12 g，薏苡仁12 g，白术10 g，天麻10 g，蔓荆子9 g，甘草6 g，生姜3片，大枣4枚，槟榔10 g，使君子5 g。呕吐频繁者，加代赭石、竹茹。

3. 痰浊蒙窍证
治法：健脾祛湿，化痰开窍，杀虫。
方药：涤痰汤加减。半夏12 g，陈皮12 g，茯苓15 g，白术15 g，胆南星10 g，竹茹12 g，枳实10 g，石菖蒲15 g，槟榔10 g，使君子5 g。烦躁、精神错乱、谵妄、大便秘结者，加黄连、栀子、赤芍药、牡丹皮。

4. 痰瘀互结证
治法：活血化瘀，祛痰通络，杀虫。

方药：血府逐瘀汤加减。当归 15 g，赤芍药 10 g，川芎 10 g，红花 10 g，柴胡 10 g，僵蚕 10 g，石菖蒲 12 g，鸡血藤 15 g，地龙 10 g，郁金 10 g，川牛膝 10 g，槟榔 10 g，使君子 5 g。肢体疼痛者，加威灵仙、海桐皮。

（二）中成药

（1）癫痫康胶囊：适用于脑囊虫病风痰上扰证，每次 3 粒，每日 3 次，口服。
（2）半夏天麻丸：适用于脑囊虫病痰浊中阻证，每次 6 g，每日 2 次，口服。
（3）苏合香丸：适用于脑囊虫病痰浊蒙窍证，每次 1 丸，每日 2 次，口服。
（4）清灵荷丹片：适用于脑囊虫病痰瘀互结证，每次 9 g，每日 3 次，口服。

【预后】

目前药物治疗的有效率已达到 70%~80%，死亡率为 6%~16%。

第九节　脑炎中医临床沿革

传统中医没有脑炎的定义。根据发热、头痛及四肢抽搐等主要症状，中医多将脑炎归类到"温病""痉病""头痛""瘟疫"等疾病的辨治体系中，没有脑炎类疾病的专著。涉及脑炎的内容散见于古代医籍中，而且将一部分破伤风等抽搐类疾病也纳入其中，无法和脑炎完全区别，为后世的研究带来了困难。

《黄帝内经》明确记载了疫病的传染性、流行性和危害性。东汉末年曹植在《说疫气》中记录了当时瘟疫流行状况："建安二十二年，疠气流行，家家有僵尸之痛，室室有号泣之哀，或阖门而殪，或覆族而丧。"曹植同时代的医学家张仲景在《伤寒杂病论》中将发热伴有肌肉抽搐的疾病归类到"痉病"范畴，描述临床症状为"病者身热足寒，颈项强急，恶寒，时头热，面赤目赤，独头动摇，卒口噤，背反张者，痉病也"，用葛根汤治疗。

皇甫谧在《针灸甲乙经》中认为痉病和膀胱经、督脉有关，选择长强、大椎、肝俞、膀胱俞、肺等穴位治疗。

隋代巢元方在《诸病源候论》中认为痉病发作的原因是"风邪伤于太阳经，复遇寒湿"。而唐代孙思邈在《备急千金要方》中也认为痉病是由于感受风、寒等外邪引起，运用小续命汤治疗发热抽搐类疾病。宋代陈无择在《三因极一病证方论》中提出，痉病除了外感风寒湿热诸邪侵袭之外，还有血虚不养筋脉等内因存在。

金元四大家之刘完素在《素问玄机原病式》中继承了《黄帝内经》风邪、湿邪致病疫的观点之外，根据《黄帝内经》"诸暴强直，皆属于风""诸痉项强，皆属于湿"认为发热抽搐性疾病与风、湿邪有关。而朱丹溪认为与气血内虚和痰湿有关。

明末清初的吴又可所著《温疫论》开创了中国传染病学研究之先河，书中就有消化道传染病症状的记载："凡人受邪，始则昼夜发热，日晡益甚，头疼身痛，舌上白苔，渐加烦渴……口噤不能张，昏迷不识人，足屈不能伸，唇口不住牵动，手足不住振战，直视、上视，圆睁、目瞤，口张，声哑，舌强，遗尿遗粪，项强发痉，手足俱痉，筋惕肉瞤，循衣摸床，撮空理线等症。"这些描述与现代脑炎的症状有很多重合之处。吴又可提出"戾气说"，突出传染性疾病的病原体不是受风或受寒等物理因素，而是某种具有传染性的物质，称为"戾气"，即"非风、非寒、非暑、非湿，乃天地间别有一种异气所感"，运用达原饮治疗（槟榔二钱、厚朴一钱、草果仁五分、知母一钱、芍药一钱、黄芩一钱、甘草五分）。

余师愚则认为传染病是由时气热毒引起。在《疫疹一得》中创制了清瘟败毒饮来治疗传染性发热性疾病。强调用大量石膏快速退热是疗效的关键。杨栗山《伤寒瘟疫条辨》一书中以宣郁、泄热、解毒的治疗大法为传染性发热性疾病的治疗要点，以升降散（姜黄、蝉蜕、大黄、僵蚕）为治温基础方，考虑升降散可以影响体温中枢。

叶天士在《温疫论》中明确提出"温邪上受，首先犯肺，逆传心包"，发现发热性疾病以感冒症状为初始症状，有时可以出现突然昏迷的脑炎的发病规律。在疾病的治疗上提出"卫气营血"理论。吴鞠通在认真分析叶天士理论的基础上，总结出了银翘散、犀角地黄汤、清营汤、加减复脉汤等诸多有效方剂。而清代名医俞根初所著的《通俗伤寒论》中认为发热抽搐为热盛动风所致。创建羚角钩藤汤（羚羊角、霜桑叶、京川贝、生地、双钩藤、滁菊花、茯神木、生白芍、生甘草、淡竹茹）用以治疗高热不退，烦闷躁扰，手足抽搐，发为痉厥，甚则神昏的脑炎，对后世治疗诸多借鉴价值。

对于疫病的预防和防止传染，《黄帝内经》早就告诫要"避其毒气"，体现了"治未病"思想。在隔离消毒方面，晋朝有"朝臣家有时疾染易三人以上者，身虽无疾，百日不得入宫"的制度。宋代《太平圣惠方》指出"凡入瘟疫家，先令开启门窗……不致相染"。《三因极一病证方论》记述了入瘟疫家，当以雄黄涂鼻窍，以防疫邪感染。明代李时珍《本草纲目》写道："天行疫瘟，取初病人衣服，于甑上蒸过，则一家不染。"这是蒸气消毒的先例。在公共卫生防疫方面，清代王孟英《霍乱论》中提出对水源的保护，力倡疏通河道，毋使藏污纳垢，广凿井泉，毋使饮浊。在刊行《重庆堂随笔》时详细介绍了审水源、定水位、凿井、试水美恶、验水质好坏等方法。

（孙锦平　郑　一　刘　翠）

参考文献

[1] 贾建平. 神经病学新进展［M］.北京：人民卫生出版社，2002.

[2] 蒲传强. 神经系统感染免疫病学［M］.北京：科学出版社，2003.

[3] 贾建平. 神经病学［M］.7版. 北京：人民卫生出版社，2013.

[4] 吴江. 神经病学［M］.2版. 北京：人民卫生出版社，2013.

[5] 孙怡. 实用中西医结合神经病学［M］.2版. 北京：人民卫生出版社，2011.

[6] 鲍远程. 现代中医神经病学［M］.北京：人民卫生出版社，2003.

[7] 张美增. 老年神经病学［M］.北京：人民卫生出版社，2007.

[8] 刘志勇，赵丽娜，孟毅，等. 基于文献对病毒性脑炎用药规律研究［J］.中国中医急症，2016，25（4）：598-600.

[9] 王一战，王玉贤，苏芮，等. 基于数据挖掘的乙脑急性期中医用药规律研究［J］.辽宁中医杂志，2017，44（5）：1032-1035.

[10] 王玉贤. 基于文献的痉病、疫痉学术源流探讨和证素分布、用药规律研究 [D]. 北京：中国中医科学院，2015.

[11] 王永炎，王志国，张志斌. 当代中医诊治疫病范例——疫痉 [J]. 北京中医药大学学报，2005，28 (5)：66-71.

第十章　中枢神经系统脱髓鞘疾病

第一节　概　述

　　神经系统脱髓鞘疾病是以神经髓鞘脱失为主，神经元胞体及其轴索相对受累较轻为特征的一组疾病。这类疾病的主要病理特点为：①神经纤维髓鞘破坏，呈多发性小的播散性病灶，或由一个或多个病灶融合而成较大病灶；②脱髓鞘病损分布于中枢神经系统白质，沿小静脉周围炎性细胞的袖套状浸润；③神经细胞、轴突及支持组织保持相对完整，无华勒变性或继发传导束变性。脱髓鞘疾病病因尚不清楚，对其分类和定义很困难，大体包括遗传性和获得性两大类。遗传性脱髓鞘疾病主要指脑白质营养不良，它是由于髓鞘形成缺陷，不能完成正常发育所致，如球状细胞白质营养不良症、异染性白质营养不良症、类纤维蛋白白质营养不良症和肾上腺白质营养不良症等，此类疾病儿童多见。获得性中枢神经系统脱髓鞘疾病又可分为继发于其他疾病的脱髓鞘病和原发性免疫介导的炎性脱髓鞘病。前者包括缺血 – 缺氧性疾病（如一氧化碳中毒后迟发性白质脑病）、营养缺乏性疾病（如亚急性联合变性）、病毒感染引起的疾病（如麻疹病毒感染后发生的亚急性硬化性全脑炎和乳头多瘤空泡病毒引起的进行性多灶性白质脑病）等。后者是临床上通常所指的中枢神经系统脱髓鞘病，常见的有多发性硬化、视神经脊髓炎、急性播散性脑脊髓炎、弥漫性硬化和同心圆硬化等。

第二节　多发性硬化

　　多发性硬化（multiple sclerosis，MS）是一种以中枢神经系统白质脱髓鞘为主要病理特点的自身免疫性疾病。大多数患者表现为反复发作的神经功能障碍，多次缓解复发，病情每况愈下。最常累及的部位为脑室周围白质、视神经、脊髓、脑干和小脑。

　　本病属于中医学的"痿证""风痱""眩晕""视瞻昏渺""青盲"等的范畴。

【病因与发病机制】

一、西医

　　一般认为，MS 是发生在基因易感人群中免疫介导的疾病，细胞免疫和体液免疫均参与组织损伤，其他许多因素也与组织损伤有关。

　　1. 病毒感染　推测 MS 患者感染的病毒与中枢神经系统髓鞘蛋白或少突胶质细胞间可能存在共同的抗原，经过许多年的潜伏期后，病毒在某些因素的作用下被激发产生免疫反应。

可能的病毒有人类疱疹病毒 6（HHV-6）、麻疹病毒、Epstein-Barr 病毒、狂犬病毒、单纯疱疹病毒、羊瘙痒病样的病原体、副流行性感冒病毒、类人猿巨细胞病毒、类人猿病毒 V 和冠状病毒。但尚未从 MS 患者的脑组织中发现或分离出病毒，也没有满意的 MS 病毒模型。

2. 遗传因素　MS 遗传易感性可能是多基因产物相互作用的结果，研究较多的是 *HLA-DR*2 等位基因，几乎所有的种族均发现 *HLA-DR*2 等位基因会增加 MS 发病的危险。遗传因素还可以影响疾病的严重程度或过程，白介素（IL）-1β 受体基因、免疫球蛋白 Fc 受体基因和载脂蛋白 E 基因可能均与病程有关。

3. 其他　有学者认为外科手术、外伤、麻醉、饲养宠物、汞银合金充填牙齿等与 MS 发病有某种关系，但没有得到公认。还有个案报道神经纤维瘤病与原发进展型 MS 有关。

脑和脊髓冠状切面肉眼可见较多粉灰色分散的形态各异的脱髓鞘病灶，大小不一，直径 1~20 mm，以半卵圆中心和脑室周围，尤其是侧脑室前角最多见。镜下可见急性期髓鞘崩解和脱失，轴突相对完好，少突胶质细胞轻度变性和增生，可见小静脉周围炎性细胞（单核、淋巴和浆细胞）浸润。病变晚期轴突崩解，神经细胞减少，代之以神经胶质形成的硬化斑。

二、中医

1. 禀赋不足，肾精亏虚　肾虚则先天不足，肾精亏虚，髓海因之空虚，脑髓失养，则脑转耳鸣，发为"眩冒"。肾主骨，肾虚则四肢痿软无力；肝肾同源，肾精不足，则肝血不足，目失所养而见"视瞻昏渺"或"青盲"。

2. 正气不足，外邪侵袭　先天不足，或后天失于濡养，致正气不足，卫外不固，腠理疏松，易感六淫之邪，风寒湿邪外袭，阻闭经脉，气血不和，筋肉经脉失于濡养而见肢麻软弱无力之痿证。

3. 脾虚不运，痰湿内生　素体脾虚，或饮食所伤，致脾气亏虚，脾失健运，水谷不能化生精微而为湿，聚湿成痰，痰湿阻滞，清阳不升，发为眩晕；痰湿阻络，或痰湿郁久化热，阻滞经络，气血不通，筋肉失养；或脾虚津液气血生化不足，清窍失养，四肢肌肉无以充养，也可为"眩冒"。

【诊断与辨证】

一、西医诊断

MS 的临床主要特点是空间上的多发性（中枢神经系统多部位病灶引起的症状和体征）和时间上的多发性（病情缓解后，再次或多次复发）。

（一）诱发因素

有些患者出现神经系统症状之前的数周或数月，有疲劳、体重减轻、肌肉和关节隐痛等，但这些症状不一定与 MS 的发生有因果关系。

（二）起病形式

大多是急性发病，甚至有些是脑卒中样发病。McAlpine 对 219 例患者的分析显示：20% 患者神经系统症状在数分钟达到高峰，20% 在数小时达到高峰，30% 在 1 天到数天达到高峰，20% 在数周到数月达到高峰。另外有 10% 患者发病隐袭，并在数月或数年的时间内缓慢、平稳或间歇性进展。

（三）临床表现

MS 的临床表现根据损伤部位不同而不同，表现多样。

1. 肢体无力　最多见，大约 50% 患者首发症状为一个或多个肢体的无力。运动障碍一般下肢比上肢明显，可为偏瘫、截瘫或四肢瘫，其中以不对称瘫痪最常见。腱反射早期正常，以后可发展为亢进，腹壁反射消失，病理反射阳性。

2. 感觉异常　浅感觉障碍表现为肢体、躯干或面部针刺麻木感，异常的肢体发冷、蚁走感、瘙痒感，以及尖锐、烧灼样疼痛及定位不明确的感觉异常。疼痛感可能与脊髓神经根部的脱髓鞘病灶有关，具有显著特征性，亦可有深感觉障碍。

3. 脑干受损症状　较常见，可出现眼球震颤、复视、眼球运动障碍、核间性眼肌麻痹、面瘫、构音和吞咽困难、眩晕、面部感觉障碍等。其中，眼球震颤和核间性眼肌麻痹同时出现，应高度怀疑 MS 可能。听力障碍少见。

4. 小脑症状　出现共济失调、意向性震颤，体格检查发现指鼻和跟膝胫试验不准。经典的眼球震颤、意向性震颤、吟诗样语言的 Charcot 三联征在临床不是很常见。

5. 自主神经功能障碍的症状　大小便功能障碍和性功能障碍，可表现为小便潴留或失禁、大便习惯改变、性欲降低、阳痿等。大便失禁少见。

6. 精神症状　在 MS 患者中较常见，多表现为抑郁、易怒和脾气暴躁，部分患者出现欣快、兴奋，也可表现为淡漠、嗜睡、强哭强笑、反应迟钝、智能低下、重复语言、猜疑和被害妄想等，亦可出现记忆力减退、认知力缺乏。

（四）辅助检查

1. 脑脊液检查

（1）单个核细胞数：可正常或轻度升高，一般不高于 $15 \times 10^6/L$，如超过 $50 \times 10^6/L$ 则 MS 的可能性很小。

（2）鞘内 IgG 合成：是临床诊断 MS 的一项重要辅助指标。通过下述公式可计算 IgG 指数，即 ［CSF-IgG/S（血清）－IgG］/［CSF-Alb（白蛋白）/S-Alb］，约 70% 患者 IgG 指数增高。判定 IgG 鞘内合成的前提是 CSF-Alb/S-Alb 的比值正常，该比值提示血脑屏障的功能正常。一般来说，MS 患者的血脑屏障是完整的，病程中连续两次检测 CSF-Alb/S-Alb 比值正常，而 CSF-IgG/S-IgG 比值增高 4 倍以上时，可确认有鞘内合成。

（3）寡克隆（oligoclonal bands，OB）IgG 带：是诊断 MS 的一项非常重要的指标，85%～95% 的多发硬化患者可在脑脊液中检出。检测寡克隆 IgG 带时应将待测 CSF 和血清同时进行。CSF 中存在寡克隆 IgG 带而血清中缺如，提示寡克隆 IgG 是鞘内合成，支持 MS 诊断。

2. 诱发电位 目的是检出亚临床病灶，协助早期诊断，同时还可观察 MS 的病情变化，包括视觉诱发电位、听觉诱发电位和体感诱发电位等，50% ~ 90% 患者有一项或多项异常。

3. 磁共振成像（MRI） 特征性表现为白质内多发长 T_1、长 T_2 异常信号，脑内病灶直径常 < 1.0 cm，一般为 0.3 ~ 1.0 cm，散在分布于脑室周围、胼胝体、脑干与小脑，少数在灰白质交界处。脑室旁病灶呈椭圆形或线条形，其长轴与头颅矢状位垂直。

（五）诊断要点

确诊 MS 的诊断标准：①≥2 次发作和 ≥2 个临床客观损害部位。②≥2 次发作和临床客观 1 个损伤部位时，需要 MRI 证实空间播散或 MRI ≥2 个与病情一致的病灶 + 脑脊液寡克隆（+）。③1 次发作和 ≥2 个临床客观损害部位时，需要 MRI 证实时间播散。④1 次发作和 1 个临床客观损害部位，需要 MRI 证实时间和空间播散，或 MRI 证实时间播散和 MRI ≥2 个与病情一致的病灶 + 脑脊液寡克隆（+）。⑤隐袭进展的神经症状提示 MS，需持续进展 1 年，或脑脊液寡克隆带（+）同时伴有 MRI 证实时间和空间播散（空间播散需符合下列标准之一：a. T_2 图像脑内 9 个病灶；b. 2 个或 2 个以上脊髓病灶；c. 4 ~ 8 个脑内病灶 + 脊髓病灶；d. 异常视觉诱发电位 + 4 ~ 8 个脑内病灶；e. 异常视觉诱发电位 + 少于 4 个脑内病灶 + 1 个脊髓病灶）。

（六）鉴别诊断

1. 视神经炎 有 25% MS 患者的首次发作表现为视神经炎，以后视神经炎也有可能发展成为 MS。据统计 74% 成年女性和 34% 成年男性在视神经炎发病 15 年后会发展成为 MS，因此对视神经炎患者应予随访。

2. 急性播散性脑脊髓炎 首次发作与 MS 鉴别较困难。急性播散性脑脊髓炎常发生于感染或疫苗接种后，好发于儿童，起病较 MS 急，病情更为凶险，常伴发热、剧烈头痛或神经根放射性痛、脑膜刺激征、精神异常、意识障碍等，球后视神经炎少见，病程比 MS 短，多无缓解复发病史。

3. 结缔组织病 如系统性红斑狼疮、Sjrgren 综合征、Behcet 病、脑动脉炎等结缔组织病可以有多次神经系统异常的临床发作，头颅或脊髓影像学检查可发现多个部位的损伤，酷似 MS，但组织学的表现是梗死和坏死并不是脱髓鞘。有特征性的皮肤和黏膜损伤，多个器官的损伤，抗核抗体和红细胞沉降率等免疫学检查均有助于鉴别。

此外，还应注意与颅内转移癌、胶质瘤、淋巴瘤、中枢神经系统血管炎等相鉴别。

二、中医辨证

（1）肝肾阴虚，精髓不足证：头晕耳鸣，四肢痿软无力，腰膝酸软，肢麻肉脱，五心烦热，视力减退，舌质红或暗红，苔少而干，脉细或弦细。

（2）痰湿化热，阻痹经络证：病起发热或热病后突然出现肢体痿软无力或麻木，口渴不欲饮，头昏重困，恶心、呕吐，脘腹痞闷，双腿沉重僵硬，或有肢肿面黄。舌体胖大，苔黄腻，脉滑数。

（3）气虚血瘀，脉络瘀阻证：面色晦暗或萎黄，四肢痿软，麻木无力，或肢体抽掣疼痛，头晕气短，唇紫瘀暗，舌质暗或有瘀点、瘀斑，脉细。

（4）脾胃虚弱，运化无力证：肢软无力或麻木，食少便溏，神疲倦怠，少气懒言，面色少华，步态不稳，舌苔薄白，脉沉细。

【治疗】

一、西医

迄今为止，尚无有效根治 MS 的措施，治疗的主要目的是抑制急性期炎性脱髓鞘病变进展，避免可能促使复发的因素，尽可能减少复发次数。晚期采取对症和支持疗法，减轻神经功能障碍造成的痛苦。

1. 急性发作期的治疗

（1）短期皮质类固醇治疗：甲基泼尼松龙可减轻炎症和水肿，缩短病程，目前主张在 MS 的急性活动期使用，对促进急性期的恢复优于其他皮质类激素和促皮质素，主张大剂量短期疗法。①对于病情较轻者，甲基泼尼松龙 1000 mg 加入生理盐水 500 mL，静脉滴注，3~4 小时滴完，每天 1 次，连用 3~5 天后停药。②对于病情较严重者，从 1 g 开始，冲击 3~5 天，然后改口服泼尼松 60 mg/d，逐渐减量至停药，原则上总疗程不超过 3 周。

（2）大剂量免疫球蛋白：对激素无效或有激素应用禁忌证者，免疫球蛋白（IVIG）0.4 g/（kg·d），3~5 天为一个疗程。无效者不建议继续使用，有效者可继续每周使用 1 天，连续 3~4 周。

（3）血浆置换疗法：用于对大剂量皮质类固醇治疗不敏感或由于不良反应不能继续治疗的患者，以及急性进展型和暴发型 MS 患者。每次交换 50 mL/kg，1~2 次/周，10~20 次 1 个疗程，后继以口服泼尼松数日。与肾上腺糖皮质激素或免疫抑制剂合用疗效更佳。

（4）免疫抑制剂：对不能应用上述治疗方法或以上方法无效的患者，在充分评估疗效/风险比的前提下，可选择免疫抑制剂。①硫唑嘌呤，2 mg/（kg·d），口服，治疗 2 年；②甲氨蝶呤，7.5 毫克/周，口服，治疗 2 年；③环磷酰胺常用来治疗快速进展型 MS，目前主张小剂量长期方案，口服 50 mg，每日 2 次，维持 1 年；④环孢素 A 5~10 mg/（kg·d），口服，疗效略优于 MTX。

2. 预防发作和进展药物

（1）干扰素 β-1b：800 万 U 隔日一次皮下注射治疗 2 年，不良反应有流感样的症状、抑郁和注射部位皮肤反应，这些反应会随着时间而减轻。部分患者肝酶谱升高、白细胞减少、贫血，建议 3 个月复查一次肝功能和血常规。有 34% 患者会出现中和抗体，可能会降低或废除 INF-β 的生物功能。

（2）干扰素 β-1a：每周肌内注射 600 万 U，不良反应包括轻微的流感样症状和轻度贫血，由于注射部位深，没有皮肤反应，没有严重的肝毒性，22% 出现中和抗体。

（3）醋酸格拉默（Glatiramer acetate）：每日皮下注射 20 mg，不良反应有胸部疼痛、脸红、呼吸困难和焦虑。不出现中和抗体。

（4）干扰素 β-1a（Rebif）：每次 44 μg 皮下注射，隔日一次。

3. 对症处理

（1）痛性痉挛：①首选巴氯芬，一般从 5 mg，每日 3 次开始，增加至 40～75 mg，除非患者处于严密监测下，一般每日剂量不应超过 100 mg。②卡马西平，起始剂量为 100～200 mg/d，分 2～3 次口服，再缓慢加至 600～800 mg/d。③替扎尼定，初始剂量为每日 2 mg，3 天后每日可增加 2 mg。服药后 2～3 小时发挥最大药理作用，作用时间较短，通常分 3～4 次服用，每日总剂量不超过 36 mg。④安定剂量为夜间 10 mg。⑤氯硝西泮为每日 0.5～1 mg。

（2）膀胱直肠功能障碍：尿潴留可选用拟胆碱药，如氯化卡巴胆碱或氯化乌拉碱，每次 5 mg，每日 4 次。尿失禁者宜选用抗胆碱药，如溴丙胺太林或溴苯辛，无效时改用丙咪嗪，每次 10 mg，每日 4 次，可逐渐增加至 25 mg，每日 4 次。药物治疗无效或严重尿潴留者可采用间歇性导尿。严重便秘者宜间断灌肠。

（3）疲乏：可选用金刚烷胺 100 mg，每日 2 次，近来更多使用苯妥英钠，200 mg 每日晨服。莫达非尼，用药剂量为 200 mg/d，疗程为 3 周。

（4）震颤：静止性震颤选用苯海索，每次 2 mg，每日 3 次，或左旋多巴 250 mg，每日 3 次。意向性震颤可用普萘洛尔 10～20 mg，每日 3 次。

二、中医治疗

中医学对本病的治疗以扶正祛邪为基本法则，扶正注重益气健脾补肾，祛邪则以祛湿化痰、清热通络为主。

（一）辨证论治

1. 肝肾阴虚，精髓不足证

治法：滋补肝肾，填精补髓。

方药：左归丸加减。生地 30 g，枸杞子 15 g，山萸肉、龟甲胶（烊化）、怀牛膝各 12 g，知母、盐黄柏、鹿角胶（烊化）各 10 g。头晕、耳鸣者，加灵磁石、生龙牡；口干、舌燥者，加麦冬、沙参；视力减退者，加决明子、谷精草；血瘀者，加当归、丹参。

2. 痰湿化热，阻痹经络证

治法：清热祛湿，化痰通络。

方药：加味二妙散合涤痰汤加减。法夏、胆星各 12 g，茯苓 30 g，苍白术、薏苡仁、牛膝、菖蒲、木瓜各 15 g，橘红、防己、枳实、竹茹各 10 g。苔白厚者，加白蔻仁、重用苍术；瘀象明显者，加赤芍、桃仁、红花；胸闷、腹胀者，加陈皮、厚朴；食少纳呆者，加砂仁、鸡内金。

3. 气虚血瘀，脉络瘀阻证

治法：益气活血，化瘀通络。

方药：补阳还五汤加味。赤芍、黄芪、地龙、牛膝、制首乌各 15 g，川芎、当归各 12 g，桃仁 10 g。头痛肢麻者，加天麻、白芍；四肢发凉者加桂枝；食少便清者，加白术、茯苓、炒薏苡仁；手足麻木，舌痿难伸者，加炮山甲、三七；大便秘结者，加火麻仁、郁李仁；小便失禁者，加益智仁、桑螵蛸；下肢瘫痪软弱无力者，加牛膝。

4. 脾胃虚弱，运化无力证

治法：健脾益气，以助运化。

方药：参苓白术散加减。党参、黄芪、白术、茯苓、莲子、薏苡仁各 15 g，山药 30 g，陈皮、当归、甘草各 10 g，砂仁 6 g。胸脘痞闷、舌苔厚者，加苍术、蔻仁、厚朴；纳差者，加神曲、鸡内金；便溏者，加补骨脂、肉豆蔻。

（二）中成药

（1）金匮肾气丸：适用肾阳虚亏证，每次 6 g，每日 2 次，口服。

（2）知柏地黄丸：适用阴虚火旺证，每次 1 丸（或 6 g），每日 2 次，口服。

（三）针灸

1. 体针　取穴中脘、血海、气海、三阴交、太溪、外关、曲池、合谷、足三里、三阴交、环跳等。根据病变部位选取上述穴位，如上肢瘫可加肩、手三里；下肢瘫加髀关、风市、阳陵泉、悬钟、昆仑、解溪等；语音障碍合廉泉、通里；吞咽困难加天突、风池、廉泉等；视力障碍配合睛明、球后、光明等；尿潴留取关元、气海、中极、肾俞等。

2. 水针　穴位注射。根据病损部位，按上述体针取穴，每次取 2 ~ 3 个穴位，药物用维生素 B_1、维生素 B_{12}、地塞米松、当归注射液、红花注射液等选其一种穴位注射。

【预后】

未经治疗的患者中 30% 在发病后 20 ~ 25 年出现明显的神经功能残疾。一般认为，女性、发病年龄早、起病的症状是感觉症状、第一次发病后恢复良好、前两次发作间隙较长等特点的患者预后较好。

【中医临床研究概况】

中医对多发性硬化没有统一病名，因证候的特殊性，历代也没有对该病的系统论述。主要依据临床症状来命名。多发性硬化最常见的症状为轻截瘫，樊永平通过多样本临床研究认为多发性硬化归属"痿证"的患者占绝大多数，病位在肝、脾、肾，开始以肝肾阴虚为主，痰、湿、热、瘀血单独或夹杂结合，更耗伤正气，导致多发性硬化病程反复发作，迁延不愈。多发性硬化的临床表现复杂多样，目前众多医家大多采用中医辨证论治来治疗本病，但辨证分型目前没有统一的标准。

多发性硬化的治疗仍以辨证论治为原则，采用补阳还五汤、参鹿益髓汤、疏肝健脾固髓方等专方为基础加减治疗。现代药理研究显示，黄芪皂苷可从抗感染、提高免疫、抗氧化和神经细胞保护等多重途径对多发性硬化进行干预。淫羊藿中提取物总黄酮可通过直接增加免疫细胞的数量及促进免疫细胞分泌淋巴因子，从而提高机体免疫力。但中医治疗多发性硬化临床疗效评价欠规范，需依据中医的起效特点构建有效的评价体系；大多临床研究仅局限于近期疗效，缺乏远期追踪观察。

第三节　视神经脊髓炎

视神经脊髓炎（neuromyelitis optica，NMO），又称 Devic 病，是一种主要累及视神经和脊髓的炎性脱髓鞘疾病。临床上以视神经和脊髓同时或相继受累为主要特征，呈进行性或缓解与复发病程。本病在我国和日本等亚洲人群中多见，女性稍多于男性。

本病归属于中医"痿证"范畴。

【病因与发病机制】

一、西医

视神经脊髓炎的确切发病机制不明，是否为一独立疾病仍有争议。近年来发现水通道蛋白4（AQP4）的抗体是本病较为特异的免疫标志物，被称为 NMO-IgG。由于本病在免疫机制、病理改变、临床和影像改变、治疗和预后等方面均与 MS 有差异，故大部分学者认为 NMO 与 MS 是不同的疾病实体。与白种人对多发性硬化的种族易感性相似，非白种人具有对视神经脊髓炎的种族易感性。

病变主要累及视神经和脊髓，病变性质为轻重不等的脱髓鞘、血管周围炎性细胞浸润及坏死空洞的形成。视神经损伤多位于视神经和视交叉部位，偶尔累及视束。脊髓损伤以上胸段和下颈段多见，腰段少见，病灶多呈弥散性，可累及一个或数个节段。与经典的多发性硬化比较，视神经脊髓炎的病损相对局限，有些炎性病变严重的病例表现为破坏性病灶，出现坏死和空洞形成，甚至累及灰质。

二、中医

本病的成因虽多，但概言之不外内伤与外感两端。外感为感受温热之邪，内伤可由饮食、情志或劳欲、久病所致。病理性质有虚实两方面，以虚证为多见，其病位在肝、肾、脾。肝肾精血亏虚，则目失所养而视物昏暗，甚或失明。脾主升清，脾虚则脏腑精华气血不能上濡于目，则目视不明。

1. 湿热内侵，灼伤津液　外感湿热之邪或恣酒嗜辛、膏粱厚味，湿热蕴蒸，气血逆行，郁闭脉络，闭塞玄府而视物不明。湿热耗伤真阴，阴虚火旺，灼伤津液，筋失濡养；津液受损，水亏火旺，津气生化无源。肺失敷布，以致筋脉失其濡润，故手足痿弱不用。

2. 脾胃受损，气血亏虚　饮食不节，或病后体虚，损伤脾胃，气血来源不足，内不能和调五脏六腑，外不能洒陈于营卫经脉。上不能养目而盲，下不能养筋而痿。

3. 情志不调，气血不充　内伤七情，暴怒伤肝，肝气郁结上逆，郁闭气血，精明失用；或气郁化火，血热妄行，或恼怒忧思，气机郁滞，肝失条达，血运不畅，闭阻脉络，精明不能升运于目。目失涵养，以致视力下降甚则失明；气血不能畅行于四末而病痿。

4. 肝肾不足，筋脉失养　久病或房劳都可累及肝肾。肝阴不足，营血亏损，不能上济于目，则可出现两目昏花、视力减退。肾阴不足，目失所养，可见视物不清，甚至失明。同时由于肝肾阴虚、热灼津液或气血亏虚，筋脉失养而成痿。阴损及阳，久病肾阳愈虚，阳虚肾不摄纳，则出现肢冷畏寒、遗尿及肢痿加重。

【诊断与辨证】

一、西医诊断

（一）临床表现

1. 多在 5～50 岁发病，平均年龄 39 岁，女性多发，女、男比例为（5～10）：1。急性或亚急性起病，分别在数天内或 1～2 个月达到高峰；少数慢性起病者病情在数月内稳步进展，呈进行性加重。半数患者起病前几日至数周有上呼吸道或消化道感染史，少数可能在病前数日到数周出现低热、咽痛、头痛、眩晕、全身不适、恶心、呕吐、腹痛、腹泻等前驱症状。以后相继或同时出现视神经及脊髓损害征象，间隔时间为数天至数月不等，偶可长达 3～4 年。单相病程表现为迅速相继出现的较严重的视神经炎和脊髓炎，并于 5 天左右达到高峰。多数复发病程患者视神经炎和脊髓炎间隔期为 5 个月左右。复发型脊髓炎常伴 Lhermitte 征、痛性痉挛和神经根痛，而单相病程患者少见。

2. 视神经损害　多表现为视神经炎或球后视神经炎，双眼常同时或先后受累，开始时视力下降伴眼球胀痛，尤其在眼球活动时更为明显。急性起病患者几小时或几天内视力部分或完全丧失。以视神经炎形式发病者，眼底检查早期有视盘水肿，晚期出现视神经萎缩。球后视神经炎发病者早期眼底正常，晚期出现原发性视神经萎缩。急性期患者的视力下降虽较严重，但大部分患者在数日、数周后显著恢复，仅少数患者留有永久性视力障碍。

3. 脊髓损伤　多为不完全横贯性，体征常不对称，呈播散性或上升性脊髓炎，表现为相应的运动、感觉和尿潴留。首发症状多为肢体麻木、背痛或肩痛，可放射至上臂或胸部，若病变在颈段，可出现 Lhermitte 征。根据病变部位不同，可表现为截瘫或四肢瘫，一般初为弛缓性，以后为痉挛性。

（二）辅助检查

1. 脑脊液　腰椎穿刺压力与脑脊液外观一般正常，细胞数轻度增多，以淋巴细胞为主，通常不超过 100×10^6/L，蛋白含量正常或轻度增高，多在 1 g/L 以下，免疫球蛋白轻度增高，以 IgA 和 IgG 为主，蛋白电泳检查可见寡克隆区带。

2. 诱发电位　多数患者有视觉诱发电位异常，主要表现为 P100 潜伏期延长及波幅降低。少数患者脑干听觉诱发电位异常，提示脑内有潜在的脱髓鞘病灶。

3. MRI　MRI 显示脊髓内有脱髓鞘病灶，表现为长 T_1、长 T_2 异常信号，多数复发型患者脊髓纵向融合病灶超过 3 个，通常可累及 6～10 个脊髓节段，可见脊髓肿胀、占位和增强效应，易与肿瘤相混淆。初发病灶呈均匀强化，复发病灶多为周边增强或不均匀强化。少数患者始终表现为脊髓单一病灶，MRI 表现为同一部位的新旧病灶交替，呈慢性进展，周边强化，外周为新病灶。

4. 免疫学检查　血清 AQP4 抗体多为阳性，而 MS 多为阴性，为鉴别两者的依据之一。另外，NMO 患者可出现血清 ANAs 阳性，包括 ANA、抗 dsDNA、抗 SSA 抗体、抗 SSB 抗体。

（三）诊断要点

诊断主要依据以下几点：①急性或亚急性起病，病前多有上呼吸道或消化道感染史；②同时或先后出现急性视神经炎和急性脊髓炎的症状和体征；③一般无视神经和脊髓之外的脑部症状和体征；④可有缓解和复发，但不如多发性硬化明显，复发常表现为初发的症状和体征，少有新发病变；⑤实验室检查可见 CSF 中细胞、蛋白增多，视觉诱发电位和脊髓 MRI 改变；⑥排除脊髓肿瘤及脊髓血管畸形等脊髓压迫疾病。

（四）鉴别诊断

1. 急性播散性脑脊髓炎　多发生于某些感染或免疫接种后，病势严重，常有发热、头痛、昏迷等脑和脊髓弥漫性损伤的体征，一般呈单相病程。

2. 急性脊髓炎　起病急，瘫痪重，病变双侧对称，多遗留病残，病程中无缓解复发，无视神经受损表现。

3. 视神经炎　临床表现与视神经脊髓炎的眼部症状相同，但始终不出现脊髓病变。如果视神经脊髓炎以视神经损伤为首发症状，且与脊髓症状间隔较长则鉴别困难。

二、中医辨证

本病的临床表现主要是视力障碍和肢体瘫痪，临证时除注意症状表现的主次外，还要辨清虚实。一般急性发病时多属实证，或火热上炎，或湿热浸淫；平素以虚证为多或本虚标实，病以肝脾肾虚损为主。

1. 肝经湿热证　目赤目痛，视力下降。下肢痉挛瘫痪，麻木不仁，口苦而干，尿黄便结，舌质红，苔黄腻，脉弦滑数。

2. 肝郁气滞证　视力骤降，眼胀痛、转动痛，四肢无力，情志抑郁，胸闷太息，口干唇燥，口苦胁痛，舌红苔薄白，脉弦。

3. 阴虚火旺证　视物模糊，眼球胀痛，日久不辨明暗，甚或骤然失明，可有眼球干涩、头晕耳鸣，五心烦热，潮热颧红，腰膝酸软或瘫痪无力，舌红少苔，脉细数无力。

4. 肾亏血虚证　下肢麻木，腰膝酸软，疼痛无力，甚则呈完全或不完全瘫痪，或四肢瘫，肢体失用或拘急痉挛。病情反复发作可有视物模糊，舌质淡红，苔薄黄，脉细数。

5. 气血不足证　视力渐减，视物疲劳，倦怠无力，纳少，便溏，双下肢痿软无力或肌肉萎缩，气短，面色无华，舌淡苔薄白，脉细无力。

6. 肝肾两虚证　下肢疼痛，肌力减退，呈完全或不完全截瘫，筋脉弛缓或拘急，排尿困难，伴视物模糊，眼球胀痛，可迅速发展至失明，并于数日或数周内视力显著恢复。舌淡苔薄白，脉弦细或弦数。

【治疗】

一、西医

急性发作期治疗首选大剂量皮质类固醇，如甲基泼尼松龙 1000 mg 或地塞米松 20 mg，静脉滴注，每日 1 次，连用 3 天，继之口服泼尼松 1 mg/（kg·d），逐渐减量，至维持量 15～20 mg/d，总疗程应较 MS 长一些。若皮质类固醇治疗无效，可考虑行血浆置换或免疫球蛋白可能有效（用法同 MS）。对合并其他自身免疫疾病的患者，可选择激素联合其他免疫抑制剂如环磷酰胺治疗。

缓解期治疗主要通过抑制免疫达到降低复发率、延缓残疾累积的目的，需长期治疗。一线药物包括硫唑嘌呤、利妥昔单抗和甲氨蝶呤等。

二、中医

（一）辨证论治

1. 肝经湿热证

治法：泻肝火，清湿热。

方剂：龙胆泻肝汤加减。龙胆草、黄芩、生栀子、柴胡各 10 g，生地黄、当归、泽泻各 15 g，赤芍 20 g，丹皮 20 g，车前子 10 g（包煎）。若视盘水肿，网膜水肿明显者，可加益母草、白茅根各 20 g，猪苓、茯苓各 15 g，若发病与情绪有关，可选加夏枯草、菊花各 10 g，石决明 20 g。

2. 肝郁气滞证

治法：疏肝理气，清热泻火。

方剂：丹栀逍遥散加减。丹皮 20 g，生栀子 10 g，当归 15 g，白芍 12 g，柴胡 10 g，茯苓 20 g，薄荷 10 g，陈皮 10 g。若目灼口苦便结者，可加龙胆草、黄芩、黄连、生大黄各 10 g；若舌黯有瘀点者，可加红花、桃仁各 10 g，丹参、赤芍各 20 g。

3. 阴虚火旺证

治法：滋阴明目。

方药：知柏地黄丸加减。黄柏 10 g，知母 10 g，生地黄、丹皮各 20 g，山萸肉、茯苓、女贞子各 10 g，沙苑子、谷精草、怀牛膝各 15 g。腰膝酸软较重或出现下肢瘫痪者，加炒杜仲 20 g，龟甲 20 g，鹿角胶 15 g；筋脉拘急者，加木瓜 20 g，白芍 20 g；双下肢麻木、小便困难者，加肉桂 5 g，益智仁 10 g。

4. 肾亏血虚证

治法：补肾养血。

方剂：虎潜丸合四物汤加减。龟甲 30 g，知母 20 g，黄柏 15 g，狗骨 20 g，怀牛膝、锁阳、当归、川芎、杜仲、续断、补骨脂、木瓜各 15 g，熟地黄 30 g。视物昏花者，加沙苑子、枸杞子各 20 g；兼面色萎黄不华、心悸怔忡、舌淡脉细数，加黄芪、党参各 20 g，当归、鸡血藤各 20 g。

5. 肝肾两虚证

治法：养血明目，强筋壮骨。

方剂：明目地黄丸加减。生地黄、熟地黄各 15 g，石斛、当归、山药、山萸肉、枸杞子、沙苑子、谷精草、杜仲、续断、龟甲各 12 g，牛膝 15 g，菊花 12 g。腰膝酸软无力者，加桑寄生、枸杞子各 15 g；头晕耳鸣者，加女贞子、黄芩、栀子各 10 g。

6. 气血两亏证

治法：健脾益气，生血养筋。

方剂：归脾汤加减。党参、黄芪各 20 g，当归、龙眼肉各 15 g，白术、茯苓、远志、熟地黄各 15 g，山萸肉 10 g。视物昏花或失明者，加枸杞子、女贞子各 15 g；双目干涩者加石决明 15 g；肢体无力者，可加黄芪 20 g。

（二）中成药

（1）石斛夜光丸：适用于本病肝肾不足、阴虚火旺者。每次 20 g，早、晚各 1 次，淡盐汤送服。

（2）人参养荣丸：适用于本病后期气血俱虚患者。每次 1 丸，每日 3 次。

（三）针灸

1. 体针　治宜滋肾养肝，明目强筋壮骨。取穴：承泣、睛明、球后、攒竹、风池、光明、肝俞、肾俞、太阳、足三里。上肢瘫痪，加大椎、肩髃、曲池、外关、合谷；下肢瘫痪，加环跳、风市、伏兔、阳陵泉、悬钟；面肌瘫痪，加翳风、下关、地仓透颊车；排尿困难，加关元、中极、三阴交。

2. 耳针　取肝、肾、脑、面颊、目 1、目 2、膀胱及相应部位的耳穴。

【预后】

预后常较典型 MS 严重，多因一连串发作而加剧。单相型患者 5 年生存率约 90%，复发型约 68%。单相型病损重于复发型，但长期预后如视力、肌力、感觉功能均较复发型好。

【中医临床研究概况】

视神经脊髓炎源自现代医学，中医古籍中无此病名的记载，中医治疗视神经脊髓炎的临床文献不多，大多数以病例报道为主，中医治疗方法多样，总以补益肝肾为要，贯穿疾病的始终，能改善激素治疗的副作用，有效减少复发率。随着疾病证候的变化，可有活血化瘀、疏通经络、健脾利湿等不同治法。针灸治疗视神经脊髓炎，阳明经、督脉、华佗夹脊穴都为常用的取穴配伍。康复治疗对于恢复期患者肢体功能的恢复意义较大，能显著地提高患者的生活质量。

（张　睿　郑　一　李　旸）

参考文献

［1］贾建平．神经病学新进展［M］.北京：人民卫生出版社，2002.

［2］蒲传强．神经系统感染免疫病学［M］.北京：科学出版社，2003.

［3］贾建平．神经病学［M］.7 版．北京：人民卫生出版社，2013.

［4］吴江．神经病学［M］.2 版．北京：人民卫生出版社，2013.

［5］孙怡．实用中西医结合神经病学［M］.2 版．北京：人民卫生出版社，2011.

［6］鲍远程．现代中医神经病学［M］.北京：人民卫生出版社，2003.

［7］张美增．老年神经病学［M］.北京：人民卫生出版社，2007.

［8］樊永平，吴畏．500 例多发性硬化患者中医证候研究［J］.北京中医药大学学报，2014，37（1）：68 -
72.

［9］黄昊，王训．视神经脊髓炎中医治疗研究简况［J］.中医药临床杂志，2018，30（2）：370 - 373.

第十一章 神经系统变性疾病

第一节 概 述

神经系统变性疾病又称为神经变性疾病（neurological degenerative diseases），是指遗传性和内源性原因造成的神经元变性和继发性脱髓鞘变化的一组慢性、多变化的进展性疾病。

神经变性疾病的临床共同特点是：①起病隐袭，确切的发病日期一般不能清楚地回忆；②选择性地损害一定解剖部位的一个或几个系统的神经元，病灶往往对称，如肌萎缩侧索硬化症主要累及皮质 - 脑干 - 脊髓的运动神经元；③起病后疾病的临床症状缓慢地进行性发展，病程很长，常常以年计算；④临床表现多样化，常有重叠，有时分类困难；⑤在实验室检查中，一般变化较少，而且也无特异性；⑥影像学的检查可以正常或仅有脑和脑室的萎缩性变化；⑦治疗相对困难，多无对因治疗药物。

神经变性疾病的基本病理改变为：①中枢神经系统内某个或某些特定部位的神经细胞萎缩或消失；②星形胶质细胞增生、肥大，微胶质细胞增生为棒状细胞（格子细胞缺如）；③无炎性细胞。神经变性疾病在镜下主要都表现为神经元缺失和胶质细胞增生。现代最新研究证明神经变性疾病的神经细胞死亡的形式至少有 4 种：凋亡、坏死、自身吞噬和细胞质增生。上述分型方法主要源于它们的临床重要性，因为这 4 种细胞死亡形式各由其独特的分子机制调控。大多数神经变性疾病损伤的主要区域基本确定，但是变性疾病的范围还是难以确定。因为病变常累及超出神经元的组群，因此精确的描述某些神经变性损伤的神经病理学形态是困难的。

目前公认的神经变性疾病的分类仍基于突出的临床特征，或基于突出的病理学特征，或基于临床和病理两者的结合。就其病理损伤的范围及临床特征可分为下列几种类型：①大脑皮质变性，包括阿尔茨海默病、额颞叶痴呆；②基底节变性，包括帕金森病、进行性核上性麻痹、Huntington 病、纹状体 - 黑质变性等；③脑干小脑变性，包括各种小脑型共济失调、脊髓小脑变性、橄榄 - 脑桥 - 小脑变性等；④脊髓变性，包括进行性痉挛性截瘫、进行性后索变性、弗里德赖希（Friedreich）共济失调等；⑤运动系统变性，包括各型运动神经元疾病；⑥自主神经系统变性，包括 Shy-Drager 综合征、Riley-Day 综合征（全自主神经功能不全）等。

第二节 运动神经元病

运动神经元病（motor neuron disease，MND）是一组病因未明，选择性侵犯脊髓前角细胞、脑干运动神经元、皮质锥体细胞和锥体束的慢性进行性变性疾病。临床上兼有上和（或）下运动神经元受损的体征，表现为肌无力、肌萎缩和锥体束征的不同组合，感觉和括约肌功能一般不受影响。

运动神经元疾病是西医学的病名，在中医学中尚无相同病名，但根据其临床表现，主要是肌无力及肌萎缩，归属于中医"痿证"范畴。早期上肢常伴有肌束颤动，下肢多呈痉挛性瘫痪，故可属于"震颤""痉证"。延髓麻痹时，其音哑，语言不清，也可归于"失语"病中。临床上本病以痿证为主要表现，故多数学者认为本病当归属于"痿证"范畴。

【病因与发病机制】

一、西医

病因尚不明确，可能与下列因素有关：

1. 遗传因素　本病大多为散发，5%～10%患者有家族史，遗传方式主要为常染色体显性遗传。最常见的致病基因是铜（锌）超氧化物歧化酶基因。

2. 免疫因素　从 MND 患者血清中曾检出多种抗体和免疫复合物，如 IgG 抗体、IgM 抗体、抗甲状腺原抗体、GM1 抗体和 L - 型钙通道蛋白抗体等。

3. 中毒因素　植物毒素如木薯中毒，微量元素缺乏或堆积，摄入过多的铝、锰、铜、硅等元素可能与发病有关。

4. 慢性病毒感染及恶性肿瘤　MND 与脊髓灰质炎病毒或脊髓灰质炎样病毒的慢性感染有关。有些 MND 患者并发恶性肿瘤，部分患者肿瘤治疗好转时 MND 症状亦有缓解，但机制不清。

病理可见大脑皮质运动区锥体细胞、脑干下部运动神经核及脊髓前角细胞变性、数目减少。颈髓前角细胞变性最显著，是最常并早期受累的部位。尚存的变性细胞深染固缩，胞质内可见脂褐质沉积，并有星形胶质细胞增生。脊髓前根和脑干运动神经根轴突可发生变性和继发性脱髓鞘，可见轴突侧支芽生。皮质脊髓束和皮质延髓束弥漫性变性，锥体束变性最早发生在脊髓下部，并逐渐向上发展。

二、中医

1. 热伤肺津　感受温热毒邪，或病后余热未尽，伤津耗气，可致"肺热叶焦"，不能输布津液以润五脏，导致四肢筋脉失养，发为本病。若失治或误治，可能重伤五脏精气，使本病日趋严重。

2. 湿热浸淫　久居潮湿之地，或冒雨涉水，湿邪浸淫经脉，阻闭营卫，郁遏生热，气血运行不利，筋脉肌肉失养而致弛纵不收，发为痿证。或饮食不节，如过食肥甘，或多食辛辣、嗜酒，损伤脾胃，内生湿热，运化失常，气血生化乏源，筋脉肌肉失养；阳明湿热不清，上灼肺津，或下伤肾阴，可使本病加重。

3. 脾胃损伤　饮食不节，或劳倦过度，久病及脾，或素体脾胃虚弱，使脾胃受损，气血津液生化乏源，无以濡润筋骨肌肉，使筋骨失养，关节不利，肌肉消瘦，肢体瘦弱不用。

若本病经久不愈，伤及脾胃，加重脾胃损伤，致使脾胃虚弱则致痿证日趋加重。脾气虚久，累及于肾，可致脾肾俱虚。

4. 肝肾虚损　年老体弱，肝肾亏乏，或房劳过度，或劳役太过，伤及肾精，阴精亏损，筋脉失其营养，发为本病。情志过极，气郁化火，耗伤阴精，肝肾虚损或脾虚湿热不化，流注于下，久则耗损肝肾，导致筋骨失养。阴精亏损日久，累及阳气，可致阴阳俱虚或阳气虚弱。

5. 瘀阻经脉　湿邪阻滞经脉，或阴阳气血虚损，脉道失其温煦和濡养，血脉运行不畅，日久可致血瘀，阻于经脉，筋脉失养，发生痿证。

【诊断与辨证】

一、西医诊断

（一）症状与体征

本病通常分为以下四型。

1. 肌萎缩性侧索硬化　为最多见的类型，也称为经典型，其他类型称为变异型。大多数为获得性，少数为家族性。①多在45岁以上发病，男性多于女性。②首发症状常为手指运动不灵活和力弱，随之手部小肌肉如大、小鱼际肌和蚓状肌萎缩，渐向前臂、上臂、肩胛带肌群发展，萎缩肌群出现粗大的肌束颤动；颈膨大前角细胞严重受损时上肢腱反射减低或消失，双上肢可同时出现或先后相隔数月；与此同时或以后出现下肢痉挛性瘫痪，剪刀样步态，肌张力增高，腱反射亢进和Babinski征等；少数病例从下肢起病，渐延及双上肢。③患者一般无客观的感觉障碍，但常有主观感觉异常如麻木感、痛感等；延髓麻痹通常晚期出现。④病程持续进展，最终因呼吸肌麻痹或并发呼吸道感染死亡；本病生存期短者数月，长者10余年，平均3~5年。

2. 进行性脊肌萎缩症（progressive spinal muscular atrophy，PSMA）　①发病年龄稍早于ALS，多在30岁左右，男性多见。②表现肌无力、肌萎缩和肌束颤动等下运动神经元受损症状体征；隐袭起病，首发症状常为一手或双手小肌肉萎缩、无力，逐渐累及前臂、上臂及肩胛带肌肉；也有从下肢萎缩开始者，但少见；远端萎缩明显，肌张力及腱反射减低，无感觉障碍，括约肌功能不受累。③累及延髓，出现延髓麻痹者存活时间短，常死于肺感染。

3. 进行性延髓麻痹（progressive bulbar palsy）　①少见，多40岁或50岁以后起病，主要表现为构音不清、饮水呛咳、吞咽困难和咀嚼无力，舌肌萎缩明显，伴肌束震颤，咽反射消失；皮质延髓束受损出现下颌反射亢进，后期伴有强哭强笑，呈真性与假性延髓性麻痹并存表现。②进展较快，预后不良，多在1~3年死于呼吸肌麻痹和肺感染。

4. 原发性侧索硬化（primary lateral sclerosis）　①极少见，中年或更晚起病。②首发症状为双下肢对称性强直性无力，痉挛步态，进展缓慢，渐及双上肢，四肢肌张力增高、腱反射亢进、病理征阳性，下肢明显；无肌萎缩，感觉正常。③皮质延髓束变性可出现假性延髓性麻痹，伴情绪不稳、强哭强笑。

　　既往认为 MND 是一种纯运动系统的疾病，没有智能、感觉系统、锥体外系及自主神经系统损伤的临床表现。但是，临床观察确实发现了一小部分 MND 患者出现了运动系统以外的表现，如痴呆、锥体外系症状、感觉异常和膀胱直肠功能障碍等，少部分患者中还可出现眼外肌运动障碍。习惯上，将伴有这些少见表现的 MND 称为不典型 MND。其确切发病机制仍不清楚，可能 MND 患者伴有其他疾病，或者 MND 疾病累及其他系统。

（二）辅助检查

　　生化检查、血清肌酸磷酸激酶（CK）活性、脑电图、CT、体感诱发电位（SEP）及脑干听觉诱发电位（BAEP）、CSF 检查多无异常，MRI 显示部分病例受累脊髓和脑干萎缩变小。

　　肌电图有很高的诊断价值，呈典型神经源性改变，主动收缩时运动单位时限增加，有时可见束颤或纤颤电位，神经传导速度正常。

　　肌肉活检有助于诊断，但无特异性，早期为神经源性肌萎缩，晚期在光镜下与肌源性萎缩不易鉴别。

（三）诊断要点

　　根据中年以后隐袭起病，进行性加重，表现为上下运动神经元受累，远端肌无力、肌萎缩、肌束震颤，伴腱反射亢进（或减退）、病理征等，无感觉障碍，典型神经源性肌电图改变，一般诊断不难。

（四）鉴别诊断

　　非典型病例需与下列疾病鉴别：

　　1. 脊髓肌萎缩症（spinal muscular atrophy，SMA）　易误诊为进行性脊肌萎缩症。但 SMA 肌无力和肌萎缩从四肢近端开始，根据起病年龄又可分为婴儿型、青少年型和成年型，除婴儿型进展较快外，青少年型和成年型进展缓慢，可存活 20 年以上。

　　2. 颈椎病脊髓型　颈椎病肌萎缩局限于上肢，常伴感觉减退，可有括约肌功能障碍，肌束震颤少见，一般无脑干症状。颈椎 X 片、CT 或 MRI 有助于鉴别，肌电图检查无异常。

　　3. 脊髓空洞症　可有双手小肌肉萎缩、肌束震颤、锥体束征和延髓麻痹，但临床进展极慢，常合并其他畸形，有节段性分离性痛温觉缺失，MRI 可见空洞形成。

　　4. 良性肌束震颤　正常人有时可见广泛粗大的肌束震颤，无肌无力和肌萎缩，肌电图正常。

二、中医辨证

　　（1）热伤肺津证：肢体软弱无力，肌肉萎缩，筋惕肉瞤，皮肤干燥无泽，心烦口渴，呛咳无痰，咽喉不利，小便短赤热痛，舌红苔黄，脉细数。

　　（2）湿热浸淫证：四肢痿软，身体困重，或微肿麻木，或足胫热蒸，或发热，胸脘痞闷，小便赤涩，舌红体大，苔黄厚腻，脉细数而濡。

（3）肝肾阴虚证：下肢沉重无力，肌肉挛缩，肢体麻木，腰背酸软，行动困难，头昏目眩，日久出现上肢无力，肌肉萎缩，舌淡或红，脉细无力或细数。

（4）脾胃气虚证：平素纳少便溏，或久病脾胃虚弱，食少，腹胀，气短，面色不华，渐渐下肢痿弱无力，甚则肌肉萎缩，舌苔薄白，脉细。

（5）脾肾阳虚证：肌肉萎缩，气短乏力，腰膝酸软，畏寒肢冷，腹胀便溏，面色暗淡无华，舌质淡，舌苔薄白，脉细无力。

（6）瘀阻脉络证：四肢痿软，手足麻木不仁，唇紫舌青，四肢青筋显露，或有疼痛，舌黯有瘀点、瘀斑，脉涩不利。

【治疗】

一、西医

MND 的治疗包括病因治疗、对症治疗和各种非药物治疗。必须指出的是，MND 是一组异质性疾病，致病因素多样且相互影响，故其治疗必须是多种方法的联合应用。期望用单个药物或单种治疗完全阻断疾病的进展是不现实的。

当前病因治疗的发展方向包括抗兴奋性氨基酸毒性、神经营养因子、抗氧化和自由基清除、新型钙通道阻滞剂、抗细胞凋亡、基因治疗及神经干细胞移植。利鲁唑（Riluzole）具有抑制谷氨酸释放的作用，每次 50 mg，每日 2 次，服用 18 个月，能延缓病程、延长延髓麻痹患者的生存期。自由基清除剂依达拉奉在一定条件下可以延缓疾病的进程。也有试用泼尼松、环磷酰胺等治疗本病，但必须定期复查血常规和肝功能，用药后延髓麻痹症状在部分病例中可改善，但对四肢无力、肌萎缩的患者帮助不大。

对症治疗包括针对吞咽、呼吸、构音、痉挛、疼痛、营养障碍等并发症和伴随症状的治疗。吞咽困难者应鼻饲饮食。有呼吸衰竭者可行气管切开并机械通气。在对症治疗的同时，要充分注意药物可能发生的不良反应。临床应用时需仔细权衡利弊，针对患者的情况个体化用药。

二、中医

（一）辨证论治

1. 肺热津伤证

治法：清热润燥生津。

方药：清燥汤加减。麦冬 15 g，五味子 9 g，当归 12 g，生地 15 g，黄芪 9 g，太子参 15 g，陈皮 6 g，神曲 12 g，沙参 15 g，玉竹 15 g，甘草 3 g。舌苔黄腻者，为湿热证，配入虎杖、忍冬藤、泽泻、竹茹、黄柏；食欲减退，口燥咽干甚者，去生地，加薏苡仁、山药、玄参；小便短赤痛者，入大蓟、小蓟、赤茯苓、栀子；呛咳者，加杏仁、制半夏、贝母；舌肌萎缩、言语不清者，加菖蒲、葛根。

2. 湿热浸淫证

治法：清热燥湿，通利筋脉。

方药：加味二妙散加减。黄柏 9 g，苍术 12 g，牛膝 15 g，防己 12 g，虎杖 15 g，连翘 12 g，忍冬藤 21 g，龟板 12 g。湿热伤阴者，加玄参、天冬，减苍术用量；舌苔白腻者，为湿重于热，加姜半夏、胆南星、橘红、茯苓、白芥子，去龟甲；兼有瘀血者，加桃仁、红花、鸡血藤。

3. 肝肾阴虚证

治法：滋补肝肾，填精益髓。

方药：虎潜丸加减。黄柏 12 g，知母 9 g，熟地 15 g，龟甲 12 g，白芍 15 g，杜仲 9 g，锁阳 9 g，陈皮 6 g，白术 6 g。五心烦热者，可加银柴胡、地骨皮、醋鳖甲；气阴两虚者，加西洋参、黄精、石斛；阴虚阳亢者，加石决明、珍珠母、生龙骨、生牡蛎。

4. 脾胃气虚证

治法：健脾益气。

方药：参苓白术散加减。人参 6 g，白术 12 g，山药 15 g，扁豆 15 g，莲子肉 21 g，茯苓 15 g，薏苡仁 21 g，陈皮 6 g，白蔻仁 6 g。气血两虚者，加黄芪、枸杞子、龙眼肉、当归；气阴两虚者，加麦冬、黄精、五味子、石斛；兼有食积者，加谷麦芽、神曲、莱菔子；大便溏泄者，加葛根、益智仁。

5. 脾肾阳虚证

治法：温肾健脾，补气养血。

方药：右归丸合当归补血汤加减。制附子 6 g（先煎），肉桂 3 g（后下），鹿角胶 12 g（烊化），熟地 15 g，山茱萸 12 g，山药 15 g，菟丝子 12 g，枸杞子 12 g，杜仲 9 g，当归 12 g，黄芪 15 g。腹胀者，加厚朴、木香；下肢无力者，加牛膝、木瓜，强筋壮骨；上肢无力者，加桂枝、秦艽。

6. 瘀阻脉络证

治法：益气养营，活血化瘀。

方药：圣愈汤加味。熟地 12 g，当归 12 g，白芍 15 g，川芎 9 g，人参 6 g，黄芪 12 g，桃仁 9 g，红花 6 g，牛膝 15 g，鸡血藤 21 g，乌梢蛇 21 g。手足麻木、舌痿者，加赤芍、穿山甲、三七；如肌肤甲错，形体消瘦，手足痿弱，为瘀血久留，加用大黄䗪虫丸。

（二）中成药

（1）十全大补丸：主治肝脾两虚，气血不足，所致肌肉萎软无力。每次服 1 丸，每日服 3 次。

（2）人参养荣丸：主治气血不足所致的肌肉无力。每次服 1 丸，每日服 3 次。

（3）河车大造丸：用于气血两虚证。每次服 1 丸，每日服 3 次。

（4）生脉散：用于气阴两虚证。每次服 10 mL，每日服 3 次。

（5）金匮肾气丸：用于肾阳不足证。每次服 1 丸，每日服 3 次。

（6）天麻丸：用于本病肢体麻木、震颤者。每次服 3 粒，每日服 3 次。

（三）针灸

1. 体针　取肩井、廉泉、上廉泉、天突、大椎、曲池、合谷、阳陵泉、足三里、太冲等。肺热者，加尺泽、肺俞；湿热者，加阴陵泉、脾俞；肝肾阴亏者，加肝俞、肾俞、悬钟、阳陵泉。虚证用补法，实证用泻法。留针 15 ~ 20 分钟，每日 1 次，10 ~ 15 天为 1 个疗程。

2. 耳针　取肝、脾、肾、命门、内分泌等耳穴。每次选 2 ~ 4 穴，中等刺激，留针 15 ~ 20 分钟。隔日 1 次，10 ~ 15 天为 1 个疗程。

（四）推拿疗法

1. 上肢　拿肩井筋，揉捏臂肌肉、手三里、合谷部肌筋，点曲池等穴。搓揉臂肌来回数遍。

2. 下肢　拿阴廉、承山、昆仑筋，揉捏伏兔、承扶、殷门部肌筋，点腰阳关、环跳、足三里、委中、犊鼻、解溪、内庭等穴。搓揉股肌来回数遍，手劲刚柔并济，以深透为主。

【预后】

原发性侧索硬化进展缓慢、预后良好；部分进行性脊肌萎缩的病情可以维持较长时间稳定，但不会改善；肌萎缩侧索硬化、进行性延髓麻痹，以及部分进行性脊肌萎缩患者的预后差，病情持续性进展，多于 5 年内死于呼吸肌麻痹或肺部感染。

【中医临床研究现状】

中医古籍中对于运动神经元病的病名无相关记载，大多数医家以其进行加重的肌无力、肌萎缩、肌束震颤等为主要临床表现，将其归入"痿病"范畴。从大量参考文献可看出本病病机较为复杂，不能简单归为某一脏腑虚损，某一病理产物的积聚，多是由于五脏亏虚，导致风、火、痰、瘀等邪毒积聚，日久筋脉失养所致。《素问·痿论》首次提出五痿的分类，并指出"五脏使人痿"。其中脾胃在痿证发病中具有重要意义。李东垣在《脾胃论·脾胃胜衰论》中所言："大抵脾胃虚弱，阳气不能生长，是春夏之令不行，五脏之气不生。脾病则下乘肾，则骨乏无力，是为骨痿，令人骨髓空虚，足不能履地。"所以，补益脾胃是治疗运动神经元病的重要环节。常以参苓白术散合补中益气汤加减，黄芪是方中主药，可大量使用取其补气益气之功用，白术同时能治"死肌"，可大剂量用于肌肉瘫痪者。

脾胃为后天之本，而肝肾为先天之本。所以在运动神经元病的治疗中滋补肝肾同样重要，可选用《丹溪心法》虎潜丸。运动神经元病患者在筋肉未完全萎缩之前，多会出现肌肉颤动、肢体强直等症状，患者多伴有蚯蚓舌即部分舌肌纤维颤动，舌下如见细小、散见条状蚯蚓爬行，重则可现舌颤抖。运动神经元病发病亦多与湿邪密切相关。《素问·痿论》中指出："有渐于湿，以水为事，居处向湿，发为肉痿。"病程迁延日久，"久病必虚，久病必瘀"，病久则导致瘀血阻滞，脉络不通。临床在补益的基础上，根据患者的不同症状可以配以清热祛湿、息风、祛瘀等治疗。祛湿以加味二妙散，湿热可选用黄连温胆汤，息风可佐以钩藤、天麻、羚羊角等，病程缠绵日久，久病成瘀可用补阳还五汤。

运动神经元病目前仍缺乏统一的中医诊疗标准，疗程亦长短不一，疗效可比性差。中医药在延长运动神经元病患者生存时间及提高运动神经元病患者生存质量方面有一定的优势。

第三节　多系统萎缩

多系统萎缩（Multiple system atrophy，MSA），又称为多系统变性，是一组原因不明的累及锥体外系、锥体系、小脑和自主神经系统等多部位的神经系统变性疾病。该病包括以帕金森样症状为主的纹状体 – 黑质变性（striatonigral degeneration，SND），以小脑症状为主的橄榄 – 脑桥 – 小脑萎缩（olivopontocerebellar atrophy，OPCA），以及以自主神经系统功能障碍为突出表现的 Shy-Drager 综合征（Shy-Drager syndrome，SDS）。

现已确认多系统萎缩是一个独立的疾病单元，只是自主神经、锥体外系和小脑的神经系统受累先后不同而已。最近的调查结果显示，多系统萎缩的发病率为 20 人/10 万人口。

中医虽无多系统萎缩名称记载，但根据发病特点及临床表现，应归属于"眩晕""厥证""虚劳""颤证"等范畴。

【病因与发病机制】

一、西医

病因不明。目前认为 MSA 的发病机制可能有两条途径：一是原发性少突胶质细胞病变假说，即先出现以 α – 突触核蛋白（α-synuclein）阳性包涵体为特征的少突胶质细胞变性，导致神经元髓鞘变性脱失，激活小胶质细胞，诱发氧化应激，进而导致神经元变性死亡；二是神经元本身 α – 突触核蛋白异常聚集，造成神经元变性死亡。α – 突触共核蛋白异常聚集的原因尚未明确，可能与遗传易感性和环境因素有关。

MSA 的病理学标志是在神经胶质细胞胞质内发现嗜酸性包涵体，其他特征性病理学发现还有神经元丢失和胶质细胞增生。病变主要累及纹状体 – 黑质系统、橄榄 – 脑桥 – 小脑系统和脊髓的中间内、外侧细胞柱和 Onuf 核。MSA 包涵体的核心成分为 α – 突触核蛋白（α-synuclein），是特有的病理特征。因此，MSA 和帕金森病、路易体痴呆一起被归为突触核蛋白病（synucleinopathy）。

二、中医

1. 中气不足　劳倦太过，脾胃损伤，或久病体虚，中气不足，清阳不升，脑海失其所养，故起立时头目眩晕、视物昏花、四肢无力、食少便溏。

2. 心脾两虚　忧愁思虑伤心脾，化源不足，气血衰少，不能上荣头目，故面色苍白无华，头目晕眩；久站或起立时无以上供为用，故症状尤甚。

3. 肝肾阴虚　肝肾精血不足，筋脉失养，肢体颤动麻木；阴虚则阳亢，虚阳上扰心神则失眠多梦；阳盛化风，风阳上扰清窍则头晕、目眩、耳鸣；肾精不足髓海不充，故健忘。

【诊断与辨证】

一、西医诊断

(一) 临床表现

多系统萎缩是一种缓慢进展性疾病，主要特点如下。

1. 早期症状　男性患者最先出现的症状通常是勃起功能障碍，男性和女性患者在早期都会有膀胱功能障碍，如尿频、尿急、排尿不尽，甚至不能排尿。对于男性患者，这些症状可能被误认为是老年性的或由前列腺疾病引起。其他早期症状还包括肢体僵硬、动作缓慢、行动困难、站立时头昏、眩晕、卧位时难以翻身及书写能力的改变。有些患者会变得反应迟钝或步态不稳。

2. 自主神经功能障碍　起病隐袭，并且常常进行性缓慢性加重，多以直立性低血压性晕厥就诊，而血压下降不伴有代偿性脉率增快，平卧时患者的血压常常高于正常。41% 患者以此作为首发症状出现。与血管迷走性晕厥有所不同，本症患者在发生晕厥的同时没有多汗、面色苍白和恶心等表现。直立性低血压常常因脑和肌肉低灌注导致晕厥、头昏、视物模糊和颈部疼痛，这些症状与体位有关，在清晨、高温、紧张、用力、运动和进食时加重，平卧时消失。患者常常同时表现为阳痿（男）、夜尿、尿频、尿急、膀胱排空不全与尿失禁、直立性低血压、少汗、便秘等。

3. 运动功能障碍

(1) 帕金森样症状：主要表现为肌张力增高，静止性震颤可能并不显著，姿势异常较常见。对左旋多巴的反应差。

(2) 小脑症状：主要表现为步态不稳和共济失调，包括肢体共济失调、共济失调性构音障碍、意向性震颤和眼球震颤，可有辨距不良和持续凝视诱发的眼震。数年后，病情进展出现注视麻痹、发音障碍、吞咽困难、尿失禁及上下运动神经元损伤，还可以出现易激惹、抑郁焦虑等精神症状。

4. 其他的临床表现　包括早期姿势异常、局灶性反射性肌阵挛、肢体挛缩及肌张力障碍、Raynaud 现象、严重的吞咽困难、打鼾、叹息样呼吸、假性延髓性麻痹所致的强哭强笑、声带麻痹、构音障碍等。这些症状在帕金森病患者中相对少见。

5. 快速眼动期睡眠障碍　新近发现多系统萎缩患者有此症状，这在多系统萎缩患者中非常普遍（90%），而且出现早于其他症状。

依照 3 种主要的临床症状分为以下 3 个亚型。

(1) 以帕金森样症状为主的纹状体 – 黑质变性：①行动缓慢，动作僵硬；②卧位时难以翻身；③行动启动困难；④小写症。

(2) 以小脑症状为主的橄榄 – 脑桥 – 小脑萎缩：①动作笨拙，持物不稳；②难以扣纽扣；③在人群中易失平衡；④没有支持，即不能维持平衡；⑤书写功能障碍；⑥小脑性言语不清。

（3）以自主神经系统功能障碍为主的 Shy-Drager 综合征：①排尿障碍；②勃起功能障碍；③直立性低血压伴头昏或眩晕；④颈肩周围不适；⑤便秘；⑥手足发冷；⑦出汗障碍。

（二）辅助检查

目前临床常用的辅助检查如下。

1. 常规实验室检查　无异常发现。有报道脑脊液内乙酰胆碱酯酶活力降低。

2. 自主神经功能、神经内分泌试验　卧立位血压检测：需对疑诊多系统萎缩的患者常规行卧立位血压检测，分别测量患者平卧位及由卧位站起后不同时间的血压，同时测量心率变化，卧位时血压正常，站立时血压下降 20~40 mmHg 或更低而心率无明显变化者为阳性。

3. 神经电生理　肛门和尿道括约肌肌电图（EMG）检查出现异常。脑干听觉诱发电位（BAEP）检查发现潜伏期及 V／I 波幅比例异常。MSA 患者早期即出现尿动力学异常。这些发现使 MSA 的早期诊断成为可能。

4. 影像学检查　MRI 发现壳核、脑桥、小脑中脚和小脑等有明显萎缩，第四脑室、脑桥小脑脚池扩大。高场强（1.5T 以上）MRI T_2 加权像可见壳核背外侧缘条带状弧形高信号、脑桥基底部"十字征"和小脑中脚高信号。PET 也可发现中枢神经系统纹状体、黑质、橄榄、脑桥和小脑等多处出现代谢降低区。

（三）诊断要点

四组临床特征包括：①自主神经功能障碍或排尿功能障碍；②帕金森样症状；③小脑性共济失调；④锥体系功能障碍。

（四）鉴别诊断

（1）直立性低血压：为单纯的自主神经系统功能障碍，不伴有帕金森样症状和小脑症状，常由低血容量性、药物性、排尿性等低血压反应诱发。

（2）帕金森病：多系统萎缩不同于帕金森病，应尽量将二者区分开：①帕金森病患者临床药物替代治疗效果显著，可以延缓症状进展；②先前诊断为帕金森病的患者最终经尸检证实有 10% 为多系统萎缩；③如要进行手术治疗，治疗前必须明确诊断是否为帕金森病。

二、中医辨证

1. 中气不足证　起立时头目晕眩，视物昏花，四肢无力，握物颤动，少气懒言，食少便溏，舌淡苔白，脉沉弱。

2. 心脾两虚证　面色苍白无华，心悸怔忡，失眠，少气懒言，神疲乏力，握物颤动，头目晕眩，久站或起立时更甚，口中流涎，舌淡、苔薄白，脉虚细无力。

3. 肝肾阴虚证　心悸失眠，气短乏力，五心烦热，眩晕耳鸣，肢体颤动，腰膝酸软，肢体拘急，步履维艰，遗精盗汗，舌红少津，脉细数。

【治疗】

一、西医

MSA病因不明，目前尚无特异性的治疗方法，仅能对症治疗。良好的护理有利于改善患者的生活质量。多饮盐水，少食多餐，避免久站不动和快速体位变化，避免过暖的环境和导致呼吸困难的运动。

1. 运动障碍　治疗运动障碍至今无理想方法，少数患者对多巴胺受体激动剂有效，可以试用。多巴胺受体激动剂无显著疗效，帕罗西汀可能有助于改善患者的运动功能。

2. 自主神经功能障碍　对直立性低血压，须防止昏倒外伤，常用的是物理疗法，如平卧时头高于下肢15°～20°以促进肾素释放和刺激自主神经；穿弹力袜、紧身裤，安置心脏起搏器等可改善心血管功能。如果发生卧位高血压，采用抬高头和躯干15°～20°即可控制血压。血管收缩药α受体激动剂如盐酸米多君（Midodrine，管通）增加血管外周阻力，提高收缩压，达到改善循环的作用，常用量为2.5 mg，2次/日，主要不良反应是心率慢、尿潴留和卧位性高血压。氟氢可的松通过提高有效血容量、增加外周血管对儿茶酚胺的敏感性而提高血压改善症状，但仍有卧位高血压、低血钾和加重糖尿病的作用。有报道米多君与氟氢可的松合用，可减少用量及不良反应。补充大量钠盐有效，但需注意防止水钠潴留和水肿，注意增加卧位高血压的危险性。

二、中医治疗

（一）辨证论治

1. 中气不足证

治法：补中升阳。

方药：补中益气汤加减。党参15 g，炙黄芪30 g，生白术15 g，炙甘草10 g，当归15 g，升麻6 g，柴胡6 g，陈皮10 g。脘腹冷痛者，加干姜；胸脘痞闷、痰多苔腻者，去当归，加半夏、石菖蒲，燥湿化痰；食欲不振、食后脘腹胀满者，加木香、砂仁、焦三仙。

2. 心脾两虚证

治法：健脾益气，补血养心。

方药：归脾汤加减。黄芪30 g，党参15 g，白术10 g，当归10 g，酸枣仁30 g，龙眼肉10 g，茯神12 g，远志10 g，柴胡6 g，砂仁3 g，甘草15 g。血虚明显者，加熟地黄、阿胶；脾虚便溏者，加山药、莲子肉；心阳不振、心悸怔忡、畏寒肢冷者，加桂枝、炮附子。

3. 肝肾阴虚证

治法：滋养肝肾。

方药：阿胶鸡子黄汤加减。阿胶（烊化）10 g，白芍药20 g，石决明15 g，钩藤15 g，生地黄15 g，熟地黄15 g，鸡子黄2枚，山茱萸10 g，枸杞子15 g，甘草6 g。头晕眼花者，加菊花、夏枯草；腰膝酸软者，加杜仲、怀牛膝；震颤者，加天麻、白蒺藜；阴虚盗汗者，加地骨皮、知母、黄柏；肢体拘急者，加木瓜、僵蚕。

（二）中成药

（1）补中益气丸：适用于 MSA 中气不足证，每次 10 g，每日 3 次，口服。

（2）六味地黄丸：适用于 MSA 肝肾阴虚证，每次 6 g，每日 2 次，口服。

（3）人参归脾丸：适用于 MSA 心脾两虚证，每次 9 g，每日 2 次，口服。

（4）生脉注射液：适用于 MSA 中气不足证，生脉注射液 50~100 mL，加入 5% 葡萄糖注射液 250 mL 中静脉滴注，每日 1 次，10~14 日为 1 个疗程。

（三）针灸

1. 体针

主穴：百会、风池、大椎。

配穴：中气不足者，加脾俞、胃俞、足三里；髓海不足者，加肾俞、太溪、关元；遗精阳痿者，加中极；健忘失明者，加神门、内关。方法用轻或中等刺激补法，留针 15~20 分钟；中极应使针感向阴茎放射。

2. 头针　中气不足者，可取双侧晕听区。方法：短促强刺激 3~5 分钟，不留针。每日 1 次，10 次为 1 个疗程。

3. 耳针　心脾两虚者，可取交感、肾上腺、心、神门。方法：短促强刺激，不留针，每日 1 次，10 次为 1 个疗程，双耳交替刺激。

4. 电针　肝肾阴虚者，取太阳、头维、百会、风池、人迎、内关、肾俞、足三里、三阴交等。方法：头部用脉冲电流，四肢用感应电流。每日或间（隔）日 1 次，每次 30~40 分钟。

5. 温和灸　取穴：百会；方法：先剪去百会处头发约 1 cm，抹少许凡士林，以搓至花生米大的艾炷灸之，缓慢燃烧，感觉灼痛时即压灭，此为 1 壮。灸 50~70 壮。

【预后】

本病一经确诊，无论治疗与否症状仍持续进展，晚期主要的临床特征均可出现，患者因咽喉肌麻痹出现饮水呛咳、误吸、睡眠呼吸暂停等症状，因活动受限需长期卧床，如护理不周易并发压疮、肺部感染、泌尿系统感染、深静脉血栓，均可危及生命。据统计在出现运动症状后 80% 患者 5 年时间内瘫痪，只有 20% 患者存活期可以超过 12 年，平均生存时间为 6 年。早期诊断及对症治疗可能延缓病情的进展。

【中医临床研究现状】

目前多系统萎缩的病因、发病机制，以及治疗正处于认识和探索阶段，国内已有学者对本病有了一些研究，特别是中药汤剂在缓解多系统萎缩动作迟缓、肢体僵硬、直立性低血压等症状上显示出了一定的优势，但目前只有个案报道或者小样本的研究，对本病的证候及治疗研究有初步的推动。多数报道显示肝脾肾亏虚为 MSA 的主要证型，所以治疗原则多集中于补益肝脾肾，填精益髓，扶助正气，以此原则用中药汤剂治疗或者行针刺、拔罐疗法有利于 MSA 患者改善临床症状，延缓病情发展。针对此类疑难的慢性神经系统变性疾病，多种方法相结合的"鸡尾酒疗法"可以起到一定的疗效。

（王素平　刘振东）

参考文献

[1] 贾建平. 神经病学新进展 [M]. 北京：人民卫生出版社，2002.

[2] 贾建平. 神经病学 [M].7 版. 北京：人民卫生出版社，2013.

[3] 吴江. 神经病学 [M].2 版. 北京：人民卫生出版社，2013.

[4] 孙怡. 实用中西医结合神经病学 [M].2 版. 北京：人民卫生出版社，2011.

[5] 鲍远程. 现代中医神经病学 [M]. 北京：人民卫生出版社，2003.

[6] 张美增. 老年神经病学 [M]. 北京：人民卫生出版社，2007.

[7] 谢雅英，张镜人，王济华，等. 运动神经元疾病的中医诊断及治疗 [J]. 中国中医药信息杂志，1995，2（9）：25-26.

[8] 尚尔寿. 当代名医尚尔寿疑难病症临证精华 [M]. 北京：新世界出版社，1992.

[9] 周诗远，石学敏. 运动神经元病的中医研究进展及治疗现况 [J]. 中华中医药杂志，2018，33（6）：2468-2471.

[10] 牛非，田财军. 多系统萎缩中医治疗进展 [J]. 湖南中医杂志，2017，33（10）：189-190.

第十二章 运动障碍性疾病

第一节 概 述

运动障碍性疾病（movement disorders），又称锥体外系疾病（extrapyramidal diseases），是一组以随意运动迟缓、不自主运动、肌张力异常、姿势步态障碍等运动症状为主要表现的神经系统疾病，大多与基底核病变有关。

锥体外系是运动系统的一个组成部分，包括锥体系以外的所有运动神经核及运动传导束，与锥体系共同完成调节肌张力、协调随意运动和维持身体姿势的功能。

广义的锥体外系是指锥体系以外的所有运动结构，包括位于大脑半球深部侧脑室和脑岛之间的新纹状体（尾状核和壳核）、旧纹状体（苍白球）、屏状核和杏仁核、黑质、丘脑底核、丘脑和红核，甚至包括脑干的网状结构、延髓的下橄榄核、小脑的齿状核，以及前庭神经核等结构。

新旧纹状体又称为基底神经节，简称基底节，是锥体外系的主要组成部分，即狭义的锥体外系统。锥体外系统与系统以外的神经结构之间存在广泛复杂联系。

基底节是原始运动中枢，功能复杂，受大脑皮质的支配，退居从属地位发挥协调皮质运动区的功能。锥体外系统下行通路主要维持和控制肢体的肌张力、保证全身动作的协调，维持和调节身体的姿势和姿势反射（如翻正反射），管理半自主、刻板和反射性运动等（如行走时的上肢摆动、面部表情运动）。网状脊髓束对于控制肌张力的作用尤为重要。黑质纹状体通路系由黑质发出上行纤维到达纹状体，尤其是尾状核。这一通路是近年来一个重要的研究对象。它对于阐明帕金森病的病理生理过程提供了重要的证据。

在锥体外系中，神经元间的信息传递与许多神经递质和神经肽有关，如多巴胺、乙酰胆碱、γ-氨基丁酸、5-羟色胺、去甲肾上腺素、谷氨酸、P物质、内啡肽等，它们精细地执行各自的生理功能，直接或间接地参与调节并维持神经功能的平衡。在运动障碍疾病中，递质间平衡失调是产生症状的直接原因。

锥体外系统损害最常见的症状是肌张力改变和不自主运动，肌张力变化包括增高、降低和变形性肌张力障碍（dystonia）；不自主运动包括震颤、肌阵挛、舞蹈样动作、手足徐动和抽动等。两类临床症状可以归纳为两类综合征：一类是肌张力增高运动减少综合征，以帕金森病为代表，病变部位主要在黑质和黑质纹状体通路；另一类是肌张力降低运动过多综合征，以舞蹈病为代表，病变主要位于新纹状体，当锥体外系的皮质-纹状体-苍白球-丘脑-皮质环路损伤，出现肌张力减低、运动过多等释放症状（如舞蹈动作）。对侧丘脑底核病变表现偏身舞蹈运动（如投掷运动）。齿状核和下橄榄核损害出现肌阵挛。

运动障碍疾病的临床诊断主要依据详尽的病史、全面细致的体格检查及必要的辅助检查等。

由于运动障碍疾病大多数病因不清，因此病因治疗有困难，多以对症治疗为主，包括药物治疗、肉毒毒素治疗、立体定向手术治疗、深部脑刺激治疗等。临床上要根据患者的具体情况制定个体化的治疗方案。

第二节　帕金森病

帕金森病（parkinson's disease），是一种病因不明的进展性神经系统退变性疾病，主要表现为行动迟缓、震颤、强直及姿势平衡障碍等，由英国医生 Parkinson 于 1917 年首先系统描述。以后发现各种不同的病因也可以产生类似的临床症状，被称为帕金森综合征。本节主要讨论帕金森病。

帕金森病是西医学的病名，在中医学中尚无相同病名，按本病的临床表现中医文献中早有类似的记载。在《素问·至真要大论》中所述"诸风掉眩，皆属于肝"的"掉"，即指震颤。《素问·脉要精微论》中记载"振掉"。《证治准绳》中释曰："颤，摇也；振，动也。"《医学纲目》中于破伤风门下列出"颤振"一节，并曰"《内经》云诸风掉眩，皆属于肝，掉即颤振之谓也"。《张氏医通》中设有"颤振"专篇。

【病因与发病机制】

一、西医

病因不明。一般认为遗传因素导致对震颤麻痹的易感性，年龄因素在发病过程中是一个重要的危险因子，某些物质中毒导致氧自由基的过分堆积，对神经细胞特别是黑质的神经细胞有致毒作用。

病理主要是在黑质致密区中含黑色素的神经元严重缺失。残余细胞变性，胞质中出现玻璃样同心形包涵体，称为 Lewy 体。

生化变化主要是酪氨酸羟化酶减少，至晚期多巴脱羧酶也减少，黑质纹状体系统的多巴胺（dopamine，DA）缺乏，导致锥体外系功能失调。

二、中医

（一）病因

1. 情志过极　忧思郁怒，情志过极，肝气郁结，郁久化火，伤及阴血，使筋膜失于濡养而颤动。气机郁结，气不行血，可致血瘀而生风。

2. 饮食失节　恣食膏粱厚味、辛辣醇酒，伤及脾胃，聚湿生痰，痰浊阻滞经络而动风或痰郁化热，痰热互结而痰热生风。饥饱无度，脾失健运，气血生化乏源，使筋膜失养而发生本病。

3. 年老肾虚　年老肾精不足或房事不节，肾精亏虚而伤及肾阴，肝木失于涵养，导致肝肾阴虚，阳亢风动，出现肢体震颤。

4. 劳逸失节　劳累过度，动作不休，使筋膜肌肉劳损疲极；或多逸少动而使脾滞气虚，气血虚弱或痰浊内生，导致筋膜失养而发生本病。

（二）病机

1. 肝肾不足　"年四十而阴气自半"，复加房劳、久病诸因导致肝肾不足。肾气虚衰，肾精耗损，髓海不充，"不及引筋以达百骸"，以致筋脉失养，发为震颤疾病。肾精虚损而伤阴，肝肾阴虚，四肢筋脉不得濡养，虚风内动，震颤乃成。阴虚日久而及阳，可致阴阳俱虚。

2. 气血两虚　劳倦内伤，思虑过度或脾胃虚弱而气血生化不足，或震颤日久，气血耗伤，均可致气血两虚，筋膜失于濡养而发生本病。

3. 痰浊阻滞　素体肥胖，痰湿过盛，或饮食失节，劳倦内伤，使脾胃受损，水湿运化失常，湿聚成痰，痰湿阻滞，经气不得畅行，以致筋膜失养而发病；痰湿日久化热，或素恣食肥甘辛辣醇酒，滋生湿热，痰热互结而内风。

4. 瘀血阻滞　多由久病入络，经脉气血阻滞，或气血阴阳虚损，血液运行不畅，或痰湿阻滞，气滞血瘀，以致筋脉百骸失于濡养。

【诊断与辨证】

一、西医诊断

（一）临床表现

1. 震颤　多自一侧上肢开始，可以波及四肢、下颌、唇、舌和颈部，每秒4~6次，精神紧张时加剧，睡眠时消失。部分震颤在休息时明显，运动时减轻或消失，称为静止性震颤。还有的在站立或行走时出现，属姿势性震颤。

2. 肌强直　多自一侧上肢的近端开始，逐渐蔓延至远端、对侧，以及全身。面肌强直使表情和瞬目动作减少，造成"面具脸"。颈肌和躯干肌强直形成屈曲体态，旋颈和转体动作均缓慢、困难。行走时上肢协调摆动动作消失。

3. 运动减少　患者随意动作减少，包括始动困难和动作缓慢。做重复动作时，幅度和速度逐渐衰减。书写时字越写越小，称为"小写症"。语声单调、低沉。进食饮水可致咳呛。

4. 平衡障碍　行走时步距缩短，结合屈曲体态，常见碎步、前冲，称为"慌张步态"。晚期姿态反射进一步失常，容易倾跌。

5. 震颤麻痹危象　易发生在精神创伤或突然撤去抗震颤麻痹药物时，表现为震颤、强直及活动障碍突然加重，伴有焦虑、出汗、心跳、呼吸加快等。

6. 其他症状　患者可有自主神经功能紊乱现象，包括唾液和皮脂分泌增加，汗腺分泌增多或减少，大小便排泄困难和直立性低血压。此外还可有精神、智能障碍。

（二）辅助检查

1. 血、唾液、脑脊液　少数患者可以发现基因突变，可以发现脑脊液和唾液中 α－突触核蛋白、DJ-1 蛋白含量有改变。

2. 嗅觉测试及经颅超声　嗅觉测试可发现早期患者的嗅觉减退；经颅超声可发现绝大多数 PD 患者的黑质回声异常增强。

3. 分子影像　PET 或 SPECT 检查在疾病早期甚至亚临床期即能显示异常。

（三）诊断要点

根据本病的主要症状和进行性的病程，诊断一般并不困难。

（四）鉴别诊断

需与各种原因所致的继发性帕金森综合征鉴别，帕金森综合征有明确的病因，如感染、药物、中毒、脑动脉硬化、外伤等，相关病史是鉴别的关键。还应与其他神经变性疾病的帕金森综合征鉴别，本病往往有其他表现如不自主运动、小脑性共济失调、锥体束征等。继发性帕金森综合征都是双侧起病，对多巴胺治疗不敏感。

二、中医辨证

本病多为本虚标实证，其中风气内动所表现的头摇肢体颤动为标，脑髓与肝脾肾脏气虚损为本；精气血阴阳虚损为病之本，瘀血、痰浊、风动为病之标。

（1）肝肾不足证：筋脉拘急，肌肉强直，动作笨拙，头及四肢震颤，幅度较大，静止时明显，情绪激动时加剧，随意运动时减轻或暂时消失，头晕目眩，耳鸣，失眠多梦，腰膝酸软，肢体麻木，舌体瘦小，舌质暗红，脉细弦或沉细弦。

（2）气血两虚证：肌肉强直，筋脉拘急，运动减少，肢体震颤较重，四肢乏力，精神倦怠，头晕眼花，面色无华，舌体胖边有齿痕或瘀斑，舌质暗淡，苔薄白，脉沉细无力。

（3）瘀血阻滞证：肢体震颤、强直，动作减少，屈伸不利，舌质紫黯或瘀斑，脉细涩或弦涩。

（4）痰湿阻滞证：头部及肢体动摇震颤，颈背拘急，肢体强直，动作不利，伴胸闷脘痞、泛恶欲呕、痰多流涎，舌体胖大，舌苔白腻，脉弦而滑。

（5）痰热动风证：肢体或头部震颤，筋脉拘挛，屈伸不利，动作徐缓，伴胸闷脘痞，恶心、呕吐，烦热口干，咳痰黄稠，尿赤便秘，舌红苔黄腻，脉滑而数。

（6）阴阳两虚证：肢体震颤日趋严重，筋脉拘急强直，屈伸不利，口中流涎，甚则生活不能自理，面色晦暗或苍白无华，神疲乏力，自汗畏冷，食少纳呆，心烦失眠，舌胖嫩有齿痕，舌质黯或有瘀点，脉沉细无力。

【治疗】

一、西医

药物治疗为主，用药原则是从小剂量开始，以最小的剂量达到满意效果，尽量避免或减少药物的副作用和并发症。手术治疗是药物治疗的补充，适用于早期药物治疗有效，而长期疗效明显减退的患者，如神经核团毁损术和脑深部电刺激术。目前无论药物或手术治疗，只能改善症状，不能阻止病情的发展，更无法治愈。

（1）抗胆碱能药物：苯海索 1 ~ 2 mg，每日 3 次，主要用于震颤明显且年轻的患者，老年患者慎用。副作用有口干、视物模糊、便秘、排尿困难、幻觉、妄想等。

（2）金刚烷胺：100 mg，晨、午各 1 次，对各种症状均有改善作用。副作用有心绪不宁、神志模糊、下肢网状青斑、踝部水肿等。

（3）复方左旋多巴：是治疗本病最基本、最有效的药物，对各种症状有良好效果。初始剂量为 62.5 ~ 125 mg，每日 2 ~ 3 次，根据病情缓慢增加剂量至疗效满意、不出现不良反应为止。副作用有胃肠道反应、低血压、症状波动、异动症和精神症状等。

（4）多巴胺受体激动剂：①吡贝地尔缓释片：初始剂量 25 mg，每日 2 次，逐渐增加剂量至 50 mg，每日 3 次，最大剂量 250 mg/d。②普拉克索：初始剂量 0.125 mg，每日 3 次，每周增加 0.125 mg，一般有效剂量 0.5 ~ 0.75 mg。③溴隐亭：自 0.625 mg/d 开始，缓慢增加，维持量在 3.75 ~ 15 mg/d。受体激动剂副作用有低血压和精神症状。

（5）儿茶酚 - O - 甲基转移酶抑制剂：与多巴类合用，单服无效。恩他卡朋：每次 100 ~ 200 mg，服药次数与多巴相同。托卡朋每次 100 mg，每日 3 次，与多巴类同服。副作用有腹泻、腹痛、头痛、多汗、口干、转氨酶升高、尿色黄等。

二、中医治疗

（一）辨证论治

1. 肝肾不足证
治法：滋补肝肾，育阴息风。
方药：大补阴丸合六味地黄丸加减。龟甲 15 g，生、熟地各 18 g，何首乌 15 g，山茱萸 12 g，玄参 9 g，丹皮 9 g，钩藤 12 g，羚羊角粉 2 g（冲服），白蒺藜 9 g，生牡蛎 21 g，茯苓 18 g。阴虚火旺而盗汗、五心烦热者，加知母、黄柏；大便干结者，酌入肉苁蓉、柏子仁、桃仁、油当归、火麻仁；失眠者，入酸枣仁、珍珠母、合欢花；腰酸膝软者，加杜仲、桑寄生、牛膝；若阴虚及气而致气阴两虚者，加人参、茯苓、白术。

2. 气血两虚证
治法：益气养血，祛瘀通络。
方药：归脾汤加减。黄芪 12 g，党参 15 g，当归 12 g，茯神 15 g，远志 9 g，木香 9 g，龙眼肉 15 g，鸡血藤 21 g，川芎 6 g，桃仁 12 g，红花 9 g，地龙 15 g，天麻 18 g。若震颤甚者，可酌加白僵蚕、蜈蚣；若失眠者，可加生龙齿、炒枣仁、炙远志；若大便干结者，可酌加油当归、首乌；若见舌边有瘀斑者，可加赤芍、红花。

3. 瘀血阻滞证

治法：活血化瘀，息风止痉。

方药：通窍活血汤加减。桃仁 12 g，红花 9 g，川芎 9 g，赤芍 9 g，僵蚕 12 g，地龙 15 g，葛根 6 g，鸡血藤 21 g，香附 6 g，郁金 9 g。若气虚者，加入黄芪、党参；震颤麻木甚者，加全蝎、僵蚕；眩晕者，加天麻、蔓荆子；畏寒肢冷者，加细辛、桂枝；神志呆滞者，加远志、菖蒲、益智仁。

4. 痰湿阻滞证

治法：豁痰通络，息风定颤。

方药：导痰汤加减。姜半夏 12 g，胆南星 12 g，枳实 9 g，茯苓 15 g，橘红 15 g，天麻 15 g，钩藤 9 g，木瓜 12 g，僵蚕 9 g，生姜 6 g，甘草 3 g。若肌肉强直重，加全蝎、蜈蚣；纳呆、腹胀、便溏，加党参、白术；流涎多，加益智仁；痰湿重，胸闷泛恶，呕吐痰涎者，可加天竺黄、旋覆花，或加煨皂角、硼砂；若胸闷纳少者，可加陈皮、厚朴、木香。

5. 痰热动风证

治法：清热化痰，平肝息风。

方药：摧肝丸加减。钩藤 12 g，黄连 6 g，僵蚕 12 g，青黛 18 g，鲜竹沥 18 g（冲服），胆南星 12 g。若为筋脉拘急者可加川木瓜、蚕沙；咳痰黄稠者，加全瓜蒌、贝母；心烦失眠者，可加栀子、连翘；急躁易怒者，加柴胡、丹皮、白芍、磁石；胸闷脘痞者，加枳实、莱菔子、瓜蒌。

6. 阴阳两虚证

治法：补阴益阳，息风活络。

方药：无比山药丸加减。山药 21 g，肉苁蓉 9 g，熟地 15 g，山萸肉 15 g，茯神 18 g，菟丝子 15 g，五味子 9 g，巴戟天 9 g，黄芪 15 g，泽泻 9 g，杜仲 12 g，牛膝 18 g，钩藤 12 g，桑寄生 15 g，木瓜 12 g。若腹胀、纳呆、腹泻，加炒白术、砂仁；纳呆胸闷者，加白蔻仁、陈皮、枳壳、瓜蒌皮；自汗畏冷者，加桂枝、黄芪；口中涎多，加益智仁、桑螵蛸；小便频多者，加金樱子、螵蛸、何首乌。

（二）中成药

（1）天麻丸：用于肝风内动者。每服 4 粒，每日服 3 次。

（2）人参养荣丸：用于气血两虚者。每服 1 丸，每日服 3 次。

（3）十全大补丸：用于气血两虚兼有阴虚者。每服 1 丸，每日服 3 次。

（4）六味地黄丸：用于肾阴虚者。每服 1 丸，每日服 3 次。

（5）河车大造丸：用于肝肾阴虚、精血不充者。每次 1 丸，每日 2 次，口服。

（6）血府逐瘀丸：用于气滞血瘀者。每次 9 g，每日 3 次，口服。

（7）牛黄清心丸：用于痰热动风。每次 1 丸，每日 3 次，口服。

（8）蝎蚣散：全蝎、蜈蚣各等份，研细末。每次 3 g，每日 3 次，温水冲服，具有息风止痉之效，用于本病各证型。

（三）针灸

1. 头针疗法　舞蹈震颤控制区、运动区。根据肌张力增高的部位而分别选取运动区上、中、下刺激区。进针后用脉冲式电麻仪通电，每次 20 分钟，每日或隔日针 1 次，15 次为 1 个疗程。

一侧肌强直为主而无震颤者，取对侧的运动区上 1/5、2/5，头面部及颈部有震颤者另加运动区下 2/5。如躯体震颤、肌张力增高者，取对侧运动区及舞蹈震颤区。用 26 号不锈钢针直刺于头皮下，再将针斜刺所需之深度。然后以 200 次/分左右频率持续捻转 2 ~ 3 分钟，停 5 ~ 10 分钟，重复两次后出针，针感宜强。也可在针上通以脉冲电，频率为每分钟 120 ~ 150 次，每日或隔日 1 次，15 次为 1 个疗程。间隔 3 ~ 5 天后，可再行第 2 个疗程。

2. 体针疗法　取四神聪、风池、曲池、合谷、阳陵泉、太冲（均用泻法）、太溪（补法）。口干舌红、脉细数加复溜（补法），腰脊酸痛强直加天门、肾俞（均补法），便秘、苔黄加足三里（泻法），若言语不利加聚泉、上廉泉（均用泻法）。

3. 电针　取穴为脑空、前顶、百会、承灵、悬颅、天冲、通天。脑空为常用穴，其余为备用穴。以 28 ~ 30 号毫针，沿头皮斜向捻转进针，深度 1 ~ 1.5 寸，以局部有明显的胀重感为宜。然后接通电针仪，连续波，频率为每分钟 120 ~ 150 次，强度以患者可以耐受为度，通电时间 20 分钟，每日 1 次，15 次为 1 个疗程，疗程间停针 3 ~ 5 天。

4. 电针加穴位注射法　以上肢颤动为主取通里、曲泽、三阴交、肝俞、足三里、后溪、合谷、命门、关元穴；全身症状严重者，取风池、太溪、足三里、肝俞、阴陵泉、百会、命门、关元穴。每次取穴时，除足三里、命门、关元必取外，其他穴位轮换使用。一般一次取 5 ~ 7 个穴位为佳，原则是局部取穴，兼以对侧和上下取穴。

穴位注射用药为维生素 B_1 和维生素 B_{12} 注射液。维生素 B_1 剂量为 100 毫克/支，维生素 B_{12} 剂量为 0.5 毫克/支。患者取侧卧位。用 0.5 ~ 2 寸的针灸针准确刺入所选穴位，使患者有酸、麻、胀感后，不催针。再将电针电麻仪输出线夹在针灸针上，采用连续波，所通电流强度以患者有感受为度，频率每分钟 60 ~ 80 次。在电针的同时取维生素 B_1、维生素 B_{12} 各 1 支，用 2 mL 或 5 mL 注射器，5 ~ 6 号针头抽入混合，于本次针灸未取之穴位插入注射针，待有酸、胀感和回抽无血时，缓慢注入 0.5 ~ 1 mL 药物，一次只需注射 2 ~ 3 个穴，穴位要轮换进行注射。针刺和穴位注射均每日 1 次，10 天为 1 个疗程，休息 3 天后，再继续下一个疗程。

（四）气功

1. 功法一　选择早晨起床后和晚上睡前练功。先静坐床上 5 分钟后，两手向前平伸，四指紧排成掌，掌心相对，然后由掌握成拳，再由拳变掌，这样为一次，连做 12 次。接着两手侧伸，掌心向下，动作如上，也连做 20 次。再两手上举，掌心向前，动作如下，连做 20 次。最后两手向前平伸，五指尽力分开，掌心相对，控制抖动，5 分钟结束。

2. 功法二　每天晨起，端坐床上，舌抵上腭，两目正视，平心静气，两手向两侧平伸，掌心相对，用力握拳，再变掌，反复做 36 次，接着两手平伸，掌心向下，掌拳变化反复做 36 次。再两手上举，掌心向前，掌拳变化反复做 36 次。最后仍双手向两侧平伸，掌心相对，五指用力分开，3～5 分钟收功。每天早晚各做功 1 次。在工作休息时也正常练习，对疏通经络、调和血气很有好处。

【预后】

帕金森病是一种慢性进展性疾病，无法治愈。多数患者在疾病的前几年可继续工作，但数年后逐渐丧失工作能力。至疾病晚期，由于全身僵硬、活动困难，终致不能起床，最后常死于肺炎等各种并发症。

【中医临床研究现状】

中国古代对帕金森病症状表现的记载始于《黄帝内经·脉要精微论》，"头者，精明之府，头倾视深，精神将夺矣；背者，胸中之府，背曲肩随，府将坏矣；腰者，肾之府，转摇不能，肾将惫矣；膝者，筋之府，屈伸不能，行将偻附，筋将惫矣；骨者，髓之府，不能久立，行将振掉，骨将惫矣"，生动地描绘出患者震颤、强直、活动受限和姿势障碍，即精神疲倦，头倾肩垂，弯腰曲背，膝部屈伸困难，转腰不能，走路颤摇，不能久立。这与我们现代所见的帕金森病患者极其相似。

唐宋以后，对本病有了更加明确的详细论述。明代孙一奎所著的《赤水玄珠》尤为杰出。他首次把以震颤为主要临床表现的疾病统一命名为颤振证，指出"颤振者，人病手足摇动，如抖擞之状，筋脉约束不住，而莫能任持，风之象也"。

对于帕金森病的发病原因，隋朝巢元方认为和外风有关。而后期医家经过临床分析，总结出风、热、寒、湿皆可引起肝风内动而成颤证；亦可因思虑过度、气阴耗伤而成。

《素问·生气通天大论》认为：阳气者，精则养神，柔则养筋，治疗养血柔筋、调和阴阳为治疗原则，针灸取经以少阳、太阳、督脉、阴阳维为主。后代医家依据《黄帝内经》的治疗原则，辨证论治，创立了大量有效的方剂，以《医碥》的防风通圣散、摧肝丸，《证治准绳》的秘方定振丸、秘方补心丸，《张氏医通》的平补正心丹、龙齿清魂散、琥珀养心丹，《赤水玄珠》的统旨秘方补心丸、统旨秘方定心丸等较为齐备。

1991 年，第三届中华全国中医学会老年脑病学术研讨会将出现震颤等症状的疾病统一命名为老年"颤证"，并制定了痰热动风、血瘀生风、气血两虚、肝肾不足、阴阳两虚五个证型，为中医诊断、治疗帕金森病的客观化奠定了基础。

孙亚男等对中医药治疗帕金森病系统评价再评价研究发现，在 UPDRS 量表、Webster 量表和症状改善率等疗效上，中医药联合西药常规疗法优于单用西药常规疗法。在 MDRSPD、Hoehn&Yahr 评分、抗帕金森药物剂量、冻结、HAMD、SF36、ADL、PET 等结局指标上难以得到明确的结论。当前针对中医药治疗 PD 系统评价的方法学质量多处于中等，结论的证据水平偏低，对患者终点结局的关注程度不足。

中医药具有整体调节机体功能、安全、毒副作用小等优势，采用中西医结合方式，中药减轻西药不良反应，改善症状，加强西药疗效，保护神经元受损等。两者合用，取长补短，相辅相成，延缓病情进展，是今后治疗帕金森病的发展方向。

第三节　肝豆状核变性

肝豆状核变性（hepatolenticular degeneration，HLD），又称威尔逊病（Wilson's disease，WD），是一种常染色体隐性遗传的铜代谢缺陷病，以不同程度的肝细胞损伤、脑退行性病变和角膜边缘有铜盐沉着环为其临床特征，出现多种多样的表现，如震颤、扭转痉挛、精神障碍、肝脾肿大、腹水等。

本病在中医学分别归属于"颤证""癫狂""黄疸""积聚""鼓胀"等范畴。

【病因与发病机制】

一、西医

本病是常染色体隐性遗传铜代谢障碍疾病，致病基因位于13q14.3，编码一种含1411个氨基酸的蛋白，属P型ATP酶家族，称为*ATP7B*基因，主要在肝脏表达，表达产物P型铜转运ATP酶位于肝细胞Golgi体，负责肝细胞内的铜转运。

患者由于P型铜转运ATP酶缺陷，造成肝细胞不能将铜转运到Golgi体合成铜蓝蛋白，过量铜在肝细胞聚集造成肝细胞坏死，其所含的铜进入血液，然后沉积在脑、肾、角膜等肝外组织而致病。

病理改变主要累及肝、脑、肾和角膜等处。肝脏外表及切面均可见大小不等的结节或假小叶，病变明显者似坏死后性肝硬化，肝细胞常有脂肪变性，并含铜颗粒。电镜下可见肝细胞内线粒体变致密，线粒体嵴消失，粗面内质网断裂。脑部以壳核最明显，其次为苍白球及尾状核，大脑皮质亦可受累。壳核最早发生变性，然后病变范围逐渐扩大到上述诸结构。壳核萎缩，岛叶皮质内陷，壳核及尾状核色素沉着，严重者可形成空洞。镜检可见壳核内神经元和髓鞘纤维显著减少或完全消失，胶质细胞增生。其他受累部位镜下可见类似变化。在角膜边缘后弹力层及内皮细胞质内，有棕黄色的细小铜颗粒沉积。

二、中医

本病与先天禀赋相关，多因肾精不足，水不涵木，加之后天气血匮乏，无以濡养筋脉。常因脾胃受伤病变或加重诱因，小儿脾常不足，肝常有余，土虚木乘，木旺生风，可见搐搦；或过用凉药，损伤脾胃，致阴血耗伤，导致虚而生风；若脾湿内困，内生湿热，则可见腹胀、食欲不振、呕吐、黄疸、浮肿或鼓胀等；久病之后，耗伤气血阴阳，致气血不能濡润四肢百骸，精不生髓，筋脉失养而见佝偻、骨折诸症；由于脏腑受累，气血难复，后期可变生诸多病证。

【诊断与辨证】

一、西医诊断

(一) 临床表现

多于青少年期起病,少数可迟至成年期,发病年龄为 4 ~ 50 岁。以肝脏症状起病者平均年龄约 11 岁,以神经症状起病者平均年龄约 19 岁。若未经治疗最终都会出现肝脏和神经损伤症状,少数患者可以急性溶血性贫血、皮下出血、鼻出血、关节病变、肾损伤及精神障碍为首发症状。起病多较缓慢,少数可由于外伤、感染或其他原因而呈急性发病。

1. 神经系统症状　主要是锥体外系病征,表现为肢体舞蹈样及手足徐动样动作、肌张力障碍,怪异表情,静止性、意向性或姿势性震颤、肌强直、运动迟缓、构音障碍、吞咽困难、屈曲姿势及慌张步态等。20 岁之前起病常以肌张力障碍和帕金森综合征为主,年龄更大者常表现为震颤、舞蹈样或投掷样动作。此外,还可有较广泛的神经损伤,如皮质功能损伤引起进行性智力减退、注意力不集中、思维迟钝,还可有情感、行为、性格异常,常无故哭笑、不安、易激动、对周围环境缺乏兴趣等,晚期可发生幻觉等器质性精神病症状。小脑损害导致共济失调和语言障碍,锥体系损伤出现腱反射亢进、病理征和假性延髓性麻痹等,下丘脑损伤产生肥胖、持续高热及高血压,少数患者可有癫痫发作。

2. 肝脏症状　约 80% 患者发生肝脏症状。大多数表现为非特异性慢性肝病症状,如倦怠、无力、食欲缺乏、肝区疼痛、肝大或缩小、脾大及脾功能亢进、黄疸、腹水、蜘蛛痣、食管静脉曲张破裂出血及肝性脑病等。10% ~ 30% 患者发生慢性活动性肝炎,少数患者表现为无症状性肝、脾大或转氨酶持续升高而无任何肝症状。因肝损伤还可使体内激素代谢异常,导致内分泌紊乱,出现青春期延迟、月经不调或闭经,男性乳房发育等。极少数患者以急性肝衰竭和急性溶血性贫血起病,多于短期内死亡。

3. 眼部损害　K-F 环是本病最重要的体征,95% ~ 98% 患者有 K-F 环。绝大多数见于双眼,个别见于单眼。大多出现神经症状时就可发现此环,位于角膜与巩膜交界处,在角膜的内表面上,呈绿褐色或金褐色,宽约 1.3 mm,光线斜照角膜时看得最清楚,但早期常需用裂隙灯检查方可发现。少数患者可出现晶体混浊、白内障、暗适应下降及瞳孔对光反应迟钝等。

4. 其他　大部分患者有皮肤色素沉着,尤以面部及双小腿伸侧明显。铜离子在近端肾小管和肾小球沉积,造成肾小管重吸收障碍,出现肾性糖尿、蛋白尿、氨基酸尿等。少数患者可发生肾小管性酸中毒,并可产生骨质疏松、骨和软骨变性等。

(二) 辅助检查

1. 周围血常规及骨髓象　一般仅轻度贫血、白细胞轻度减少,血小板多正常;脾大者则红细胞、血红蛋白、白细胞及血小板减少较明显。骨髓细胞学检查多呈有核细胞增生活跃。

2. 肝功能检查　脑型 WD 患者一般肝功能正常，但 γ 球蛋白常增高；腹型或脑 – 肝型的肝功能异常较多，但程度很不一致。

3. 铜代谢检查

（1）血清铜氧化酶及铜蓝蛋白显著降低。

（2）尿铜明显增高。

（3）血清铜降低。

4. 影像学检测　CT 显示双侧豆状核区低密度灶，大脑皮质萎缩；MRI 显示 T_1 低信号、T_2 高信号。约 96% 患者的骨关节 X 线平片可见骨质疏松、骨关节炎或骨软化等，最常见受损部位在双腕关节以下。

5. 基因诊断　Wilson 病具有高度的遗传异质性，致病基因突变位点和突变方式复杂，故尚不能取代常规筛查手段。利用常规手段不能确诊的病例，或对症状前期患者、基因携带者筛选时，可考虑基因检测。

（三）诊断要点

主要根据以下 4 条标准进行诊断：①肝病史或肝病征/锥体外系病征；②血清铜蓝蛋白显著降低和（或）肝铜增高；③角膜 K-F 环；④阳性家族史。符合①、②、③或①、②、④可确诊为 Wilson 病；符合①、③、④很可能为典型 Wilson 病；符合②、③、④很可能为症状前 Wilson 病；如符合 4 条中的 2 条则可能为 Wilson 病。

（四）鉴别诊断

本病临床表现复杂多样，鉴别应从肝脏及神经系统两个主要方面症状及体征考虑，须重点鉴别的疾病有急性、慢性肝炎、肝硬化、小舞蹈病、Huntington 病、原发性肌张力障碍、帕金森病和精神病等。

二、中医辨证

1. 气血两亏证　四肢抖动或徐动，筋脉拘急，动作笨拙，步态不稳；面色苍白或萎黄，头昏目眩，唇甲淡白，流涎清稀，语言低微或少气懒言，腰膝酸软，虚喘自汗，心悸失眠，或吐血、便血、齿鼻出血、皮下瘀斑；女子月经后期而至，量多色淡；或目光呆滞，反应迟钝，神思恍惚，善悲欲哭，夜寐不宁，或昼伏夜起；舌淡苔少或薄白，脉细弱。

2. 肝肾阴虚证　四肢震颤，或舞蹈徐动，筋脉拘急扭转，舌强言謇，吞咽困难；头晕目眩，健忘多梦，咽干口燥，胫酸膝痛，五心烦热，颧红盗汗；男子腰酸遗精，女子月经初潮较迟或量少色红，渐至经闭；或腹大如鼓，腹壁青筋暴露，面色黧黑，齿龈出血或衄血，小便短少；舌红少苔，脉细数或弦细。

3. 湿热内蕴证　头身困重，身热不扬，动摇不定；或四肢抖动，拘急挛缩，胸腹痞闷，纳呆呕恶，流涎口苦、口臭，咽干渴不欲饮，或面目肌肤发黄，色泽鲜明如橘，大便不调，小便黄赤；或腹大坚满，胁下痞块，下肢水肿；舌红，苔黄腻，脉弦滑而数。

4. 痰火扰心证　心烦失眠，心悸易惊，面红气粗，两目怒视，胡言乱语，哭笑无常；

或狂躁妄动，打人毁物，逾垣弃衣，不避亲疏，口苦气秽，大便秘结，小便黄赤；舌红少津，苔黄腻，脉滑数。

5. 痰蒙清窍证　精神抑郁，表情淡漠，喃喃自语，善悲欲哭，举止失常；或神昏少言，语无伦次，手抖撮空，甚则昏迷；或突然仆地，全身抽搐，两目上视，口吐痰涎，喉中异声，二便失禁；舌淡，苔白腻，脉滑。

【治疗】

一、西医

（一）低铜饮食

饮食方面应尽量避免含铜高的食物，如肝、血、猪肉、蛤贝类（蛤蜊、牡蛎、田螺）、坚果、干豆类（黄豆、黑豆、小豆、扁豆、绿豆）、芝麻、可可、巧克力、明胶、樱桃和一些含铜高的菜蔬（蘑菇、荠菜、菠菜、油菜、芥菜、茴香、芋头、龙须菜等）。对铜制餐具、食具也应慎用。

（二）驱铜治疗

1. D-青霉胺　是本病的首选药物，开始时需先做青霉素敏感试验，阴性者方可服药，先服 250 mg/d，以后每隔数日增加 250 mg/d，直至 1.0 ~ 1.5 g/d，分 3 ~ 4 次口服；儿童 20 mg/（kg·d）。副作用有恶心、过敏反应、重症肌无力、关节病、天疱疮、白细胞减少或再生障碍性贫血、视神经炎、肾病综合征等。

2. 二巯丙醇　每周用药 5 天，即周一至周五每日肌内注射 3 mL（含二巯丙醇 300 mg），周六、周日停药，连续 4 周后，停药 1 周，若有神经症状的改善，可再重复疗程；若经 2 个疗程治疗不见改善者，则应停用。其他如二巯丁二钠、依地酸钙钠等均可使用。

3. 三乙烯四胺双盐酸盐　对青霉胺过敏或有毒性反应者可改用本药，每次饭前服 80 mg，每日 3 次。

（三）锌制剂

可阻止肠道对铜吸收及促进粪铜排泄，锌剂有醋酸锌、硫酸锌、葡萄糖酸锌等种类，其中醋酸锌最易耐受，适于长期服用，50 毫克/次，每日 3 次。硫酸锌 200 毫克/次，每日 3 次。

（四）护肝治疗

在驱铜治疗的同时应加强护肝治疗，如大剂量 B 族维生素、维生素 C、肌苷、葡醛内酯等。

（五）对症治疗

如有肌强直可口服苯海索，肌强直及震颤明显者可用左旋多巴或美多巴，精神症状明显者应予抗精神病药物，如 CT 显示有脑萎缩并有智力减退可用促神经细胞代谢的药物。脾大并有脾功能亢进者，应施行脾切除手术。

（六）肝移植

急性肝衰竭或经各种治疗无效的严重病例，可考虑肝移植。

二、中医

（一）辨证论治

1. 气血两亏证

治法：填精补肾，益气养血。

方药：补天大造丸加减。制河车 1 具，熟地黄 30 g，鹿茸 6 g（另炖兑服），泽泻 15 g，山萸肉 15 g，茯苓 15 g，枸杞子 15 g，菟丝子 15 g，五味子 10 g，天冬 10 g，麦冬 10 g，肉苁蓉 10 g，杜仲 10 g，牛膝 15 g，补骨脂 15 g。目微黄者，加茵陈、金钱草；有精神异常者，加沙参、枣仁、郁金。

2. 肝肾阴虚证

治法：滋补肝肾，息风定振。

方药：大定风珠加减。白芍药、干地黄、麦冬、天门冬各 30 g，阿胶 15 g，炙甘草、麻仁、五味子各 10 g，生鸡子黄 2 枚（后下搅匀）。失眠多梦者，加合欢花、夜交藤、酸枣仁。

3. 湿热内蕴证

治法：清热利湿，活血软坚。

方药：中满分消丸合茵陈四苓散加减。白术 6 g，炙甘草 6 g，猪苓（去黑皮）12 g，姜黄 6 g，干姜 10 g，炒知母 15 g，茯苓（去皮）12 g，砂仁 10 g（后下），泽泻 15 g，陈皮 10 g，炒黄芩 15 g，炒黄连 15 g，半夏 10 g，炒枳实 10 g，姜厚朴 30 g。

4. 痰火扰心证

治法：滋阴降火，安神定志。

方药：二阴煎合生铁落饮加减。生地 15 g，远志 8 g，酸枣仁 10 g，麦冬、天冬各 15 g，黄连 10 g，玄参 8 g，石菖蒲 8 g，茯苓、神各 10 g，钩藤 12 g，丹参 10 g，连翘 8 g，灯心草根 8 g，胆星 8 g，橘红 8 g，贝母 15 g，木通 8 g，生甘草 6 g，取铁汁煮。便秘者，加大黄、枳实；精神抑郁者，加炒山栀、淡豆豉、香附、郁金。

5. 痰蒙清窍证

治法：涤痰开窍，息风定惊。

方药：涤痰汤加减。太子参 30 g，菖蒲 10 g，法夏 10 g，橘红 8 g，白附子 10 g，怀山药 15 g，泽泻 20 g，茯苓 20 g。肝区胀痛者，加香附、郁金；纳呆、厌油者，加山楂、神曲。

（二）中成药

（1）知柏地黄丸：主治肝肾阴虚、虚火上炎之证。每次 1 丸，每日 2 次，饭后服。

（2）加味逍遥丸：主治肝气郁结之证。每次半袋，每日 2 次，饭后服。

（3）肝豆片（每片含大黄 0.25 g，黄连 0.25 g，姜黄 0.25 g，金钱草 0.625 g，泽泻 0.625 g，三七 0.042 g）：小于 15 岁，服 6 片，每日 3 次；大于 15 岁，服 8 片，每日 3 次。

（三）针灸

1. 毫针疗法　近部取穴。泻法。处方：百会、神庭、风池、曲池、足三里、悬钟、太冲。加减：情感障碍显著者加神门、四神聪，言语困难、咀嚼障碍者加风府、天柱、哑门，厌食、腹胀者加中脘、内关。每日 1 次。留针 30 分钟，治疗 10 次为 1 个疗程。

2. 头针疗法　舞蹈震颤区、运动区。快速捻转配合提插，留针 30 分钟，间断行手法 3 次，每次 2~3 分钟，10 次为 1 个疗程，休息 3 天。

【预后】

本病早期诊断并早期驱铜治疗，一般较少影响生活质量和生存期，少数病情严重者预后不良。

第四节　小舞蹈病

小舞蹈病（chorea minor，CM），又称 Sydenham 舞蹈病、风湿性舞蹈病，由 Sydenham（1686）首先描述。本病是风湿热在神经系统的常见表现，以舞蹈样不自主动作、肌张力降低、肌力减弱等为临床特征。

本病属中医"痉病""血虚生风"等范畴。

【病因与发病机制】

一、西医

本病与 A 型溶血性链球菌感染有关，大约 1/4 患者在病前已有风湿病的表现如关节痛、红斑、紫癜、频繁喉痛、风湿性心脏病等。约 1/2 患者在病中或日后出现多种风湿病现象。部分患者咽拭子培养 A 型溶血性链球菌阳性，血清可检出神经元抗体，与尾状核、丘脑底核等部位神经元抗原起反应，提示可能与自身免疫反应有关。

二、中医

主要因外感风湿，或脾胃虚弱、血虚生风所致。病机有邪壅经络，热甚发痉，阴血亏损，瘀血内阻，气血亏虚等方面。筋脉失养而拘急不利尤为本病的重要病理环节。

（1）邪壅经络者：外感风寒湿邪，壅阻经络，气血运行不利，筋脉失养而拘急发痉。

热盛发痉者，为风寒之邪，入里化热，内结阳明，津液被劫，筋脉失养而拘急发痉。

（2）气血亏虚者：因筋脉失于濡养拘急不利而发痉。

（3）瘀血内阻者：久病入络，瘀血阻络，新血不生，筋脉失养而拘急发痉。

本病病位在筋脉，与心、肝、脾、肾关系密切。总属筋脉失养而拘急挛缩所致。病性有实有虚，实者为风寒湿热之邪，并以血瘀为主，虚者以阴血亏虚多见。

【诊断与辨证】

一、西医诊断

（一）症状

该病多呈亚急性起病。早期先有性情急躁、手脚笨拙和某些轻微的不自主动作，继之出现挤眉弄眼、龇牙咧嘴、张口吐舌、点头转颈、耸肩扭腰、翻掌旋臂、屈膝踢腿和挺胸突腹等不自主、不规则、不重复且又无目的的快速动作，情绪激动更著。症状常自一侧面部或手指开始，逐渐波及半身或全身；上肢重于下肢，安静时减轻，睡眠时消失。部分患者尚可吐字不清。约 1/3 患儿合并其他急性风湿热表现，如低热、关节炎、心瓣膜炎、风湿结节等。

（二）体征

该病可有肌张力低、腱反射弱、动作不协调、共济失调等小脑体征。大脑皮层受损者出现情绪不稳、易激动、兴奋，重者意识模糊或躁动。

（三）辅助检查

（1）外周血白细胞数增加、血沉加快、C - 反应蛋白增高、抗“O”滴定度增高。

（2）头部 CT 可显示尾状核区低密度改变，MRI 检查 T_2WI 上可见尾状核、壳核和苍白球信号增高。PET 显示纹状体呈高代谢性改变。

（3）脑电图常为轻度弥漫性慢活动，但无特异性。

（4）咽拭子培养可检出 A 族溶血性链球菌。

（四）诊断要点

根据患者的年龄、病程、舞蹈样不自主动作、肌张力和肌力的改变，以及可能存在的风湿热病史和现象，诊断不难。

（五）鉴别诊断

1. 抽动秽语综合征　男性多见，发病年龄为 2～20 岁，以多发性不自主抽动和发声痉挛为特征，症状可有波动，病程持续 1 年以上，体格检查无阳性体征。

2. 先天性舞蹈病　通常为大脑瘫痪的一种症状，较小舞蹈病发病时间早，多在 2 岁前发病，常伴有智能障碍、震颤、手足徐动或痉挛性瘫痪等。

3. Huntington 舞蹈病　多在中年以上发病，有家族史、舞蹈样动作和进行性痴呆等特征。偶然在儿童期出现，伴有强直性肌张力增高，常有癫痫发作。

二、中医辨证

1. 湿热阻络证　高热头痛，挤眉弄眼，手足拘挛，下肢舞动，甚则步态不稳，口噤难语，四肢关节肿痛，妄思健忘，舌质红，苔黄或燥，脉弦数。

2. 气血亏虚证　肢体筋肉瞤动，瘛疭，手足舞动，行为古怪，消瘦疲乏，精神呆滞，面白无华，舌淡苔薄，脉细无力。

3. 瘀血阻络证　挤眉弄眼，日久不愈，面肌僵硬，时有抽搐，或肢体疼痛，挛缩不便，行走摇摆，舌质紫黯，有瘀斑，脉沉涩。

【治疗】

一、西医

急性期需要卧床休息，并尽量避免光、声刺激。舞蹈样动作频繁者，在床边加软垫以防损伤。

1. 病因治疗　应用青霉素或其他抗生素，80 万 U 肌内注射，2 次/日，10～14 天为一个疗程。有专家认为青霉素治疗至少维持 5 年。

2. 免疫疗法　地塞米松或氢化可的松静脉滴注 7～10 天。也可应用血浆置换、免疫球蛋白等。

3. 对症治疗　针对舞蹈样动作可选用：①氟哌啶醇区 0.5～1 mg，每日 3 次；②氯丙嗪，12.5～25 mg，每日 3 次，口服；③地西泮，5 mg，每日 2～3 次，口服。④硝西泮，2.5 mg，每日 2～3 次，口服；⑤硫必利，50 mg，每日 2～3 次，口服。

二、中医

（一）辨证论治

1. 湿热阻络证

治法：清热祛湿，通络息风。

方药：增损双解散加减。防风 10 g，荆芥 10 g，蝉蜕 10 g，僵蚕 12 g，姜黄 10 g，当归 10 g，芍药 15 g，黄连 10 g，黄芩 10 g，山栀 12 g，连翘 12 g，生石膏 30 g（先煎），大黄 10 g，芒硝 6 g（冲服），滑石 15 g，甘草 6 g。肢节肿痛者，加桑枝、白花蛇；手足拘挛者，加全蝎；大便软烂者，去大黄、芒硝，加茯苓、车前子。

2. 气血亏虚证

治法：滋阴潜阳，息风通络。

方药：三甲复脉汤加减。生地黄 15 g，白芍 30 g，阿胶 15 g（烊化），鸡血藤 30 g，麦冬 12 g，牡蛎 30 g（先煎），鳖甲 30 g（先煎），龟甲 15 g，炙甘草 10 g。血虚眩晕者，加熟地、黄精；心烦失眠者，加丹皮、知母、夜交藤。

3. 瘀血阻络证

治法：活血祛瘀，通络止痉。

方药：通窍活血汤加减。赤芍 12 g，川芎 10 g，桃仁 10 g，红花 10 g，麝香 0.1 g（冲服，或白芷代），老葱 3 根（切碎），全蝎 6 g，僵蚕 12 g，丹参 15 g，白附子 10 g，甘草 6 g。兼顽痰阻络者，加白芥子、胆南星；日久不愈者，酌加水蛭、穿山甲；若见毛发枯燥、肌肤甲错者，加当归、首乌。

（二）中成药

（1）六味地黄丸：主治肾精不足之证。每次 1 丸，每日 2 次，饭后服。

（2）琥珀镇惊丸：适用于本病舞动症状突出者。每服 1 丸，每日 3 次。

（3）人参养荣丸：适用于本病气血亏虚者。每服 1 丸，每日 3 次。

（三）针灸

1. 体针　取水沟、合谷、太冲。配内关、神门、风池。湿热阻络加丰隆，气滞加阳陵泉，挤眉弄眼加攒竹、风府、耳门，上肢为主加曲池、八邪，下肢为主加环跳、足三里。各穴以泻法为主，强刺激；水沟不留针，余穴可留针 20～30 分钟。也可选取 2～3 穴，用电针仪加强刺激。

2. 头针　取双侧舞蹈震颤区，配合运动区、平衡区，隔日 1 次，7 次为 1 个疗程。

【预后】

本病有自限性，病程在 6 个月内多能自愈，及时正确的治疗可缩短病程。约 1/4 患者有一次或数次复发，大多数发生于恢复后 1～2 年。

第五节　亨廷顿舞蹈病

亨廷顿（Huntington）舞蹈病又称为亨廷顿病（Huntington's disease，HD）、慢性进行性舞蹈病，1872 年医生 George Huntington 系统描述此病，并阐述了其遗传形式。本病多发生于中年人，主要症状为舞蹈样动作与进行性认知障碍。此病广布世界各地，但以欧美白种人受累为多，人群患病率为（4～8）/100 000。

据其临床表现可归属于"痉挛""颤证"等范畴。

【病因与发病机制】

一、西医

本病为影响纹状体和大脑皮质的常染色体显性遗传病，外显率为 100%，受累个体后代 50% 发病。致病的相关基因 IT15（interesting transcript 15）位于 4 号染色体的 4p16.3 区域

D4S180 和 D4S182 之间，编码的多肽命名为 Huntingtin（亨廷顿因子，Ht）。

由于 CAG 编码谷氨酰胺的拷贝数增加，亨廷顿因子（蛋白）中的谷氨酰胺就大量增加，加速神经细胞的凋亡，促进退变，导致脑内特定部位神经元的死亡。病理改变为基底节的萎缩，其中尾状核的萎缩最为明显，壳核、苍白球也有不同程度的萎缩。

二、中医

本病系遗传性疾病，中医理论中多责之于肾虚，因肾藏精主骨生髓通脑，肾虚则脑髓失充，筋骨失荣而致痿。

1. 肝肾阴虚，阴不潜阳　肝肾阴虚，阴不潜阳，阳化风动；或阴血不足，血虚生风，肝风内动；或阴精亏损，化燥生热，热极生风，肝风内动则可出现快速不规则、无目的、幅度较大的不自主运动。

2. 脾虚痰结，阻滞经脉　脾气亏虚，运化失司，气化无源，气血不足，不能濡养四肢经脉；或中气不足，脾失健运，聚湿生痰，痰湿相结，阻滞经脉，经气不畅，经脉拘急，继而化风，致手舞足蹈。

3. 久病肾虚，血瘀生风　随着病情的发展，肝肾亏虚，肾虚血瘀，经脉瘀滞，风从内生；或久病之后，脑脉瘀阻，精神抑郁，性情改变，智能下降。故瘀亦为致病的主要因素之一。

【诊断与辨证】

一、西医诊断

（一）临床表现

本病男女无显著差异。绝大多数有阳性家族史，但同一家族中患者的临床表现也可有差异。缓慢起病，进行性发展。主要症状包括运动障碍和精神障碍两个方面。起病年龄不同，临床表现有明显差异。在成人中，神经系统症状主要是以舞蹈样动作为主，智能改变主要是由认知功能障碍逐渐衰退演进为痴呆。

1. 锥体外系症状　舞蹈样不自主运动是最具有诊断价值的临床特征，首发症状多始于颜面部及上肢，以后逐渐扩展至全身。患者的舞蹈样动作具有一定的特征，即常以肢体近端和躯干部为重，行走时有较明显的臂、腿部的异常运动，呈顿跃步态。随病情的进展，舞蹈样动作逐渐减少，继之表现为肌僵直、运动减少、动作缓慢等。

2. 精神障碍与痴呆　包括智能障碍和人格改变。智能障碍初期表现为注意力差、记忆力、计算力和定向力低下，对事物缺乏判断力，逐渐发展终致痴呆。认知障碍早期较轻，逐渐显示执行功能与顺序性技巧功能障碍，结构性操作功能减退。有找词困难、口语流利性差和构音障碍。人格改变常在疾病的早期出现，以抑郁常见，伴有失眠、厌食、活动减少等，逐渐出现烦躁易怒、多疑、缺乏责任感，或冲动行为。有 5%～10% 患者可出现幻觉、妄想、偏执狂等。

3. 其他 快速眼球运动（扫视）常受损。可伴癫痫发作，舞蹈样不自主运动大量消耗能量可使体重明显下降，睡眠和（或）性功能障碍常见。晚期出现构音障碍和吞咽困难。

（二）辅助检查

1. 血、尿和脑脊液常规检查 无异常。

2. 脑电图 呈弥漫性异常。

3. 影像学检查 头部 CT 显示尾状核萎缩变小，脑室扩大，侧脑室尾状核区形成特征性的"蝴蝶征"。PET 检查显示尾状核葡萄糖代谢明显下降，这种代谢异常，可先于 CT 和 MRI 所示的尾状核萎缩。

4. 基因诊断 可发现该病的基因携带者，表现为 CAG 重复序列拷贝数增加，对不典型患者的确诊有重要意义。

（三）诊断要点

根据阳性家族史，特征性的舞蹈样动作、行为和人格改变及痴呆进行诊断。其中，慢性进行性舞蹈样动作最具诊断价值。对无家族史者，诊断要慎重。基因测试、神经影像学检查有助于确诊。

（四）鉴别诊断

1. 小舞蹈病 常见于 5~15 岁发病，女性较多，有风湿病史，亚急性发病，具有典型的舞蹈样动作和肌张力减低，病程具有自限性，经治疗效果较好。

2. 良性家族性舞蹈症 常见于婴幼儿发病，呈常染色体显性或隐性遗传，症状无进展或恶化，不伴有行为、人格改变，亦不伴有痴呆。

3. 神经性棘红细胞增多症 又称舞蹈性棘红细胞增多症，本病舞蹈样动作较轻，周围血常规中有棘红细胞增多，常伴有肌肉萎缩和轴索性神经病。

4. 肝豆状核变性 根据遗传方式、粗大震颤、肌强直、肌张力增高，化验检查血清铜、铜蓝蛋白、尿铜水平异常，角膜 K-F 环及头部 MRI 特征性改变可以鉴别。

二、中医辨证

1. 肝风内动证 多因素体阴虚，或五志化火致肝阴耗损，亢阳无制，窍络闭塞，而见头痛眩晕、神志呆滞、搐动痉挛、肢麻震颤等症，舌淡红，苔薄，脉弦。

2. 脾虚痰结证 纳差或食后胃脘胀满，气短乏力，面色萎黄，手足不时搐动，或手舞足蹈，舌质淡，舌体胖或齿痕多，苔薄白或腻，脉沉细或细弱。

3. 血瘀生风证 久病肾虚，脑脉瘀阻，智能下降，风从内生，头痛肢颤，或精神抑郁，性情改变，舌黯或瘀斑，苔薄或少，脉弦细或涩。

【治疗】

一、西医

目前尚无阻止或延缓本病发生、发展的有效治疗方法。治疗中要注意对心理和神经病症两个方面的对症治疗，同时进行必要的支持治疗。

对症治疗包括：有抑郁症状者，宜给予抗抑郁药物治疗；有精神症状者，应给予抗精神病药物（氯氮平等）治疗。降低多巴胺功能的药物，如氟哌啶醇、氯丙嗪、奋乃静、硫必利、利血平、丁苯那嗪等对控制舞蹈样运动均有益。

二、中医

（一）辨证论治

1. 肝风内动证

治法：滋养肝肾，息风通络。

方药：镇肝熄风汤合羚羊角汤加减。生地 15 g，白芍 15 g，阿胶 15 g（烊化），女贞子 12 g，旱莲草 15 g，龟甲 30 g（先煎），鳖甲 30 g（先煎），牡蛎 30 g（先煎），天麻 10 g，钩藤 15 g，羚羊角 6 g，地龙 12 g，全蝎 6 g，僵蚕 12 g。风阳化火者，加龙胆草、牛膝；便秘躁扰者，加大黄、玄参；失眠多梦者，加川连、远志。

2. 脾虚痰结证

治法：健脾涤痰，通经活络。

方药：二陈汤合半夏白术天麻汤加减。半夏 10 g，白术 12 g，天麻 12 g，陈皮 10 g，茯苓 15 g，甘草 6 g，党参 30 g，白芍 15 g，地龙 12 g。神志痴呆者，加菖蒲、白芷；抑郁失眠者，加香附、合欢花；肢体躁动者，加川连、海蛤壳。

3. 血瘀生风证

治法：补肾活血，通窍镇痉。

方药：血府逐瘀汤加减。桃仁 12 g，红花 10 g，当归 10 g，川芎 10 g，菖蒲 12 g，白芷 10 g，僵蚕 12 g，赤芍 15 g，丹参 15 g，全蝎 10 g。气虚面白无华者，加黄芪、党参、白术；肢体麻木者，加鸡血藤、黄精；躁动不止者，加钩藤、珍珠母。

（二）针灸

1. 体针　取任、督脉为主，辅以化痰开窍。选取鸠尾、大椎、腰奇、间使、丰隆。平补平泻手法。

2. 埋线　大椎、腰奇、鸠尾为常用穴；翳明、神门为备用穴。每次选用 2~3 穴，埋入医用羊肠线，隔 20 天 1 次，常用穴和备用穴交替使用。

3. 耳针　取胃、皮质下、神门、枕、心。每次选 3~5 穴，留针 20~30 分钟，间歇捻转；或埋针 3~7 天。

【预后】

本病尚无法治愈。发病后的生存期为 10～20 年。由于本病遗传风险很高，应告知患者避免生育，以防遗传给后代。

第六节　肌张力障碍

肌张力障碍（dystonia）是一种由肌肉不自主间歇或持续性收缩导致的异常重复运动和（或）异常姿势的运动障碍疾病。

【分类】

（一）按肌张力障碍范围分类

1. 局限性肌张力障碍（累及身体某部分）。
2. 节段性肌张力障碍（累及邻近数个部位）。
3. 偏身肌张力障碍　指同侧上下肢的肌群受累，多为继发性原因造成的。
4. 全身肌张力障碍　指疾病累及 3 个或 3 个以上肢体伴躯干、颅、颈或延髓部肌群，如全身性扭转痉挛（torsion spasm）。

（二）按肌张力障碍病因分类

按病因分类可分为原发性和继发性肌张力障碍。

1. 原发性肌张力障碍

（1）遗传性（常染色体显性或隐性遗传、X 性连锁隐性遗传）。

（2）散发性肌张力障碍。

2. 继发性肌张力障碍

（1）神经系统变性疾病

1）散发性：帕金森病，进行性核上性麻痹，多系统萎缩等。

2）遗传性：多巴反应性肌张力障碍（基因位于染色体 14），少年型亨廷顿舞蹈病，遗传性共济失调等。

（2）生化代谢病：①氨基酸代谢病。②脂质代谢病，如异染性脑白质营养不良。③其他，如肝豆状核变性，线粒体脑肌病。

（3）外伤、感染、肿瘤、血管性、药物和中毒性。

【病因与发病机制】

一、西医

一般原发性肌张力障碍除肌张力障碍姿势、位置、基底节的生化异常外，其他病因并不清楚。在继发性肌张力障碍中，可有应用或接触药物或毒物史。近来在肌张力障碍中进行了大量的基因研究，目前认为儿童和少年发病的自发扭转痉挛存在基因遗传问题，它可能是常染色体显性遗传。部分是染色体隐性遗传。

二、中医

本病多因先天禀赋不足，肝肾亏虚，或后天失养，气血不足，阴精气血亏虚，不能上奉于脑，致使脑失所养，神明失制而成此病。

1. 肝肾亏虚　本病多与先天因素有关。先天不足，肾精亏耗，不能滋养肝阴，或肝病日久，肝阴耗损，累及肾精，终致肝肾两亏，或外感毒邪，直中肝肾，而使肝肾亏损。肝之阴血不足，不能濡养筋脉；肾精亏损则水不涵木，加上外邪乘虚而犯，引动内风，即发本病。

2. 气血不足　久病不愈，耗伤气血，或失血之后，虚而不复，或脾胃虚弱，不能健运水谷、生化气血，或他病所致，即汗证、血证、体虚等耗气伤血，或因误治，即汗、吐、下等太过，伤津脱液，从而导致气血两虚，气虚则清阳不升，血虚则脑髓，筋脉失养，而引发本病。

【诊断与辨证】

一、西医诊断

（一）临床表现

1. 多巴反应性肌张力障碍　本病好发于 6～16 岁，而且婴儿和成人均可累及。女性多于男性，慢性起病。典型的多巴反应性肌张力障碍多在儿童期起病。动作缓慢且不灵活，易于疲劳，甚至小步行走。症状有波动性，睡眠后可改善，整日劳累活动可加重。检查时可发现齿轮样强直，位置反射消失，双下肢反射亢进，少数有巴宾斯基征。

2. 手部痉挛　手部局限性肌张力障碍又称为书写痉挛症、音乐家痉挛症。本病也可发生在其他用手做十分精细动作的职业中，故也称为职业性肌张力障碍。男性多于女性，男、女之比约为 2：1。平均发生年龄约为 39 岁。书写痉挛症主要发生在利手中，因右利手的人多，故大部分患者多为右手有书写痉挛症。

手部肌张力障碍主要发生在握笔书写、演奏乐器（弹钢琴、拉小提琴等），或发生在用手做精细动作时。如果患者不书写、不演奏等时，则手部活动可自如，不影响生活中用手的动作。在书写痉挛时手指执笔过度用力，腕部和手部均呈痉挛状态，不能互相协调做细小动作，手指执笔姿势十分奇特。在手部和前臂的某些肌肉中可记录到异常的肌电发放，约有 1/3 患者在书写时或在做某一类似姿势时会发生书写震颤。

3. 扭转痉挛　又称变形性肌张力障碍。本病临床症状的核心是肌张力障碍后姿势和运动的异常表现。可有一组肌群的肌张力过高，而其拮抗肌肌张力减低，以后又逐渐变换，交替出现张力的缓慢变化。所以肌群的肌张力变化多端，在分布上没有一个固定模式，致使造成奇特姿势和运动状态。

首要症状大多是一侧下肢的牵拉或僵硬的感觉，并有轻度行走不便。以后加重，该足部变成内旋，造成马蹄内翻样子，行走时足跟不着地。早期检查时下肢肌力正常，肌张力增高但有变异和波动，在重力牵拉下伸肌张力可略低，以后可有一侧或两侧膝关节轻微弯曲。患者呈现异常姿势。以躯干和肢体的近端最为明显，腰椎过度前凸，骨盆倾斜，也有躯干侧前凸的姿势。上肢呈弯曲、交换姿势或手指伸直、手和前臂内翻。颈部肌群累及时有斜颈表现。面肌和咽喉部肌肉受累时引起面肌痉挛和构音困难。躯干及脊旁肌的受累引起全身的扭转或螺旋形运动，这样就构成全身性肌张力障碍的扭转痉挛的特征性表现。姿势常在清醒时出现，睡眠后和麻醉后消失。奇特的姿势仅维持数分钟，以后又逐渐变换，在精神紧张或自主运动时扭转痉挛加重。肌张力在扭转动作时增高，扭转运动停止后转为正常或减低。大部分患者病情发展缓慢。可持续许多年。

4. 痉挛性斜颈　本病多于成年发病，多为缓慢起病。颈部的深浅肌肉均可受累，但以胸锁乳突肌、斜方肌及夹肌的收缩最易出现症状。一侧胸锁乳突肌收缩时引起头向对侧旋转，颈部向收缩一侧屈曲。两侧胸锁乳突肌同时收缩时则头部向前屈曲。两侧夹肌及斜方肌同时收缩时则头部向后过伸。颈肌的收缩多呈痉挛样跳动式，且往往以一侧更严重，患肌可发生肥大，不随意运动于情绪激动时加重，睡眠中消失。

5. 手足徐动症　又称指划运动、变动性痉挛。表现为手指不断做出缓慢的、弯弯曲曲的、奇形怪状的强烈运动，掌指关节过分伸展，诸指扭转，可呈"佛手"样姿势。下肢受累时，拇指常自发性背屈。面肌受累时则弄眉挤眼，扮成各种"鬼脸"。咽喉肌和舌肌受累时则言语不清和吞咽困难，尚可伴有扭转痉挛或痉挛性斜颈。不自主动作于精神紧张时加重，入睡后消失。当肌痉挛时肌张力增高，肌松弛时正常，感觉正常，智力可减退。病程可长达数年至数十年。少数患者病情可长期停顿而不进展。因手足呈特殊姿势的不自主运动，故本症的诊断并不困难。

6. Meige 综合征　本病多见于老年人，男、女之比为 1∶2。双眼睑痉挛为最常见的首发症状，部分为单眼起病，渐及双眼。睑痉挛前常有眼睑刺激感，眼干、畏光和瞬目增多。睑痉挛的发作频率常由稀疏至频繁。痉挛可持续数秒至 20 分钟，不经治疗可持续收缩造成功能性"盲"。睑痉挛在睡眠、放松、讲话、唱歌、打哈欠时改善，在日光下，疲劳、紧张或阅读、注视时加重，故患者常戴墨镜。患者常需用手将双上睑拉起且不敢独自出门或过马路。口、下颌和舌痉挛常表现为张口、牙关紧咬、缩唇、噘嘴、伸舌等，导致面部表情古怪特殊。重者可引起下颌脱臼，牙齿磨损，尚可影响发声和吞咽，口、下颌的痉挛常由讲话、咀嚼触发。

（二）诊断要点

根据临床表现不难做出诊断。

（三）鉴别诊断

1. 痉挛性斜颈　应与颈椎、颈神经、颈部软组织外伤及肿瘤造成的斜颈相区别。眼睑痉挛应与慢性结合膜炎、干燥综合征、声带息肉、喉返神经麻痹、白喉或局部炎症所引起的咽肌症状相鉴别。

2. 书写痉挛症　应与运动神经元病、臂丛神经部分损伤、胸廓出口综合征等相区别。

3. 成人迟发性局限性和节段性肌张力障碍　必须与心因性肌张力障碍、破伤风、僵人综合征、神经性肌强直等相鉴别。

二、中医辨证

1. 肝肾精亏证　头颈、肢体做扭转动作，不能自已，伴肢体强直，运动时加重，安静、睡眠后减轻或消失，走路不稳，甚则不能行走，可见肢体抽搐，噘嘴挤眼，或睁眼困难，扮鬼脸，或言语不利，吞咽困难、腰膝酸软，记忆力减退，舌体瘦小，舌质嫩红或红绛，苔少或光剥无苔，脉沉细或弦细。

2. 气血亏虚证　头颈、躯干扭转，动而无力，挤眼噘嘴，伸舌缩唇，手足舞动不已，言语不清，头晕目眩，肢体发麻，心悸少寐，纳呆食少，气短乏力，舌体胖而有齿痕，舌质淡，苔白腻，脉细弱无力。

【治疗】

一、西医

全身性肌张力障碍可试用美多巴或心宁美治疗。也可以试用溴隐亭或培高利特或与上述多巴类制剂合用。抗胆碱能药物也可选用。抗胆碱能药物的种类很多，常用者为盐酸苯海索（安坦）等。其他可选择的药物有苯二氮䓬类制剂（氯硝西泮、硝西泮、地西泮等）、巴氯芬、卡马西平、丁苯那嗪、氟哌啶醇。可用巴氯芬治疗，其剂量范围为 40 ~ 180 mg/d（国内无此大剂量应用，故应注意选择），严重副作用有意识模糊、幻觉、嗜睡、口干、尿急、乏力等，突然停用大剂量巴氯芬可引起癫痫和精神症状。

局限性肌张力障碍包括 Meige 综合征，目前均用 A 型肉毒素治疗，其疗效有时明显优于药物。氯硝西泮、阿普唑仑、阿米替林对于眼睑部肌张力障碍患者也有部分缓解和减轻症状作用。抗胆碱能药物（苯海索）等可用于治疗颈部肌张力障碍，可选巴氯芬、氯硝西泮或卡马西平、多巴胺拮抗剂氟哌啶醇、多巴胺受体激动剂溴隐亭，Meige 综合征内科治疗无效时可热凝破坏面神经中支配眼轮匝肌的分支，以减轻痉挛或行面神经分支切断术。

二、中医

（一）辨证论治

1. 阴虚风动证

治法：滋补肝肾，育阴息风。

方药：大定风珠合左归丸加减。熟地黄 15 g，山萸肉 6 g，山药 10 g，枸杞子 10 g，生龙牡各 30 g（先下），龟甲胶 10 g（烊化），川牛膝 10 g，白芍 10 g。腰膝酸软无力明显者，加杜仲、桑寄生，病久及阳，肾阴阳两虚者，加肉桂、鹿茸粉；夹瘀者，加丹参、赤芍。

2. 气血两虚证

治法：益气养血。

方药：八珍汤加减。党参 15 g，茯苓 15 g，白术 10 g，当归 15 g，川芎 6 g，赤、白芍各 10 g，钩藤 10 g，灵磁石 30 g（先下）。夹痰者，加法半夏、天竺黄；纳呆、腹胀者，加薏苡仁、砂仁；夹瘀者，加丹参、桃仁、红花。

（二）中成药

（1）六味地黄丸：适用于本病肾阴不足者，每次 1~2 丸，每日 3 次。
（2）十全大补丸：适用于本病气血两亏者，每次 1~2 丸，每日 3 次。

（三）针灸

1. 体针　百会、风池、曲池、合谷、三阴交、太冲。平补平泻。
2. 耳针　神门、皮质下、肾、肝。
3. 夹脊电针疗法　取穴：颈 2、颈 3、颈 4 夹脊穴。将 3 组导线正负极交叉连接 3 对夹脊穴，通以疏波，以颈肌收缩为度。每次 30 分钟，每日 1~2 次，6 天后休息 1 天。
4. 电项针疗法　取穴：风池、供血。将两组导线分别上下连接，通以疏波，头向左侧斜者，右侧电流应稍强，反之亦然。每次 30 分钟，每日 1~2 次，6 天后休息 1 天。

【预后】

病程可持续数十年，约 1/3 患者可能致残。

第七节　抽动秽语综合征

抽动秽语综合征（tics-coprolalia syndrome），也称 Gilles de la Tourette 综合征（简称 Tourette 综合征），是一种以多发性抽动和语言痉挛为典型表现的运动障碍疾病。发病率为 (0.5~1)/100 000，儿童及青少年多见。

此病相当于中医学的"肝风"范畴。

【病因及发病机制】

一、西医

本病的病因及发病机制不明，可能与遗传因素、脑内多巴胺神经递质过剩或多巴胺受体超敏有关。流行病学资料显示本病常有家族史，在一级亲属中有阳性家族史的患者占 34%~60%，男性多于女性。患者同胞或后代可有一部分遗传表现。

二、中医

本病因先天禀赋不足，后天脾虚肝旺、木火克金、心神不宁，先后天因素共同作用导致阴阳失调，阴不制阳，阳躁而动，形成本病。不论肝气旺盛，或肝气郁结，还是肝血不足，都会引动肝风而发病。脾虚失其运化功能，化源失利，水湿不行，痰浊内生，痰阻心窍，络脉瘀滞，心神失主而致抽动、秽语；肾阴不足，精髓亏损，脑失所养，故影响到智力发育；阴水不足，水火失济，心神不宁，神不守舍，故有语言喃喃，秽语骂人；真阴不足，水不涵木，肝木独亢，肝火旺盛引动肝风，而抽搐无常；肾阴不足，相火内炽，痰随相火上升，循经上逆，痹阻咽喉，形成木火刑金之势，源于肾而发于肺，出现怪声。故本病是本虚标实之证，以肝、脾、肾三脏为本，三脏功能失调，以肝失调最为明显，风、火、痰、湿为标。

【诊断与辨证】

一、西医诊断

（一）临床表现

发病年龄为 2～21 岁，男孩多见。早期绝大多数患者表现为反复迅速的不规则肌肉抽动，少部分为发声痉挛。几乎所有患者最终都会出现程度不同的不自主肌肉抽动和发声痉挛。不自主抽动最先累及面部，表现为眨眼、皱眉、嘴部抽动、用力吸气等，尚可有耸肩、上臂及头部抽动、摇动、扭身、投掷、踢腿等异常动作。发声痉挛是由于喉部肌肉抽动发出的怪声，如犬吠声、哼声、清喉声、尖叫、吸气嗤鼻声、说粗俗话、淫秽语言等。部分患者有踩脚、弯腰、下蹲、跳动等怪异动作，甚至有自伤、自残行为，患儿常出现注意力涣散、学习能力或成绩下降等。

（二）诊断要点

诊断要点包括：①18 岁前发病；②疾病期间有时存在多发性运动和一或多种发声抽动；③抽动一天内发作许多次（通常是一阵阵），几乎是每天或一年多期间间歇性发作，在此期间从未有连续超过 3 个月的无抽动发作；④疾病造成患者很大的痛苦或严重影响患者的社交、学习和其他重要功能；⑤疾病不是由于兴奋剂或其他疾病的直接生理性反应所致。

（三）鉴别诊断

该病需与以下疾病相鉴别。①肝豆状核变性，依据肝脏受累，角膜 K-F 环、血清铜蓝蛋白及尿铜检测异常，以及头部 CT 或 MRI 特征性改变等可以鉴别。②小舞蹈病，常有风湿热、关节炎和心脏受累证据，不伴发声痉挛。症状常于 3～6 个月消失。

二、中医辨证

1. 肝亢风动证　摇头、耸肩、挤眉眨眼、噘嘴、踢腿等不自主动作，动作频繁有力，伴烦躁易怒，头痛、头晕，咽喉不利，红赤作痒，或胁下胀满，唇红目赤，大便干结，小便短赤，舌红，苔白或黄，脉弦实或洪大有力。

2. 痰火扰神证　平素喜食肥甘厚味，头面、躯干肢体肌肉抽动，动作多而快、有力，伴烦躁口渴，喉中痰鸣，睡眠不安，舌红苔黄或腻，脉弦大而滑数。

3. 风痰中阻证 性格内向，情志不舒，夹痰中阻，常见摇头耸肩，行路不稳，皱眉眨眼，抽动有力，舌红，苔黄腻，脉弦数而浮。

4. 阴虚风动证 多为抽动日久，火盛伤阴，常见形体憔悴，精神萎弱，手足心热，挤眉眨眼，耸肩摇头合并头晕眼花，肢体震颤，汗出便干，口渴唇红，舌光无苔，脉细数微弦。

5. 肾阴亏损证 形体消瘦，两颧潮红，五心烦热，大便秘结，肢体抽动，性情急躁，口出秽语，睡眠不安，舌红绛，状如草莓，苔光剥，脉细弱。

【治疗】

一、西医

一般轻症患者无须治疗。药物治疗联合心理治疗是治疗本病症状明显者的有效措施，可选择以下药物治疗：①氟哌啶醇，每日 4～6 mg，缓慢加量，每日最大用量为 8～10 mg，分 3 次口服。副作用有锥体外系性运动障碍、困倦、口干、视物模糊等。②可乐定（Clonidine），临床用于改善运动痉挛和发声痉挛效果较好，初始剂量为 2～3 μg/（kg·d），必要时可增至 5 μg/（kg·d），可引起短暂血压下降。常见副作用有镇静、唾液过多或过少和腹泻等。③哌咪清（Pimozide），开始 1 mg/d，每 5 日增加 1 mg，通常剂量为 7～16 mg/d，用于氟哌啶醇无效或副作用严重而不能耐受者。④哌甲酯，对注意力不集中伴多动者亦有较好疗效，每次 10 mg，每天早、午服用。⑤其他药物，如奋乃静、氯硝西泮、卡马西平等对控制痉挛也有效。

国外报道对于个别药物不能有效控制的严重患儿可试用 DBS 治疗。

二、中医

（一）辨证论治

1. 肝亢风动证
治法：清肝泻火，息风镇痉。
方药：泻青丸加减。龙胆草 10 g，山栀 24 g，制大黄 10 g，防风 10 g，羌活 10 g，川芎 10 g，钩藤 15 g，菊花 12 g，白芍 24 g。咽喉不利者，加山豆根、桔梗。

2. 痰火扰神证
治法：清火涤痰，平肝安神。
方药：礞石滚痰丸加减。青礞石 15 g，黄芩 10 g，制大黄 6 g，沉香末 6 g，菖蒲 12 g，郁金 12 g，陈皮 6 g，半夏 10 g，钩藤 12 g，天竺黄 10 g。头沉重、易困倦者，加枳实、远志、白蔻仁。

3. 风痰中阻证
治法：平肝息风，清化热痰。

方药：宁肝熄风汤（验方）加减。琥珀末 5 g（冲），龙胆草 10 g，白僵蚕 12 g，白蒺藜 10 g，白芍 15 g，生栀子 12 g，蝉蜕 10 g，蚤休 12 g，黄芩 10 g，钩藤 15 g，白茯苓 12 g。痰多喉鸣者，加竹茹、法半夏。

4. 阴虚风动证

治法：滋水涵木，降火息风。

方药：三甲复脉汤加减。炙鳖甲 15 g，龟甲 15 g，生牡蛎 24 g（先煎），白芍 15 g，炙甘草 6 g，茯神 12 g，钩藤 12 g，阿胶 12 g（烊化），鸡子黄 1 枚（冲兑），生地 15 g，麦冬 12 g。心烦失眠者，加竹叶、灯心草。

5. 肾阴亏损证

治法：滋阴养血，平肝息风。

方药：大定风珠加减。生地 12 g，麦冬 12 g，麻仁 15 g，白芍 15 g，龟甲 15 g，鳖甲 15 g，生牡蛎 30 g（先煎），阿胶 12 g（烊化），鸡子黄 1 枚（冲兑），炙甘草 6 g。心神不定、惊悸不安者，加茯神、钩藤；血虚失养者，加何首乌、玉竹、沙苑子等。

（二）中成药

（1）龙胆泻肝丸：10 岁前每次 3 g，每日 2 次；10 岁以后每次 6 g，每日 2 次。用于肝火亢盛者。

（2）六味地黄丸：10 岁以前每次 3 g，每日 2 次；10 岁以后 3 g，每日 3 次。连服 2～3 个月。用于肾阴不足、虚火亢动者。

（3）归脾丸：10 岁以前每次 3 g，每日 2 次；10 岁以后每次 3 g，每日 3 次。连服 2～3 个月。用于心脾两虚、心悸怔忡者。

（4）珍珠粉：每次 1 g，每日 3 次，有镇惊安神作用。

（三）针灸

手足阳明经皆布于头面，脑为髓之海，藏精明而寄元神，督统情志及全身功能活动。临床针刺多分阳明热盛及髓海不足两证。

1. 体针

（1）阳明积热型：用清泄阳明法。取穴：内庭、曲池、偏历、四白。前三穴用提插泻法，四白用雀啄泻法，使针感向下传导。

（2）髓海不足型：用滋肾、养心、调督之法。取穴：哑门、廉泉、神门、复溜等穴。神门、复溜用捻转补法，哑门深刺 1.5～2 寸，上肢出现触电感即出针。廉泉用雀啄手法，使局部出现堵胀感。

每日针刺 1 次，留针 30 分钟，间隔 10 分钟运针 1 次，治疗 2 周为 1 个疗程。

2. 耳穴　主穴：肝、神门、肾、脑。辅穴：脾、胃、皮质下、枕。随症配穴：头面部抽动明显者，加面颊、额；上肢明显者，加肩、肘；下肢明显者，加膝、髋；躯干抽动明显者，加胸、腹。

以 75% 酒精消毒耳郭，取 0.6 cm×0.6 cm 胶布，贴 1 粒王不留行籽压耳。每次取主、辅穴 4~6 个。根据患儿抽动部位配以相应穴位。两耳同时压籽，并嘱家长协助揉压，至耳郭发热、发胀能忍受为度。每日揉压 3 次，每次 1 分钟。每周更换 1 次，5 次为 1 个疗程。一般治疗 2 个疗程。

（四）按摩疗法

用双手拇指指腹按揉双侧内关、神门、灵道、风池、太阳、率谷各 1 分钟；推小天心，清心经、肝经各 300 次，分推坎宫 10 次。

【预后】

本病预后较好，无进行性加重。通常口服药物可显著改善症状。

【中医临床研究现状】

宋代钱乙在《小儿药证直诀·肝有风甚》论述："凡病或新或久，皆引肝风，风动而止于头目，目属肝，风入于目，上下左右如风吹，不轻不重，儿不能任，故目连劄也。"首次将抽动秽语综合征作为独立的疾病详细论述。钱乙认为"目连劄"是因肝风而致病的。明代王肯堂在《证治准绳·幼科·慢惊》中也论述了双肩的抽动症状："水生肝木，木为风化，木克脾土，胃为脾之腑，故胃中有风，瘛疭渐生，其瘛疭症状，两肩微耸，两手下垂，时复动摇不已，名曰慢惊。"本病目前尚无统一独立命名。

历代医家对抽动秽语综合征病因病机的认识多受《黄帝内经》中对"风"的论述的启发。现代医家普遍认为本病的病因有外因（外感六淫、饮食失调、情志不畅等）、内因（先天禀赋不足、病后失养等），病机复杂多样，总体为本虚标实，具体表现为肝脾肾亏虚、风火痰互结。

邹英杰等观察全蝎、蜈蚣对抽动症模型小鼠行为及单胺类神经递质的影响，结果表明全蝎蜈蚣组方能显著改善抽动症小鼠行为，并调节神经递质的分泌，提示全蝎蜈蚣组方能显著改善亚氨基二丙腈诱导的抽动症小鼠行为及神经递质的释放，且高剂量组效果优于硫必利。

李正茂等运用数据挖掘方法初步探讨胡天成教授临床诊疗小儿多发性抽动症的处方用药规律。发现在治疗小儿多发性抽动症所使用的 129 味中药中，平肝息风药使用比例居于首位，其次为解表药、清热药、化痰止咳平喘药。平肝息风药使用最多者为僵蚕、全蝎、蜈蚣、刺蒺藜，在解表药中使用最多者为蝉蜕、防风、紫苏叶、苍耳子，清热药中使用最多者为炒栀子、夏枯草、牡丹皮、连翘，化痰止咳平喘药使用最多者为桔梗、杏仁，化湿药使用最多者为藿香、厚朴。

中医药治疗儿童多发性抽动症，无论是单味药及其提取物还是验方或中成药，都可以较好地控制抽动症状，改善患儿生活质量，是治疗儿童多发性抽动症的有效方法之一。

（张　睿　李广文　吕敬雷）

参考文献

[1] 贾建平. 神经病学新进展［M］.北京：人民卫生出版社，2002.

［2］贾建平．神经病学［M］.7 版．北京：人民卫生出版社，2013.

［3］吴江．神经病学［M］.2 版．北京：人民卫生出版社，2013.

［4］孙怡．实用中西医结合神经病学［M］.2 版．北京：人民卫生出版社，2011.

［5］鲍远程．现代中医神经病学［M］.北京：人民卫生出版社，2003.

［6］张美增．老年神经病学［M］.北京：人民卫生出版社，2007.

［7］王新德，谭铭勋，罗毅，等．应用帕金宁控释剂治疗帕金森病伴有运动波动的前瞻性研究［J］.中华神经科杂志，1996，29（2）：107 – 110.

［8］王永炎，蒋达树，侯力娜，等．中医药治疗震颤麻痹综合征 35 例疗效观察［J］.中医杂志，1986，（8）：22 – 24.

［9］孙亚男，于长禾，黄小波．中医药治疗帕金森病系统评价再评价［J］.北京中医药，2016，35（5）：430 – 435.

［10］邹英杰，王骥超，李志飞．全蝎蜈蚣对抽动症模型小鼠行为及单胺类神经递质的影响［J］.中华中医药学刊，2016，34（2）：434 – 437.

［11］李正茂，刘楠楠，周江，等．基于数据挖掘分析胡天成治疗小儿多发性抽动症用药规律［J］.中国中医基础医学杂志，2020，26（8）：1106 – 1109.

第十三章　神经系统遗传性疾病

第一节　概　述

遗传性疾病（genetic disease）是由于遗传物质异常或由遗传因素决定的疾病，而以神经功能缺损为主要临床表现的疾病称为神经系统遗传性疾病，在遗传病中80%累及神经系统，我国神经系统单基因遗传病患病率约为 109.3/100 000，报道较多的疾病有假肥大型肌营养不良、遗传性共济失调、脊肌萎缩症、结节性硬化症等。神经系统遗传代谢性疾病以种类多、发病率低为特征，如糖、氨基酸等生化代谢障碍。神经系统遗传病可在任何年龄发病，但绝大多数在小儿或青少年期起病，具有家族性和终生性特点，不少疾病的病因和发病机制尚未阐明，致残、致畸及致愚率很高，危害极大，治疗困难。在研究、诊断和治疗遗传性疾病时，临床核心问题主要包括某疾病是否具有家族遗传性、其再发风险率是多少、发病受环境因素影响的大小，以及预防或延缓疾病发生的可能性。同时，医学伦理问题密切贯穿遗传病的诊断和治疗等过程，如产前和症状前诊断、基因诊断和治疗等，应给予高度关注。

【病因与发病机制】

根据受累基因的改变方式、所影响的部位，以及基因所表达蛋白改变形式等，将目前已明确的神经系统遗传病病因和发病机制归类为以下5种。

1. 三核苷酸重复扩增　导致减数分裂复制不稳定，基因表达产物功能异常所致疾病，如 Huntington 病、部分脊髓小脑性共济失调、强直性肌营养不良、脆性 X 综合征和 Kenedy 综合征等。

2. 离子通道病（channopathies）　由编码离子通道蛋白亚基的基因突变导致钙、钠、钾和氯通道功能改变所致的疾病，如低钾性周期性麻痹、家族性偏瘫型偏头痛、部分遗传性共济失调、新生儿惊厥和原发性癫痫等。

3. 遗传代谢病（inherited metabolic disorders）　是由于基因突变引起的酶活性降低或缺乏，使有机酸、糖、脂肪、电解质、激素等物质正常代谢过程不能完成，如代谢终末产物缺乏、底物蓄积、中间代谢产物增加，形成额外产物在体内蓄积，引起毒性作用所致，如糖原病、脂类代谢病、黏多糖病、糖蛋白病等。

4. 异常蛋白产物沉积　淀粉样前体蛋白（amyloid precusor protein，APP）基因突变所致的淀粉样斑块在神经元细胞外沉积与家族性老年性痴呆发病有关。突触核蛋白（α-synuclein）基因突变，使该蛋白在神经元胞质内积聚形成路易小体（Lewy bodies）与家族性帕金森病有关。另外，朊蛋白（prion protein，PrP）形成稳定的 β-PrP 结构可导致克雅病（Creu-

tzfeldt-Jakob's disease）。

5. 金属离子转运障碍　Menkes 病和肝豆状核变性病（Wilson's disease）均为铜离子转运代谢障碍性疾病，因 P 类 ATP 酶的金属转运蛋白家族中不同基因突变，使铜离子在不同组织器官中沉积或缺乏而引起神经功能缺陷。

【分类】

根据受累的遗传物质不同，遗传病分为单基因病、多基因病、染色体病、线粒体病及体细胞遗传病等。神经系统遗传病可分为四大类：

1. 单基因遗传病　是单个基因发生碱基替代、插入、缺失、重复或动态突变引起的疾病，呈孟德尔式的单基因遗传，遗传方式包括常染色体显性遗传、常染色体隐性遗传、X 连锁隐性遗传、X 连锁显性遗传和动态突变性遗传等。其中 X 连锁显性遗传和动态突变性遗传较少见。

2. 多基因遗传病　是多个基因突变的累加效应与环境因素共同作用所致的疾病。

3. 染色体病　由染色体数目或结构异常所致，可以通过显微镜直接观察到。

4. 线粒体遗传　由线粒体 DNA 发生变异所致，为母系遗传。

【症状和体证】

神经系统遗传病的症状和体征多种多样，可以分为多数疾病都具有的普遍性症状，某些疾病具有的特征性症状，以及肌张力异常、肌无力、肌萎缩和感觉异常等非特异性症状。

1. 普遍性症状

（1）发病年龄早：尽管发病年龄变化较大，但多以儿童、青壮年发病多见。发病年龄大的疾病往往与基因突变导致的功能改变较轻或需要环境因素参与有关。

（2）进行性加重：基因突变导致的缺陷，以及功能障碍往往表现出进展性加重的特点。

（3）家族聚集现象：显性遗传性疾病往往有明显的家族史，而隐性遗传疾病也具有隔代遗传和非直系亲属发病，以及近亲结婚史。

（4）认知、行为和发育异常：包括智能发育不全、痴呆、行为异常、面容异常、五官畸形、脊柱裂、弓形足、指趾畸形和皮肤毛发异常等。

（5）语言运动障碍：包括语言障碍、不自主运动、共济失调、瘫痪、行动笨拙等。

（6）多系统、多器官和多功能障碍：单一基因的突变往往可以影响多个脏器，从而导致多功能障碍。

2. 特征性症状　某些神经系统遗传病的特征性症状可以作为诊断依据或对诊断有重要提示，如角膜 K-F 环提示肝豆状核变性，眼底樱桃红斑提示黑蒙性痴呆等。

【诊断】

通过病史、症状、体征及常规辅助检查等发现上述临床表现的共同特征时应首先考虑到遗传病的可能，然后依据遗传学特殊诊断方法，如系谱分析、染色体检查、DNA 和基因产物分析来提出和确定诊断。具体路径包括以下几种。

（1）临床资料收集：注重发病年龄、疾病进展、多系统和多功能障碍，以及独特的症状和体征，初步提出神经遗传病的可能。

（2）系谱分析：开展详细的家系调查，根据画出的系谱图，判断是否为遗传病，区分是单基因、多基因或线粒体遗传，显性或隐性遗传，根据有无遗传早现现象推测是否为动态突变病。

（3）常规辅助检查：生化检查往往能发现特定基因缺陷导致的酶和蛋白改变，影像学检查可以发现特定神经结构的变化，病理学检查可以发现特征性改变，对某些神经遗传病具有确诊价值。

（4）遗传物质和基因产物检测：往往可以达到确诊疾病的目的。

1）染色体数目检查：检查染色体数目异常和结构畸变，如先天愚型和性染色体疾病等。

2）DNA突变诊断：应用广泛，主要针对单基因遗传病，如检测假肥大型肌营养不良家族性肌萎缩侧索硬化症和帕金森病、遗传性共济失调等疾病，适用于有症状患者、症状前患者、基因携带者和高危胎儿（产前诊断）等。

3）基因产物检测：主要针对已知基因产物的遗传病的特定蛋白进行分析，如假肥大型肌营养不良症患者，可用免疫法测定肌细胞膜的抗肌萎缩蛋白（dystrophin）含量等。

【防治】

目前大部分神经系统遗传病尚缺乏有效的治疗方法，疗效多不满意。因此，通过避免近亲结婚、推行遗传咨询、携带者基因检测及产前诊断和选择性流产等措施防止患儿出生及预防遗传病的发生是最根本的措施。此类疾病治疗原则包括：针对遗传缺陷采取替代疗法、对症治疗、康复和手术矫正等以提高患者的生活质量，神经营养和保护性治疗延缓疾病的进展。值得重视的是，针对那些发病较晚、饮食和环境因素影响较大的神经遗传病临床前患者，如能早期诊断、及时治疗可使症状减轻或缓解，乃至延缓疾病的发生。如肝豆状核变性患者用铜的螯合剂青霉胺治疗能促进体内铜排除；苯丙酮尿症患儿用低苯丙氨酸奶粉和苯丙氨酸解氨酶治疗等。基因治疗（gene therapy）正处在试验阶段，有望通过替换、增补或校正缺陷基因，达到治愈遗传病的目的。

第二节 遗传性共济失调

遗传性共济失调是一组以慢性进行性共济失调为特征的遗传变性疾病，其特征包括明显的家族遗传背景、小脑损害为主的病理改变和共济失调为核心症状的临床表现。本组疾病除小脑及传导纤维受累外，常累及脊髓后索、锥体束、脑桥核、基底节、脑神经核、脊神经节和自主神经系统等。临床上常伴有复杂多变的其他系统损伤所导致的症状和体征，即使同一家族的患者也可以表现为高度的临床异质性。因此，目前主要以所发现的突变基因来分类，而临床分类困难且混乱，各家观点不甚一致。

根据其临床表现的不同，可以分为：①脊髓小脑性共济失调，主要表现为脊髓症状，如早发性的 Friedreich 型共济失调；②小脑皮质性共济失调，主要表现为小脑皮质症状，如家族性纯小脑 – 橄榄萎缩的 Holmes 型等；③复杂性小脑共济失调，为晚发性共济失调，有脑干和其他神经症状，如脑干受累明显的橄榄 – 脑桥 – 小脑萎缩、基底节受累明显的 Machado-Joseph 病、伴有明显共济失调的多系统萎缩、齿状核 – 红核 – 苍白球 – 底丘脑核萎缩，以及其他复杂性晚发性常染色体显性遗传的小脑性共济失调，如 Harding 分型的 1、2、3 型，伴有视网膜色素变性、眼肌麻痹、锥体外系症状、慢眼运动、多发性神经病、视神经萎缩、耳聋和痴呆等。

根据遗传方式和致病基因及位点的不同进行分类，可分为：①常染色体显性遗传性小脑性共济失调（autosomal dominant cerebellar ataxia，ADCA），如脊髓小脑性共济失调（spinocerebellar ataxia，SCA）、齿状核 – 红核 – 苍白球 – 底丘脑核萎缩、两种发作性共济失调（episodic ataxia，EA）EA1 和 EA2、遗传性痉挛性共济失调（hereditary spastic ataxia，HSA）等；②常染色体隐性遗传性共济失调（autosomal recessive hereditary ataxia），如 Friedreich 型共济失调、共济失调 – 毛细血管扩张症（ataxia-telangiectasia，A-T）、伴有维生素 E 缺乏的共济失调等；③性连锁遗传性共济失调；④伴有线粒体疾病的共济失调。

根据共济失调的临床表现，有人认为该病属于中医学的"痿证""颤证"等范畴。

【病因与发病机制】

一、西医

1. Friedreich 型共济失调（Friedreich ataxia，FRDA）　其是最常见的常染色体隐性遗传性共济失调疾病，Friedreich 型共济失调是由 9 号染色体长臂 9q13-21.1 上的 *Frataxin* 基因内含子区内 GAA 三核苷酸扩增突变所致。

病理可见脊髓变细，尤其是胸段，后索、脊髓小脑束和皮质脊髓束变性，有髓纤维脱失，胶质细胞增生。背根神经节，尤其是腰骶段神经节和 Clarke 柱的神经细胞丢失，后根变薄。皮质脊髓束在颅颈交界处以上相对不受累，虽然有时 betz 细胞的数目可以减少。面神经、迷走神经、舌下神经核团的细胞数目减少，小脑齿状核神经细胞由轻到中度减少，小脑中脚和上脚变小。小脑蚓部和下橄榄核处可以见到神经细胞丢失。

2. 脊髓小脑性共济失调（spinocerebellar ataxia，SCA）　其是遗传性共济失调的主要类型，最具特征的基因缺陷是 CAG 扩增。

病理主要表现为小脑、脑干和脊髓变性、萎缩，但各亚型也有其特点，如 SCA1 主要是脊髓小脑束和后索受损，很少累及黑质、基底节及脊髓的前角细胞；SCA2 的下橄榄核、脑桥和小脑损伤为重；SCA3 主要损伤脑桥、脊髓小脑束、黑质和脊髓前角细胞；SCA7 的特征是视网膜神经细胞变性。

二、中医

本病系遗传性疾病，多为先天禀赋不足，或久病劳损、年老体衰、脾胃虚弱、肾精亏损所致。

（1）肾精亏虚：先天肾精亏虚，无以主骨生髓充脑；或后天失养，房劳不节，久病失治，脏腑亏损累及于肾，均可致肾精亏损、髓海空虚、筋骨失荣，于是四肢不能自主、动作不能矫健而出现步态不稳、取物不准、动作不灵敏、脊柱和四肢骨骼畸形。足少阴之脉循喉咙，挟舌本，病则舌强言謇，出现言语不清。肾精亏虚，不能上承，故有耳鸣耳聋。肾虚精脱，精关不固，而有遗精；命门火衰，而有阳痿。腰为肾府，肾虚则腰膝软弱无力。髓海空虚，脑神失聪，更可致健忘、痴呆。

（2）脾肾两亏：先天禀赋不足，肾气亏虚，则脾失温煦，脾阳不振，遂致脾肾两虚，阳气不振，故神倦怯寒肢冷；肾虚则髓海空虚，头晕眼花、健忘痴呆；作强之官失司，故步态不稳、动作不准；脾虚则气血精微化生乏源，肌肉失养，四肢不用、四肢不收，尤其是肢体动作力缓、肌张力减低。

（3）肝肾阴虚：先天不足，或劳倦过度，房劳不节；或久病体虚，损及肾阴，肾精亏损，而致水不涵木，肝肾阴虚；肝阴不足，肝阳上亢，故有头晕眼花；阴血亏耗，不能灌溉荣养筋脉，筋脉痿软，不能约束骨节以使动作失于矫捷而步态不稳、动作不准。

【诊断与辨证】

一、西医诊断

（一）临床表现

1. Friedreich 型共济失调　发病年龄通常是 4～15 岁，偶见婴儿和 50 岁以后起病，男女均可以受累。首发症状一般是进行性的步态共济失调，通常是双下肢同时受累，表现为站立不稳和行走困难，症状明显时，有感觉性和小脑性共济失调并存。患者站立时足距增宽，左右摇晃，Romberg 征阳性，行走时摇摆不定，头部经常有震颤。数月或数年后出现双上肢的共济失调，有动作性和意向性震颤。最后出现构音障碍、言语缓慢、含糊不清，有暴发性，甚至是难以理解的言语。呼吸和吞咽动作也可以因为共济失调而受到影响。眼球运动不受限，瞳孔反射存在，可以有水平性眼球震颤。可伴耳聋、眩晕、视神经萎缩、面肌轻度无力。疾病后期可见轻度肌萎缩。早期位置觉和振动觉减退，后期有触觉、痛温觉轻度减退。几乎所有患者腱反射早期消失，有巴宾斯基征和屈肌痉挛，腹壁反射保留，括约肌功能通常不受累。智力一般不受累。

弓形足和脊柱后侧凸畸形可以出现在神经症状的前后，弓形足是由于皮质脊髓束受累，脊柱的后侧凸畸形可能是由于椎旁肌肉的平衡障碍。

约半数以上患者可出现心肌病，是 Friedreich 型共济失调的一个突出特点，许多患者死于心律失常或充血性心力衰竭。脊柱的后侧凸畸形可以导致限制性呼吸功能障碍，也是死亡的一个原因。此外，也可伴有糖尿病或糖耐量异常。

Friedreich 共济失调反射保留型（Friedreich ataxia with retained reflexes，FARR）为 Friedreich 型共济失调的一个变异型，患者腱反射保留，甚至亢进，伴有肢体痉挛，没有脊柱后侧凸和心脏病，预后较好。另一个变异型是晚发型（late-onset Friedreich ataxia，LOFA），在 25 岁以后起病，骨骼畸形的发生率低，视觉诱发电位正常，病程进展较慢，也有在 40 岁以后起病的晚发型（very-late-onset friedreich ataxia，VLOFA），这些变异型的扩增次数一般在600 次以下。

2. 脊髓小脑性共济失调　30~40 岁隐匿起病，缓慢进展，也有儿童期及 70 岁起病者；以下肢共济失调为首发症状，表现为走路摇晃、步基宽、突然跌倒，伴有双手笨拙及意向性震颤、辨距不良、构音障碍、眼球震颤等，通常在起病 10~20 年后不能行走。查体可见肌张力障碍、锥体束征和深感觉障碍。

（二）辅助检查

1. Friedreich 型共济失调

（1）X 线片：可以显示心脏大小和脊柱畸形。

（2）CT 和 MRI：可以显示脊髓变细，没有明显的小脑萎缩。

（3）心电图：可以发现心室肥厚、心律失常、心脏传导阻滞。

（4）超声心动图：可以发现对称性、向心性、肥厚性心肌病。

（5）肌电图：感觉神经的传导速度和波幅的测定对诊断是有益的。

（6）视觉诱发电位：异常提示有视神经的累及。

2. 脊髓小脑性共济失调

（1）CT 或 MRI：可以显示小脑萎缩，有时可见脑干萎缩。

（2）肌电图：可有周围神经损伤。

（3）脑干诱发电位：可以出现异常。

（三）诊断要点

1. Friedreich 型共济失调　根据儿童或少年期起病，呈常染色体隐性遗传，自下肢向上肢发展的进行性共济失调，明显的深感觉障碍，腱反射消失等，通常可以诊断，如有构音障碍、伸性跖反射、脊柱侧凸或后凸畸形、弓形足、心肌病、MRI 显示脊髓萎缩和 FRDA 基因 GAA 异常扩增可以确诊。

2. 脊髓小脑性共济失调　根据共济失调病史及家族史，构音障碍、锥体束征及其他相关伴随症状和体征，结合神经影像学的资料可做出临床诊断，分子遗传学的检查有助于确诊。

（四）鉴别诊断

1. Friedreich 型共济失调

（1）家族性小脑皮质萎缩：发病年龄较晚，进展缓慢，表现为进行性小脑性共济失调。许多患者的腱反射活跃或亢进。

（2）腓骨肌萎缩症：是遗传性周围神经病，以肢体远端无力萎缩为主要特征，可出现弓形足。

（3）Roussy-Levy 综合征：通常在婴儿期发病，相对良性病程，表现为感觉性共济失调（闭目站立困难），有弓形足，反射缺失，没有小脑受累的表现（构音障碍、震颤、眼球震颤）。

（4）维生素 E 缺乏症：引起的共济失调与 FRDA 很难鉴别，但是没有构音障碍、骨骼或心脏异常有助于维生素 E 缺乏症的诊断，可以进一步检测血清中维生素 E 的水平。

（5）慢性炎性脱髓鞘性多发性周围神经病（chronic inflammatory demyelinating polyneuropathy，CIDP）：在儿童期发病的时候可以表现为伴有反射缺失的共济失调，但是没有构音障碍和 Babinski 征，可借此与 FRDA 相鉴别。

2. 脊髓小脑性共济失调　鉴别诊断需要考虑非遗传性、获得性共济失调的一些病因，如酒精中毒、多发性硬化、原发性或转移性肿瘤、副肿瘤综合征、血管性疾病等。

二、中医辨证

1. 肾精亏虚证　步态蹒跚，言语不清，两手动作颤抖，腰膝酸软无力，头晕眼花，两耳失聪，健忘痴呆，阳痿遗精，舌质淡或红，苔薄白，脉沉细或细数。

2. 脾肾两虚证　肢体软弱无力，步态不稳，取物不准，动作不灵，口齿不清，神倦怯寒肢冷，头晕眼花，健忘痴呆，面色㿠白；舌淡胖，苔薄白腻，脉细弱。

3. 肝肾阴虚证　动作笨拙，摇摆不稳，肉削肌痿，肢体震颤，头晕眼花，耳鸣耳聋，烦躁易怒，舌红，少苔，脉细或细数。

【治疗】

一、西医

1. Friedreich 型共济失调　目前本病治疗措施包括给予辅 Q 和其他的抗氧化剂（泛醌、艾地苯醌），前期试验显示这些药物可以改善心肌和骨骼肌的生物能量代谢，减慢病程的进展。轻症患者可以用支持疗法和功能训练，外科手术用于治疗脊柱和足部的畸形。

2. 脊髓小脑性共济失调　目前本病尚无特异性治疗方法，对症治疗可以缓解症状，应用金刚烷胺可以改善共济失调症状，左旋多巴可以缓解强直等锥体外系症状。康复训练、物理治疗及辅助行走可能有助于改善生活质量。

二、中医

（一）辨证论治

1. 肾精亏虚证

治法：补肾填精。

方药：六味地黄丸加减。熟地黄 25 g，山茱萸 15 g，山药 15 g，鹿角胶（烊化）10 g，龟甲胶（烊化）10 g，茯苓 10 g，泽泻 10 g，牡丹皮 10 g。舌质红，偏于阴虚者，加女贞子、墨旱莲；腰膝酸软、形寒肢冷，偏于阳虚者，加制附子、肉桂；头晕眼花者，加石斛、枸杞子、杭菊花；耳聋者，加石菖蒲；遗精者，加芡实、莲须；筋挛艰行者，加威灵仙、桑枝、伸筋草、鸡血藤；肢颤风动者，加全蝎、蜈蚣、僵蚕；神疲力乏者，加黄芪、党参；骨痿畸形者，加骨碎补；筋枯肉痿者，加黄精、当归、白芍药、枸杞子；舌强语謇者，加石菖蒲、郁金、白附子、全蝎；神志呆愚者，加益智仁、何首乌、灵芝。

2. 脾肾两虚证

治法：温肾补脾。

方药：金匮肾气丸加减。制附子 15 g，肉桂（后下）8 g，牛膝 20 g，熟地黄 15 g，山药 30 g，山茱萸 15 g，党参 30 g，茯苓 15 g，白术 10 g，泽泻 10 g。健忘痴呆较重者，加益智仁、石菖蒲、远志；阳痿者，加淫羊藿、菟丝子、阳起石；站立无能者，加补骨脂、巴戟天；肉痿形瘦者，加黄精、枸杞子；肢体颤抖振摇者，加天麻、钩藤。

3. 肝肾阴虚证

治法：滋补肝肾，养阴息风。

方药：大补阴丸加减。生、熟地黄各 20 g，制何首乌 15 g，龟甲（先煎）15 g，猪脊髓 30 g，白蒺藜 12 g，钩藤（后下）10 g，生牡蛎（先煎）30 g，茯苓 10 g，山茱萸 15 g，知母 10 g。头晕眼花者，加沙苑子、枸杞子、菊花、川石斛；阴虚火旺、烦躁易怒者，加黄柏、牡丹皮；肢痿干枯者，加黄精、石斛；肢挛僵直者，加僵蚕、蜈蚣、伸筋草；肢颤抖动者，加天麻、羚羊角；烦躁难眠者，加酸枣仁、夜交藤、磁石；掌热颧红者，加玄参、石斛；舌强语謇者，加石菖蒲、郁金、白附子、全蝎；骨痿畸形者，加补骨脂、土鳖虫。

（二）中成药

（1）金刚丸：每次 3 g，每日 2 次，口服。

（2）右归丸：每次 3 g，每日 2 次，口服。

（3）鹿角胶丸、振颤丸、六味地黄丸：适用于肾精亏虚证，每次 6 g，每日 2 次。

（4）金匮肾气丸、补中益气丸：适用于脾肾两亏证，每次 6 g，每日 2 次。

（5）左归丸、虎潜丸、大补阴丸：适用于肝肾阴虚证，每次 6 g，每日 2 次，口服。

（三）针灸

1. 体针

主穴：百会、大椎、曲池、合谷、环跳、阳陵泉、足三里、昆仑、太溪、肾俞、肝俞。

配穴：风池、肾俞、风市、秩边、曲泽、中渚、丝竹空；构音障碍者，加金津、玉液；上肢共济失调明显者，加外关、四缝；下肢跨步摇晃者，加髀关、三阴交、风市。

2. 耳针

取穴：神门、皮质下、肝、肾、内分泌、膝、肘、腕、指。

配穴：构音障碍者，加声带、咽喉。

3. 头针

主穴：双侧平衡区、足运感区、视区。

配穴：舞蹈震颤区；构音障碍者，加运动区下 2/5；下肢共济失调明显者，加运动区上 1/5；上肢共济失调明显者，加运动区中 2/5。

【预后】

Friedreich 型共济失调患者可在症状出现的 5 年内不能独立行走，10 ~ 20 年内卧床不起，平均死亡年龄约 35 岁。幸存者可以通过治疗心力衰竭、心律失常和糖尿病，防治长期残疾所致的并发症，有效地延长生命。

（王素平　马学强）

参考文献

[1] 贾建平. 神经病学 [M].7 版. 北京：人民卫生出版社，2013.

[2] 吴江. 神经病学 [M].2 版. 北京：人民卫生出版社，2013.

[3] 孙怡. 实用中西医结合神经病学 [M].2 版. 北京：人民卫生出版社，2011.

[4] 鲍远程. 现代中医神经病学 [M].北京：人民卫生出版社，2003.

[5] 张美增. 老年神经病学 [M].北京：人民卫生出版社，2007.

[6] 刘焯霖，梁秀龄，张成. 神经遗传病学 [M].2 版. 北京：人民卫生出版社，2002.

[7] 王永炎，张伯礼. 中医脑病学 [M].北京：人民卫生出版社，2007.

第十四章　神经系统发育异常性疾病

第一节　概　述

神经系统发育异常性疾病（developmental diseases of the nervous system）是指胎儿在子宫内发育的整个过程中，特别是在神经系统发育旺盛的妊娠前 3 个月内，受到母体内外环境各种因素的侵袭，导致不同程度的发育障碍或迟滞，表现为出生后神经组织及其覆盖的被膜和颅骨的各种畸形和功能失常。神经系统特别是脑的发育具有特殊性，出生以后受损的神经元几乎很难再生，因此先天发育异常性疾病往往导致终身畸形或残疾。

神经系统发育异常性疾病的病因复杂，主要是由于母体内外环境各种有害因素对胎儿生长发育产生作用，而不是由遗传基因决定。本组疾病可以在出生时即表现症状，也可以在出生后神经系统发育过程中逐渐表现出来。其发病机制目前尚未完全清楚。常见的病因如下。①感染：母体受到细菌、病毒、原虫、螺旋体等病原体感染后，可能通过胎盘侵犯胎儿，导致胎儿先天性感染而致畸。②药物：肾上腺皮质激素、雄性激素、地西泮类制剂、抗癌制剂、抗痉药物和抗甲状腺药物等对胎儿均有致畸可能。③辐射：对妊娠 3~4 个月孕妇的骨盆及下腹部做放射性治疗或强烈 γ 线辐射可导致胎儿畸形，以小头畸形最常见。④躯体疾病：孕妇重度贫血、营养不良、异位胎盘等可导致胎儿营养不良；频繁惊厥发作，羊水过多导致子宫内压力过高，使胎儿窘迫、缺氧；糖尿病、代谢障碍等都能直接影响胚胎发育，导致畸形发生。⑤心理社会因素：孕妇紧张、焦虑、恐惧、忧郁、不安全感等消极情绪及某些不良行为习惯，如吸烟、酗酒等均对胎儿的发育有害。先天性因素与后天性因素是相对的，有时二者可共存，如新生儿窒息、产伤等，并且有先天性缺陷的患儿，比正常婴儿更易受到出生时和出生后环境因素的影响，如脑性瘫痪、核黄疸等。

神经系统发育异常性疾病可分为以下几类。

1. 颅骨和脊柱畸形　①神经管闭合缺陷，颅骨裂、脊柱裂及相关畸形，可分为隐性和显性两类，显性颅骨裂和脊柱裂的患者可有脑（脊）膜膨出或脑（脊）膜脑（脊髓）膨出、脊髓外翻及相应症状；②颅骨、脊柱畸形，如狭颅症、枕骨大孔区畸形（扁平颅底、颅底凹陷症等）、寰枢椎脱位、寰椎枕化、颈椎融合、小脑延髓下疝、小头畸形、脂肪软骨营养不良症；③脑室系统发育畸形，中脑导水管闭塞、颅内出血或感染后蛛网膜粘连、脉络丛分泌脑脊液过多或脑脊液循环障碍等均可致先天性脑积水，常合并脑发育障碍。

2. 神经组织发育缺陷　①脑皮质发育不良，如脑回增厚；脑回狭小；脑叶萎缩性硬化，即局部或弥散性脑回萎缩、变硬，神经元变性、胶质细胞增生；神经元异位，即胚胎期神经元迁移过程障碍，在白质中出现未成熟神经细胞，或外观正常，而镜检可见神经元数目稀疏，排列不齐，胶质纤维增加。②先天性脑穿通畸形，局部脑皮质发育缺陷，脑室呈漏斗状向外开放，且双侧对称发生。③胼胝体发育不良，部分或全部缺如，常伴有其他畸形，如先天性脑积水、小头畸形、颅内先天性脂肪瘤等。④全脑畸形，如脑发育不良（无脑畸形）、先天性脑缺失性脑积水症、左右半球分裂不全或仅有一个脑室等。

3. 神经-外胚层发育不全　临床上称神经-皮肤综合征，如结节性硬化症、多发性神经纤维瘤病、面-脑血管瘤病、共济失调-毛细血管扩张症、视网膜小脑血管瘤病等。

4. 其他　如先天性肌病、代谢功能障碍、言语功能发育不全等。

第二节　脑性瘫痪

脑性瘫痪（cerebral palsy），又名 Little 病，是指在妊娠到新生儿期由多种不同原因造成的中枢神经系统损伤，以非进行性的运动障碍及姿势异常为主要表现的一组疾病。表现为痉挛性双瘫、偏瘫、手足徐动等锥体系与锥体外系症状，可伴有先天性畸形、智力低下及癫痫发作等。

脑性瘫痪是儿童中最常见的先天性或围产期病损所致的脑功能障碍综合征。本病发病率高，国际上脑性瘫痪的发病率为 1‰~5‰，我国脑性瘫痪的发病率为 1.8‰~4‰。

根据肢体瘫痪情况、肌张力的强弱、神经症候来分类和归纳出几个类型，以便于诊断、评价病情和功能训练。

（1）按肌紧张、姿势、运动模式分为：①痉挛型；②强直型；③手足徐动型；④共济失调型；⑤震颤型；⑥肌张力低下型；⑦混合型；⑧无法分类型。

（2）按瘫痪部位分为以下几种。①四肢瘫：指两上肢、下肢和躯干的瘫痪而言。在痉挛型中两下肢重，加上躯干和上肢的障碍，多为重症型。②双瘫：两下肢重、躯干和上肢比较轻。几乎都见于痉挛型，为脑性瘫痪的典型类型。③截瘫：指两下肢局限性瘫。具有代表性的是，脊髓损伤时的脑性瘫痪，局限于下肢。但总的看来，躯干和上肢并不完全正常，故临床上被称为截瘫的患者，大部分是双瘫的轻症。④偏瘫：指一侧的上肢和下肢瘫痪，尤其是上肢障碍较重。⑤重复偏瘫：一侧上、下肢障碍重于另一侧上、下肢者，称为重复偏瘫。⑥三肢瘫：指三个肢体有障碍，或者是四肢瘫的不完全型。⑦单瘫：仅一个肢体瘫痪，在临床上罕见。

本病属于中医学"五迟""五软""五硬""胎弱""胎怯"等范畴。

【病因与发病机制】

一、西医

病因繁多，可分为出生前、出生时和出生后病因。

1. 出生前病因　胚胎期脑发育异常，孕妇妊娠期间受外伤或患重症感染、妊娠毒血症、糖尿病及放射线照射等，影响了胎儿脑发育而致永久性脑损害。

2. 出生时原因　早产；分娩时间过长、脐带绕颈、胎盘早剥、前置胎盘致胎儿脑缺氧；

产伤、急产、难产、出血性疾病所致的颅内出血；新生儿高胆红素血症所致的核黄疸等。

3. 出生后病因 中枢神经系统感染、中毒、呼吸障碍、心搏骤停、头部外伤、持续惊厥、脑血管损伤及原因不明的急性脑病等。

4. 遗传性因素 一些脑瘫患儿可有家族遗传病史，父母近亲结婚、在同辈或上辈的母系及父系家族中出现脑瘫、智力障碍或先天畸形者，幼儿发生脑瘫的概率增高。

其中，早产、低出生体重是目前公认的最主要的脑瘫致病因素，且孕龄越小、出生时体重越低，脑瘫患病率越高。

病理改变以弥散的不同程度的大脑皮质发育不良或萎缩性脑叶硬化最为多见，皮质和基底节有分散的大理石样病灶瘢痕。其次为脑局部白质硬化和脑积水、脑穿通畸形。也可见脑点状出血或局部出血、锥体束变性等。出生前损伤以脑发育不良为主，出生时及出生后损伤以瘢痕、硬化、软化和部分脑萎缩、脑实质缺陷为主。不论基础病因如何，1/3 病例有肉眼可见的畸形，如脑回狭窄、脑沟增宽等，2/3 病例有显微镜下的结构异常，如皮质各层次的神经细胞退行性变，神经细胞数目减少，白质萎缩，部分中枢结构胶质细胞增生等。缺氧与出血引起的病理变化极其重要，脑组织，特别是代谢最旺盛的丘脑和脑干核团，对缺氧极为敏感，缺氧还可以增加血管内皮的渗透性和脆性，引起脑血管病变，进一步加重脑组织的损伤。

二、中医

脑瘫的中医病因病机分为先天因素和后天因素两个方面，先天禀赋不足与肾密切相关；后天失养与脾有关。本病病位在脑髓，发病与肝、脾、肾密切相关。病性多属虚证，或虚实夹杂。

（1）肾精亏虚：出生前若因父母气血虚衰或母孕多病等，导致胎儿禀赋不足，肾精亏虚，精不生髓，髓减脑枯，则智力低下、肢体运动不利或瘫痪。

（2）肝肾阴虚：父母精血虚衰，胎儿先天禀赋不足，肾精亏虚，精不生血，则精亏血少，肝肾阴虚，脑及筋脉失养，则智力低下、四肢痿软无力，甚至瘫痪。

（3）脾气亏虚：婴幼儿因养育不当，饮食失调，脾气亏虚，气血乏源，脑及四肢肌肉失养，则出现智力低下、四肢痿软无力或瘫痪。

（4）痰湿内阻：素体痰盛，或脾虚生痰，痰湿内生；痰蒙清窍，或痰浊阻络，气血运行不畅，脑失所养，则智力低下、肢体运动不利或痿软无力。

（5）瘀阻脑络：出生时胎儿或婴儿，以及出生后新生儿颅脑损伤，或久病入络，加之先天元气不足，不能通达于血脉，则气虚血滞，必停留而瘀，瘀阻脑络，脑失所养，则智力低下、肢体活动不利或瘫痪。

【诊断与辨证】

一、西医诊断

（一）临床表现

脑性瘫痪的临床特点为运动障碍，主要为锥体系统损伤所致，可并发小脑、脑干及脊髓等损伤。多于婴幼儿期起病，病情轻重不一，严重者在出生数日内即可出现肌肉强直、角弓反张和吃奶困难等症状。多数患儿在出生数月后被家人试图扶起时才发现，表现为不同程度的瘫痪、肌张力增高、腱反射亢进和病理征阳性。患儿常伴癫痫发作、视力障碍、听力障碍及认知、行为异常等，这些伴随症状随年龄增长可能会有所改善。各型脑性瘫痪的症状如下。

1. 痉挛型　占脑瘫患儿的60%～70%，是脑瘫中最常见和最典型的一型，损伤部位主要位于大脑皮层运动区和锥体束。牵张反射亢进是本型的特征，表现为肢体异常性痉挛，起立行走时两下肢呈交叉体位，可见尖足，足内翻或外翻，膝关节屈曲挛缩，髋关节屈曲、内收、内旋等；上肢可呈拇指内收、指关节屈曲、前臂旋前、肘屈曲等异常体位。严重者发生关节挛缩变形。临床检查可见锥体束征。

2. 强直型　是指四肢呈僵硬状态的痉挛型患者。其牵张反射呈特殊亢进状态，做被动运动时，其四肢无论屈伸都有抵抗，给人以铅管、齿轮样感觉；腱反射正常或减弱。常常伴有智能、情绪、语言等障碍，以及斜视、流涎等。

3. 手足徐动型　又称不随意运动型，约占脑性瘫痪的20%。病变多发生于锥体外系，常见于有新生儿窒息、核黄疸病史者。患者以不随意运动为主要特征，全身肢体活动难以用意志控制，包括颜面肌肉，发声、构音器官也多受累，常伴语言障碍。

4. 共济失调型　是以平衡功能障碍为特征，主要由小脑、脑干损伤所致。患儿肌张力低下，肌肉收缩不协调，不能正确完成指令性动作。手及头部可看到轻度震颤。上肢功能障碍明显。语言缺少抑扬声调，以徐缓为特征。眼球震颤极为常见，可伴有先天性白内障、智能障碍，以及感觉异常等。

5. 震颤型　典型的震颤症状在脑性瘫痪中较罕见。在手足徐动型患儿中偶可存在。

6. 肌张力低下型　通常指随意运动、不随意运动均缺乏的重症患者。有的患儿在婴儿期会呈现此型，幼儿期以后变成手足徐动型或痉挛型等其他类型的脑性瘫痪。可以将其看作伴有智力低下、癫痫的重症脑性瘫痪在缺乏反应期的一种特殊表现。

7. 混合型脑性瘫痪　各型的典型症状混同存在者，称为混合型。多为痉挛型和不随意运动症状混合，或者3种不同类型的特征症状混同导致的脑性瘫痪。

（二）辅助检查

一些必要的辅助检查能够协助诊断，其中头颅影像学检查能帮助了解颅内有无结构异常，对探讨脑性瘫痪的病因及预后有帮助；头颅MRI对脑室改变及脑室周围白质软化的诊断优于CT，阳性率较高；脑电图对于确定脑瘫是否合并癫痫及合并癫痫的风险具有特殊意义；神经诱发电位可从感觉方面发现患儿异常。

（三）诊断要点

诊断要点包括：①在出生前至出生后4周内有致脑损伤的高危因素存在；②在婴儿期出现脑损伤的早期症状；③有脑损伤引起的神经功能异常，如中枢性运动障碍及姿势、反射异常；④常伴有智力低下、言语障碍、惊厥、感觉障碍等。

（四）鉴别诊断

①遗传性痉挛性截瘫：本病多有家族史，病程呈缓慢进展，无智能障碍。

②先天性肌张力不全：应与弛缓型双侧脑瘫鉴别，均表现为肌张力低下，但先天性肌张力不全肌腱反射消失，无智能障碍，也无不自主运动和其他锥体束损伤征。

③小脑退行性病变：其共济运动障碍的表现随年龄增长而加剧，可资鉴别。

二、中医辨证

1. 肾精亏虚证　筋软骨痿，智力低下，精神倦怠，四肢活动不能，舌淡苔薄白，脉沉细或细弱。

2. 肝肾阴虚证　肢体痉挛性瘫痪，筋脉拘急，屈伸不利，急躁易怒，智力低下，语言不利，舌质红，苔薄白，脉弦或弦细。

3. 脾气亏虚证　肢体瘫痪，精神倦怠，少气懒言，咀嚼无力，或口中流涎，舌常伸出，食少，腹胀，大便溏薄，舌淡，苔白，脉细弱或沉细。

4. 痰湿内阻证　肢体瘫痪，胸胁痞满，喉间痰鸣，不思饮食，嗜睡，时有呕恶，或伴抽搐，舌淡，苔白腻或厚腻，脉滑或沉滑。

5. 瘀阻脑络证　肢体瘫痪，智力减退，头发稀落，颜面头颅青筋暴露，时觉头疼，舌质紫黯或有瘀点，脉细涩或弦细而涩。

【治疗】

一、西医

本病目前主要采取医疗康复与教育康复相结合的方法，通过各种手段改善患儿的功能，充分发挥其潜能。

1. 医疗康复

（1）一般治疗：加强护理，注意营养状况，对言语障碍及智能不全者加强语言训练、音乐文体训练，提高智能；进行理疗、体疗、按摩以改善和提高患肢的运动功能；对患儿现有能力进行鉴定，制定康复治疗方案并积极训练，使其达到最佳水平。

（2）药物治疗：可应用促进脑代谢的脑神经细胞营养药物，以利于患儿神经功能的恢复；主要应用对症治疗的药物。

（3）手术治疗

①经保守治疗无效者可行选择性脊神经后根切断术（selective posterior rhizotomy，SPR）治疗肢体痉挛，有效率为96.6%，功能改善率为83.6%。手足徐动型及共济失调型患儿不宜行此手术。

②蛛网膜下腔持续注入氯苯氨丁酸（continuous intrathecal baclofen infusion，CIBI）用于治疗痉挛性脑瘫。对不宜或不接受SPR手术者可应用CIBI治疗。

③对于因关节囊挛缩而出现的不易改变关节畸形及肢体痉挛，经长期治疗运动能力改善

不大者可行肌腱切开、移植或延长等矫形手术。

2. 教育康复　是脑瘫患儿生活自理的基础。

（1）教育康复的原则：①早期干预；②娱乐性；③个体化；④集体性。

（2）教育康复的内容主要有 3 个方面：①日常生活活动能力；②基本动作模式；③日常生活管理。

（3）教育康复的方法主要有下列 5 种：①家庭教育；②特殊教育；③引导式教育；④感觉整合训练；⑤音乐治疗。

二、中医

（一）辨证论治

1. 肾精亏虚证

治法：补肾填精，健脑益智。

方药：左归丸加减。熟地黄 10 g，山药 10 g，枸杞子 10 g，山茱萸 6 g，牛膝 6 g，菟丝子 6 g，鹿角胶（烊化）10 g，龟甲胶（烊化）10 g，益智仁 6 g。兼气虚者，加人参；血亏者，加当归、阿胶；腰膝酸软者，加紫河车、肉苁蓉。

2. 肝肾阴虚证

治法：滋补肝肾，填精益脑。

方药：杞菊地黄丸加减。熟地黄 15 g，怀山药 10 g，山茱萸 10 g，茯苓 10 g，泽泻 10 g，牡丹皮 10 g，杜仲 10 g，怀牛膝 10 g，桑寄生 10 g，鹿角胶（烊化）10 g，龟甲 10 g，续断 10 g，枸杞子 10 g，菊花 6 g。腰膝酸软者，加紫河车、肉苁蓉；五心烦热、骨蒸盗汗者，加炙鳖甲、地骨皮；疼痛明显、肢体屈伸不利者，加木瓜、乌梢蛇、鸡血藤；伴癫痫发作者，可加生铁落、生龙骨、生牡蛎、全蝎。

3. 脾气亏虚证

治法：益气健脾，补肾健脑。

方药：补中益气汤加减。黄芪 15 g，人参 10 g，白术 10 g，茯苓 10 g，甘草 6 g，柴胡 6 g，当归 6 g，升麻 3 g，陈皮 6 g，胡桃肉 10 g，黄精 10 g。不思饮食者，加焦三仙、鸡内金；口吐涎沫者，加半夏、砂仁、白豆蔻；大便溏泄不止者，加肉豆蔻、补骨脂。

4. 痰湿内阻证

治法：化痰除湿，息风醒脑。

方药：温胆汤合半夏白术天麻汤加减。茯苓 10 g，半夏 6 g，陈皮 6 g，枳实 6 g，竹茹 6 g，橘红 10 g，天麻 10 g，白术 10 g，僵蚕 6 g，石菖蒲 10 g，胆南星 6 g。痰郁化热、心烦不宁者，加黄连、郁金、远志；伴发癫痫者，可加生铁落、生龙骨、生牡蛎、全蝎。

5. 瘀阻脑络证

治法：活血化瘀，通窍醒脑。

方药：通窍活血汤加减。桃仁 6 g，红花 10 g，赤芍药 6 g，川芎 3 g，鸡血藤 6 g，丹参 10 g，干姜 6 g，老葱（切碎）1 根，鲜姜（切碎）9 g，麝香（绢包）0.15 g。兼有痰瘀阻络者，加瓜蒌、白芥子、半夏、地龙；四肢不温者，加桂枝；肢体麻木、挛急、疼痛者，加天麻、白芍药；关节畸形、肌肉萎缩者，加全蝎、穿山甲、乌梢蛇。

（二）中成药

1. 六味地黄丸　适用于脑瘫肾精亏虚证，水蜜丸每次 6 g，每日 2 次。口服。
2. 杞菊地黄丸　适用于脑瘫肝肾阴虚证，每次 8 粒，每日 3 次，口服。
3. 补中益气丸　适用于脑瘫脾气亏虚证，每次 8 粒，每日 3 次，口服。
4. 活血通脉片　适用于脑瘫瘀阻脑络证，每次 3 片，每日 3 次。口服。

（三）针刺疗法

1. 体针　主要取手足阳明经、督脉、太阳经及足少阴经穴位。

主穴：①上肢瘫，如肩髃、曲池、外关、合谷、后溪、八邪；②下肢瘫，如环跳、委中、足三里、阳陵泉、髀关、伏兔、太冲；③颈部弛缓性瘫痪，如天柱、大椎、身柱；④腰部弛缓性瘫痪，如肾俞、腰阳关；⑤足内翻，如绝骨、昆仑、丘墟；⑥足外翻，如三阴交、太溪；⑦足下垂，如解溪、商丘、丘墟；⑧遗尿，如中极、关元；⑨伴有智力障碍，如水沟、神庭、百会、四神聪；⑩语言不利，如哑门、强间、金津、玉液、廉泉。此外，还可取华佗夹脊穴、背俞穴等。

配穴：肾精亏虚证，加肾俞、志室、关元；肝肾阴虚证，加肝俞、肾俞、太溪、太冲；脾气亏虚证，加足三里、脾俞、气海；痰湿内阻证，加丰隆、阴陵泉；瘀阻脑络证，加血海、膈俞。此外，醒脑开窍针刺法也可较好地改善脑瘫患儿的症状。

2. 头针　在头部大脑皮质的功能定位区进行针刺，或配以电针加强刺激。

取穴：上肢瘫痪，取对侧顶颞前斜线中 2/5；下肢瘫痪，取对侧顶颞前斜线上 1/5 及顶旁线；面瘫、流涎及运动性失语，取对侧顶颞前斜线下 2/5、语言区；感觉障碍，取对侧顶颞后斜线；小脑病变、共济失调，取枕下旁线、平衡区、顶中线；听力障碍，取耳前三穴、晕听区；舞蹈样动作，取舞蹈区、震颤区等。

【预后】

脑性瘫痪的预后取决于智力障碍的程度，智力正常的患儿预后较好。频繁的癫痫发作可因脑缺氧而使智力障碍加重，预后较差。

第三节　先天性脑积水

先天性脑积水，也称为婴儿脑积水，是指由于脑脊液分泌过多、吸收减少或循环障碍所致脑脊液在脑室系统及蛛网膜下腔内积聚并不断增加，常伴有颅内压增高。婴儿因颅缝尚未闭合，头颅常迅速增大。

先天性脑积水属于中医"解颅""囟填""头痛"等范畴。

【病因与发病机制】

一、西医

脑积水可分为交通性脑积水和阻塞性脑积水两类。

1. 交通性脑积水 脑脊液能从脑室系统至蛛网膜下腔，但因蛛网膜吸收障碍或脑脊液分泌过多而致脑积水，如浆液性脑积水、在胎内已形成的后颅窝肿瘤与脉络丛乳头状瘤也常表现为脑积水。

2. 阻塞性脑积水 由于脑脊液循环通路的某一部位发生梗阻所致的脑积水，多伴有脑室扩张。大多数的先天性脑积水为阻塞性脑积水。

（1）先天性导水管狭窄畸形：中脑导水管狭窄、分叉、中隔形成或导水管周围胶质增生。

（2）Dandy-Walker 综合征（又称第四脑室侧孔闭锁综合征）：先天性第四脑室形成大囊，枕部突出及小脑畸形。

（3）Arnold-Chiari 综合征：小脑扁桃体下蚓部疝入椎管内，脑桥和延髓扭曲延长，并且部分延髓向椎管内移位。

（4）Galen 大静脉畸形：压迫导水管引起脑积水。

（5）其他先天畸形：如脑膜脑膨出、脑穿通畸形、无脑回畸形等均可并发脑积水。

脑积水病理上的突出特点是脑室扩张。因病变部位和性质的不同，脑室扩张的部位、范围和程度也不相同，可以是第三脑室以上或侧脑室的扩张，也可以是全脑室系统的扩张，严重者脑脊液可至 1000 mL 以上。脑实质长期受压变薄，白质萎缩比灰质更明显，脑回平坦，脑沟消失；其中，胼胝体、锥体束、基底节和四叠体最易受损伤。第三脑室向下凸出，可压迫视神经、嗅束、垂体。

二、中医

1. 肾精亏虚 先天禀赋不足，胎气怯弱，或生后病而致虚，肾精亏虚，不能主骨生髓，脑之髓海无以充盈，精髓不能充骨，囟门不能如期合闭，颅缝开解，而成解颅。

2. 肾虚髓热 肾精亏虚，水不济火，则虚火蒸于上而囟不合。

3. 阳虚水泛 脾肾阳虚，水湿不能温化从膀胱而去，督脉不得温煦，水湿无制而泛滥，寒水之气顺督脉而上泛于脑，以致水停颅腔。

4. 热毒壅滞 若先天不足，加之后天失调，外感时邪，热毒壅滞，上攻于脑，以致脑络阻塞不畅，气血运行不利，头颅增大，囟门不合而为解颅、囟填。

5. 痰热交阻 先后天俱不足，痰湿内蕴，又复感温热之邪，或郁久化生痰热，痰热恋肺，治节无权；痰热上泛，窍络受阻，此为外因诱发内因而致病

6. 瘀阻清窍 胎禀不足，后天失养，或病后失调，以致气虚精亏，血行涩滞，阻塞脑络；或邪毒外侵，上攻于脑，阻滞脑络，血行不畅，脑窍不通，水液停聚而致解颅。

【诊断与辨证】

一、西医诊断

（一）临床表现

1. 头颅形态改变　即头颅增长明显，这是最重要的体征。头围增大常在出生时或出生不久出现，并且呈进行性加剧，在一定时间内连续测量头围有明显改变。头颅与躯干生长比例失调，头颅过大且重，重者可垂落胸前。患儿呈头颅大，颜面小，前额突出，下颌尖细的容貌。

2. 颅内压增高　婴儿期的颅缝对颅内压力有一定的缓冲作用。随着脑积水的进行性发展，颅内压增高的症状逐渐出现，患儿前囟扩大、张力高，颅缝裂开，有时后囟、侧囟也受累。由于颅内压增高，静脉回流受阻，故头皮静脉明显怒张；颅骨变薄，叩诊时可出现破壶音征；患儿头发稀少。因婴儿不会说话，常表现抓头、摇头、尖声哭叫，严重时呕吐、嗜睡或昏睡。

3. 神经功能障碍　如果第三脑室后部的松果体侧隐窝扩张明显，压迫中脑顶盖部可出现眼肌麻痹，表现为双眼球下旋，上部巩膜暴露，眼球下半部落到下眼睑下方，称为"落日征"，是先天性脑积水的特有体征。外展神经麻痹常见，可有斜视、眼球震颤，晚期出现生长停顿、智力下降、表情呆滞，嗅觉、视力减退，严重者呈痉挛性瘫痪、共济失调和去脑强直。患儿头部控制力差，一般不能坐也不能站立。

晚期可见生长停顿，智力下降。

（二）辅助检查

1. 头颅平片　颅腔扩大，颅骨变薄，颅缝分离，前后囟扩大，蝶鞍加深，颅面比例明显增大。

2. 头部 CT 扫描　梗阻性脑积水可见脑室系统扩大，脑实质显著变薄。交通性脑积水时，额和额顶区蛛网膜下腔增宽，其他区域蛛网膜下腔不宽或稍宽，前部半球间裂增宽，基底池主要是鞍上池增大，额顶区脑沟加深增宽。

3. MRI 扫描　可以清晰地从冠状面、矢状面和横断面显示颅脑影像，为明确脑积水的病变部位和性质提供了直接的影像依据。表现为：①脑室扩大程度与蛛网膜下腔大小不成比例；②侧脑室额角膨出或呈圆形（冠状面显示）；③第三脑室呈气球状，压迫丘脑，使下丘脑下移；④胼胝体升高（矢状面显示）；⑤脑脊液重吸收征：表现为脑室周围弥漫性长 T_2 高信号带。

（三）诊断要点

1. 婴儿出生后渐进性头颅明显增大，前囟扩大或膨出，或出现头痛、颅内压增高症状。
2. 查体头部叩诊呈破壶音，可见有"落日征"。

3. 头颅 X 线平片有颅内压增高的影像表现。

4. 头颅 CT、MRI 检查可确诊本病并可进一步明确病因。

（四）鉴别诊断

1. 巨脑症　表现为头颅周径增大，头颅增大速度很像先天性脑积水，但无落日征与神经系统受损症状和体征。头颅 X 线检查无颅内压增高征象，CT 或 MRI 表现为脑实质增大，脑室正常。

2. 佝偻病　头颅增大，额顶结节突出明显，呈不规则形或方形，前囟扩大但张力不高；还可有佝偻病的其他表现。

3. 婴儿硬膜下血肿　常有产伤史。病变位于单侧或双侧硬膜下，有颅内压增高的表现，但无"落日征"。前囟穿刺可抽出黄色或血性液体，CT 或 MRI 可帮助鉴别。

二、中医辨证

1. 肾精亏虚证　生后数月囟门迅速增大，颅缝解开，头皮光亮，青筋暴露，目眶缩小，目珠下坠，白多黑少，头大颈细，头倾不竖，身体瘦弱，神气不慧，舌淡少苔，脉沉细弱。

2. 肾虚髓热证　头颅增大，囟门不合，目珠下垂，心烦不宁，手足心热，夜寐不安，盗汗，舌红少苔或无苔，脉细数。

3. 阳虚水泛证　面色萎黄或㿠白，神情呆滞，头缝开解不合，囟门宽大凹陷，头皮光亮，神疲倦怠，形体消瘦，食少便溏，甚则完谷不化，小便短少，舌淡苔白腻，脉缓而弱。

4. 热毒壅滞证　发热气促，头痛、头胀，颅缝开解或闭合后复开，头皮光急，青筋怒张，两目下垂，面赤，口干唇红，小便短赤，大便干结，舌红苔黄，脉洪大而数。

5. 痰热交阻证　囟门不合，头颅增大，咳嗽微喘，喉间痰鸣，进食则吐，小便短赤，舌红苔黄腻，脉滑数。

6. 瘀阻清窍证　囟门肿起、未合，头痛，呕吐，时有抽搐，两眼斜视，肢体麻木，舌淡暗，苔薄白，脉沉弦或涩。

【治疗】

一、西医

本病应以手术治疗为主，尤其对有进展的脑积水更应手术治疗；药物治疗可对症状轻且稳定者使用，也可作为手术治疗的辅助治疗。

1. 手术治疗　为主要治疗手段，包括解除病变部位梗阻的病因治疗和脑脊液分流术。

2. 药物治疗　只是暂时采用的方法，不宜长期应用。

（1）减少脑脊液分泌：首选乙酰唑胺，可抑制脑脊液分泌。此药可引起代谢性酸中毒，使用中要注意。

（2）增加体内水分的排出：间接减少脑脊液量，降低颅内压。可选用高渗脱水药物与利尿药物，如甘露醇、双氢克尿噻、氨苯蝶啶、呋塞米等。

（3）对有蛛网膜粘连者，根据病情可口服、静脉点滴或鞘内注射糖皮质激素。

二、中医

（一）辨证论治

1. 肾精亏虚证

治法：补肾填精，充养脑髓。

方药：六味地黄丸加减。熟地黄 12 g，黄精 12 g，山茱萸 8 g，鹿茸（研冲）1 g，泽泻 6 g，怀牛膝 6 g，茯苓 6 g，牡丹皮 6 g，怀山药 8 g。眼球震颤斜视者，可加枸杞子、菟丝子、决明子、菊花；四肢拘急者，可加桑寄生、牡蛎、白芍药、天麻、钩藤或羚羊角；青筋暴露、指纹青紫者，可酌加丹参、当归、川芎、赤芍药。

2. 肾虚髓热证

治法：滋补肝肾，滋阴清热。

方药：知柏地黄丸和大补阴丸加减。熟地黄 10 g，山茱萸 10 g，生山药 10 g，茯苓 10 g，牡丹皮 9 g，泽泻 10 g，知母 10 g，黄柏 6 g，龟甲（先煎）10 g。烦躁不宁者，加竹叶、珍珠母；咽干口燥者，加玄参、石斛；虚热甚者，加白薇、地骨皮、鳖甲。

3. 阳虚水泛证

治法：健脾祛湿，温阳利水。

方药：五苓散加减。制附子 6 g，泽泻 10 g，白术 9 g，车前子（包煎）15 g，肉桂（研冲）1 g，茯苓 15 g，猪苓 10 g，大腹皮 3 g，珍珠母（先煎）10 g。脾气虚甚者，可加黄芪、党参；呕吐者，可加制半夏、陈皮；痰多者，可加制天南星、白芥子、石菖蒲。

4. 热毒壅滞证

治法：清热解毒，疏散风邪。

方药：普济消毒饮加减。黄芩 3 g，玄参 6 g，牛蒡子 6 g，黄连 3 g，板蓝根 10 g，僵蚕 3 g，连翘 6 g，马勃 3 g，柴胡 4 g，陈皮 3 g，桔梗 4 g，薄荷 3 g，生地黄 10 g，赤芍药 10 g。大便秘结者，可加大黄、天花粉；头痛剧者，可加桑叶、菊花。

5. 痰热交阻证

治法：清热化痰。

方药：黄连温胆汤加减。黄连 3 g，姜半夏 6 g，橘红 10 g，茯苓 6 g，竹茹 8 g，枳实 6 g，胆南星 6 g，茺蔚子 6 g，泽泻 10 g。喘甚者，加炒杏仁、生麻黄；胸闷者，加瓜蒌、苏梗；神志不清者，加石菖蒲、郁金；热盛抽搐者，加羚羊角、钩藤；痰热甚、痰涎不利者，加竹沥、天竺黄。

6. 瘀阻清窍证

治法：化瘀通窍。

方药：通窍活血汤加减。麝香（后下）0.2 g，桃仁 6 g，红花 5 g，赤芍药 10 g，川芎 6 g，石菖蒲 6 g，泽泻 10 g，怀牛膝 10 g，钩藤 6 g。

（二）中成药

1. 六味地黄丸　适用于先天性脑积水肾精亏虚证，该药成人用药剂量为每次 6 ~ 9 g，每日 2 次，开水化服；小儿用量每次 1.5 ~ 3 g，每日 2 ~ 3 次。

2. 知柏地黄丸　适用于先天性脑积水肾虚髓热证，该药成人用药剂量为每次 6 ~ 9 g，每日 2 次，开水化服；小儿用量遵医嘱，或酌情为成人用量的 1/4 或 1/3 或 1/2。

3. 济生肾气丸　适用于先天性脑积水阳虚水泛证，该药成人用药剂量为每次 9 g，每日 2 次，开水化服；小儿用量遵医嘱，或酌情为成人用量的 1/4 或 1/3 或 1/2。

（三）针刺疗法

1. 体针

主穴：百会、印堂、丝竹空、三阴交、风府等。

配穴：大椎、陶道、足三里、曲池等，也可采用百会透四神聪、风府透哑门、风池透大杼；或取穴阴谷、肾俞、三焦俞、气海、委阳。

2. 耳针　取三焦俞、肺、胆、交感、神门等穴，每日针 1 次或埋针治疗。

（四）推拿

主要运用推法治疗，在介质的帮助下用拇指桡侧或指面，或示、中指指面以频率为 200 ~ 300 次/分的节律，在相关穴位上推动。用力宜柔和均匀，始终如一。不同的推动方向与补泻有关：补法为由指尖向指根推，泻法为由指根向指尖推，清法为来回推。补肝胆 10 分钟，补三关 5 分钟，补脾胃 10 分钟，清六腑 5 分钟。

（郑　一　张　栩）

参考文献

[1] 贾建平. 神经病学 [M].7 版. 北京：人民卫生出版社，2013.

[2] 吴江. 神经病学 [M].2 版. 北京：人民卫生出版社，2013.

[3] 孙怡. 实用中西医结合神经病学 [M].2 版. 北京：人民卫生出版社，2011.

[4] 鲍远程. 现代中医神经病学 [M]. 北京：人民卫生出版社，2003.

[5] 张美增. 老年神经病学 [M]. 北京：人民卫生出版社，2007.

[6] 刘焯霖，梁秀龄，张成. 神经遗传病学 [M].2 版. 北京：人民卫生出版社，2002.

[7] 王永炎，张伯礼. 中医脑病学 [M]. 北京：人民卫生出版社，2007.

[8] 王忠诚. 神经外科学 [M]. 武汉：湖北科学技术出版社，1998.

[9] 史玉泉. 实用神经病学 [M].2 版. 上海：上海科学技术出版社，1994.

第十五章　脊髓疾病

第一节　概　述

脊髓损伤主要表现为运动障碍、感觉障碍、括约肌功能障碍及自主神经功能障碍等，前两者对脊髓病变水平的定位很有帮助。

1. 脊髓横贯性损伤　表现受损平面以下完全性运动障碍、感觉障碍、尿便障碍及自主神经功能障碍等。脊髓严重横贯性损伤急性期呈现脊髓休克（spinal shock），表现损伤平面以下呈弛缓性瘫痪、肌张力低下、腱反射消失、病理征不能引出和尿潴留等，一般持续 2 ~ 6 周后逐渐转变为中枢性瘫痪，出现肌张力增高、腱反射亢进、病理征阳性和反射性排尿等。判定脊髓横贯性损伤水平主要依据节段性症状，如腱反射消失、根痛或根性分布感觉障碍、节段性肌萎缩等，感觉障碍平面及反射改变对病变节段定位也有很大帮助。脊髓 5 个主要节段损伤的表现如下。

（1）高颈段（C_1 ~ C_4）：损害平面以下各种感觉缺失，四肢呈上运动神经元性瘫痪，括约肌功能障碍，四肢和躯干无汗，伴枕或后颈部疼痛，咳嗽、转颈时加重，可有该区感觉缺失。C_3 ~ C_5 节段损伤出现膈肌瘫痪、腹式呼吸减弱或消失。如三叉神经脊束核受损出现同侧面部外侧痛温觉丧失，副神经核受累影响同侧胸锁乳突肌及斜方肌，引起转颈、耸肩无力和肌萎缩。如病变从枕骨大孔波及后颅凹，可引起延髓和小脑症状，如吞咽困难、饮水呛咳、共济失调、眩晕和眼球震颤等，甚至导致呼吸循环衰竭死亡。如占位性病变阻塞小脑延髓池可引起颅内压增高。

（2）颈膨大（C_5 ~ T_2）：双上肢呈下运动神经元性瘫痪，双下肢呈上运动神经元性瘫痪，病变平面以下各种感觉缺失，肩部及上肢可有放射性根痛，括约肌障碍。C_8 ~ T_1 侧角受损可见 Horner 征，表现为瞳孔小、眼球内陷、眼裂小和面部汗少等。上肢腱反射改变有助于病变节段的定位。

（3）胸髓（T_3 ~ T_{12}）：双上肢正常，双下肢呈上运动神经元性瘫痪，病变平面以下各种感觉缺失，尿便障碍，出汗异常，常伴相应胸腹部束带感（根痛）。T_4、T_5 节段是血供薄弱区和易发病部位。感觉障碍平面有助于判断病损部位，可根据体表标志判定受损的节段。上、中、下腹壁反射对应的脊髓反射中枢分别位于 T_7 ~ T_8、T_9 ~ T_{10}、T_{11} ~ T_{12} 节段，腹壁反射消失也可定位。T_{10} ~ T_{11} 病变时下半部腹直肌无力，当患者仰卧位用力抬头时，可见脐孔被腹直肌上半部牵拉向上移动，称为 Beevor 征。

（4）腰膨大（L_1 ~ S_2）：受损出现双下肢下运动神经元性瘫痪，双下肢及会阴部各种感觉缺失，尿便障碍。损害平面在 L_2 ~ L_4 膝反射消失，在 S_1 ~ S_2 踝反射消失，S_1 ~ S_3 受损出现阳痿。腰膨大上段受损时神经根痛区在腹股沟或下背部，下段受损时根痛表现为坐骨神经痛。

（5）脊髓圆锥（$S_3 \sim S_5$）和尾节：在腰膨大以下，不出现下肢瘫痪及锥体束征，肛门周围和会阴部皮肤感觉缺失，呈鞍状分布；髓内病变可出现分离性感觉障碍，肛门反射消失和性功能障碍。脊髓圆锥为括约肌功能的副交感中枢，圆锥病变如外伤、肿瘤可出现真性尿失禁。

（6）马尾：马尾病变与脊髓圆锥病变的临床表现相似，但症状和体征可为单侧或不对称性，多见明显的根痛和感觉障碍，位于会阴部、股部或小腿，下肢可有下运动神经元性瘫痪，尿便障碍常不明显或较晚出现。

2. 不完全性脊髓损伤

（1）脊髓半侧损伤：引起脊髓半切综合征，主要特点是病变节段以下同侧上运动神经元性瘫痪、深感觉障碍及血管舒缩功能障碍，对侧痛温觉障碍，触觉保留。由于后角细胞发出纤维先在同侧上升 2~3 个节段后再经灰质前连合交叉至对侧组成脊髓丘脑束，故产生对侧传导束型感觉障碍平面较脊髓受损节段水平低。

（2）中央管附近损伤：由于来自后角的痛温觉纤维在灰质前联合处交叉，该处病变产生双侧对称的节段性分离性感觉障碍，痛温觉减弱或消失，触觉保留。

（3）前索损伤：脊髓丘脑前束受损造成病灶对侧水平以下粗触觉障碍，刺激性病变出现病灶对侧水平以下难以形容的弥散性疼痛，常伴感觉过敏。

（4）后索损伤：薄束楔束损伤时出现振动觉、位置觉障碍，感觉性共济失调，由于识别性触觉障碍不能辨别在皮肤书写的字或几何图形。后索刺激性病变在相应支配区可出现电击样剧痛。

（5）侧索损伤：脊髓侧束损伤导致病变对侧肢体上运动神经元性瘫。

（6）前角损伤：常导致支配肌肉瘫痪、萎缩，肌张力显著减低或丧失，腱反射消失。

（7）后角损伤：支配的相应皮节出现同侧节段性痛温觉缺失、触觉保留的分离性感觉障碍。

（8）侧角损伤：$C_8 \sim L_2$ 侧角是交感神经低级中枢，受损出现血管舒缩障碍、泌汗障碍和营养障碍等，$C_8 \sim T_1$ 病变可见 Horner 征；$S_2 \sim S_4$ 侧角为脊髓副交感中枢，病变产生膀胱直肠功能障碍和性功能障碍。

第二节　急性脊髓炎

脊髓炎是由感染性或非感染性炎性过程引起的脊髓损伤，因此脊髓炎可有很多种病因，其中炎性脱髓鞘和病毒直接感染是最常见的两种病因。

急性脊髓炎是非特异性炎症会引起脊髓白质脱髓鞘病变或坏死，导致急性横贯性脊髓损伤，因此又称急性横贯性脊髓炎。以病损水平以下肢体瘫痪、传导束性感觉障碍和尿便障碍为临床特征。

根据本病的临床表现，可属于中医的不同病证。如下肢弛缓性瘫痪属于中医学中的

"痿证"，痉挛性瘫痪属于"拘挛"，排尿障碍属于"癃闭"，排便障碍属于"便秘"等。亦有认为属于中医的"软脚瘟"。

【病因与发病机制】

一、西医

（一）病因

本病的病因不清，多数患者在出现脊髓症状前 1~4 周有上呼吸道感染、发热、腹泻等病毒感染症状，但脑脊液未检出抗体，脊髓和脑脊液中未分离出病毒，可能与病毒感染后变态反应有关，并非直接感染所致，为非感染性炎症型脊髓炎（myelitis of noninfectious inflammatory type）。

（二）病理

本病可累及脊髓的任何节段，以胸髓（$T_3 \sim T_5$）最常见，其次为颈髓和腰髓。肉眼可见受损节段脊髓肿胀、质地变软、软脊膜充血或有炎性渗出物，切面可见脊髓软化、边缘不整、灰白质界限不清。镜下显示髓内和软脊膜的血管扩张、充血，血管周围炎性细胞浸润，以淋巴细胞和浆细胞为主，灰质内神经细胞肿胀、碎裂和消失，尼氏体溶解，白质髓鞘脱失和轴突变性，病灶中可见胶质细胞增生。

二、中医

1. 暑湿疫邪　暑湿疫疬之邪由口鼻侵入，蕴于肌肉，阻滞经络，或热伤阴液，筋失濡养，导致筋脉弛缓不用。暑湿闭阻气机，气化失司，可见二便不通。

2. 气血不足　脾胃虚弱，后天生化不足，气血亏虚，肌肉筋脉失于濡养，则见四肢痿软无力，肌肤麻木不仁。

3. 肝肾阴虚　病久则因肝肾亏虚，精血不足，筋无所养，不能束筋健骨，关节不利而见肢体痿软痉挛。

【诊断与辨证】

一、西医诊断

（一）临床表现

急性起病，常在数小时至 2~3 日发展至完全性截瘫。可发病于任何年龄，无性别差异，散在发病。病前数日或 1~2 周常有发热、全身不适或上呼吸道感染症状，可有过劳、外伤及受凉等诱因。首发症状多为双下肢麻木无力、病变节段束带感或根痛，进而发展为脊髓完全性横贯性损害，胸髓最常受累。病变水平以下运动、感觉和自主神经功能障碍。

（1）运动障碍：早期常见脊髓休克，表现为截瘫、肢体肌张力低和腱反射消失，无病理征。休克期多为2~4周或更长，脊髓损伤严重，合并肺部及尿路感染并发症和压疮者较长。恢复期肌张力逐渐增高，腱反射亢进，出现病理征，肢体肌力由远端逐渐恢复。

（2）感觉障碍：病变节段以下所有感觉缺失，在感觉消失水平上缘可有感觉过敏区或束带样感觉异常，随病情恢复感觉平面逐步下降，但较运动功能恢复慢。

（3）自主神经功能障碍：早期尿便潴留，无膀胱充盈感，呈无张力性神经源性膀胱，膀胱充盈过度出现充盈性尿失禁；随着脊髓功能恢复，膀胱容量缩小，尿液充盈到300~400 mL时自主排尿，称为反射性神经源性膀胱。损伤平面以下无汗或少汗、皮肤脱屑和水肿、指甲松脆和角化过度等。

（二）辅助检查

1. 腰椎穿刺　压颈试验通畅，少数病例脊髓水肿严重可不完全梗阻。脑脊液（CSF）压力正常，外观无色透明，细胞数、蛋白含量正常或轻度增高，以淋巴细胞为主，糖、氯化物正常。

2. 电生理检查　①视觉诱发电位（VEP）正常，可与视神经脊髓炎及多发性硬化鉴别；②体感诱发电位（SEP）波幅可明显减低，运动诱发电位（MEP）异常，可作为判断疗效和预后的指标；③肌电图呈失神经改变。

3. 影像学检查　脊柱X线平片正常。MRI典型显示病变部脊髓增粗，病变节段髓内多发片状或斑点状病灶，呈T_1低信号、T_2高信号，强度不均，可有融合。有的病例可始终无异常。

（三）诊断要点

根据急性起病，迅速进展为脊髓完全横贯性或播散性损伤，常累及胸髓。病变水平以下运动、感觉和自主神经功能障碍。结合脑脊液和MRI检查可以确诊。

（四）鉴别诊断

需与以下引起急性肢体瘫痪的疾病鉴别。

（1）急性硬脊膜外脓肿：可出现急性脊髓横贯性损伤，病前常有身体其他部位化脓性感染，病原菌经血行或邻近组织蔓延至硬膜外形成脓肿。在原发感染数日或数周后突然起病，出现头痛、发热、周身无力等感染中毒症状，常伴根痛、脊柱叩痛；外周血白细胞数增高；椎管梗阻，CSF细胞数和蛋白含量明显增加；CT、MRI有助于诊断。

（2）脊柱结核或转移性肿瘤：均可引起椎体骨质破坏和塌陷，压迫脊髓出现急性横贯性损伤。脊柱结核常有低热、纳差、消瘦、萎靡、乏力等全身中毒症状和其他结核病灶，病变脊柱棘突明显突起或后凸成角畸形，脊柱X线可见椎体破坏、椎间隙变窄和椎旁寒性脓肿阴影等典型改变。转移性肿瘤在老年人中多见，X线可见椎体破坏，如找到原发灶可确诊。

（3）脊髓出血：由脊髓外伤或血管畸形引起。起病急骤，迅速出现剧烈背痛、截瘫和括约肌功能障碍。腰椎穿刺 CSF 为血性，脊髓 CT 可见出血部位高密度影，脊髓 DSA 可发现脊髓血管畸形。

二、中医辨证

1. 湿热毒蕴证　　发热汗多，汗出而热不退，咽痛，咳嗽，恶心、呕吐，或大便溏薄，舌红，苔黄腻，脉濡数，或滑数。

2. 湿热阻络证　　热退后又复发热，肢体疼痛不能转侧，烦躁不宁，汗出蒸蒸，或嗜睡肢软，舌红，苔黄腻，脉濡数。

3. 气虚血瘀证　　发热已退，肢体麻痹，痿软无力，面色萎黄，疲乏自汗，舌淡红，苔薄白，脉濡。

4. 肝肾亏虚证　　瘫痪日久，患侧肢体萎废不用，肌肉明显萎缩，甚或肢体畸形，舌淡红，苔薄白，脉沉细。

【治疗】

一、西医

本病无特效治疗，主要包括减轻脊髓损伤、防治并发症及促进功能恢复。

1. 药物治疗

（1）皮质类固醇激素：急性期可应用大剂量甲泼尼龙短程疗法，500～1000 mg 静脉滴注，1 次/日，连用 3～5 次；控制病情发展；或用地塞米松 10～20 mg 静脉滴注，1 次/日，7～14 日为一个疗程；用上述两药后可改用泼尼松口服，40～60 mg/d，维持 4～6 周后或随病情好转逐渐减量停药。

（2）免疫球蛋白：急性上升性脊髓炎或横贯性脊髓炎急性期应立即使用，成人用量 0.4 g/（kg·d），静脉滴注，连用 3～5 日为一个疗程。

（3）抗生素：预防和治疗泌尿道或呼吸道感染。

（4）维生素 B 族：有助于神经功能恢复。

2. 精心护理　　可预防或减少并发症。

（1）勤翻身、拍背，改善肺泡通气量，防止坠积性肺炎；瘫痪肢体应保持功能位，防止肢体痉挛和关节挛缩。

（2）保持皮肤干燥、清洁，经常按摩皮肤，活动瘫痪肢体。

（3）已发生压疮者应局部换药并加强全身营养，促进愈合；忌用热水袋以防烫伤。

（4）排尿障碍应行无菌导尿，留置尿管；高位脊髓炎吞咽困难应放置胃管。

3. 早期康复训练　　对功能恢复及改善预后有重要意义，肢体被动活动与按摩，改善肢体血液循环，部分肌力恢复时应鼓励患者主动活动。晚期痉挛性瘫痪可口服巴氯芬（Baclofen）5～10 mg，2～3 次/日，或采取适当的康复性手术治疗。

二、中医

（一）辨证论治

1. 湿热毒蕴证

治法：清热化湿解毒。

方药：甘露消毒丹加减。绵茵陈 30 g，黄芩 10 g，石菖蒲 12 g，川贝 10 g，木通 10 g，射干 10 g，连翘 12 g，薄荷 5 g，白豆蔻 10 g，藿香 12 g，滑石 18 g。小便不利者，加猪苓、泽泻；大便不通者，加大黄、枳实。

2. 湿热阻络证

治法：清热化湿通络。

方药：四妙丸加减。苍术 10 g，黄柏 10 g，牛膝 15 g，薏苡仁 15 g，豨莶草 15 g，桑枝 20 g。湿热重，尿短黄，加滑石、甘草；汗多，加藿香、山栀；神疲嗜睡，加菖蒲、佩兰。

3. 气虚血瘀证

治法：补气活血通络。

方药：补阳还五汤加减。生黄芪 30 g，当归尾、川芎、赤芍、桂枝、川牛膝、菖蒲各 12 g，地龙、桃仁、红花各 10 g，全蝎 3 g。

4. 肝肾亏虚证

治法：滋补肝肾。

方药：壮骨丸加减。龟甲 18 g，黄柏 10 g，知母 10 g，熟地黄 15 g，白芍药 24 g，锁阳 15 g，陈皮 6 g，牛骨髓 250 g。兼气虚，加黄芪；脾胃虚弱，加白术、党参；阴虚内热，加丹皮；阳虚甚，加附子、巴戟。

（二）中成药

（1）天麻丸：适用于肢体麻木，每次 6 g，每日 3 次。

（2）加味金刚丸：每次 3~6 g，每日 3 次，适用于肢体瘫痪。

（3）健步壮骨丸：适用于肝肾亏虚，每次 1 丸，每日 2 次。

（三）针灸

1. 体针　瘫痪或肌肉萎缩者，可针刺大椎、夹脊、手三里、足三里、环跳、阳陵泉、肾俞、解溪、绝骨等穴，每次 3~4 穴，每日 1 次。

2. 头针　取双侧足运感区、运动区上 3/5。沿刺激区平刺，强刺激，留针 30 分钟，留针时每 10 分钟强捻转 1 次，每日 1 次。

3. 电针　对瘫痪肢体肌肉循经取穴或局部选穴，损伤平面上下华佗夹脊穴。针刺后加脉冲电极每次 10 分钟。电流强度以患者能耐受为度。

4. 穴位注射　取曲池、足三里、萎缩肌肉局部。用人参注射液、当归注射液、10% 葡萄糖注射液。用 5 mL 注射器，牙科 5 号针头直刺稍提插，有针感后注入药液每穴 1 mL；萎缩肌肉局部用 10 mL 注射器，心内注射针头刺入皮下，边退边注药，每次注入 2 ~ 5 mL。隔日 1 次。

【预后】

预后与病情严重程度有关。无合并症者通常 3 ~ 6 个月可基本恢复，生活自理。完全性截瘫 6 个月后肌电图仍为失神经改变、MRI 显示髓内广泛信号改变、病变范围多于 10 个脊髓节段者预后不良。合并泌尿系感染、压疮、肺炎常影响恢复，遗留后遗症。约 10% 患者可演变为多发性硬化或视神经脊髓炎。

第三节　脊髓蛛网膜炎

脊髓蛛网膜炎，亦称粘连性脊蛛网膜炎，此病引起蛛网膜增厚与脊髓、脊神经根粘连或形成囊肿，阻塞髓腔，并能导致脊髓功能障碍。

本病可归属于中医学的"痿证""痹证"范畴。

【病因与发病机制】

一、西医

（一）病因

（1）感染：可原发于脊柱结核、硬膜外脓肿和脑膜炎等，也可继发于流感、伤寒、产褥感染等。

（2）损伤：脊髓损伤、反复腰椎穿刺等，可产生脊髓、软脊膜、蛛网膜和硬脊膜不同程度的撕裂、出血，导致蛛网膜增厚与脊髓粘连或形成囊肿。

（3）化学性：做脊髓碘油造影或鞘内注入药物，由于药物的刺激而引起。

（4）原因不明性，如脊髓空洞症、多发性硬化等疾病可同时伴有脊髓蛛网膜炎。

（二）病理

病变以胸、腰段多见。蛛网膜呈乳白色、混浊、不规则增厚，或为瘢痕组织，可与脊髓、软脊膜、神经根和血管发生粘连并伴有血管增生。仅累及 1 ~ 2 个节段为局限性，多个节段呈散在分布为弥漫性，如粘连累及增厚的蛛网膜形成囊肿则为囊肿型。

二、中医

本病临床轻则为痹，重则为痿，均为邪滞血凝、经络瘀阻所导致。

1. 湿热浸淫　湿热邪气，浸淫筋脉，筋肌失之濡养，轻者为痹而见肢体麻木不利；重者则见下肢痿软不用。

2. 寒邪流注　素体阳虚，或劳倦损及肾阳，命门火衰，致寒邪流注于腿膝间，或外伤受寒，寒瘀互结于经脉，或肿或不肿，或酸楚软弱，形寒肢冷。

3. 肝肾亏虚　盖肝主筋，肝伤则四肢不为人用，而筋骨拘挛；肾藏精，精血相生，精虚则不能灌溉诸末，血虚则不能营养筋骨。本病重症者，或疾病迁延每出现下肢痿软不用，此期多究之于肾。

【诊断与辨证】

一、西医

（一）临床表现

多为慢性起病，逐渐进展，少数可急性或亚急性起病。因累及部位不同，临床表现呈多样性，可为单发或多发的神经根痛，感觉障碍多双侧不对称，常呈神经根型、节段型或斑块状不规则分布。运动障碍为不对称的单瘫、截瘫或四肢瘫。局限型症状常较轻，弥漫型则较重，囊肿型脊髓蛛网膜炎与脊髓肿瘤的临床表现相似。病程可有缓解或加剧。

（二）辅助检查

1. 脑脊液检查　腰椎穿刺时由于蛛网膜与软膜、脊髓有广泛的粘连，故初压都较低。脑脊液是无色透明或略带淡黄色。白细胞可增高，以淋巴细胞为主。蛋白定量往往明显增高。

2. 椎管造影　可见椎管腔呈不规则狭窄，碘油呈点滴状或串珠样分布，囊肿型则表现为杯口状缺损。

3. MRI　能明确囊肿性质、部位、大小，并能了解病灶对周围重要组织的损伤情况。

（三）诊断要点

根据慢性起病、既往病史、临床症状的多样性、体征一般不对称、病程有波动、腰椎穿刺及造影结果分析可做出诊断。

（四）鉴别诊断

1. 颈椎间盘突出　好发于中年人，两上肢根痛明显，有时有手或前臂的肌萎缩及病理反射。脑脊液中蛋白定量正常或轻度增高，白细胞正常。颈椎平片可见病变椎间隙狭窄，正常颈曲消失。

2. 脊髓肿瘤　起病缓慢，有慢性进行性脊髓受压症状。脑脊液中蛋白定量明显增高，细胞数不高，有时脑脊液呈淡黄色。

二、中医辨证

1. 湿热浸淫证　轻者肢体痹痛麻木，重则双足痿软，或微肿发热，恶热喜凉，面黄身重，胸脘满闷，小便赤痛，舌苔黄腻，脉濡数。

2. 寒凝瘀滞证　腰膝冷痛，筋骨痿软，肌肉萎缩，肢麻无力，不能步履，有束带感，二便不通或失禁，舌淡暗，苔薄，脉沉弦或沉细无力。

3. 肝肾亏损证　双足渐痿疲，肌肉瘦削，遗精早泄，腰脊酸软，头目眩晕，舌红无苔，脉细数。

【治疗】

一、西医

（一）内科治疗

1. 急性期给予抗生素、激素、B 族维生素及血管扩张药。
2. 鞘内注射地塞米松。
3. 可根据病变部位及神经功能损伤情况辅以康复治疗。
4. 加强护理，对截瘫患者要注意预防尿路感染及压疮。

（二）手术治疗

如为囊肿型或局部粘连型蛛网膜炎，可做囊肿摘除或粘连分离术。

二、中医

（一）辨证论治

本病的辨证论治首先分清虚实。凡起病急，发展较快，属于湿热浸淫者，多属实证。病史较长，起病与发展缓慢，以脾胃肝肾亏虚为多者，均属虚证，也可出现虚中夹实的证候。在治疗中注意经脉瘀阻，一般以祛邪通经为要，同时重视调理脾胃功能。

1. 湿热浸淫证

治法：清热渗湿，通利筋脉。

方药：三妙散加味。苍术 10 g，黄柏 10 g，牛膝 15 g，苡仁 30 g，萆薢 15 g，桑枝 30 g，地龙 12 g。小便赤痛者，加滑石、甘草；肢体痹痛者，加桂枝、豨莶草；下肢痿软者，加川木瓜、白花蛇；发热者，加银花、连翘。

2. 寒凝瘀滞证

治法：温肾散寒，活血化瘀。

方药：身痛逐瘀汤加减。秦艽 10 g，川芎 10 g，桃仁 10 g，红花 10 g，甘草 5 g，羌活 10 g，没药 10 g，当归 10 g，制附子 10 g，锁阳 12 g，牛膝 10 g，地龙 10 g。脉沉无力畏寒者，加黄芪、白术；癃闭者，加猪苓、泽泻、桂枝；大便难者，加肉苁蓉、枳壳；二便失禁者，加狗脊、金樱子；下肢瘫痪者，加千斤拔、五加皮、紫河车。

3. 肝肾亏损证

治法：养阴清热，滋补肝肾。

方药：壮骨丸加减。龟甲 10 g，熟地 30 g，锁阳 10 g，牛膝 15 g，黄柏 10 g，知母 10 g，山萸肉 15 g，川断 15 g，山药 15 g，茯苓 15 g，丹皮 10 g，泽泻 15 g。不能步履，肢体瘦削者，加枸杞子、牛骨髓；肢体麻木者，加鸡血藤、桑寄生；眩晕失眠者，加天麻、合欢花；肢体疼痛甚者，加全蝎、蜈蚣。

（二）中成药

壮骨丸，每日 2 次，每次 6 g，淡盐水送下，用于肝肾不足痿证。

（三）针灸

1. 体针　取阳明经穴为主。上肢多取手阳明，下肢多取足阳明。属湿热或寒凝者，单针不灸用泻法；肝肾阴亏者，针用补法。

上肢取曲池、合谷、阳溪，下肢取髀关、梁丘、足三里、解溪。湿热者，加肺俞、尺泽；寒凝者，加阴陵泉、脾俞；肝肾两亏者，加肝俞、肾俞、悬钟、阳陵泉；发热者，加大椎；排尿困难者，加中极、曲骨、关元、气海；大便难者，加水道、归来、天枢。

2. 耳针　取脾、胃、肾、肝、腰椎、肾上腺、内分泌。排尿困难加膀胱，大便难加直肠下段、大肠、交感。

第四节　脊髓空洞症

脊髓空洞症是一种慢性进行性脊髓变性疾病，多位于颈髓，亦可累及延髓称为延髓空洞症（syringobulbia）。延髓空洞症可单独出现或与脊髓空洞症并发。典型的临床表现是节段性分离性感觉障碍，病变节段支配区肌萎缩及营养障碍。

本病属中医"痿证""风痱"等范畴。

【病因与发病机制】

一、西医

本病的病因和发病机制尚未完全明确，目前普遍的观点是脊髓空洞症非单一病因所致，而是由多种致病因素造成的。

1. 先天性发育异常　本病常合并扁平颅底、小脑扁桃体下疝、脊柱裂、脑积水、颈肋、弓形足等畸形，故认为脊髓空洞症是脊髓先天性发育异常所致。

2. 脑脊液动力学异常　由于第四脑室出口处先天性闭塞，使脑脊液正常循环受阻，结果脉络丛所产生的脑脊液压力的搏动波，从第四脑室经中央管传递至脊髓，导致中央管扩张。

3. 血液循环异常　认为脊髓血管畸形、脊髓损伤、脊髓炎伴中央管软化扩张及蛛网膜炎等引起脊髓血液循环异常，产生脊髓缺血、坏死、液化，形成空洞。

病理可见脊髓外形呈梭形膨大或萎缩变细，空洞壁不规则，由环形排列的胶质细胞及纤维组成。空洞内液体充填成分与 CSF 相似,如果蛋白含量增高则呈黄色。

空洞多位于颈膨大,可向脑干或胸髓扩展,腰髓较少受累,偶有多个空洞而且不相通。病变多从灰质前连合开始,然后向后角扩展,呈 L 形分布。可对称或不对称地侵及前角,继而压迫脊髓白质。空洞形成早期,囊壁多不规则,有退变的神经胶质。空洞形成已久,周围胶质增生及肥大星形细胞形成致密囊壁,空洞周围可见异常透明变性的血管。延髓空洞通常呈纵裂状,多为单侧,有些甚至上伸入脑桥,空洞可阻断内侧丘系交叉纤维,累及舌下神经核、迷走神经核。

二、中医

本病的形成与禀赋不足及五脏败伤有关。病机要点为脾肾亏损,筋骨肌肉失于濡养。病位主要在脾、肾。由阴阳气血亏虚、筋脉失养或痰、瘀、湿热阻滞经络所致。

1. 湿热内侵　由脾胃不足,湿热侵袭所致。脾气弱则肌肉虚,步态不稳。湿热盛,则见肢体困重乏力。久则可成湿痰瘀互结。

2. 脾胃虚弱　由脾胃气弱,四肢肌肉失养所致。脾为后天之本,脾胃气弱,生化乏源,四肢肌肉无所禀受,故见四肢瘦削,肌肉萎缩无力。气虚血亏,则见肢体麻木酸疼。

3. 肝肾阴亏　肾藏精,主骨生髓,肝藏血主筋。先天禀赋不足,或久病及肾,或劳倦内伤,肝肾精亏,筋失所养,骨软髓少,故见肌肉瘦削、四肢痿废不用、瘫痪等。

【诊断与辨证】

一、西医诊断

(一) 临床表现

发病年龄通常为 20~30 岁,偶尔发生于儿童或成年以后,男性与女性比例约为 3:1。起病隐袭,进展缓慢。

1. 感觉障碍　最早症状常是双手及前臂皮肤痛、温觉丧失,而触觉及深感觉相对正常,表现为节段性分离性感觉障碍。患者常在手发生灼伤或刺伤后才发现痛、温觉缺损。以后痛、温觉丧失范围可以扩大到两侧上肢及胸背部呈短上衣样分布。如向上侵及三叉神经脊束核可造成面部痛、温觉减退或消失,角膜反射消失。痛、温觉消失区域内常有自发性疼痛。晚期脊髓后索及脊髓丘脑侧束受累,造成病变以下各种传导束性感觉障碍。

2. 运动障碍　空洞扩大累及前角细胞,手部小肌肉及前臂尺侧肌肉萎缩无力、有肌束颤动。少数波及上肢肩胛肌及部分肋间肌肉,肌张力及腱反射减低。空洞继续扩大尚可侵及锥体束,出现肌张力增高及腱反射亢进,Babinski 征阳性。空洞内发生出血病情可突然恶化。如病变累及 $C_8 \sim T_2$ 脊髓侧角,可出现同侧 Horner 征。

3. 神经营养性障碍　皮肤营养障碍可见皮肤增厚、过度角化,痛觉消失区的表皮烫伤、外伤可造成顽固性溃疡及瘢痕形成,甚至指、趾节末端无痛性坏死脱落,称为 Morvan 征。关节痛觉缺失可引起关节磨损萎缩和畸形关节肿大、活动度增加、运动时有摩擦音而无痛觉即夏科（Charcot）关节。晚期可有神经源性膀胱和小便失禁。

4. 延髓空洞症　很少单独发生，常为脊髓空洞的延伸，多不对称，故症状和体征多为单侧性。若三叉神经脊束核受累，则面部呈洋葱皮样分布的痛温觉减退或缺失，从外侧向鼻唇部发展；累及疑核出现吞咽困难、饮水呛咳、悬雍垂偏斜；累及面神经核出现周围性面瘫；舌下神经核受累伸舌偏向患侧、同侧舌肌萎缩及肌束颤动；前庭小脑通路受累出现小脑性眩晕、眼震和步态不稳。脊髓积水常为先天性，缓慢起病，有肢体肌肉萎缩、无力、腱反射减退等。

5. 并发症　脊髓空洞症常合并脊柱侧弯或后突畸形、隐性脊柱裂、颈枕区畸形、小脑扁桃体下疝、颈肋和弓形足等先天畸形。

（二）辅助检查

1. 脑脊液检查　多正常，空洞较大造成脊髓腔部分梗阻时 CSF 蛋白可增高。
2. X 线检查　可以发现 Charcot 关节、颈枕区畸形、脊柱畸形等。
3. 延迟脊髓 CT 扫描（DMCT）　将水溶性造影剂注入蛛网膜下腔后，延迟一定时间，如注射后 6 小时、12 小时、18 小时、24 小时分别进行脊髓 CT 检查，可清晰显示高密度的空洞影像。
4. MRI　是诊断本病最准确的方法，能多平面、多节段获得全脊髓轮廓，可在纵、横断面上清楚地显示空洞的位置及大小、累及范围与脊髓的对应关系等，以及是否合并 Arnold-Chiari 畸形，以鉴别空洞是继发性还是原发性，有助于选择手术适应证和设计手术方案。

（三）诊断要点

根据多在成年期发病，起病隐袭，缓慢进展，常合并其他先天畸形，特征性的节段性分离性感觉障碍，肌无力和肌萎缩，皮肤和关节营养障碍等，诊断则不难，MRI 发现空洞则可确诊。

（四）鉴别诊断

1. 脊髓肿瘤　起病缓慢，累及节段较短，进展较快，膀胱功能障碍出现较早，锥体束征多为双侧，可进展为横贯性损害，营养障碍少见，脊髓腔梗阻 CSF 蛋白量可增高。MRI 增强扫描可明确诊断。
2. 颈椎病　常见根痛，感觉障碍呈根性分布，可出现颈部活动受限或后仰时疼痛，手及上肢萎缩但不显著。颈椎 X 片、CT 和 MRI 检查可资鉴别。
3. 肌萎缩侧索硬化症　本病特征为无感觉异常及感觉丧失，MRI 检查多无异常。

二、中医辨证

1. 湿热内侵证　肌肉萎缩，肢体困乏，肌肤不仁，神疲倦怠，痰多脘闷，食少便溏，小便黄少，舌胖大，有齿痕，苔黄腻，脉濡数。

2. 脾胃虚弱证　四肢瘦削，肌肤不仁，骨脆易折，上肢乏力，难以抬举，二便失常，神疲乏力，纳呆少食，腹胀便溏，舌淡胖嫩，苔薄白，脉细弱。

3. 肝肾阴亏证　肌肉瘦削，肢痿无力，筋脉拘挛，爪甲枯脆，甚至语言謇涩，肢体挛缩，伴腰膝酸软，眩晕耳鸣，舌红少苔，脉沉细数。

【治疗】

一、西医

本病进展缓慢，常迁延数十年。目前尚无特效疗法。

1. 对症治疗　可给予 B 族维生素、ATP、辅酶 A、肌苷等，有疼痛者可给予镇痛药，痛觉消失者应防止烫伤或冻伤，辅助被动运动、按摩、针灸，防止关节挛缩。

2. 放射治疗　可试用放射性同位素^{131}I 疗法，但疗效不肯定，已很少应用。

3. 手术治疗　对于 Chiari Ⅰ型脊髓空洞症，唯一有效的治疗是枕大孔和上颈段椎管减压手术。张力性空洞可行脊髓切开及空洞 – 蛛网膜下腔分流术，外伤后脊髓病并发的脊髓空洞手术效果好。脊髓积水可通过脑室腹腔分流术使之缓解。

二、中医

(一) 辨证论治

1. 湿热内侵证

治法：清热利湿，运脾健中。

方药：异功散合三妙丸加减。党参 30 g，怀牛膝 15 g，炒白术 12 g，茯苓、苍术各 10 g，黄柏、半夏、陈皮各 6 g。神疲乏力者，加炙黄芪、黄精；痰多脘闷者，加薏苡仁、山楂；小便黄少、舌苔黄腻者，加青蒿、地骨皮、蔻仁。

2. 脾胃虚弱证

治法：补中益气，活血通络。

方药：补中益气汤加减。黄芪 20 g，党参、当归、茯苓、鸡血藤各 12 g，柴胡、陈皮、升麻、地龙各 6 g。肌肉瘦削者，明显加紫河车粉、龟甲胶；心悸气短、声低气怯者，加何首乌、熟地；食少便溏者，加薏苡仁、炒白术。

3. 肝肾阴亏证

治法：滋肾养肝，强筋壮骨。

方药：金刚丸加减。杜仲、黄芪、牛膝各 15 g，菟丝子、肉苁蓉各 12 g，党参、桑寄生、萆薢各 10 g。筋脉拘挛者，加天麻、钩藤；肌肉萎缩者，加黄精、熟地、紫河车；语言謇涩者，加石菖蒲、远志；麻木不仁、舌质紫黯者，加鸡血藤、桃仁、红花；心烦失眠者，加知母、黄柏、夜交藤。

(二) 中成药

(1) 人参鹿茸丸：适用于肾精亏虚的患者。每服 1 丸，每日服 2 次。

（2）健步壮骨丸：适用于脾肾阳虚证，每次 1 丸，每日 2 次。

（3）六味地黄丸：适用于肝肾阴虚证，每次 1 丸，每日 2 次。

（4）十全大补丸：适用于脾虚肉痿者。每服 1 丸，每日服 3 次。

（5）参苓白术丸：适用于脾虚肉痿伴有脾失健运、湿邪内生之患者。每服 1 丸，每日服 2 ~ 3 次。

（三）针灸

1. 体针　取曲池、阳池、合谷。肾虚者，加肾俞、肝俞、太溪、三阴交；脾虚者，加脾俞、胃俞、中脘；气虚血滞者，加血海、气海。每次选 8 ~ 10 个穴位，行补法或平补平泻，留针 20 ~ 30 分钟，每日 1 次，4 周为 1 个疗程。

2. 头针　取两侧头皮运动区的 1/5、中 1/5 及感觉区，严格消毒。用 2 寸毫针顺时针大幅度捻转，持续 20 ~ 30 分钟，隔日 1 次，5 ~ 7 次为 1 个疗程。

（四）推拿

从肢体的远心端推到近心端，由轻而重，一般先用环摩法，逐渐加深，改用揉法，也可掐、捏、捻。揉外关、高骨、偏历、曲池、曲泽、支正、腕骨、指根五虎和申脉、少泽、中冲等穴，以指摩、指揉法为主，刺激要轻而平稳，逐渐使之得气为好。

第五节　脊髓亚急性联合变性

亚急性联合变性是由于维生素 B_{12} 的摄入、吸收、结合、转运或代谢障碍导致体内含量不足而引起的中枢和周围神经系统变性的疾病。病变主要累及脊髓后索、侧索及周围神经。临床征象由强直、共济失调及周围神经障碍组成，常伴有贫血的临床征象。

本病属于中医"痿证""风痹""麻木"范畴。

【病因与发病机制】

一、西医

神经功能障碍与贫血都是由于维生素 B_{12} 缺乏所引起。维生素 B_{12} 是 DNA 和 RNA 合成时必需的辅酶，也是维持髓鞘结构和功能所必需的一种辅酶，若缺乏则导致核蛋白合成不足，从而影响中枢神经系统的甲基化，造成髓鞘脱失、轴突变性而致病。因维生素 B_{12} 还参与血红蛋白的合成，本病常伴有贫血。由于叶酸的代谢作用与维生素 B_{12} 代谢之间有密切关系，叶酸缺乏也能产生神经症状。

病变主要在脊髓后索及锥体束，严重时大脑白质、视神经和周围神经也可受累。为髓鞘脱失和轴突变性。镜下可见髓鞘肿胀、空泡形成及轴突变性。初期病变散在分布，以后融合成海绵状坏死灶，伴有不同程度胶质细胞增生。

二、中医

由气血俱虚，经脉失于濡养，或气血凝滞，经络失畅，或寒湿痰瘀留阻脉络所致。

1. 气血不足　先天禀赋不足或后天脾胃虚弱，致气血不足，运行不畅，轻则经络失畅，麻木不仁，重则肌肉失其濡养，痿弱无力，或见血少筋挛拘急。

2. 瘀血阻络　气虚日久，血少涩滞，或久病入络，均致经络瘀阻，肌肤失其濡养，筋肉渐削，则痿弱无力。

3. 湿痰阻络　素体痰盛，或脾虚湿从内生，肌肉无所主，经络闭阻，而见麻木不仁，痛觉消失，甚则痿软无力。

4. 肝肾阴虚　先天不足或久病伤及肝肾，精血暗耗；或素体阴虚，阴虚内热，灼伤精血，精血亏虚则筋肉失其濡养而痿软无力。

【诊断与辨证】

一、西医诊断

（一）临床表现

（1）多在中年以后起病，无性别差异，隐袭起病，逐渐缓慢进展。

（2）多数患者在出现神经系统症状前有贫血、倦怠、腹泻和舌炎等病史。早期症状为双下肢无力、发硬和动作笨拙、步态不稳、踩棉花感，随后出现手指、脚趾末端感觉异常、对称性刺痛、麻木和烧灼感等。双下肢振动觉、位置觉障碍以远端明显，Romberg 征阳性。少数患者有手套袜套样感觉减退。少数患者屈颈时可出现一阵阵由脊背向下肢足底放射的触电感（Lhermitte 征阳性）。

（3）双下肢不完全痉挛性瘫，肌张力增高，腱反射亢进，病理征阳性。周围神经病变较重时则表现为肌张力减低，腱反射减弱，但 Babinski 征常为阳性，括约肌功能障碍出现较晚。

（4）少数患者可有精神症状，如易激惹、抑郁、幻觉、认知功能减退、视神经萎缩及中央暗点、味觉的改变、嗅觉的改变，提示大脑白质与视神经广泛受累。

（二）辅助检查

1. 周围血常规及骨髓涂片检查　显示巨幼细胞贫血。血清维生素 B_{12} 含量降低，注射维生素 B_{12} 1 mg/d，10 日后网织红细胞增多有助于诊断。注射组胺做胃液分析，可发现有抗组胺性胃酸缺乏。少数脑脊液可有蛋白轻度增高。

2. MRI　可显示脊髓病变部位呈条状、点片状病灶，T_1 低信号，T_2 高信号。

（三）诊断要点

多呈缓慢起病，出现脊髓后索、脊髓侧索及周围神经受损体征。血清中维生素 B_{12} 缺乏，有恶性贫血者可确定诊断。

（四）鉴别诊断

非恶性贫血型联合系统变性（combined system disease of non-pernicious anemia type）是一种累及脊髓后索和侧索的内生性脊髓疾病，与恶性贫血无关，本综合征与亚急性联合变性的区别在于整个病程中皮质脊髓束的损害较后索损害出现早且明显，缓慢进展。

二、中医辨证

1. 气血不足证　肢体挛强麻木，伸缩不利，肩背或腰腿麻木，筋肉无力，手足笨拙，走路不稳，面色苍白，心悸气短，语声低微，便溏尿清，舌淡苔白，脉细无力。

2. 瘀血阻络证　肢体痿软，步态不稳，麻木不仁，痛觉消失，肌肤甲错，口唇青紫，舌质紫黯或有瘀点、瘀斑，脉涩。

3. 湿痰阻络证　肢体痿软，麻木不仁，或痛觉消失，四肢困重，首如裹，恶心、呕吐，舌胖苔白腻，脉滑缓。

4. 肝肾阴虚证　肢体麻木，筋肉无力，手足笨拙，走路不稳，口眼干燥，五心烦热，便干溲黄，舌红少苔，脉象细数。

【治疗】

一、西医

（1）及早开始大剂量维生素 B_{12} 治疗，否则会造成不可逆性神经损伤。如不治疗，发病 2 ~ 3 年后病情不断加重直至死亡。维生素 B_{12} 0.5 ~ 1 mg/d，连续 2 周肌内注射，然后每周 1 次，连续 4 周，最后每月 1 次维生素 B_{12} 肌内注射，有些患者需终身用药。合用维生素 B_1 对周围神经受损者效果更好。

（2）胃液中缺乏游离胃酸者，可服用胃蛋白酶合剂或饭前服用稀盐酸合剂 10 mL。

（3）贫血患者可用硫酸亚铁 0.3 ~ 0.6 g，口服，每日 3 次；或 10% 枸橼酸铁胺溶液口服 10 mL，每日 3 次。

（4）有恶性贫血者，建议叶酸每次 5 ~ 10 mg 与维生素 B_{12} 共同使用，每日 3 次。不宜单独使用叶酸，否则会加重神经精神症状。

（5）加强瘫痪肢体功能锻炼，针灸、理疗及康复治疗。

二、中医

（一）辨证论治

1. 气血不足证
治法：益气养血，活血通络。
方药：黄芪桂枝五物汤加减。黄芪 25 g，桂枝 10 g，白芍 20 g，生姜 10 g，大枣 12 g。

下肢痿软，脉沉细无力者，黄芪重用 30~60 g，加党参、白术；指端发凉者，加制附子、当归、熟地；肢体疼痛夜间甚者，加赤芍、川芎、红花；肢体抽搐者，加天麻、全蝎、蜈蚣。

2. 瘀血阻络证

治法：益气活血，化瘀通络。

方药：补阳还五汤加减。黄芪 30 g，赤芍 15 g，当归 10 g，熟地 15 g，桃仁 12 g，红花 10 g，地龙 12 g，鸡血藤 30 g。肢体疼痛者，加全蝎、蜈蚣、没药；食纳不香者，加党参、白术、怀山药。

3. 湿痰阻络证

治法：健脾祛湿，化痰通络。

方药：导痰汤加减。半夏 10 g，陈皮 10 g，枳实 10 g，茯苓 12 g，制南星 10 g，生姜 6 g，白术 12 g。偏于寒湿者，加桂枝、天麻、白豆蔻；湿痰化热者，加竹茹、黄芩；痰瘀互结者，加川芎、苏木；脾虚纳呆者，加党参、怀山药。

4. 肝肾阴虚证

治法：滋肾养肝，强筋壮骨。

方药：金刚丸加减。杜仲、黄芪、牛膝各 15 g，菟丝子、肉苁蓉各 12 g，党参、桑寄生、萆薢各 10 g。筋脉拘挛者，加天麻、钩藤；肌肉萎缩者，加黄精、熟地、紫河车；语言謇涩者，加石菖蒲、远志；麻木不仁、舌质紫黯者，加鸡血藤、桃仁、红花；心烦失眠者，加知母、黄柏、夜交藤。

（二）中成药

（1）六味地黄浓缩丸：用于肝肾阴虚证，亦可配合各证型长期服用，每次 8 粒，每日 3 次。

（2）十全大补丸：适用于气血亏虚的患者，每服 1 丸，日服 3 次。

（3）二十五味珍珠丸：用于瘀血阻络证。每次 4 丸（1 g），每日 1 次。

（三）针灸

1. 体针

（1）取穴心俞、脾俞、肝俞、血海、关元、三阴交、足三里、膈俞。采用补法，留针 30 分钟，日 1 次，10 天为 1 个疗程。或针后加脉冲电极，疏波或疏密波，每次 10 分钟。

（2）取主穴：华佗夹脊穴。配穴：①感觉运动障碍加极泉、曲池、外关、合谷、委中、阳陵泉、足三里、三阴交、太冲。②二便失禁加气海、关元、中极、水道。

2. 耳针 取穴脾、胃、肺、肝、肾、三焦，用 0.5~1 寸毫针，针刺至软骨，以小幅度捻转，每穴 1 分钟，留针 30 分钟；或以揿针埋穴，3 日 1 换。

3. 穴位注射 取穴心俞、脾俞、肝俞、血海、关元、足三里，以维生素 B_{12} 500 μg 注入穴位内，每日 1 次，2 周后减量为 200 μg，3 个月后再减量，维持 1 年。

【预后】

早期诊断和治疗是治愈本病的关键。如在发病后 3 个月内积极治疗可完全恢复。症状好转多在治疗后 6 个月至 1 年内，如轴突已发生破坏，预后较差。

第六节　脊髓血管疾病

脊髓血管疾病（vascular diseases of the spinal cord）分为缺血性、出血性和血管畸形三大类。

本病早期以疼痛为著，而肢体瘫痪不明显时，属中医"腰痛"范畴；出现肢体瘫痪及肌肉萎缩时则应归属于"痿证"范畴

【病因与发病机制】

一、西医

脊髓动脉粥样硬化、动脉炎、蛛网膜粘连、严重的低血压均可导致缺血性脊髓血管病。脊髓血管畸形常以病变压迫、凝血、血栓形成及出血导致脊髓功能受损，常合并皮肤血管瘤、颅内血管畸形等。

脊髓对缺血耐受较强，轻度缺血不会造成脊髓明显损害，完全缺血 15 分钟以上可造成脊髓不可逆损伤。脊髓前动脉血栓形成常见于胸段，此段是血供的薄弱区；脊髓后动脉左、右各一，其血栓形成非常少见。脊髓梗死可导致神经细胞变性、坏死、组织疏松、充满脂粒细胞、血管周围淋巴细胞浸润，晚期血栓机化被纤维组织取代，并有血管再通。

脊髓内出血常侵及数个节段，中央灰质居多，脊髓外出血形成血肿或出血进入蛛网膜下腔，出血灶周围组织水肿、淤血及继发神经变性。

脊髓血管畸形可发生于脊髓的任何节段，是由扩张迂曲的异常血管形成网状血管团及供血动脉和引流静脉组成。

二、中医

本病发病急骤，多由于肾阴不足、阴虚生内热以致腰脊不举、肢软无力；或由于瘀血内停，气血运行受阻，筋骨失养，关节不利而发病。本病主要病机为气血瘀阻、筋脉失养，病变涉及脾、肾二脏。

【诊断与辨证】

一、西医诊断

（一）临床表现

1. 脊髓梗死　卒中样起病，脊髓症状在数分钟或数小时达高峰，因闭塞的供血动脉不同而分为：①脊髓前动脉综合征，以中胸段或下胸段多见，首发症状常为突然出现病变水平的相应部位根性疼痛或迟缓性瘫痪，脊髓休克期过后转为痉挛性瘫痪，痛温觉消失而深感觉

存在，尿便障碍较明显，即脊髓前 2/3 综合征。②脊髓后动脉综合征，脊髓后动脉极少闭塞，即使发生也因良好侧支循环而症状较轻且恢复较快。表现为急性根痛，病变水平以下深感觉消失，出现感觉性共济失调，痛觉和肌力保存，括约肌功能常保存。③中央动脉综合征，解剖学上指沟动脉，病变水平相应节段的下运动神经元瘫痪、肌张力减低、肌萎缩、多无感觉障碍和锥体束损伤。

2. 出血性脊髓血管病　脊髓的硬膜下和硬膜外出血，均可突然出现剧烈的背痛、截瘫、括约肌功能障碍、病变水平以下感觉缺失等急性横贯性脊髓损伤表现。

脊髓蛛网膜下腔出血表现为突然背痛、脑膜刺激征和截瘫等，如仅为脊髓表面血管破裂可能只有背痛而无脊髓受压表现。

3. 脊髓血管畸形　脊髓血管畸形以动静脉畸形多见，病变多见于胸腰段，以突然发病和症状反复出现为特点。多数患者以急性疼痛起病，有不同程度的截瘫、呈根性或传导束性分布的感觉障碍及尿便障碍，少数以脊髓蛛网膜下腔出血为首发症状。动静脉畸形症状的周期性加剧与妊娠有关，可能为妊娠期内分泌改变使静脉压增高导致。

（二）辅助检查

1. 腰穿　椎管内出血，脑脊液压力增高，血肿形成可造成椎管内不同程度阻塞，使蛋白增高，压力降低，蛛网膜下腔出血则 CSF 呈均匀血性。

2. CT 和 MRI　可显示脊髓局部增粗、出血、梗死，增强后可以发现畸形血管。

3. 脊髓造影　可确定血肿部位，显示脊髓表面血管畸形的位置和范围，但不能区别病变类型，选择性脊髓动脉造影对诊断脊髓血管畸形最有价值，可明确显示畸形血管的大小、范围、类型与脊髓的关系，有助于治疗方法的选择。

（三）诊断要点

根据发病突然，脊髓损伤的临床特点结合脑脊液和脊髓影像学可以做出临床诊断。

（四）鉴别诊断

1. 急性脊髓炎　可表现为急性起病的横贯性脊髓损伤，但病前多有感染史或接种史，起病不如血管病快，无急性疼痛或根性疼痛等首发症状，CSF 细胞数可明显增加，预后相对较好。

2. 亚急性坏死性脊髓炎　是一种脊髓的血栓性静脉炎，以成人男性多见，缓慢进行加重的双下肢乏力伴肌萎缩、反射亢进、锥体束征阳性、损伤平面以下感觉障碍。病情加重呈完全性截瘫、尿便障碍、肌萎缩明显、肌张力低、腱反射减弱，腰骶段最易受累，胸段少见。脑脊液内仅蛋白含量增多，脊椎管碘油造成可见脊髓表面有扩张血管。

二、中医辨证

1. 阴虚内热，迫血妄行证　突然发病，腰背剧烈疼痛，咳嗽或用力时疼痛加重，肢体瘫痪，麻木不仁，可有尿便失禁，舌质红，苔薄黄，脉细数。

2. 气虚血瘀证　肢体无力伴麻木，间歇性跛行，重则瘫痪，以下肢多见，可有颈、肩背及肢体疼痛，大小便障碍，舌质暗，苔白或黄，脉弦紧或涩。

【治疗】

一、西医

缺血性脊髓血管病治疗原则与缺血性脑血管病相似，低血压者应纠正血压，应用血管扩张药及促进神经功能恢复的药物，疼痛时给予镇静镇痛药，硬膜外或硬膜下血肿，应紧急手术以清除血肿，解除对脊髓的压迫，显微手术切除畸形血管。截瘫患者应避免压疮和尿路感染。

二、中医

（一）辨证论治

本病起病急骤。或由肾阴不足，阴虚生热，热迫血行，血溢脉外，痹阻经脉而成；或由气虚血瘀，筋骨失养引发。多为本虚标实之证。

1. 阴虚内热，迫血妄行证

治法：滋肾育阴，凉血止血。

方药：壮骨丸加减。醋龟甲、生地、葛根、桑寄生各 30 g，怀牛膝、当归、赤芍、锁阳、续断、木瓜各 12 g，黄柏、知母、牡丹皮各 10 g。小便失禁者，加益智仁、桑螵蛸；大便失禁者，加党参、山药、白术。

2. 气虚血瘀证

治法：益气活血通络。

方药：补阳还五汤加减。黄芪 30 g，全当归、川芎、赤芍、地龙、川牛膝、羌活、川断各 12 g，桃仁、红花各 10 g。肩背、肢体疼痛者，加制乳香、制没药；尿失禁者，加益智仁、覆盆子；大便失禁者，加党参、白术。

（二）中成药

（1）健步壮骨丸：适用于本病阴虚火旺、筋骨痿弱者。每服 6 g，每日 3 次。
（2）大活络丹：适用于气血瘀阻，并有腰背肢体疼痛者。每服 1 丸，每日 2 次。
（3）复方丹参片：适用于气血不畅、肢体麻木疼痛者。每服 3 片，每日 3 次。
（4）消栓通络片：适用于本病瘀血阻络、血脉不通者。每次 6 片，每日 3 次。

（三）针灸

1. 针灸　取穴肾俞、肝俞、环跳、风市、足三里、阳陵泉、悬钟、承山。采用平补平泻法，留针 20 分钟，每日 2 次，10 次为 1 个疗程。
2. 耳针　取穴肾、肝、脾、内分泌。

（张　睿　郑　一　王素平）

参考文献

[1] 贾建平. 神经病学 [M].7 版. 北京：人民卫生出版社，2013.

[2] 吴江. 神经病学 [M].2 版. 北京：人民卫生出版社，2013.

[3] 孙怡. 实用中西医结合神经病学 [M].2 版. 北京：人民卫生出版社，2011.

[4] 鲍远程. 现代中医神经病学 [M]. 北京：人民卫生出版社，2003.

[5] 张美增. 老年神经病学 [M]. 北京：人民卫生出版社，2007.

[6] 王忠诚. 神经外科学 [M]. 武汉：湖北科学技术出版社，1998.

[7] 史玉泉. 实用神经病学 [M].2 版. 上海：上海科学技术出版社，1994.

第十六章 周围神经疾病

第一节 概　述

周围神经是指嗅神经、视神经以外的脑神经和脊神经、自主神经及其神经节。周围神经疾病是指原发于周围神经系统结构或功能损伤的疾病。

周围神经疾病病因复杂，可能与营养代谢、药物及中毒、血管炎、肿瘤、遗传、外伤或机械压迫等原因相关。它们选择性地损伤周围神经的不同部位，导致相应的临床表现。

周围神经疾病的分类标准尚未统一，单一分类方法很难涵盖所有病种。首先可分为遗传性和后天获得性，后者按病因又分为营养缺乏和代谢性、中毒性、感染性、免疫相关性炎症、缺血性、机械外伤性等；根据其损伤的病理改变，可将其分为主质性神经病（病变原发于轴突和神经纤维）和间质性神经病（病变位于神经纤维之间的支持组织）；按照临床病程，可分为急性、亚急性、慢性、复发性和进行性神经病等；按照累及的神经分布形式分为单神经病、多发性单神经病、多发性神经病等；按照症状分为感觉性、运动性、混合性、自主神经性等种类；按照病变的解剖部位分为神经根病、神经丛病和神经干病。

周围神经疾病有许多特有的症状和体征，感觉障碍主要表现为感觉缺失、感觉异常、疼痛、感觉性共济失调；运动障碍包括运动神经刺激和麻痹症状。刺激症状主要表现为肌束震颤、肌纤维颤搐、痛性痉挛等，而肌力减低或丧失、肌萎缩则属于运动神经麻痹症状。另外，周围神经疾病患者常伴有腱反射减低或消失，自主神经受损常表现为无汗、竖毛障碍及直立性低血压，严重者可出现无泪、无涎、阳痿及膀胱直肠功能障碍等。

病史描述、临床体格检查和必要的辅助检查是诊断周围神经疾病的主要依据。神经传导速度（NCV）和肌电图（EMG）检查对周围神经病的诊断很有价值，可发现亚临床型周围神经病，也是判断预后和疗效的客观指标。周围神经组织活检一般用于临床及其他实验室检查定性困难者，可判断周围神经损伤部位，如轴索、神经膜细胞、间质等。部分周围神经病还可通过病理组织检查明确疾病性质如麻风、淀粉样变性等。总之，周围神经疾病的定位诊断根据上述症状、体征和辅助检查的改变并不难，而病因诊断则要结合病史、病程的发展、症状体征和检查结果综合判断，任何一项单独的辅助检查都不能作为诊断的金标准。

周围神经病的治疗，首先是病因治疗；其次是给予对症支持处理，如给予镇痛药物及B族维生素等。针灸、理疗、按摩是恢复期中的重要措施，有助于预防肌肉挛缩和关节变形。

第二节　脑神经疾病

三叉神经痛

三叉神经痛（trigeminal neuralgia）是指原因不明的三叉神经分布区短暂而反复发作的剧痛，一般指原发性三叉神经痛。

三叉神经痛属中医学"面痛""头风""偏头风"等范畴。

【病因与发病机制】

一、西医

原发性三叉神经痛的病因尚未明确。周围学说认为病变位于半月神经节到脑桥间的部分，是由于多种原因引起的压迫所致；中枢学说认为三叉神经痛为一种感觉性癫痫样发作，异常放电部位可能在三叉神经脊束核或脑干。

病理表现为三叉神经节细胞质中出现空泡，轴突不规则增生、肥厚、扭曲或消失，髓鞘明显增厚、瓦解，多数纤维有节段性脱髓鞘改变。

二、中医

无论何种病因所致，其病位均在头面，多由三阳经络受邪所致。或因外邪，或由内伤，或内外合邪，脏腑功能失调，经脉痹阻，气血逆乱上犯于头面而痛。本病常外感、内伤互为影响。外感致病，日久不愈，反复发作，常可入里化热伤阴，使虚火内生；而内伤致病亦多易感受外邪，使病情加重。本病虽以风、火二邪为主因，亦可与寒、痰、瘀等兼夹致病，久之可致虚象。以虚为本者，常见病久不愈，钝痛持久。缘由气阴两亏者络脉空虚，甚易风邪乘虚而入，窜至经络，常与痰瘀搏结，而发本虚标实面痛之证。风为阳邪善行数变，夹痰致病忽聚忽散，故可来去突然，反复发作。病久则血行迟涩，血瘀络痹而成顽痛。

【诊断与辨证】

一、西医诊断

（一）临床表现

骤然发生，无任何先兆。疼痛部位多在同一侧面部，以第2、第3支多见；疼痛性质如剧烈刀割、电击，往往伴发面肌抽搐、面红、结膜充血和流泪；疼痛发作持续数秒，很少能超过1~2分钟，发作过后一切如常。口角、鼻翼、颊部和舌部为敏感区，轻触即可诱发，称为"扳机点"；洗脸、刷牙常诱发第2支疼痛发作，咀嚼、呵欠和讲话常诱发第3支疼痛发作。由于患者不敢做上述动作，常表现出面色憔悴、精神抑郁和情绪低落，担心剧痛的袭击，有的甚至对前途丧失信心，痛不欲生。

发作严重时面部肌肉可反射性抽搐，口角牵向患侧，并伴有面部发红、皮温增高、结合膜充血和流泪等，称为痛性抽搐。严重时昼夜发作、不能入睡或睡后痛醒。

发作期可为数日、数周或数月不等，缓解期亦可数日至数年。该病很少自愈。神经系统检查一般无阳性体征。

（二）诊断要点

依据疼痛部位、性质、面部扳机点及神经系统无阳性体征，一般诊断并不困难。

（三）鉴别诊断

需要与以下疾病鉴别。

1. 继发性三叉神经痛　是指由肿瘤、炎症及变性等疾病引起的三叉神经痛，一般为持续性疼痛，伴有三叉神经麻痹（面部感觉减退、角膜反射迟钝等）体征，以及三叉神经邻近结构和原发病变的症状及体征。

2. 牙痛　一般呈持续性钝痛，局限于牙龈部，进食冷、热食物而加剧。三叉神经痛常误诊为牙痛，有的患者拔牙后仍然疼痛不止才确诊。

3. 舌咽神经痛　疼痛部位位于舌咽神经分布区、如扁桃体、舌根、咽、耳道深部，性质与三叉神经痛相似，每次持续数秒至 1 分钟，吞咽、讲话、呵欠和咳嗽可诱发。疼痛触发点在咽喉、舌根和扁桃体窝处，局部喷洒丁卡因（地卡因）可暂时阻止发作。

4. 颞动脉炎　疼痛位于颞部，伴恶心、呕吐，体格检查可发现颞动脉增粗，有压痛，辅助检查红细胞沉降率增快。

二、中医辨证

1. 风寒袭络，经络拘挛证　面颊阵发疼痛，痛来如闪电，痛后又如常。遇冷风拂面而发生疼痛，得热则痛减。疼痛发作时面色苍白，流泪，不能言语及进食，常用手掌掩面或按摩病处，面部有明显的敏感点。舌质淡或淡红，舌苔薄白，脉浮或弦细。

2. 风热外袭，经络损伤证　面颊一侧阵发剧痛，每因洗脸、刷牙、进食、说话引起疼痛发作。痛时面颊灼热，痛如刀割，且因疼痛而致面肌抽搐，可见闭目、歪嘴、咬牙、流泪、流涕及口角流涎等。舌边尖红干，苔薄黄而干，脉浮数或弦数。

3. 痰浊上扰，阻滞经络证　面肌阵痛，麻木不仁，胸膈满闷，时吐痰涎，头沉身重，舌胖大，苔白腻，脉弦滑。

4. 肝阳化风，风痰阻络证　阵发性面部剧痛，呈烧灼样，或针刺样、撕裂样、电击样，持续数秒或数分钟后自行缓解，间歇期无任何不适，每日可发作数次至数十次。发作时痛侧面肌痉挛（痛性抽搐），皮肤潮红，眼结膜充血，流泪、流涕、流涎等。舌质红，苔黄燥，脉弦数。

5. 胃火内炽，上扰经络证　颜面剧痛，颊部灼热，心烦面红目赤，口干口臭，喜冷饮，便秘溲赤，舌红，苔黄，脉洪数或滑数。

6. 阴虚火旺，内灼经络证　面痛缠绵，时有灼热抽掣，头昏目眩，面红或耳鸣，腰酸腿软，舌红少苔，脉弦细而数。

7. 久痛入络，瘀血阻滞证　面颊疼痛，阵阵发作，痛如刀割、锥刺，兼有胀痛感，故痛时皱眉、咂嘴，每用手搓揉痛侧面部。病程缠绵，疼痛愈发愈重，发作频繁，迁延日久，久治不愈。舌质紫黯、瘀点，脉细。

【治疗】

一、西医

1. 口服药物治疗

（1）卡马西平：是目前认为治疗三叉神经痛最好的药物。治疗开始时口服 0.1～0.2 g，每日 1～2 次。逐渐加量，直到疼痛消失，维持 2 周左右，再逐渐减量。一般每日用量 0.4～0.6 g，最大剂量不超过 1.2 g/d。

（2）苯妥英钠：成人开始治疗每次 0.1 g，每日 3 次口服，逐渐增量，最大不超过 0.4 g/d，待疼痛消失 1 周后再逐渐减量。副作用有头晕、嗜睡、共济失调。

（3）加巴喷丁：第一日 300 mg，一次口服，此后可根据临床疗效酌情逐渐加量，一般最大剂量 1.8 g/d。常见副作用有嗜睡、眩晕、步态不稳，随着药物继续使用，症状可减轻或消失。孕妇忌用。

（4）普瑞巴林：起始剂量每次 75 mg，每日 2 次，或每次 50 mg，每日 3 次。可在一周内根据疗效及耐受性增至每次 150 mg，每日 2 次。常见的不良反应有头晕、嗜睡、共济失调，且呈剂量依赖性。如需停药，建议至少用一周时间逐渐减停。

2. 药物无效可行封闭治疗　无水酒精或甘油封闭三叉神经分支或半月神经节，破坏感觉神经细胞。不良反应为注射区面部感觉缺失。

3. 射频热凝术　是在 X 线监视下，用特制电极通过一穿刺针，插入三叉神经半月神经节，温度控制在 65～70 ℃，维持 1 分钟，选择性破坏痛觉细纤维；在可控温条件下将射频电热作用于三叉神经半月神经节及后根，此法安全，镇痛效果好，并能保留触觉。

4. 手术治疗　对严重病例，以上疗法均无效，且疼痛频繁发作，不能耐受时，方可考虑手术治疗，包括三叉神经根切断术和脊束切断术、微血管减压术等手术方法。

二、中医

（一）辨证论治

1. 风寒袭络，经络拘挛证

治法：疏风散寒，通络止痛。

方药：川芎茶调散加减。川芎 12 g，荆芥 12 g，防风 10 g，羌活 12 g，白芷 10 g，细辛 3 g，白芍 30 g，甘草 6 g。若阳虚恶寒较甚者，加麻黄、附子；头痛、身痛重者，羌活、细辛加量；面肌抽搐者，加蜈蚣、地龙；寒凝痛甚者，加藁本、生姜；鼻塞流涕者，加苍耳子、辛夷花、防风。

2. 风热外袭，经络损伤证

治法：搜风清热，解毒通络。

方药：验方，钩藤 24 g，白芷 10 g，秦艽 15 g，丹参 15 g，川芎 9 g，僵蚕 12 g，全蝎 6 g，地龙 24 g，白芍 20 g，木瓜 12 g，大枣 12 g。久病气虚者，加黄芪 30 g；荣血不足者，加生地 15 g。

3. 痰浊上扰，阻滞经络证

治法：祛风化痰，解痉镇痛。

方药：牵正散合半夏白术天麻汤加减。白附子 10 g，僵蚕 12 g，全蝎 6 g，半夏 12 g，白术 15 g，天麻 12 g，橘红 15 g，生姜 10 g，甘草 6 g，大枣 8 枚。面颊麻木甚者，加皂角、秦艽、川芎、细辛；痰郁化热者，加胆南星、知母、竹沥；湿邪较盛、胸闷纳呆者，加苍术、厚朴。

4. 肝阳化风，风痰阻络证

治法：平肝潜阳，化痰通络。

方药：羚羊角骨 18 g（先煎），全蝎 6 g，蜈蚣 3 条，僵蚕 15 g，川芎 12 g，天麻 12 g，羌活 9 g，钩藤 18 g，石决明 30 g（先煎），毛冬青 30 g。痛甚者，宜加制川乌、细辛；肝火旺者，宜加水牛角、生石膏；如阴虚内热者，宜加龟甲、鳖甲；面肌抽搐发作频繁者，加白芷、白附子、珍珠母。

5. 胃火内炽，上扰经络证

治法：清泄胃火，凉血镇痛。

方药：清胃散加减。生石膏 30 g（先煎），黄连 10 g，当归尾 6 g，知母 12 g，生地黄 12 g，丹皮 12 g，升麻 10 g，白芷 10 g。大便秘结者，加大黄、芒硝；牙龈肿痛、衄血者，加川牛膝、白茅根；颜面拘挛抽动者，加僵蚕、全蝎；热盛伤津者，加天花粉、麦门冬。

6. 阴虚火旺，内灼经络证

治法：滋阴潜阳，平肝息风。

方药：天麻钩藤饮加减。天麻 12 g，钩藤 12 g，山栀 10 g，生石决明 18 g（先煎），黄芩 10 g，杜仲 10 g，茯神 12 g，川牛膝 12 g，益母草 15 g，桑寄生 20 g，夜交藤 20 g，甘草 6 g。阴虚较甚者，加女贞子、旱莲草；夹痰重者，加胆南星、贝母；眩晕明显者，加生龙骨、生牡蛎。

7. 久痛入络，瘀血阻滞证

治法：活血化瘀，通窍镇痛。

方药：通窍活血汤加减。赤芍 15 g，川芎 6 g，桃仁 10 g，红花 10 g，全蝎 10 g，蜈蚣 2 条，僵蚕 10 g，老葱 3 根，白芷 10 g，羌活 10 g。瘀血较重者，加水蛭、三七；兼气滞而甚者，加香附、青皮；兼热象者，加黄芩、栀子、丹皮；素体阳虚者，加肉桂、附子。

（二）中成药

（1）七叶莲：每次 3 片，口服，每日 4 次；严重者肌内注射，每次 4 mL，每日 1 ～

2 次。

（2）毛冬青：每次 2~4 片口服，每日 3 次；严重者肌内注射，每次 2 mL，每日 2 次。

（3）知柏地黄丸：适用于阴虚火旺型三叉神经痛。成人每服 3~6 g，每日 2 次；小儿减量服用。

（4）牛黄上清丸：适用于胃火上扰的三叉神经痛。成人每服 6 g，每日服 2 次，小儿减量服用。

（三）针灸

1. 体针

（1）第 1 支痛取鱼腰穴，第 2 支痛取四白穴，第 3 支痛或第 2、第 3 支痛取下关。以提插手法为主，1~2 日针刺 1 次，10 次为 1 个疗程，疗程间隔 3~5 日。

（2）取主穴：风池、合谷、翳风、下关、手三里。配穴：①眼支痛，取攒竹、阳白、鱼腰；②上颌支痛，取太阳、四白、巨骨、下关；③下颌支痛，取大迎、颊车。

2. 耳针　取穴：额、上颌、下颌、交感。风火盛者，加口、眼、胃、大肠、肾上腺、内分泌；久治不愈者，加耳中；面剧痛或抽搐者，加耳尖放血。每次取用 2~3 穴，强刺激，留针 30 分钟，每隔 5 分钟捻转 1 次。

3. 耳穴封闭　对耳屏、脑点和平喘点之间找敏感点，即三叉点，常规消毒，取利多卡因注射 0.1 mL 于该处皮下（双侧或单侧），每 2 日 1 次，5 次为 1 个疗程。

【预后】

大部分三叉神经痛患者可以用药物治疗控制，相当一部分患者需长期服药，不能根除，也不能完全控制头痛发作，还有一些患者不能忍受药物的副作用而终止治疗。大约 20% 患者药物治疗无效，可以用药局部注射封闭，但是疗效也只能维持半年左右。

【中医临床研究概况】

三叉神经痛可归属于中医学"面痛""头风""头痛"等病证范畴，病性多属实证、热证，与脏腑、经络功能失调有关。由于三阳经均循行于头面部，故古代医家多认为三叉神经痛是阳明、少阳、太阳三阳经筋受邪所致。《素问·太阴阳明论》云："阳病者上行极而下……故伤于风者，上先受之。"《证治准绳·面痛》云："面为阳明部分，而阳维起于诸阳之会，皆在于面，故面痛皆因于火。"因三叉神经痛阵发、短暂的发作特点与风邪者善行而数变的特性相似，故原发性三叉神经痛以风邪上扰于三阳经脉者最为多见，亦可因肝风内动，挟火、痰上扰头面，经脉不通而发为面痛。

朱孟娜分析 1997—2016 年治疗三叉神经痛的文献，对筛选出的 198 首方剂进行中医用药及配伍规律研究，发现治疗原发性三叉神经痛的药物相对集中。其中使用频次在 50 次以上的药物有 10 味，依次为川芎、全蝎、白芷、蜈蚣、甘草、白芍、细辛、僵蚕、当归、天麻，是治疗本病的核心药物。

陶圣余等检索分析国内 33 年针灸治疗三叉神经痛的 180 篇文献，发现选穴频次最高的是合谷、下关、风池、扳机点，以手足阳明经穴为主，占总频次的 41.58%，交会穴、原穴和五输穴等特定穴占 65.9%。分支选穴中位于前 3 位的分别为：第 1 支阳白、鱼腰、攒竹，第 2 支四白、颧髎、迎香，第 3 支颊车、下关、地仓。

Meta 分析显示，中药治疗三叉神经痛具有一定的优势，疗效明显，镇痛效果强，不良反应少，将启迪临床医生逐渐从西医诊疗的思维模式转向中西医结合或中医，采用中药分期辨证，随症加减，提高疗效。个性化的多模态治疗方法对三叉神经痛不失为一种较好选择。中医药在此领域大有可为。

面神经炎

面神经炎，又称面神经麻痹、Bell 麻痹，指面神经在面神经管至茎乳突孔一段发生的非特异性炎症，临床表现为周围性面瘫。

本病临床表现为突发性一侧口眼歪斜，闭眼不能，口角下垂，或见耳后疼痛、耳鸣、流泪等，属中医学"中经络""吊线风"等范畴。

【病因与发病机制】

一、西医

本病为非化脓性炎症，但病因不十分清楚，以下为几种可能的致病因素。近年来认为大部分面神经炎患者有单纯疱疹病毒或带状疱疹病毒的感染。因此，目前有意见认为应将特发性面神经麻痹（idiopathic facial palsy）也称为单纯或带状疱疹性面神经麻痹，多见于暴露于冷空气中可致发病，但并非每人如此。

病理改变为面神经出现水肿、变性及可能的萎缩。常因通过面神经管段的面神经受累所致。面神经入神经管处可发生水肿、缺血，可有不同程度神经纤维的变性改变。有人认为病变多为局灶性脱髓鞘，少数为轴索变性。

二、中医

本病在中医学中属"中风"之"中经络"。其病因病机主要为正气不足，营卫俱虚，络脉空虚，风邪外袭，气血痹阻于经络所致。如因卫外不固，风邪入中经络，气血痹阻面部，阳明经筋失于濡养，肌肉纵缓不收而发病。但有寒热之别，风寒证多有面部受凉，风热证则常继发于感冒之后。或风入脑络，经络受阻，血行不畅，缓慢成瘀，阻滞脉络，导致气血失去相对平衡，病侧面肌歪向健侧，形成口眼㖞斜。或风痰阻络，邪气郁久成瘀或炼津为痰，痰凝血滞，络道不利，经脉失养，尤其是致肌肉、经脉营血亏虚，则面肌瘫痪，口眼㖞斜，病程迁延。

【诊断与辨证】

一、西医诊断

(一) 临床表现

急性起病，病前可有面部风吹受凉或上呼吸道感染史，见于任何年龄，无性别差异，多为单侧。常在清晨洗漱照镜子时发现一侧口角歪斜、眼睑闭合不全、流泪，说话口齿不清，漱口时水从病侧口角溢出，在进食时食物滞留于病侧齿、颊之间，并伴耳内、耳后、乳突区或面部疼痛。

通常急性起病，单侧发病，半数 48 小时内达高峰，所有的患者 5 天内达高峰，肌无力在数小时至数天之间可进展恶化。孤立的单侧面肌运动神经元类型的无力是最为常见的症状，可为支配区所有的肌肉麻痹，或不同肌肉不同程度的无力。患侧所有的表情肌无力，检查时发现额纹变浅或消失，致使患侧眉较对侧低，皱眉困难，眼裂因患侧闭合困难而变大，闭目时眼球转向上方略偏内而使下方巩膜露白（此为 Bell 现象）。患侧鼻唇沟变浅，口角低，使嘴歪向健侧。另外，还可出现患侧鼓腮漏气、饮水流出等。

当损伤在膝状神经节以上、中间神经累及时，可有泪液、唾液分泌减少，同时伴有耳后、耳内疼痛，耳郭部位出现带状疱疹，称为膝状神经节综合征（Ramsay-Hunt syndrome）。可有面神经症状，还可有同侧耳听力声音过敏、变调或减退，味觉改变，流泪或流涎等。几乎所有的患者都有一定程度的味觉减退，但罕有持续至发病 2 周之后者。

(二) 辅助检查

1. 脑脊液检查　正常，极少数可见淋巴细胞和单核细胞增多。
2. 影像学检查　多无异常发现。
3. 电生理测定　经颅磁刺激的测定、直接电刺激、F 波测定与直接测定结合，可对诊断、定位和预后的判断有帮助。

(三) 诊断与鉴别诊断

依据面神经麻痹的症状、部位、体征，一般诊断并不困难，但需要与以下疾病相鉴别。
1. 吉兰-巴雷综合征　多为双侧周围性面瘫，伴对称性四肢迟缓性瘫和感觉障碍，脑脊液检查有特征性的蛋白-细胞分离。
2. 耳源性面神经麻痹　中耳炎、迷路炎、乳突炎常并发耳源性面神经麻痹，也可见于腮腺炎、肿瘤和化脓性下颌淋巴结炎等，常有明确的原发病史及特殊症状。
3. 后颅窝肿瘤或脑膜炎　周围性面瘫起病缓慢，常伴有其他脑神经受损症状及各种原发病的特殊表现。
4. 神经莱姆病　为单侧或双侧面神经麻痹，常伴发热、皮肤游走性红斑，常可累及其他脑神经。

二、中医辨证

1. **风寒外袭，经络拘急证** 起病突然，口眼㖞斜，眼睑闭合不全，伴畏风恶寒，或有头痛鼻塞，面肌发紧，肌肉关节酸痛，舌苔薄白，脉浮紧。

2. **风热外袭，经络损伤证** 起病骤然，口眼㖞斜，头痛面热，或发热恶风，心烦口苦，耳后疼痛，舌红，苔薄黄，脉浮数。

3. **风痰闭阻，经络瘀滞证** 发病急骤，口眼㖞斜，面肌麻木或抽搐，颜面作胀，溢泪，有痰涎，头重身软，舌质淡红或舌体胖大，苔白腻，脉弦滑。

4. **瘀血内阻，经络失养证** 口眼㖞斜，日久不愈，面肌抽动频繁，或见神疲倦怠及颜面肌肉萎缩。舌质紫黯，苔薄白，脉弦涩。

【治疗】

一、西医

1. **一般治疗** 使用眼罩、眼膏以保护暴露的角膜，防止结膜炎、角膜炎。外出戴口罩，注意保暖。

2. **药物治疗**

（1）皮质类固醇：急性期尽早使用皮质类固醇。常选用泼尼松 30 ~ 60 mg/d，每日一次顿服，连用 5 天，之后于 7 天内逐渐停用。

（2）抗病毒治疗：最近发现病毒基因组在面神经周围，表明病毒在本病中对面神经有侵袭，提示抗病毒药物可能有用。但有试验证实用阿昔洛韦（Acyclovir）无效。Acyclovir 和皮质激素二者合用正在研究中。对带状疱疹感染的 Ramsay Hunt Syndrome 推荐合用 Acyclovir 和皮质激素。

（3）神经营养药物：如维生素 B_1、维生素 B_6 和维生素 B_{12} 等。

3. **物理治疗** 早期可用超短波、红外线、超声波治疗。恢复期可用低频电刺激、热疗等治疗。

4. **外科治疗** 无证据显示茎乳孔的外科减压治疗对 Bell 麻痹有效。

5. **并发症及处理**

（1）面肌痉挛：可能发生在疾病晚期，通常难以治愈，焦虑可使症状恶化。轻微的镇静可能有助于缓解面肌痉挛，如地西泮 5 ~ 10 mg，每日 2 次；苯巴比妥 30 ~ 60 mg，每日 3 次。苯妥英钠有时有帮助，剂量为 300 mg，每日 1 次（早晨）。

（2）面肌联合运动：如口轮匝肌和眼轮匝肌之间的联合运动，可破坏其反射通路，以期消除症状。

（3）味觉－泪反射：鳄鱼泪征，进食时受到味觉刺激而患侧眼流泪，可采用手术切除支配腮腺分泌的舌咽神经分支或予以眼睑泪腺切除术。

（4）耳颞综合征：进食时唾液分泌，并出现皮肤发热、潮红、流汗等症状，不易治疗。一般不主张早期应用针灸治疗。

6. 外科治疗 对长期不恢复者可考虑行神经移植治疗，用腓肠神经和副神经、舌下神经连带血管肌肉，移植至面神经分支。

二、中医

(一) 辨证论治

1. 风寒外袭，经络拘急证

治法：祛风散寒，温经通络。

方药：小续命汤加减。麻黄 10 g，防己 10 g，杏仁 10 g，桂皮 10 g，防风 15 g，川芎 10 g，白芍 10 g，党参 10 g，黄芩 10 g，生姜 6 g，甘草 6 g，僵蚕 10 g，全蝎 5 g。若骨节烦痛有热者，加芍药；乏力自汗者，加生黄芪、白术；面肌抽搐者，加天麻、蜈蚣。

2. 风热外袭，经络损伤证

治法：祛风清热，通经活络。

方药：大秦艽汤加减。秦艽 10 g，川芎 10 g，独活 10 g，当归 10 g，白芍 10 g，生石膏 15 g（先煎），羌活 10 g，防风 10 g，细辛 3 g，黄芩 15 g，生地 10 g，白术 10 g，僵蚕 10 g，全蝎 5 g，茯苓 15 g，甘草 6 g。若风热甚者，去细辛、独活，加桑叶、蝉衣；兼痰瘀重者，加白附子、南星及三七、红花。

3. 风痰闭阻，经络瘀滞证

治法：祛风豁痰，化瘀通络。

方药：牵正散合导痰汤加减。陈皮 15 g，半夏 10 g，茯苓 15 g，制南星 10 g，枳实 10 g，僵蚕 10 g，全蝎 5 g，白附子 10 g，桃仁 10 g，甘草 6 g。面肌抽搐频发者，加蜈蚣、乌梢蛇；久病成瘀甚者，加赤芍、红花、郁金。

4. 瘀血内阻，经络失养证

治法：活血祛瘀，通络止痉。

方药：牵正散合通窍活血汤加减。赤芍 10 g，川芎 10 g，桃仁 10 g，白附子 10 g，红花 10 g，全蝎 5 g，僵蚕 10 g，地龙 10 g，干姜 6 g，红枣 15 g，白花蛇 6 g，甘草 6 g。若痰浊阻络甚者，加白芥子、猪牙皂；顽固不愈者，加三七、穿山甲、鬼箭羽；气虚血滞者，加黄芪、党参、白术。

(二) 中成药

（1）牵正散：每次 3 g，每日 3 次。

（2）大活络丹：适用于本病痰瘀阻络者，每次 1 丸，每日 2 次。

（3）七叶皂苷钠：一般剂量为 5～10 mg 加入生理盐水 250 mL，静脉注射或滴注，每日 1 次，持续 7～10 天。

（三）针灸

1. 局部针刺

取穴：风池、翳风、颊车、地仓、合谷、承浆、牵正。合谷穴取健侧，余穴均取患侧。

方法：均采用平补平泻法。留针 30 分钟，留针期间行针 1 次，每日 1 次，10 次为 1 个疗程，疗程之间酌情休息 2~3 天。

2. 头针

取穴：额中带（额部正中发际内，自神庭穴向下 1 寸，左右各旁开 0.25 寸条带）、顶颞前斜带（自前顶穴至悬厘穴连线，向前后各旁开 0.5 寸条带）、额顶带（从神庭穴至百会穴的连线，左右各旁开 0.5 寸条带）后 1/3 节段。

方法：额中带、顶颞前斜带下 1/3（双侧）由上向下刺，额顶带后 1/3 由前向后刺，均用小幅度提插泻法，留针 2 小时，其间行针 3~4 次，每日 1 次，10 次为 1 个疗程。在局部针刺起针后，嘱患者自行轻轻按摩面部，先患侧后健侧，以患侧为主。

3. 穴位注射

急性期：用维生素 B_1 100 mg、维生素 B_{12} 500 μg 于阳白、四白、地仓、颊车、承浆穴注射。

恢复期：用加兰他敏 2.5 mg、三磷酸苷 20 mg 与维生素 B_1 100 mg 混合液，除注射上述穴位外，尚可按经选择曲池、足三里等穴，或用北芪、当归注射液 2 mL 混合后交替穴位注射。

后遗期：穴位注射氯丙嗪 25~50 mg，分别注入上述患侧面部穴，每穴 0.1~0.2 mL。

4. 耳针

取穴：眼、肝、口、面颊、内分泌、肾上腺等。

方法：急性期于耳尖放血后加上穴耳压。

（四）按摩

先用手指在面部做推法、摩法，然后用手掌做揉法，以发热为度，再用拇指、中指捏拿印堂，向两侧至眉弓端 5~10 次；再用中指按压太阳、四白、迎香、颊车、地仓、翳风、合谷等穴各 1 分钟。

（五）拔罐

适用于口角㖞斜为主的面神经麻痹，选用 2~3 号玻璃罐，于患侧口角旁 2 cm 处，将下垂㖞斜面肌向上牵拉，以加强针灸疗法的效力。或用梅花针叩刺地仓、颊车、下关、四白、阳白、翳风等穴，再以火罐吸拔，每次 5~10 分钟，对炎症期或后遗面瘫效果较好。

【预后】

不完全面瘫患者在 1~2 个月内可能恢复或痊愈，完全性面瘫患者一般需要 2~8 个月甚至 1 年时间恢复，且长留后遗症。1 周内味觉恢复提示预后良好。年轻患者预后好，老年患者伴乳突疼痛或合并糖尿病、高血压、动脉硬化、心肌梗死等预后差。

【中医临床研究概况】

《灵枢·经筋》篇中首次记载面神经炎："其病……卒口僻，急者目不合……引颊移口。"古代医书中称面神经炎为"口眼㖞斜""吊线风""面瘫"等。唐代孙思邈《备急千金要方》中认为该病"皆风入脉而发病"。人体面部几乎所有区域都与手阳明大肠经、足阳明胃经及手少阳三焦经的循行相关，当经脉出现功能障碍，不能濡养，则可出现面部肌肉瘫痪。

传统中医认为，阳明、少阳经循行于面部，针灸可以激发循行经络之气，促进气血的运行。1980 年 WTO 已明确将针灸列为治疗此病的适应证，研究发现针灸可以改善患者面神经炎的临床症状。林炳钦等分析了 1995—2014 年针灸治疗面神经炎的文献 324 篇，发现针灸处方中仍遵循"经脉所过，主治所及"的归经辨治原则和局部循经取穴的原则。远部取穴中以四肢远端的五输穴、原络穴、交会穴等特定穴为主。颊车、地仓、合谷、太冲、阳白与鱼腰配对出现频次较高。这些穴位的选用注重调整气血，充分反映了中医的整体观念。

面肌痉挛

面肌痉挛，又称面肌抽搐，通常抽搐仅限于一侧面部，是颜面运动神经系统的疑难病症之一，抽搐先从下睑开始，逐渐扩展至半侧面部表情肌。症状逐渐加重，但额肌一般无抽搐表现，无神经系统阳性体征。精神紧张及情绪激动时易诱发症状出现。口角肌肉向患侧后方牵拉最易引人注意。本病在发作频率和强度上有逐年加重变化。本病大多数发生于中老年人，女性多于男性。

中医学将面肌痉挛归属于"风证""风痉""筋急""痉病""颤证"等范畴。

【病因与发病机制】

一、西医

病因未明。多数学者认为本病的发生与面神经通路受到机械性刺激或压迫有关，少部分见于面神经麻痹恢复不完全的患者。血管压迫报道较多，主要是小脑下前动脉、小脑下后动脉、小脑上动脉及静脉血管。桥小脑角区的肉芽肿、肿瘤及囊肿压迫面神经也可引起面肌痉挛。发病机制可能是面神经的异位兴奋或伪突触传导所致。

二、中医

本病多由正气不足，脉络空虚，邪气横穿颜面经络，经络受阻而成面瘫或面肌抽搐；或中年以后，劳倦太过；或女子经血过多，病后失调，以致气血亏虚，血虚风动；或情志不畅，与郁而化火生风；或肝阳亢动而生风，而致面肌抽搐。若邪气日久，或未及时治疗，或治疗不当，邪闭经络，经络瘀滞，津液不行，聚为痰浊，并与血瘀互结，终成本虚标实之顽疾。

（1）肝阳动风：情志不畅，气郁而化火，耗伤肝阴，肝阳上亢，继而生风，上扰头面引起面肌痉挛；或肝肾阴亏，阴虚阳亢，风阳扰动而致。

（2）阴虚风动：若先天禀赋不足，肝肾两虚，精血不足；或久病耗损，失血过多；或思虑忧愁，伤心耗血；或肝气郁滞，气郁伤血等都可导致营血亏虚，筋脉失养，发生面肌痉挛。

（3）风痰阻络：素体脾虚湿盛，聚为痰浊；外感风邪，风痰互结，侵袭经络，气血运行不畅，阳明络脉壅滞不利，引发口眼抽搐；肌肉筋脉失于濡养，而致面肌拘急。

【诊断与辨证】

一、西医诊断

（一）临床表现

发病多在中年以后，女性居多。眼轮匝肌首先受累，逐渐扩散至一侧的其他面肌，口角部肌肉最易受累，严重者可累及同侧颈阔肌。抽搐持续时间可为数秒至数分钟、抽搐的轻重程度不等，常因精神紧张、疲劳和自主运动而加剧，不能自行控制，入睡后停止。神经系统检查无阳性体征。

（二）诊断及鉴别诊断

根据临床表现诊断不难，需要与以下疾病鉴别。

1. 功能性睑痉挛 发生于老年妇女，常为双侧性眼睑痉挛，无下半部面肌抽搐。

2. Meige 综合征 好发于老年妇女，表现为两侧眼睑痉挛，伴口舌、面肌、下颌及颈肌张力障碍。

3. 神经精神药物引起的面肌运动障碍 有新近服用奋乃静、三氟拉嗪、氟哌啶醇或甲氧氯普胺（胃复安）病史，表现为强迫性张口或闭合，不随意舌外伸或蜷缩等动作。

二、中医辨证

1. 肝阳动风证 单侧面肌抽动，频繁发作，口眼尤剧，头晕目眩，心烦易怒，焦虑不安，舌红苔黄，脉弦。

2. 阴虚风动证 单侧面肌抽动，善发无序，头晕耳鸣，烦躁少寐，肢体麻木，手足心热，腰膝酸软，舌红少苔，脉弦细或弦数。

3. 风痰阻络证 单侧面肌抽动，或口眼拘急，或因七情所伤而加剧，头重身困，或口涎泪溢，舌苔白腻，脉弦滑。

【治疗】

一、西医

A 型肉毒抗毒素注射是目前治疗该病安全有效、简单易行的首选方法，多数患者症状可获明显改善。其他药物治疗包括卡马西平、苯妥英钠和地西泮等，但效果不好。对发作频繁、严重影响日常生活，以及药物治疗效果不明显者，可以考虑进行外科治疗。外科治疗方法有面神经微血管减压术、面神经射频电热疗法、面神经乙醇封闭疗法、面神经部分切除术及面神经吻合术等，针灸治疗等。由于可以导致不同程度的面神经麻痹，因此应掌握适应证。由于病因不清，至今尚无特效治疗方法。

二、中医

（一）辨证论治

1. 肝阳动风证

治法：镇肝息风，滋阴潜阳。

方药：镇肝熄风汤加减。生龙骨 30 g，生牡蛎 30 g，生龟甲 30 g，玄参 15 g，天冬 15 g，白芍药 20 g，牛膝 15 g，代赭石 30 g，僵蚕 10 g，蝉蜕 6 g，地龙 10 g，甘草 6 g。目赤烦热者，加黄芩、菊花；面部疼痛者，加川乌、当归；痰多者，加胆南星。

2. 阴虚风动证

治法：滋阴潜阳，息风止痉。

方药：大补阴丸加减。熟地黄 20 g，黄柏 10 g，知母 15 g，白芍药 20 g，山茱萸 10 g，山药 15 g，钩藤 30 g，桑寄生 15 g，龟甲 15 g。抽搐甚者，加僵蚕、全蝎；潮热盗汗者，加青蒿、浮小麦。

3. 风痰阻络证

治法：健脾祛湿，化痰息风通络。

方药：半夏白术天麻汤加减。制半夏 15 g，天麻 10 g，茯苓 15 g，橘络 10 g，白术 10 g，白附子 10 g，大枣 15 g，当归 10 g，生姜 3 片，全蝎 3 g。气血亏虚者，加黄芪、党参、阿胶；痰多色黄者，加天竺黄、黄芩、竹沥；面肌麻痹者，加僵蚕、地龙、黄芪。

（二）中成药

（1）全天麻胶囊：适用于面肌痉挛肝阳动风证，每次 3 粒，每日 3 次，口服。
（2）杞菊地黄丸：适用于面肌痉挛阴虚风动证，每次 6 g，每日 2 次，口服。
（3）华佗再造丸：适用于面肌痉挛风痰阻络证，每次 1 丸，每日 2 次，口服。

（三）针灸疗法

主穴：攒竹、四白、太阳、迎香、颊车、下关、地仓、合谷。
配穴：肝阳动风加太冲、风池，阴虚风动加肝俞、肾俞，风痰阻络加中脘、丰隆。
方法：颜面穴位宜浅刺或透刺，中强刺激，每次 4 穴交替选择；肢体穴位用虚补实泻法，隔日 1 次，10 次为 1 个疗程。

【中医临床研究概况】

《备急千金要方》中提到"夫眼瞤动，口唇动，偏喎，皆风入脉"。根据药物四气五味分析结果，发现药物主要以平、温为主，五味分布则以甘、辛、苦为主，辛甘则可化阳，可以看出药物性味立足辛温补益为主，提示面肌痉挛存在局部阳气不足的病机。虫类药物可旋转阳动之气，虫类药物的高频次运用与此病机相符。药物五味分析结果体现了注重风邪的治疗。另外，药物归经分布主要为肝、脾、肺经，可以看出用药治疗多从肝经入手，辅以调治肺、脾二经。

近年来的研究表明，中医内、外治法对缓解面肌痉挛、减轻西药副作用具有确切疗效，且中西医结合治疗面肌痉挛的效果明显优于单纯西医或中医，但中医对于面肌痉挛的治疗疗效评价尚缺乏客观、规范的评价系统和大样本、随机对照的临床研究数据。

第三节 脊神经疾病

坐骨神经痛

坐骨神经痛是指沿坐骨神经通路及其分支区内的疼痛综合征。坐骨神经发自骶丛，由 $L_4 \sim S_3$ 神经根组成，是全身最长、最粗的神经，经梨状肌下孔出骨盆后分布于整个下肢。

中医学根据本病病因、症状及治疗方面的记载，可归属于中医学"痹证""腰腿痛""肾痹"之范畴。

【病因与发病机制】

一、西医

原发性坐骨神经痛，临床少见，又称为坐骨神经炎，病因未明，可能与受凉、感冒、牙齿、鼻窦、扁桃体感染、侵犯周围神经外膜致间质性神经炎有关，常伴有肌炎或纤维组织炎。

继发性坐骨神经痛，临床上常见，是坐骨神经通路受周围组织或病变压迫或刺激所致，少数继发于全身疾病如糖尿病、痛风、结缔组织病等，根据受损部位可分为根性和干性坐骨神经痛。根性坐骨神经痛较干性坐骨神经痛多见，常由椎管内疾病及脊柱疾病引起。其中以腰椎间盘突出引起者最为多见。干性坐骨神经痛常由骶髂关节病、髋关节炎、腰大肌脓肿、盆腔肿瘤、子宫附件炎、妊娠子宫压迫、臀肌注射位置不当所致。

二、中医

本病的发生，内因肝肾亏虚，外因风寒湿邪侵袭下肢经络，闭阻经脉，以致气血瘀滞，不通则痛。正虚邪实、本虚标实是本病的病理特点。其病因病机可概括如下。

1. 寒湿侵袭 素体虚弱，阳气不足，或久处寒湿环境，腰腿受寒，经络阻滞不通引发腰腿痛。湿郁日久，则可化热而表现为热痹腰腿痛。

2. 气血瘀滞 跌仆撞击，损伤经脉，或体位不正，腰部用力不当，屏气闪挫，均可导致气滞血瘀而引发本病。

3. 肾虚骨痹 年高肾亏，或劳倦内伤，肝肾亏虚，骨质增生，或气虚血滞，均可痹阻经络，筋脉失养而发腰腿痛。

【诊断与辨证】

一、西医诊断

（一）临床表现

青壮年多见，单侧居多。疼痛主要沿坐骨神经径路由腰部、臀部向股后、小腿后外侧和足外侧放射。疼痛常为持续性钝痛，阵发性加剧，也可为电击、刀割或烧灼样疼痛，行走和牵拉坐骨神经时疼痛明显。根性痛在咳嗽、喷嚏、用力时加剧。为减轻活动时诱发的疼痛或疼痛加剧，患者将患肢微屈并卧向健侧，仰卧起立时先病侧膝关节弯曲，坐下时先健侧臀部着力。直立时脊柱向患侧方侧凸等，保持特有的姿势。查体可发现直腿抬高试验（Lasegue征）阳性，正常值为80°~90°，低于此值为阳性，系腘旁肌反射性痉挛所致，此征与疼痛严重程度一致。踝反射减弱或消失，L_4、L_5 棘突旁、骶髂旁、腓肠肌处等有压痛点。

（二）辅助检查

腰骶部、骶髂、髋关节 X 线片对发现骨折、脱位、先天性脊柱畸形有帮助，CT、MRI、椎管造影有助于脊柱、椎管内疾病的诊断，B 超可发现盆腔相关疾病，肌电图及神经传导速度对坐骨神经损伤部位、程度及预后有意义。

（三）诊断及鉴别诊断

根据病史、临床症状、体征如疼痛分布范围、加剧及减轻诱因、压痛点、Lasegue 征、踝反射减退及影像学检查即可诊断。应注意与以下疾病鉴别。

1. 急性腰肌扭伤 有外伤史，腰部局部疼痛明显，无放射痛，压痛点在腰部两侧。
2. 腰肌劳损、臀部纤维组织炎、髋关节炎 也有下背部、臀部及下肢疼痛，但疼痛、压痛局限不扩散，无感觉障碍、肌力减退等，踝反射一般正常。可行 X 线平片或 MRI 检查鉴别。

二、中医辨证

1. 寒湿闭阻证 腰胯持续性钝痛，并向大腿后侧、小腿外侧及足背外侧放射，受寒加剧，得热痛缓，静卧时痛不减，苔白腻，脉沉而迟缓。
2. 湿热灼损证 腰腿痛呈烧灼样剧烈胀痛，口渴，心烦，尿赤，苔黄腻，脉弦数。
3. 经脉瘀阻证 腰腿痛持续剧烈，咳嗽、解便、行走均使疼痛加剧，坐卧屈膝则痛稍减，疼痛如刺，痛有定处，痛处拒按，下肢麻木，舌质紫黯或有瘀斑，脉涩。
4. 肝肾亏虚证 腰腿痛缠绵不愈，向下放射，遇劳更甚，卧则减轻，腿膝无力，舌淡，脉沉细，或舌红少苔，脉弦细数。

【治疗】

一、西医

1. 病因治疗　不同病因采取不同治疗方案，如腰椎间盘突出者急性期睡硬板床休息 1~2 周使症状稳定。

2. 药物治疗　疼痛明显可用镇痛药。肌肉痉挛可用地西泮 5~10 mg 口服，每日 3 次。也可加用神经营养剂，如维生素 B_1，每次 100 mg，每日 1 次，肌内注射。

3. 封闭疗法　也可用 1%~2% 普鲁卡因或加泼尼松龙各 1 mL 椎旁封闭。

4. 物理疗法　急性期可选用超短波、红外线照射，疼痛减轻后可用感应电，碘离子透入及热疗等，也可应用针灸、按摩等。

5. 手术治疗　疗效不佳或慢性复发病例可考虑手术治疗。

二、中医

（一）辨证论治

1. 寒湿闭阻证

治法：祛寒除湿，通痹止痛。

方药：乌头汤加减。制川乌 10 g，制草乌 10 g，细辛 6 g，牛膝 15 g，苍术 12 g，防己 12 g，制乳香 10 g，制没药 10 g，川芎 15 g，桂枝 12 g，甘草 6 g。剧痛者，可加全蝎、地龙。

2. 湿热灼损证

治法：清热利湿，舒筋通络。

方药：四妙丸加减。苍术 10 g，黄柏 15 g，薏苡仁 15 g，泽泻 15 g，牛膝 20 g。剧痛者，可加木瓜、络石藤、乳香、没药。热邪偏盛者，可加老桑枝、栀子、木通。

3. 经脉瘀阻证

治法：活血化瘀，理气止痛。

方药：身痛逐瘀汤加减。当归 15 g，川芎 15 g，桃仁 10 g，红花 10 g，没药 10 g，五灵脂 6 g，香附 10 g，牛膝 20 g，地龙 10 g。瘀血重者，可加土鳖虫、蜈蚣。如由跌仆损伤、屏气闪挫起病，可加乳香、青皮。

4. 肝肾亏虚证

治法：补肝益肾，行气活血。

方药：独活寄生汤加减。桑寄生 15 g，秦艽 18 g，当归 12 g，黄芪 30 g，牛膝 15 g，独活 12 g，乳香 9 g，杜仲 15 g，细辛 3 g，云苓 15 g，知母 12 g，苍术 10 g。下肢关节屈伸不利者，加木瓜、鸡血藤；剧痛者，加威灵仙、延胡索；夜尿多者，加淫羊藿、狗脊；阳虚者，可加熟附子、仙灵脾；偏阴虚者，可加枸杞子、制首乌。

（二）中成药

（1）健步壮骨丸：适用于肾虚腰腿痛。每次 6 g，每日 2 次，口服。
（2）虎力散胶囊：每次 2 粒，每日 1~2 次，口服。用于寒湿痹阻证。
（3）坐痛宁注射液：每次 2 mL，每日 2 次，肌内注射。
（4）云南白药：适宜于瘀血证。每次 0.6 g，每日 3 次，口服。
（5）小活络丹：适宜于寒湿痹痛。每次 6 g，每日 3 次，口服。
（6）木瓜丸：适用于风湿痹痛。每次 6 g，每日 2 次，口服。

（三）针灸

1. 体针

常用穴：环跳、阳陵泉。

备用穴：委中、肾俞、昆仑、殷门、丘墟。

治法：常用穴每次必取，备用穴随症而用。如为根性坐骨神经痛，酌加肾俞；如为干性，酌加下肢腧穴。环跳穴宜深刺，大幅度捻转结合提插，使针感放射至足底或足趾；阳陵泉亦需深刺，以同样手法令针感到达足背。其余穴位的针感也务求能向远端放射。一旦气至，即行留针。留针时间，20~60 分钟不等，视疼痛剧烈程度而定。如剧痛不缓解者，可长至 2 小时。每隔 5~10 分钟捻针 1 次，平补平泻，强度中等；针感迟钝者，手法可稍重。一般每日或隔日针刺 1 次，重者每日针 2 次。针灸治疗坐骨神经痛以循经、局部取穴为主，重视本经配穴及阳经腧穴的应用。

2. 电针

常用穴：坐骨神经投影点（下简称投影点）、环跳、腰 4~5 夹脊。

备用穴：干性取阳陵泉、条山（条口透承山）、殷门，根性取委中、承扶、条山。

投影点位置：在髂后上棘与尾骨尖连线至股骨大粗隆连线中点稍下 1/3 处，为坐骨神经走行处（梨状肌下孔）。

治法：按不同坐骨神经痛类型取穴，干性取投影点或环跳，根性则取腰 4~5 夹脊，分别加备用穴 2~3 穴。投影点，宜用 4 寸长银针以 70° 刺入，针尖稍斜向内侧，当刺中神经干时有触电样针感沿下肢传至足趾；环跳和夹脊穴及配穴，均以 28 号毫针深刺，激发针感向足部放散。然后与 G6805 电针仪相连，阴极接常用穴，阳极接备用穴，采用断续波，频率为每分钟 240~400 次，电流强度以能耐受为度。每次 10~15 分钟。电针每次只选用两穴，余穴可针刺，操作方法同体针部分，留针 30 分钟至 1 小时。本法每日 1~2 次。

3. 穴位注射

常用穴：环跳、殷门、阳陵泉、承扶。

备用穴：大肠俞、肾俞、委中、昆仑。

药液：10% 当归液（每穴注入 1~3 mL），10% 葡萄糖注射液（每穴注入 5~10 mL），或维生素 B$_{12}$ 100 mL（100 mg）加 0.5% 普鲁卡因注射液 10 mL（每穴注入 6 mL）。任选一种。取穴以常用穴为主，效果不佳时酌取备用穴 1~2 穴，均选患侧。首次只用环跳穴，深刺待有触电感后，将针头退出 1~2 分，推入药物。每日或隔日穴位注射 1 次。

4. 穴位埋线

常用穴：秩边、阿是穴（循坐骨神经线路压痛最明显处）。

备用穴：殷门、承山、风市、环跳。

治法：常用穴均埋线，其中阿是穴每次取一处。

埋线操作：常规消毒穴区，局部浸润麻醉（亦可不局麻）。先将在乙醇中浸泡消毒过的长约 1 cm 的铬制肠线，穿入 18 号腰椎穿刺针内（注意肠线不可露出针口），然后，迅速把腰穿针刺入穴位，缓慢送至深处并细细探寻。当出现比较强烈的酸麻的气感时，用针芯将肠线轻轻推出。取针后，局部针眼用消毒纱布贴盖，防止感染。隔 7 日埋线 1 次。

备用穴采取针刺法，操作同前述，每日或隔日 1 次。

5. 耳针

常用穴：坐骨神经。

备用穴：胰胆、神门。

治法：先针患侧常用穴，如效果不佳，再针对侧或酌配备用穴。针刺入耳穴后，反复捻转，刺激宜强，待耳郭局部潮红、发热，留针 30 分钟至 1 小时。其间可间断予以捻转刺激或接通电针仪行持续刺激，用疏密波，同时多活动患肢。耳针每日 1 次，重者 2 次。

6. 刺血

常用穴：①腰俞、中膂俞、白环俞、环跳；②承扶、殷门、委中、委阳、阳交、绝骨、跗阳、丘墟、昆仑。

治法：第 1 组偏重于治根性坐骨神经痛，每次取 1~2 穴；第 2 组偏重于治疗干性坐骨神经痛，每次取 2~4 穴。以 16 号三棱针消毒后，于所选穴位或穴位周围显露的静脉血管（均作常规消毒），行点刺出血，血止拔罐，2~3 分钟去罐，并用碘酒消毒局部。本病第 1 次治疗时，出血量宜多一些，数穴之总出血量需为 40~60 mL；第 2、第 3 次，可略少（10~30 mL）。首次治疗若疼痛未止，隔 2~3 天再刺。治疗 2 次后，一般应间隔 7~10 天后进行。

（四）拔罐

常用穴：①环跳、秩边、肾俞、阳陵泉；②腰俞、委中、坐骨（大转子与尾骨尖连线中点下 1 寸）。

备用穴：承山、殷门、绝骨。

治法：常用穴第 1 组施针罐法，第 2 组施刺络拔罐法，可固定用一组，亦可交替选用。

第 1 组，宜先针常用穴，得气后施以平补手法；继针备用穴，用平补平泻手法。再在主穴上分别插上艾条点燃，在针身周围垫一直径约 5 cm 的圆形硬纸片，以防艾灰跌落烫伤皮肤。艾条燃尽后，将艾灰及硬纸片撤去。针柄上加 95% 酒精棉球，以架火法点燃后拔罐，或者用抽吸法吸拔。可根据部位选择不同型号罐具。吸拔时间为 15~20 分钟，以局部呈现暗红色瘀斑为度。每日或隔日 1 次，5 次为 1 个疗程。

第2组，每次选3~4穴，首先寻找穴位周围之浅表静脉，以三棱针缓慢地斜刺入静脉中即出针，如静脉不显露者，可直接点刺穴位。然后，迅即在点刺部拔罐，留罐5~15分钟，一般以出血自止为度。去罐后可酌情加敷白及粉以防感染。隔日1次，6次为1个疗程。

（五）推拿

主要采取推、拿、按、扳等手法。可缓解肌肉痉挛，促进炎症消退，减轻组织水肿、粘连，恢复原来的组织结构，减轻神经受压，从而达到治病与镇痛的目的。

多发性神经病

多发性神经病，又称末梢神经病，以往也称为周围神经炎、末梢神经炎，是不同病因引起的，表现为四肢远端对称性或非对称性的运动、感觉，以及自主神经功能障碍性疾病。

依据多发性神经病的临床表现，该病归属于中医学的"痿病"或"痹证"等范畴。

【病因与发病机制】

一、西医

常见的病因有代谢性疾病，如糖尿病、尿毒症、营养缺乏如B族维生素缺乏、慢性酒精中毒、各类毒物中毒，以及感染、炎症、老年肿瘤等。多发性神经病病理改变常见神经轴索变性、节段性脱髓鞘，以及神经细胞变性。

二、中医

中医学认为多发性神经病病因复杂，外邪及内伤均可引起。外邪以寒湿、湿热为多，内伤多以脾胃、肝肾不足为主。

（1）寒湿阻络：居住潮湿，或冒雨着凉，或夏令潮湿，过度劳累，汗出当风，寒湿之邪侵袭肢体，阻滞经络，气血运行不畅，以致肌肉、筋脉失养发为本病。

（2）湿热浸淫：外感湿热，或久处湿地，湿邪浸淫经脉，营卫运行受阻，郁遏生热，久之气血运行不利，经络、筋脉失去濡养而弛纵不收，成为痿病。

（3）脾胃亏虚：素体脾胃虚弱，或饮食不节，损伤脾胃，或久病中气受损，导致胃之受纳、脾之运化失常，气血生化之源不足，以致经络、筋脉失养，肌肉瘦削，痿软无力，发为痿病；或饮食不节，损伤脾胃，运化失常，内生湿热，使气血运行不利，筋脉、肌肉失去濡养而致痿。

（4）肝肾亏损：禀赋不足，素体肾虚，阴精亏损；或劳倦太过，阴精亏损，肾水不足，水不涵木，肝肾亏虚，精血不充，筋脉失养，肢体痿软而发病。

【诊断与辨证】

一、西医诊断

(一) 临床表现

虽然本病的病因各不相同，但临床表现却大致相似，病变常同时侵犯感觉、运动及自主神经纤维，有的选择性侵犯运动或感觉纤维。临床上，感觉障碍可表现为感觉异常、感觉过度和疼痛等刺激症状，以及肢体远端对称性的各种感觉缺失，呈手套、袜子样分布；运动障碍表现为肢体远端下运动神经元性瘫痪，肌无力、肌肉萎缩和肌束颤动等，远端重于近端，可有手、足下垂和跨阈步态，晚期则因肌肉挛缩而出现畸形；自主神经障碍可有多汗或无汗、指甲松脆、皮肤干燥、竖毛障碍、高血压及直立性低血压，膀胱传入神经病变可出现无张力膀胱等；疾病早期可出现反射减弱及消失，踝反射减弱往往比膝反射出现早。

(二) 诊断及鉴别诊断

根据本病的典型表现，诊断并不难确定，必要时肌电图检查或神经组织活检可帮助诊断。由于老年人基础病变较多，定性诊断往往需要仔细判断。本病需与老年人运动神经病、亚急性联合变性及多发性肌炎等疾病相鉴别。

二、中医辨证

1. 寒湿阻络证　身体困重，四肢远端麻木、冷痛，手足无力，甚则痿废不用，纳呆便溏，舌质淡，苔白腻，脉濡或缓。

2. 湿热浸淫证　四肢痿软，身体困重，或足胫灼热，手足麻木不仁，口苦而黏，小便短赤，舌红，苔黄腻，脉濡数或滑数。

3. 脾胃亏虚证　手足软弱无力，四肢麻木，食少纳呆，便溏，气短，神疲乏力，面色不华，舌质淡，脉细。

4. 肝肾亏损证　病势缓慢，四肢逐渐痿弱不用，腰膝酸软，久则肌肉渐脱，手足麻木不仁，头晕耳鸣，口燥咽干，舌红少苔，脉细数。

【治疗】

一、西医

各种原因引起的多发性神经病均可使用大剂量维生素 B_1、维生素 B_6 和维生素 B_{12} 等，疼痛明显者可用各种镇痛药治疗，如卡马西平和苯妥英钠，恢复期可采用理疗、康复治疗；病因治疗根据确诊原发病的具体情况而定。

二、中医

（一）辨证论治

1. 寒湿阻络证

治法：散寒除湿，祛风通络。

方药：薏苡仁汤加减。薏苡仁 15 g，苍术 9 g，桃仁 10 g，川芎 10 g，当归 15 g，鸡血藤 15 g，羌活 9 g，独活 9 g，桑枝 10 g，桂枝 10 g，白芍 10 g，甘草 9 g。腰膝酸软、下肢无力重者，加川牛膝；疼痛重者，加制乳香、没药。

2. 湿热浸淫证

治法：清热利湿，通利筋脉。

方药：二妙散加味。苍术 10 g，黄柏 10 g，当归 10 g，龟甲（先煎）20 g，防己 10 g，萆薢 12 g，薏苡仁 12 g，川牛膝 12 g，五加皮 10 g，木瓜 12 g，红花 9 g。胸脘痞闷、肢体困重者，加茯苓、泽泻、厚朴；肢体麻木不利、舌质紫黯夹瘀者，加赤芍药、丹参、桃仁；疼痛重者，加全蝎、威灵仙。

3. 脾胃亏虚证

治法：补脾益气，健运化源。

方药：参苓白术散加减。党参 15 g，茯苓 12 g，白术 10 g，炙甘草 9 g，薏苡仁 15 g，扁豆 12 g，陈皮 9 g，丹参 10 g，木瓜 10 g，山药 12 g。食积不化者，加麦芽、山楂；手足怕冷者，加黄芪、桂枝。

4. 肝肾亏损证

治法：补益肝肾、滋阴清热。

方药：健步虎潜丸加减。炙龟甲（先煎）20 g，炙鳖甲（先煎）20 g，怀牛膝 12 g，熟地黄 15 g，知母 10 g，白芍 12 g，何首乌 15 g，杜仲 12 g，黄柏 12 g。肌肉消瘦明显者，加狗脊、川续断、肉苁蓉、黄芪、党参；久病损及阴阳者，加紫河车粉。

（二）中成药

（1）木瓜丸：适用于多发性神经病寒湿阻络证，每次 5 g，每日 2 次，口服，孕妇禁用。

（2）三妙丸：适用于多发性神经病湿热浸淫证，每次 6 ~ 9 g，每日 2 ~ 3 次，口服，孕妇慎用。

（3）参苓白术散：适用于多发性神经病脾胃亏虚者，每次 5 g，每日 2 次，口服。

（4）杞菊地黄丸：适用于多发性神经病肝肾亏损证，每次 1 丸，每日 3 次，口服。

（三）针刺疗法

以手足阳明经穴和夹脊穴为主。

主穴：上肢取肩髃、曲池、合谷及颈胸部夹脊穴，下肢取髀关、伏兔、足三里、阳陵泉、三阴交及腰部夹脊穴。

配穴：寒湿阻络证加肾俞、委中，湿热浸淫证加阴陵泉、大椎、内庭，脾胃亏虚证加太白、中脘、关元，肝肾亏损证加太溪、肾俞、肝俞。

吉兰－巴雷综合征

吉兰－巴雷综合征（Guillain Barré syndrome，GBS）主要表现为急性、进行性、迟缓性瘫痪，是以周围神经和神经根的脱髓鞘、小血管周围淋巴细胞及巨噬细胞聚集的炎性反应为病理特点的自身免疫病。发病年龄有双峰现象，即16～25岁和45～60岁，男性略高于女性。病程进展不超过4周，重者可累及呼吸肌导致呼吸麻痹，甚至死亡。

根据临床表现，该症属中医"痿证""痹证"范畴。

【病因与发病机制】

一、西医

虽然GBS的确切病因迄今仍不完全清楚，但多数学者强调本病是一种急性免疫性周围神经病，普遍认为体液和细胞免疫都不同程度地参与各个类型的发病。病因还不清楚，在宿主易感性的基础上，多种因素皆能诱发本病。

1. 感染　约2/3 GBS患者病前6周内有明确前驱感染史。病原体主要包括：空肠弯曲菌（campylobacter jejuni，CJ）、巨细胞病毒（cytomegalovirus，CMV）、EB病毒、带状疱疹病毒、艾滋病病毒、肺炎支原体、流感病毒、风疹病毒、布鲁杆菌等。新近屡有西尼罗河病毒、幽门螺杆菌诱发GBS的报道。

2. 疫苗接种　极少数GBS的发病与疫苗接种有关，主要见于狂犬病疫苗、麻疹疫苗、破伤风类毒素、脊髓灰质炎疫苗、乙肝疫苗或流感疫苗等。

3. 其他　一些更少见的病因，如器官移植、免疫抑制剂的使用、淋巴瘤、蜜蜂叮咬、亚急性坏死性脑病、硬膜外全麻、肥胖手术治疗后，甚至有报道抗精神病药奥氮平也可能会引起GBS样的症状。

4. 遗传学背景　研究显示GBS的发生与人类白细胞抗原（human leukocyte antigen，HLA）有关。

二、中医

本病多由感染温热或暑热之邪，或湿热浸淫或寒湿相困，从而耗伤气血、灼伤津液、痹阻经脉，以致筋脉失养、肌肉失濡而发为肉痿。久之则损及脾胃肝肾，而呈脾胃虚弱、肝肾阴亏之候。其病因病机可概括如下。

1. 热盛伤津　正气不足感受六淫之邪，如感受湿热之邪，高热不退，热盛伤津，津液耗损，经脉失濡，手足不用而致痿。

2. 湿热浸淫　人处湿地，或冒雨等感受湿邪，湿邪留滞，郁积化热；或饮食不节，肥甘厚味，损伤脾胃，运化失司，湿从内生，蕴湿积热，湿热浸淫筋脉，气血运行不畅，筋脉肌肉失养，弛纵不收而致痿。

3. 脾胃虚弱　素体脾胃虚弱，脾为后天之本，气血生化之源，脾胃虚弱气血不足，经脉空虚，肌肉筋脉失养致痿。

4. 肝肾虚亏　先天禀赋不足，或久病体虚，或劳伤过度损及肝肾。肝肾虚亏，肾精肝血不足，精虚不能灌溉，血虚不能养筋，筋骨失养而致痿。

【诊断与辨证】

一、西医诊断

（一）临床表现

发病前 1～4 周有胃肠道或呼吸道感染症状，或有疫苗接种史；多为急性或亚急性起病，肢体呈软瘫，下肢重于上肢，远端重于近端，可从下肢开始、呈对称性波及躯干、上肢、呼吸肌和脑神经，多于数日至 2 周达到高峰，腱反射减低或消失；感觉障碍出现早，但程度轻，以主观感觉异常，如肢体麻木、疼痛等明显，而客观感觉障碍如手套、袜套样感觉减退等较轻，腓肠肌压痛明显、持久，振动觉和关节运动觉障碍少见；有的患者以脑神经麻痹为首发症状，双侧周围性面瘫常见，其次是延髓麻痹，舌肌瘫痪较少见，此后数日内出现肢体瘫痪；自主神经症状常见皮肤潮红、出汗增多、手足肿胀及营养障碍，严重者可见窦性心动过速、直立性低血压、高血压和暂时性尿潴留。

（二）辅助检查

（1）脑脊液蛋白 - 细胞分离，即蛋白含量增高而细胞数正常，是本病的特征之一，病后 3 周蛋白增高明显。

（2）神经传导速度（NCV）减慢、远端潜伏期延长、波幅正常或轻度异常，但严重的脱髓鞘病变也可表现为波幅异常，几周后可恢复。

（三）分型

依据神经电生理和组织病理特征的不同，将 GBS 分为以下 4 种主要类型。

1. 急性炎症性脱髓鞘性多发性神经炎（acute inflammatory demyelinating polyneuropathy, AIDP）　受累神经见巨噬细胞和淋巴细胞浸润，多灶性节段性髓鞘脱失，轴索相对完整，运动和感觉原纤维同时受累。电生理提示神经传导速度（NCV）减慢，F 波潜伏期延长。欧美国家 80%～90% GBS 都是该型，与其前驱感染原 CMV、EB 等病毒有关。

2. 急性运动轴索性神经病（acute motor axonal neuropathy, AMAN）　特异性抗体和补体经郎飞结进入运动神经元纤维的髓鞘和轴索间隙，对轴索膜免疫性攻击，引起神经轴索变性，初期髓鞘相对完整，后期可能出现继发性髓鞘脱失。电生理以复合肌肉动作电位波幅降低为主，NCV 和 F 波多正常。中国和日本等亚洲国家 50%～60% GBS 都是 AMAN 型，前驱感染主要是 CJ，多见血清抗 GM1 抗体增高。

3. 急性运动感觉轴索性神经病（acute motor sensory axonal neuropathy，AMSAN）　不到 10% GBS 患者属于该型，也是以轴索变性为主，但同时波及运动和感觉神经元纤维，电生理和组织病理改变类似 AMAN，但临床过程相对严重。

4. Miller-Fisher 综合征（MFS）约占 5%，典型病例呈三联征表现：眼肌麻痹、共济失调和腱反射消失。因缺少足够的尸解资料而未完全明了其病理改变类型。但周围神经传导速度多正常。患者血清抗神经节苷脂抗体滴度增高，并易在背脊神经根中感觉神经元和小脑神经元沉积。

（四）诊断及鉴别诊断

根据病前 1～4 周有感染史，急性或亚急性起病，四肢对称性弛缓性瘫痪，可有感觉异常、末梢型感觉障碍、脑神经受累，常有脑脊液蛋白 - 细胞分离，NCV 减慢可做出诊断。注意与低血钾型周期性瘫痪、急性全身型重症肌无力、POEMS 综合征等相鉴别。

二、中医辨证

辨证论治

1. 湿热浸淫证　四肢痿软无力，肌肤麻木不仁，肌肉酸痛，多以下肢为重，重至瘫痪，胸脘满闷，甚或呼吸不畅，恶心纳呆，身热不扬，口苦而黏，大便不爽，小便赤涩，舌红，苔黄腻，脉濡数或滑数。

2. 肺热津伤证　外感发热后，四肢软弱无力，甚则肢体瘫痪，渐可肌肉瘦削，皮肤干枯，咽干唇燥，声音嘶哑，心烦口渴，小便短赤，舌红少津，苔黄，脉细数。

3. 脾胃亏虚证　四肢瘫软，肌肉萎缩，面色不华，食少纳呆，神疲倦怠，气短懒言，大便溏薄，舌质淡，苔薄白，脉细弱。

4. 肝肾不足证　病程日久，肌肉削枯，肢体萎废，两颧潮红，五心烦热，或见手足麻木，头晕耳鸣，视物昏花，咽干口燥，声嘶音哑，腰脊酸软，舌质红绛，苔少，脉虚数。

【治疗】

一、西医

治疗包括支持治疗、免疫调节治疗、疼痛治疗、康复治疗等几个方面。

1. 支持治疗　25%～33% GBS 患者病情严重需重症监护或机械通气。有自主神经功能紊乱、评分≥3 分或 <3 分但病情还在进展都需要 ICU 监护治疗，加强呼吸道管理，出现后组颅神经麻痹伴呼吸道分泌物增多者需气管插管。

2. 免疫调节治疗　有效的免疫调节治疗可减轻神经损伤、缩短病程。

（1）大剂量免疫球蛋白（IVIG）：多数推荐静脉滴注大剂量 IVIG［0.4 mg/（kg·d）］，连续 5 天。大剂量 IVIG 的疗效与血浆置换相当，但没有血浆置换时的低血压和大量静脉置管带来的不良反应，同时操作也相对简单，费用相对较低，所以多数地区都将其作为首选治疗方案。

（2）血浆置换：血浆置换与 IVIG 疗效相当。轻度需 2 次治疗，中至重度则需要 4 次治疗。如病情无改善增加血浆置换次数也无帮助。置换的血浆总量按 50 mL/kg 计算，以 5% 的清蛋白来置换，有出血倾向者选用新鲜的冷冻血浆。

（3）激素：激素的疗效尚有争议，多数认为单独口服或静脉用皮质激素都无效果，少数结果显示尚有效果。一项对照试验显示使用 IVIG 的同时，静脉合用甲泼尼龙（500 mg/d，连用 5 天）可稍微加快病情的好转，确切疗效还有待进一步研究。个别报道激素可缓解 GBS 的疼痛症状。

3. 其他治疗　89% 患者都有感觉过敏性疼痛，主要是背部、大腿痛和四肢触痛，75% 患者需要使用镇痛药物。背部和大腿痛常在起病后 8 周内消失，但 5%～10% 患者长时间持续存在四肢触痛，卡马西平和加巴喷丁对疼痛也有效，还有报道硬膜外持续滴注吗啡治疗持续、顽固的疼痛。康复治疗有助于瘫痪的恢复，急性期就应当注意康复功能训练，以保持患肢恰当的位置、姿势和营养。

二、中医

（一）辨证论治

1. 湿热浸淫证

治法：清热利湿，通经活络。

方药：四妙丸加味。苍术 15 g，黄柏 10 g，牛膝 15 g，生苡仁 30 g，防己 10 g，萆薢 15 g，木通 6 g，蚕沙 15 g，滑石 15 g，甘草 6 g。湿重者，加茯苓、泽泻、藿香、佩兰。

2. 肺热津伤证

治法：清燥润肺，益胃生津。

方药：清燥救肺汤加减。桑叶 10 g，太子参 15 g，石斛 15 g，炙杷叶 12 g，麦冬、天冬各 15 g，沙参 15 g，生石膏 30 g（先煎），五味子 6 g，鲜芦根 30 g，生甘草 10 g。胃津伤较重者，可加玉竹、天花粉；气阴不足明显，加西洋参、生晒参。

3. 脾胃亏虚证

治法：健脾益气。

方药：补中益气汤加减。党参 20 g，黄芪 30 g，茯苓 15 g，白术 10 g，当归 10 g，山药 15 g，陈皮 10 g，柴胡 6 g，升麻 6 g，炙甘草 6 g。血虚明显者，加白芍、龙眼肉、枸杞子。气阴不足者，加麦冬、五味子；瘫痪较重、呼吸困难者，酌加制马钱子粉 0.6 g 分冲。

4. 肝肾不足证

治法：滋补肝肾。

方药：左归丸加减。熟地 30 g，龟甲胶 10 g，杜仲 10 g，石斛 15 g，狗脊 10 g，山药 15 g，菟丝子 10 g，鹿角胶 10 g，山萸肉 10 g，枸杞子 12 g，牛膝 15 g，盐知母 10 g，盐黄柏 10 g。血瘀络阻者，加丹参、红花、丝瓜络、鸡血藤。

（二）中成药

1. 六味地黄丸　适宜于肝肾不足者。每次 1 丸，每日 3 次，口服。
2. 归脾丸　适宜于脾胃亏虚、气血不足者。每次 1 丸，每日 3 次，口服。
3. 参苓白术散　适宜于脾胃亏虚证。每次 9 g，每日 3 次，口服。

（三）针灸

1. 体针　取肩贞、手三里、曲池、外关、合谷、环跳、秩边、风门、阳陵泉、三阴交、悬钟、承山、昆仑、解溪等。肺热津伤加取大椎、尺泽，用泻法；湿热浸淫加取阴陵泉、行间、足临泣、太冲，用泻法；肝肾不足加取肝俞、肾俞、三阴交、太溪，用补法。对脾胃亏虚者加中脘、脾俞，气滞血瘀者加太冲。一般予平补平泻手法。15 次为 1 个疗程。面肌麻痹取地仓、颊车、迎香、下关、四白、攒竹、翳风，可加用电针。

2. 头针　取运动区上 1/5、中 2/5，分别治疗对侧下肢及上肢瘫痪；下 2/5 治疗对侧面神经瘫痪及发音障碍；取感觉区上 1/5、中 2/5，分别治疗对侧下肢及上肢疼痛、麻木、感觉异常。

3. 穴位注射　对恢复期患者，取曲池、手三里、足三里、阳陵泉、绝骨等，用维生素 B_1 100 mg、维生素 B_{12} 100 μg，每次取 2 ~ 4 个穴位注射，隔日 1 次，10 次为 1 个疗程。

（四）推拿治疗

手法应重一些，力量深达肌层，起到兴奋肌肉、神经的作用，从而提高肌力、肌张力，消除感觉异常。以穴位推拿为主，取穴与针灸疗法相同。

【预后】

经各种措施综合治疗后 70% 患者均可完全恢复或仅剩下非常轻微的损伤，但仍有 10% ~ 20% 患者留下瘫痪后遗症。

慢性炎性脱髓鞘性多发性神经根神经病

慢性炎性脱髓鞘性多发性神经根神经病（chronic inflammatory demyelinating polyradiculoneuropathy，CIDP）是周围神经的慢性复发性疾病，其主要临床特点是慢性进行性或慢性复发性病程，起病隐袭，很少发现有前驱因素，病理上脱髓鞘与髓鞘再生可同时并存，激素疗效较肯定。

根据主要临床表现四肢无力，本病应属于中医学的"痿病"范畴，有的患者有肢体疼痛也可归为"痹证"范畴。

【病因与发病机制】

一、西医

病因不明，为自身免疫性疾病。但免疫过程中没有针对巨细胞病毒等感染因子反应的证据，也没有针对髓鞘蛋白、神经节苷脂的自身免疫证据，目前只发现针对微管蛋白及髓鞘结合糖蛋白的抗体。因此，发病机制与急性感染性多发性神经根神经炎相似但不同。

二、中医

病因以内伤为主，常由于素体脾、胃、肝、肾虚弱，或劳倦内伤，忧愁思虑过度，或劳倦色欲，久病耗损等致使气血不足，肝肾亏损，气虚血瘀导致肢体、筋脉失养而病痿。其病位在肢体、经络、筋脉，涉及脾、胃、肝、肾等脏腑。

（1）脾胃亏虚：素体脾胃虚弱，或饮食不节、饮食不洁，或思虑劳倦日久，损伤脾胃，使胃的受纳不利、脾的运化功能失常，导致气血津液生化之源不足，不能正常输布水谷精微荣养四肢、筋脉、肌肉，则肢体痿软无力。由于脾失健运，气血不足，常伴有食少、神疲乏力、面色不华，舌淡、脉细等症。

（2）肝肾亏损：素体肾虚，或房劳过度，精损难复，或久病伤肾，或劳役太过伤及肝肾，至阴精亏损，精血不能濡养筋骨、经脉，以致出现肢体痿软无力；精髓不足以致腰脊酸软、不能久立等症状。

（3）气虚血瘀：劳倦太过，损伤正气；或久病气虚，气虚不能鼓舞血运，气血运行不利，气虚血瘀，则筋脉肌肉失荣、失养，肌肉瘦削，四肢痿弱、疼痛。

【诊断与辨证】

一、西医诊断

（一）临床表现

隐袭发病，多无前驱因素，进展期数月至数年，平均 3 个月，最初病情迅速进展可与 AIDP 相似，当进展超过 4 周时，其慢性特征就变得明显了。大多数患者同时存在运动和感觉障碍，可有痛觉过敏、深感觉障碍及感觉性共济失调，步态蹒跚，容易踩空；常见对称分布的肢体远端及近端无力，自远端向近端发展，躯干肌、呼吸肌及脑神经受累少见，偶见复视、构音障碍和吞咽困难等，肌萎缩较轻，部分患者可较严重，腱反射减弱或消失；少数病例可有自主神经症状，如 Horner 征、尿失禁和阳痿等。

（二）辅助检查

1. 脑脊液　蛋白 – 细胞分离，部分患者寡克隆带阳性。
2. 肌电图　常显示肌纤维颤动或受损肌肉失神经支配；运动神经传导速度明显减慢，感觉神经动作电位常缺如或波幅减低。
3. 腓肠神经活检　可发现炎性节段性脱髓鞘及典型"洋葱头样"改变。

（三）诊断及鉴别诊断

该病早期诊断困难，主要根据临床症状、体征、电生理及脑脊液检查，有时需腓肠神经活检来确诊。应与再发型 AIDP 鉴别，后者痊愈后通常具有长达数年的无症状间歇期，再发时病情一般在 4 周内完全表现出来。其他还需与多灶性运动神经病、遗传性运动和感觉神经病、副肿瘤性神经病等相鉴别。

二、中医辨证

1. 脾胃亏虚证　肢体痿软无力，四肢麻木不仁，食少纳呆，便溏，神疲乏力，面色不华，舌质淡，苔薄白，脉细。

2. 肝肾亏损证　肢体痿软无力，腰脊酸软，不能久立，四肢麻木，肌肉渐脱，头晕耳鸣，咽干，舌质红，少苔，脉细数。

3. 气虚血瘀证　久病体虚，面色不华，神疲乏力，手足麻木不仁，四肢痿弱，疼痛，肌肉瘦削，舌质暗淡，或有瘀斑，脉细涩。

【治疗】

一、西医

皮质类固醇对该病疗效较好，为首选用药，常以大剂量开始，泼尼松 100 mg/d，3～4 周后逐渐减量，或甲泼尼龙 500～1000 mg/d，3～5 天减量，维持量 10～20 mg/d；如条件许可，血浆交换及静脉注射免疫球蛋白为可选择的治疗方法；在其他治疗无效时，可应用免疫抑制剂，如环磷酰胺冲击治疗，总量为 1.2～1.5 g，时间为 3～6 天。

二、中医

（一）辨证论治

1. 脾胃亏虚证
治法：补脾益气，健运升清。
方药：补中益气汤加减。人参 10 g，当归 10 g，黄芪 30 g，白术 9 g，柴胡 9 g，陈皮 9 g，茯苓 12 g，升麻 6 g，炙甘草 6 g。肥人多痰者，加半夏；食少便溏明显者，去当归，加白扁豆、山药、莲子肉、薏苡仁。

2. 肝肾亏损证
治法：补益肝肾，滋阴清热。
方药：虎潜丸加减。熟地黄 10 g，龟甲 12 g，知母 10 g，黄柏 9 g，狗骨 10 g，白芍 10 g，怀牛膝 15 g，当归 10 g，锁阳 9 g，陈皮 9 g，干姜 9 g。肝肾阴虚、阴虚火旺、热甚者，去干姜、锁阳，加鹿角胶、枸杞子；久病阴损及阳，出现怕冷、小便清长、舌质淡、脉细无力者，去黄柏、知母，加鹿角胶、补骨脂、巴戟天。

3. 气虚血瘀证
治法：益气化瘀，活血通络。
方药：补阳还五汤加减。生黄芪 30 g，赤芍药 9 g，当归 10 g，桃仁 9 g，地龙 9 g，川芎9 g，狗脊10 g，木瓜6 g，红花6 g，生甘草5 g。食少、脘闷兼有痰湿者，加橘络、茯苓、半夏；下肢无力者，加川牛膝、怀牛膝。

（二）中成药

（1）参苓白术散：适用于CIDP脾胃亏虚证，每次6～9 g，每日2～3次，口服。

（2）虎潜丸：适用于CIDP肝肾亏损证，每次6 g，每日2次，口服。

（3）补阳还五汤口服液：适用于CIDP气虚血瘀证，每次1～2支，每日2～3次，口服。

（三）针刺疗法

主穴：以取手足阳明经穴为主，取肩髃、曲池、合谷、阳溪、梁丘、足三里、解溪。

配穴：肾俞、脾俞、阳陵泉、悬钟、三阴交、委中、承山。针刺操作多用补法，每次留针20分钟，每日1次，7日为1个疗程。

（郑　一　李广文　张　栩　刘天蔚）

参考文献

[1] 贾建平. 神经病学 ［M］.7 版. 北京：人民卫生出版社，2013.

[2] 吴江. 神经病学 ［M］.2 版. 北京：人民卫生出版社，2013.

[3] 孙怡. 实用中西医结合神经病学 ［M］.2 版. 北京：人民卫生出版社，2011.

[4] 鲍远程. 现代中医神经病学 ［M］.北京：人民卫生出版社，2003.

[5] 张美增. 老年神经病学 ［M］.北京：人民卫生出版社，2007.

[6] 史玉泉. 实用神经病学 ［M］.2 版. 上海：上海科学技术出版社，1994.

[7] 朱孟娜. 原发性三叉神经痛中医用药规律分析 ［D］.济南：山东中医药大学，2017.

[8] 陶圣余，徐雯，高照，等. 针灸治疗三叉神经痛的用穴规律分析 ［J］.中国针灸，2016，36（2）：207－211.

[9] 吴萍，徐铭阳，张媛媛，等. 中药治疗原发性三叉神经痛的 Meta 分析 ［J］.中医药学报，2017，45（3）：27－31.

[10] 林炳钦. 近二十年国内针刺治疗贝尔面瘫的数据挖掘 ［D］.广州：广州中医药大学，2016.

[11] 丘宇慧，黄遂和，郭歆，等. 基于数据挖掘的中药治疗面肌痉挛用药规律研究 ［J］.中国中医药信息杂志，2019，26（5）：114－117.

[12] 陈雅芳，李滋平. 基于数据挖掘的针灸治疗面肌痉挛选穴规律分析 ［J］.针灸临床杂志，2020，36（9）：44－48.

[13] 张刘波，周峻，王佩佩，等. 针刺治疗坐骨神经痛的选穴规律研究 ［J］.针灸临床杂志，2020，36（1）：53－56.

第十七章　自主神经系统疾病

第一节　概　述

自主神经系统（automatic nervous system）支配内脏器官、平滑肌、心肌、腺体等活动。内脏活动属于不随意运动，不受意志的控制，所以支配其活动的神经被称为自主神经。自主神经系统分为交感神经系统和副交感神经系统，两者在大脑皮质及下丘脑的支配调节下，相互协调、相互拮抗，共同维持着机体内环境的稳定。

自主神经系统分为中枢部分和周围部分，并有各自的传入及传出通路。

1. 中枢部分

（1）大脑皮层各个区有自主神经的代表区，位置在相应的躯体运动功能区附近或与之重叠。如旁中央小叶与膀胱、肛门括约肌调节有关，岛叶、边缘叶与内脏活动有关。

（2）下丘脑是自主神经皮质下的调节中枢，控制着机体糖、水、盐、脂肪等代谢活动，与体温、血压、睡眠、呼吸调节有密切关系。下丘脑位于第三脑室壁，界沟以下，前界为视交叉，后界为大脑脚底。其中包含很多神经细胞核团和复杂的联系纤维，分为前区（副交感神经中枢）和后区（交感神经中枢）。

（3）脑干、脊髓也是自主神经系统主要中枢。中脑、延髓和骶髓是副交感神经发源地，脊髓胸、腰侧角是交感神经发源地。网状结构与睡眠醒觉、清醒状态的维持、注意力集中及知觉的联系等功能有关，功能障碍时出现昏迷或意识障碍。延髓中有呕吐、咳嗽、吞咽、心跳、呼吸等中枢。

2. 周围部分　自主神经系统在解剖结构上具有两级神经元。一级神经元的细胞体在中枢神经系统内部，发出轴突（节前纤维）与二级神经元发生突触联系；二级神经元细胞体在周围神经节内，由此发出节后纤维分布至各内脏。自主神经系统按照节前神经细胞体的位置可分为两组，即交感（颈、胸、腰）神经系统和副交感（颅、骶）神经系统。各自又有传入和传出通路。

自主神经除有运动和分泌功能外，尚含有传导血管及内脏感觉的传入纤维。感觉冲动由不同水平的后根传入丘脑，然后到达中央后回，其传导路径除周围部分外均与躯体感觉神经的传导通路相同。

交感神经和副交感神经的功能是通过神经末梢释放的神经递质来完成的。按所释放神经递质的不同，可分为胆碱能神经和肾上腺素能神经。所有副交感神经的节后纤维末梢、交感和副交感神经的节前纤维释放乙酰胆碱。绝大部分交感神经节后纤维末梢释放去甲肾上腺素，但支配汗腺、骨骼肌的交感舒血管纤维末梢则释放乙酰胆碱。

交感和副交感神经功能不同。交感神经主要表现为机体消耗增加，器官功能活动增强，适应应激状态下的变化，如心跳加快、瞳孔扩大、血压上升、血糖升高等。而副交感神经则表现为抑制机体能量的消耗，增加积蓄，适应安静状态下的变化。人体大多数内脏器官一般均由交感和副交感神经双重神经支配。二者在大脑皮质的影响下相互协调和拮抗，共同维持并保证机体内环境的稳定。任何一方面的功能亢进或不足均可引起自主神经功能失调。

自主神经系统疾病的检查方法如下。

1. 血管运动 临床最常用的是皮肤划痕反应：以钝针稍用力划过皮肤，检查局部的血管反应功能，正常反应是划痕呈白色，在 3~5 秒后其两旁产生线状红晕区，宽度一般不超过 6 mm。如果白色划痕持续较久，为交感神经兴奋性增高；若局部血管扩张，红晕持续较久并隆起或明显增宽，为副交感神经兴奋性增高或交感神经麻痹。

2. 汗腺分泌 发汗试验：Minor 法先在皮肤上涂以碘溶液（碘 15 g、蓖麻油 100 mL，酒精 900 mL），待干后敷以淀粉均匀撒一层，然后用下列方法诱发汗腺分泌。出汗后局部皮肤即变成蓝色，注意发汗部位的先后及多少。

(1) 毛果芸香碱试验：皮下注射 1% 硝酸毛果芸香碱 1 mL，其作用系刺激汗腺神经纤维末梢以引起汗腺分泌。

(2) 反射性发汗试验：物理加温法，用被罩式热光浴或用电热架，周围盖毛毯，增加患者周围温度，热刺激通过脊髓反射而发汗（皮肤温度刺激 - 传入神经 - 脊髓侧角 - 交感神经 - 传出神经 - 汗腺）。

(3) 中枢性发汗功能试验：服阿司匹林 0.9 g 及热饮料 300 mL，数分钟后注意发汗情况，该药可作用于下丘脑汗腺分泌中枢引起汗腺分泌。汗腺分泌障碍如完全的交感神经损伤，则导致无汗。因损伤部位的不同，上述 3 种发汗试验可产生不同的结果。

3. 竖毛反射 以针尖或寒冷刺激皮肤，注意有无"鸡皮"形成。通常反应限于刺激的局部或向肢体的同侧扩散而不越过中线。当脊髓或周围神经病变引起交感神经节前、节后或温痛觉传入纤维损伤时，则产生相应的节段性或周围性分布的竖毛反应消失。在脊髓横贯性病变时，病变水平以上的刺激不能引起水平以下的竖毛反应，而病变水平以下的刺激则引起病变水平以下的竖毛反应亢进。

4. 内脏疼痛 内脏器官疼痛感觉是通过交感神经的传入神经，到达脊神经后再经后根进入脊髓。因为这样的解剖关系，内脏疼痛刺激可扩散到同一节段的痛觉神经纤维引起相应节段的肢体疼痛，称为牵涉痛。脊髓后根的病变也可引起发作性内脏疼痛，称为内脏危象。

5. 眼心反射 压迫被检查者双眼球侧部 20~30 秒，和压迫前的脉搏数比较，正常人减慢数次（10 次以内）。如减慢超过 12 次，认为是迷走神经紧张反应；如不减慢，反而加快，则认为是交感神经紧张反应。

6. 姿势反射 包括立卧反射和卧立反射。立卧反射：被检查者由立位变为卧位时，正常人脉搏减慢 10~12 次。卧立反射：被检查者由卧位变为立位时，正常人脉搏加快 10~12 次。如果立卧试验减慢过度，卧立试验时增高过快，应认为是心脏神经肌肉兴奋性增高的指征。

第二节　雷诺病

雷诺病（Raynaud's disease）是因四肢末端小血管痉挛性或功能性闭塞而引起的局部缺血现象。常因局部受寒或情绪激动所激发，以阵发性四肢末端（手指为主）对称的间歇发白与发绀、感觉异常为特征，伴有指（趾）疼痛。由法国学者 Raynaud（1862）首先描述。

根据雷诺病的临床表现，归属于中医"手足厥冷"和"痹证"（血痹、寒痹、脉痹）等范畴。

【病因与发病机制】

一、西医

其发病可能与下列因素有关。

（1）周围交感神经系统中 α–肾上腺素能受体的敏感性及密度均增高，周围血管神经末梢 β–突触前受体的反应性也增高。

（2）肢端动脉本身对寒冷刺激的敏感性增加。

（3）血管壁组织学改变可使正常血管收缩或血流肾上腺素含量出现异常反应。

（4）有遗传倾向，部分患者有家族史。可有炎症及免疫反应参与，肿瘤坏死因子（TNF）和淋巴毒素可能参与雷诺现象的血管损伤过程。

早期指、趾端动脉壁可无病理改变，随着病情进展出现营养紊乱时，可有小动脉内膜增生、肌层纤维化、血管壁狭窄及闭塞，以及血栓形成等；严重者可出现指（趾）端溃疡，偶可发生坏死。随着血栓形成及机化过程，毛细血管迂曲、扭转，动脉呈痉挛性狭窄，静脉扩张充血，血管腔逐渐闭塞。

二、中医

中医认为本病外因是寒邪凝滞，内因是素体血虚、阳气不足，感受寒邪致营卫不和，气血运行不畅，四末失于温养，发为本病。

1. 阳虚寒凝　劳倦伤脾或久病损伤脾阳，使脾阳不振，或素体阳气不足，肾阳亏虚不能温煦脾阳，四肢失于温养，复加寒邪外袭，寒主收引，则四肢血脉凝涩不畅，故可见肢端冰冷、发紧、麻木、苍白。

2. 血虚寒凝　素体虚弱，营血不足，或病久营血亏损，腠理空疏，风寒之邪深入，留于血脉，气血运行受阻，四肢失养，故见肢端苍白、麻木、冰冷等。

3. 气虚血瘀　素体虚弱，或病久脏气亏虚，气不行血则瘀血阻滞经络，致脉络不充，四末失于荣养，可见肢端青紫、疼痛等。

4. 瘀热阻络　寒邪凝滞、瘀血内阻，郁久化热，瘀热蕴结脉络，则肢端肿胀发红，灼热疼痛，甚至日久肉腐而见溃疡或坏疽。

【诊断与辨证】

一、西医诊断

(一) 临床表现

多于冬季发病，寒冷是最重要的诱发因素，在某些患者中亦可见因情感变化诱发。起病隐袭，但可有突然发作，每日可发作 3 次以上，每次持续 1 分钟至数小时。一般情况下发作自行终止，回到温暖环境或将患处浸入温水中，或是揉擦、挥动患肢也可终止发作。

临床症状表现为间歇性肢端血管痉挛，伴有疼痛及感觉异常，发作间歇期除表现为指（趾）寒冷感及潮湿感可无其他异常。大多数患者仅累及手指，不足 1/2 患者同时累及足趾，但仅累及足趾的病例极少，某些病例可累及鼻尖、外耳郭、面颊、胸部、舌、口唇及乳头等。约 13% 患者发生肢端溃疡、慢性甲沟炎、坏死、瘢痕及手指裂痕等，约 12% 患者出现指（趾）硬皮病，少部分患者晚期指尖发生坏疽，肌肉及骨质可轻度萎缩，可见皮温降低，感觉轻度减退，有时可见手部多汗，桡动脉、尺动脉、足背动脉及胫后动脉搏动均存在。典型的临床发作可分为以下 3 期。

(1) 缺血期：当遇冷后或情绪激动时，双手指或足趾、鼻尖、外耳郭可发生对称性小动脉痉挛，毛细血管也随之痉挛，表现为从末端开始发白、发凉、肢端皮温降低，同时皮肤出冷汗，伴感觉麻木、减退、蚁走感及疼痛感等。

(2) 缺氧期：毛细血管扩张淤血，肢端呈青紫色，界线明确，受压时消失，且伴疼痛，延续数小时至数日，然后消退或转入充血期。

(3) 充血期：动脉充血，皮肤温度上升，色泽先转为潮红，以后恢复正常，发作结束后指（趾）可有搏动感和麻木感。

(二) 辅助检查

1. 血管无创性检查 包括彩色多普勒血流测定、应变计体积描记法等，以及在寒冷刺激时测定手指的收缩压。

2. 激发试验

(1) 冷水试验：将指（趾）浸入 4 ℃冷水中 1 分钟，可诱发上述发作的皮色变化，发生率约 75%。将全身暴露于寒冷环境，并将手浸于 10 ~ 15 ℃水中，发作阳性率更高。

(2) 握拳试验：两手握拳 1.5 分钟后松开手指，部分患者可出现发作时的颜色改变。

3. 指动脉造影 分别在冷刺激前后做指动脉造影，如发现血管痉挛，可于动脉内注射盐酸妥拉唑啉后再次造影，了解血管痉挛是否缓解。造影可显示动脉管腔变小，严重者可见动脉内膜粗糙及管腔狭窄，偶见动脉闭塞。

4. 微循环检查 可用显微镜或眼底镜观察甲皱毛细血管，原发性者可正常，继发性者可见毛细血管数目减少、管径及形态均异常，乳头层下静脉丛较正常人更明显。检查异常者提示为继发性雷诺现象，正常时无诊断意义，仅支持有原发性的可能。

5. 其他检查　血沉应作为常规检查项目，如异常则支持继发性雷诺现象。尚有 C - 反应蛋白、抗"O"、抗核抗体、类风湿因子、补体、抗 DNA 抗体、免疫球蛋白、冷球蛋白及 Coomb's 试验等检查。上肢神经传导速度测定有助于发现腕管综合征，手部 X 线检查可发现类风湿性关节炎。

雷诺现象的检查手段较多，但结果差异较大，难以诱发，由于受固有因素及环境因素的影响，尚无可作为金标准的检查方法。目前，应变计体积描记法测定寒冷刺激时手指收缩压的价值较大。

（三）诊断要点

（1）发作由寒冷或情感刺激诱发。

（2）双侧受累。

（3）一般无坏疽，即使有仅限于指尖皮肤。

（4）无其他引起血管痉挛发作疾病的证据。

（5）病史 2 年以上。

（四）鉴别诊断

1. 雷诺现象（Raynaud phenomenon，RP）　是继发于多种其他疾病的肢端动脉痉挛现象，临床见于血栓闭塞性脉管炎、硬皮病、气锤病、脊髓空洞症、颈肋、遗传性冷指病、冻疮、系统性红斑狼疮、多发性肌炎及类风湿性关节炎等。

2. 肢端发绀症（acrocyanosis）　又称手足发绀，由于肢端小动脉痉挛，毛细血管及远端小静脉扩张，以及血液在毛细血管床内存留时间过长、氧耗较多所致。表现为双手和（或）双足肢端发绀，遇寒冷时发绀明显，局部皮温降低，无疼痛及麻木，精神紧张、情绪激动时可加重，在温暖环境中可稍减轻，但不能完全消退；手指（或足趾）虽发绀，但无界限分明的苍白、青紫及潮红等颜色变化，也不会发生缺血性坏死。

二、中医辨证

1. 阳虚寒凝证　遇冷则指（趾）端发凉、麻木、胀痛，皮肤苍白或青紫，得温则逐渐恢复，症状消失，伴倦怠乏力，形寒畏冷，舌质淡胖，苔薄白，脉沉细或迟。

2. 血虚寒凝证　肢端发凉，呈苍白或淡红色，受寒冷或情绪刺激即刻引起发病，冬季明显加重，夏季缓解，舌质淡，苔薄白，脉微细。

3. 气虚血瘀证　间歇性发作，手足指趾苍白发冷，渐转青紫，伴有麻木、刺痛感，得温缓解，舌质淡红，苔白，脉细弱。

4. 气血亏虚证　久病困惫，体瘦面黄，头晕心悸，全身乏力，皮肤干燥苍白，指（趾）溃疡不愈，舌质淡白，苔薄白，脉沉细无力。

【治疗】

一、西医

1. 一般治疗 保持患部的温暖，同时注意全身保暖避免指、趾损伤及引起溃疡。吸烟者应绝对戒烟，避免精神紧张、情绪激动等诱因。

2. 药物治疗

（1）钙通道拮抗剂：①硝苯地平，为治疗的首选药物，10～20 mg，口服，每日 3 次。可使用缓释剂以减轻不良反应。若因不良反应不能使用硝苯地平缓释剂时，可用尹拉地平和氨氯地平。②地尔硫䓬，每次 60 mg，口服，每日 3 次，连用 2 周。

（2）血管扩张剂：①草酸萘呋胺，每次 0.2 g，口服，每日 3 次。②烟酸肌醇，0.2～0.6 g，每日 3 次。③利血平，0.25 mg，每日 3 次。④盐酸妥拉苏林，每次 25～50 mg，口服，每日 3 次；局部如有疼痛或溃疡形成，用药后无不良反应可加至每次 100 mg，每日 3 次，或 25～100 mg 肌内注射，每日 1 次。⑤甲基多巴，可用于痉挛明显或踝部水肿者，从少量开始，成人 0.25 g/次，每日 2～3 次，最高不超过 2 g/d，分 4 次口服。⑥罂粟碱，每次 30～60 mg，口服，每日 3 次，或低分子右旋糖酐 250～500 mL，静滴，每日 1 次，7～10 天为 1 个疗程。

（3）前列腺素：前列环素（PGI_2），即尹洛前列素，每分钟 0.5～2 ng/kg，静滴持续 6 小时，每日 1 次，3～5 天为 1 个疗程。大多数患者疗效可持续 6 周到半年。

（4）其他：严重坏疽继发感染者，应配合抗生素治疗。巴比妥类镇静药及甲状腺素能减轻动脉痉挛。伴发硬皮病的严重患者可应用低分子右旋糖酐静脉输入。

3. 充血期的治疗 此期主要是调整自主神经药物及中药治疗，常用药物有 B 族维生素、谷维素等。中药治疗以活血助阳为主，温经回阳通瘀汤。

4. 条件反射及生物反馈疗法 患者双手置于 43 ℃水中，身体暴露于 0 ℃环境下，每日约 30 分钟。治疗后患者在暴露于寒冷环境时手指温度明显高于正常人，且主观感觉症状改善，疗效可持续 9～12 个月。

5. 血浆交换 对严重的雷诺病或雷诺现象的病例，可以考虑采取血浆交换治疗。

6. 手术治疗 对严重的雷诺病患者或保守治疗无效时采用手术治疗。上肢病变可行上胸交感神经根切断术，有效率为 50%～60%，但常于 6 个月到 2 年内复发。下肢病变可行腰交感神经根切断术，有效率为 80% 以上，疗效持续的时间较长，可以采用。

二、中医

（一）辨证论治

1. 阳虚寒凝证
治法：温阳散寒，益气活血。
方药：附子八物汤加减。黄芪、鸡血藤各 30 g，当归、熟地、甘草、路路通各 10 g，细辛 3 g，附子（先煎半小时）、桂枝各 20 g，川芎、白芍各 15 g。病在上肢者，加姜黄；病在下肢者，加牛膝；肢冷明显者，加麻黄；病久肢端萎缩者，加何首乌。

2. 血虚寒凝证

治法：养血散寒，温经化瘀。

方药：当归四逆汤加减。柴胡 10 g，香附 10 g，丹参 30 g，当归 15 g，秦艽 12 g，川芎 15 g，白芍 20 g，红花 10 g，牛膝 10 g，甘草 10 g，地龙 15 g，细辛 3 g，羌活 10 g，桂枝 10 g。血瘀重者，加三棱、莪术；疼痛重者，加川乌、草乌、全蝎；寒甚者，加熟附子、炮姜、吴茱萸；情绪烦躁不安者，加郁金、枣仁。

3. 气虚血瘀证

治法：益气温阳，活血通络。

方药：黄芪桂枝五物汤加减。黄芪 30 g，党参 20 g，当归 15 g，白芍 15 g，白术 10 g，茯苓 15 g，牛膝 15 g，川芎 10 g，红花 10 g，熟地 20 g，桃仁 10 g，桂枝 6 g。疼痛重者，可加全蝎、地龙；阳气虚者，加熟附子、炮姜、仙灵脾；气滞者，加香附、郁金。

4. 气血亏虚证

治法：补益气血，活血通络。

方药：加味四物汤加减。熟地 20 g，黄芪 30 g，鸡血藤 30 g，党参 30 g，当归 10 g，赤芍 12 g，牛膝 15 g，干姜 6 g，肉桂 3 g（后下），鹿角霜 10 g（冲），甘草 6 g，地龙 12 g。病在上肢者，加羌活、威灵仙；病在下肢者，加牛膝、防己；患部色紫者，加红花、炮山甲；溃烂有脓者，加黄柏、紫花地丁；溃烂渗液清稀者，加白芥子、熟附子。

（二）中成药

（1）坎离砂（又名风寒砂）拆包抖动发热后，热敷肢体。

（2）虎力散胶囊：每次 2 粒，每日 1～2 次，用于阳虚寒凝证。

（3）毛冬青：每次 4～8 g，肌内注射，每日 1 次，连用 30 日为 1 个疗程。

（4）复方丹参注射液：每次 2 mL，肌内注射，每日 2 次，连用 30 日。

（5）川芎嗪注射液：每次 40～80 mg（1～2 支），稀释于 5% 葡萄糖注射液或氯化钠注射液 250～500 mL 中静脉滴注。速度不宜过快，每日 1 次，10 日为 1 个疗程，一般使用 1～2 个疗程。

（三）针灸

1. 体针

取穴：常用极泉、臂中、阳池、三阴交。备用穴：体虚加关元、足三里，心情抑郁加太冲、合谷。

治法：常用穴均取，随症酌加备用穴。患者取仰卧位，以 28 号毫针刺之。极泉穴用 2 寸长毫针，直刺得气后，略退至皮下，但针尖不可出皮外，继沿腋窝朝前臂方向行扇形刺激，反复提插探寻使针感向患肢末端放散，然后施紧提慢插手法 1 分钟，取针。臂中穴，取 2 寸毫针，先直刺，得气，再提升向左向右做斜刺，针芒略向指端行紧插慢提手法 1 分钟。

针感先达到中指和无名指，继达拇指，最终到小指，即去针。阳池穴，取 1.5 寸毫针，直刺 1 寸许，得气后留针 15～25 分钟。三阴交，取 2 寸毫针，直刺施捻转迎随的先补后泻之法，即顺时针方向捻转后，令针感先沿胫骨内缘向阴股方向传导，然后以押手截住该穴上方，做逆时针方向捻转，使针感下行放散至足趾，施术 1～2 分钟。并将长约 1 寸艾条段置于针柄上燃着，留针 15～25 分钟。合谷、太冲采取上下交叉刺法，每次选 1 穴，直刺得气后略做提插捻转，使针感向肢端放散。足三里，取 2 寸毫针，直刺得气；关元穴取 1.5～2 寸毫针，直刺，使针感向周围或会阴部放散，留针 15～25 分钟。在留针期间，除三阴交外，阳池、足三里及关元均可加用温针。

2. 艾灸　由患者自行操作。于每晚睡前，用艾条雀啄灸阳池、足三里（双侧）20～30 分钟，以局部皮肤潮红为度。

3. 穴位激光照射

取穴：常用十二井穴中患指（趾）井穴。

治法：单指（趾）患病取该指（趾）井穴，如小指取少冲，无名指取关冲；多指（趾）患病，取多个井穴。用氦氖激光治疗仪照射，输出功率 8 mW，波长 6328 Å，直接照射穴位，光斑 1.5～2 mm，距离 30～50 cm，每穴照射 10 分钟。每日 1 次，1 个月为 1 个疗程，疗程间歇 2～3 天。一般需 2 个疗程。

【预后】

原发性雷诺病通常为良性病程，预后较好。约 80% 患者经内科治疗可好转或缓解。有溃疡和浅表坏疽的病例较少，一般不引起肢体残废和生命危险。少数患者随病程延长，病情可稍见进展或累及更多指、趾，最后达静止期。

【预防】

雷诺病患者须注意保暖、戒烟，可少量饮酒，避免受伤，及时治疗引起血管痉挛的各种疾病，避免使用 β 受体阻滞剂和缩血管药物，避免精神紧张及情绪激动，保持心情舒畅，都是重要的预防措施，有助于减少或避免发作。

第三节　红斑性肢痛症

红斑性肢痛症是一种以肢端皮肤阵发性皮温升高，皮肤潮红、肿胀，并产生剧烈灼热痛为特征的疾病。环境温度升高可诱发或加剧疼痛，温度降低可使疼痛缓解。

本病属于中医"热痹""痛痹""风痹""瘀证"等病证范畴。

【病因与发病机制】

一、西医

本病可以分为原发性红斑肢痛症和继发性红斑肢痛症，原发性红斑肢病症可在任何年龄起病；而继发性红斑肢病症则多见于红细胞增多症、血小板增多症等血液系统疾病，以及风湿性关节炎、系统性红斑狼疮等自身性免疫性疾病，还可见于多发性硬化、脊髓疾病、糖尿病、AIDS 等疾病。

原发性红热肢痛症是常染色体显性遗传性疾病，有家族遗传倾向。遗传学研究表明，原发性红斑肢痛症患者易感基因在染色体 2q31-32 上。

本病的发病机制尚不清楚。目前研究提示，患处的微循环存在调节障碍，毛细血管前括约肌持续收缩，动静脉短路血管开放，导致局部灌注量增加，同时营养通路血管内灌注量不足，引起局部组织缺血缺氧，最终导致患处组织高灌注和缺血缺氧并存，引起剧痛、红肿和皮温升高，组织代谢产物使血管扩张，灌注增加，进一步加重症状。

二、中医

素体阳热偏盛，或较多恣食辛辣膏粱厚味，使脾失健运，湿热内生，下注于足，脉络痹阻，气血运行不畅及脏腑积热，过食金石热药或情志不畅、五志化火，脏腑功能失调，火邪积聚，郁结于足，以致脉络痹阻，气血周流失畅而发。

1. 湿热痹阻　多因外感风热之邪与湿相并，合邪为患，或湿热之邪侵袭筋络，或风湿寒邪郁而化热，痹阻经络关节为疼痛发热，遇温则发，得凉则减。

2. 血瘀痰阻　四肢痹痛反复，湿邪阻痹，热邪煎灼津液；或正气不足，肝肾亏虚，气血运行不畅而瘀阻，经络气血运行不利而产生瘀血、痰浊，深入筋脉，痰瘀胶结，痹阻加重，疼痛剧烈，肌肤甲错。

3. 肝肾亏虚　日久不愈，正气不足，肝肾亏虚，精血不足，筋骨不利，可见肌肤破溃。

本病的发生多因外感湿热之邪，留而不去；久则血瘀痰阻；或正气不足，致肝肾亏虚等，终因气血运行不畅，肢体失之濡养，肌肤可出现破溃。

【诊断与辨证】

一、西医诊断

（一）症状

多数患者于双侧肢端发病，以双足最常见，少数患者可仅见于单侧。病情进展缓慢，表现为患处皮肤阵发性皮温升高，皮肤潮红、肿胀和剧烈疼痛，疼痛为阵发性，可持续数分钟、数小时或数日，为烧灼痛，以夜间明显且发作次数较多。温热、行动、肢端下垂或长时间站立均可引起或加剧发作。冷水浸足，休息或将患肢抬高时，灼痛可减轻。因此，患者喜欢处在温度较低的环境里，不愿穿袜子或戴手套。

（二）体征

可见患处皮肤潮红，压之红色可暂时消失，温度升高，血管扩张，轻度肿胀，足背动脉与胫后动脉搏动正常。在发作间期，患处皮温多低于对侧皮肤。反复发作者可见皮肤与指甲变厚。极少数严重患者可因营养障碍而出现溃疡或坏疽。

（三）诊断要点

（1）肢端阵发性红、肿、热、痛四大症状。
（2）无局部感染炎症。
（3）受热后疼痛加剧，冷敷后疼痛减轻。
（4）排除血栓闭塞性脉管炎、糖尿病性周围神经病及雷诺病等。红斑性肢痛症有时是红细胞增多症、血小板增多症等疾病的首发症状，所以对于每个首发病例，应积极排除可能继发红斑性肢痛症的疾病。

（四）鉴别诊断

（1）雷诺病：是由于交感神经功能紊乱引起的肢端局部缺血现象，遇冷是主要诱因。临床表现主要为苍白、发绀、潮红，局部温度低。
（2）血栓闭塞性脉管炎：主要为血流不足引起的症状，可分为局部缺血期、营养障碍期、坏疽期3期。临床有间歇性跛行，皮肤苍白、发绀，足背动脉搏动减弱（或消失），足部干性坏疽等表现。
（3）小腿红斑病：寒冷为发病诱因，红斑以小腿为主，无明显疼痛。

二、中医辨证

1. 湿热阻络证　肢端红、肿、热、痛，得冷则舒，痛不可触，以足底、足趾为重，夜重日轻，兼有口渴、烦闷不安等症状，舌苔黄燥，脉滑数。

2. 血瘀痰阻证　肢端疼痛日久，夜间发作频繁，发则肿痛灼热，痛如针刺，或见肢端皮肤、指甲变厚，舌质紫黯，苔黄或腻，脉弦涩。

3. 肝肾阴虚证　病变日久，足端疼痛频发，不任行走，患足趾甲增厚，夜间不能盖被，稍触患足则痛作，伴心悸烦躁，睡眠多梦，舌绛或嫩红，少苔，脉细弦或沉细数

【治疗】

一、西医

（1）一般治疗：急性期应卧床休息，避免久站，抬高患肢。局部冷敷或将肢体置于冷水中，以减轻疼痛。急性期后，坚持加强肢体活动锻炼，避免任何引起局部血管扩张的刺激。

（2）药物治疗：①阿司匹林，对继发于血小板增多症等血液疾病的红斑性肢痛症患者，可口服小剂量阿司匹林 50～100 mg。②前列腺素，可以口服米索前列醇（Misoprostol）400 μg，每日 2 次。③5‐羟色胺再摄取抑制剂，如文拉法辛（Venlafaxine）18.75～75 mg，每日 2 次，或舍曲林 25～200 mg，每日 1 次。部分患者对此类药物极为敏感，应用时从小剂量开始。④三环类抗抑郁药物（阿米替林、丙咪嗪）、钙通道拮抗剂（尼莫地平、地尔硫

草）、β 受体阻滞剂（普萘洛尔、氧烯洛尔）、加巴喷丁、氯硝西泮等也对红斑性肢痛症患者有治疗作用。

（3）封闭疗法：可选踝上做环状封闭，或于骶部硬膜外封闭（骶管麻醉）或进行腰交感神经节阻滞。

（4）物理疗法：可用超声波、超短波、短波紫外线照射的方法治疗。

（5）外科治疗：有少数患者采用各种治疗均无效，可采取交感神经切除术或局部神经切除术。

二、中医

（一）辨证论治

1. 湿热阻络证

治法：清热除湿，通络镇痛。

方药：白虎加桂枝汤加减。知母 12 g，生石膏 30 g（先煎），黄柏 12 g，薏苡仁 30 g，防己 15 g，银花藤 30 g，桂枝 10 g，桑枝 30 g，红紫草 12 g，没药 6 g。大便秘结者，加玄参、丹皮；反复频繁者，加全蝎、白花蛇；伴发热者，加蒲公英、炮山甲。

2. 血瘀痰阻证

治法：活血豁痰，通络镇痛。

方药：活络效灵丹加减。当归 12 g，丹参 30 g，乳香 10 g，没药 10 g，川牛膝 15 g，知母 10 g，赤芍 12 g，丹皮 10 g，桑枝 30 g，红花 10 g。舌苔厚腻者，加白芥子、天竺黄、陈皮；皮肤溃疡者，加蒲公英、紫花地丁、炮山甲。

3. 肝肾阴虚证

治法：滋阴清热，通络镇痛。

方药：知柏八味汤加减。知母 12 g，黄柏 12 g，山萸肉 12 g，丹皮 12 g，生地 15 g，水牛角 30 g（先煎），泽泻 15 g，牛膝 15 g。痛甚者，加没药、乳香、丹参；失眠梦多者，加旱莲草、女贞子；皮肤溃烂者，加当归、蒲公英、紫河车；兼气虚脾弱者，加黄芪、党参、白术。

（二）中成药

新癀片：用于热痹之红、肿、热、痛者。口服每次 2～4 片，每日 3 次；或用冷开水调化，涂患部。

（三）针灸

1. 体针　以循经与患部穴为主，亦可采用阿是穴。用毫针泻法浅刺。处方：曲池、合谷、大椎、外关、尺泽、阳陵泉、膝阳关、申脉、照海、昆仑、丘墟。

2. 三棱针刺血法

取穴：①患肢趾尖端或足趾井穴；②患肢足三里穴。

操作方法：常规消毒，以三棱针或注射针头对准趾尖端或井穴，迅速而轻轻地刺破皮肤，挤出绿豆大血液 1~2 滴，每日 1 次，经第 1 次治疗症状不减轻者，加刺足三里穴。

3. 针刺、刺血加拔罐法

取穴：①毫针针刺上肢取颈 6 至胸 3 夹脊穴、曲池、外关；下肢取腰 1~5 夹脊穴、秩边、阳陵泉；②刺血拔罐上肢取八邪穴或上八邪穴（手背第 1~5 指掌关节后沿之间凹陷处），下肢取八风穴或上八风穴（足背第 1~5 跖趾关节后沿两跖骨之间）。

操作方法：交替取穴，每次 1 穴为主，消毒后以三棱针点刺，然后拔罐，吸出 5~10 mL 血为度，隔天或 2 天 1 次，5 次为 1 个疗程。

【预后】

常屡次复发而不愈，晚期皮肤指甲变厚，甚至形成溃疡；也有良性型，预后较好。

第四节　多汗症

多汗症（hyperhydrosis）是多种病因导致的自发性多汗，表现为阵发性局限性或全身性出汗增多，常为两侧对称性，但也可见偏身多汗。

本病属于中医"汗证"的范畴

【病因与发病机制】

一、西医

根据病因不同分为原发性多汗症和继发性多汗症，前者病因不明，多与精神心理因素有关，亦可因自主神经功能不稳定出现局部或全身性多汗；后者见于神经系统某些器质性疾病。

此外，全身系统性疾病，如甲状腺功能亢进、结核病及其他慢性消耗性疾病、传染病等亦可出现全身汗液分泌过多。某些遗传性综合征可出现先天性多汗症。

二、中医

阴阳脏腑气血失调，营卫不和，卫阳不固，腠理开阖不利，则引起汗液外泄。表虚不固，卫失护外；营卫失调，腠理不密；气阴虚弱，汗液外泄，均可引起汗证。由于阴阳失调，腠理不固而致汗液外泄失常，是为病症。不因外界环境因素的影响，而白昼时时汗出，动辄益甚者称为自汗；寐中汗出，醒来自止者称为盗汗。一般认为其病因病机为肺气不足、营卫不和、阴虚火旺、邪热郁蒸等，而自汗属阳虚、气虚为多，盗汗属阴虚火旺为多。或由于气滞血瘀，瘀阻经络，气血运行不畅，津液运行受阻，旁达外泄而为局部汗出；或因肾水不足，阴精亏乏，虚火内生，迫津外出。因此，本病有实有虚，或虚实夹杂。

【诊断与辨证】

一、西医诊断

（一）临床表现

（1）多数患者表现为阵发性全身多汗，亦可局限性或偏侧性多汗。多汗常自少年期开始，青年期明显加重，情绪激动、环境温度上升或活动后出汗增多，重者表现为大汗淋漓，可影响工作。

（2）先天性多汗症可能与遗传有关，表现为手掌、足底及腋部多汗，见于一些遗传性综合征，如 Spanlang-Tappeiner 综合征、Riley-Day 综合征等。

（二）诊断

多汗症根据多汗的病史及典型的临床表现，并结合客观检查通常不难诊断。

二、中医辨证

（1）肺卫不固证：汗出恶风，稍劳尤甚，易于感冒，体倦乏力，面色少华，脉细弱，苔薄白。

（2）营卫不和证：汗出恶风，周身酸楚，时寒时热，或表现半身、局部出汗，脉缓，苔薄白。

（3）阴虚火旺证：夜寐盗汗，或有自汗，五心烦热，或兼午后潮热，两颧色红，口渴，舌红少苔。脉细数。

（4）湿热郁蒸证：蒸蒸汗出，汗液易黏或衣服黄染，面赤烘热，烦躁，口苦，小便色黄、舌苔薄黄，脉象弦数。

（5）瘀血阻滞证：以头部或半身汗出，口渴但欲漱水不欲咽，舌紫有瘀斑为证候特点。伴有胸腹烦满作痛，目睛晕黄，脉涩。

【治疗】

一、西医

（1）继发性多汗者以去除病因、治疗原发病为主。原发性多汗者应注意避免诱因。精神紧张的患者尽量使其保持情绪稳定，可用地西泮、氯丙嗪等。戒食辛辣食物，配合应用调整自主神经功能的药物。

（2）局限性多汗可用 3%~5% 甲醛涂搽局部，并注意皮肤清洁。有人采用 3%~25% 氯化铝或 5%~10% 枯矾等收敛剂局部敷用，收到较好的效果：轻症患者可用具有收敛性作用的爽身粉。全身性多汗者可用阿托品 0.3~0.5 mg 口服，每日 3 次，或用颠茄合剂等抑制多汗。重症患者可行颈交感神经封闭，或行胸 2~3 交感神经切除或消融术，该方法疗效好，安全性高，术后患者的心肺功能变化小。

（3）放射治疗：手足掌多汗可试用深部 X 线治疗，每次 100 R，每周 2 次，总量 800 ~ 1000 R。

二、中医

（一）辨证论治

1. 肺卫不固证

治法：益气固表。

方药：玉屏风散加减。防风 10 g，黄芪 30 g，白术 20 g，生姜 5 g，浮小麦 15 g，糯稻根 15 g。胃纳不馨、体倦神疲者，加党参、怀山药、炙甘草。

2. 营卫不和证

治法：调和营卫。

方药：桂枝汤加味。桂枝 9 g，白芍 12 g，炙甘草 6 g，大枣 4 枚，生姜 9 g，浮小麦 30 g，白术 12 g。汗多淋漓者，加煅龙骨、煅牡蛎；精神紧张则汗出者，加柴胡、五味子。

3. 阴虚火旺证

治法：滋阴降火。

方药：当归六黄汤加减。当归 10 g，生地黄 15 g，熟地黄 15 g，黄连 6 g，黄芩 10 g，黄柏 10 g，黄芪 30 g。兼自汗者，加白术、防风、怀山药；汗多不止者，加浮小麦、煅龙骨、煅牡蛎；五心烦热者，加地骨皮、玄参。

4. 湿热郁蒸证

治法：清肝泄热，化湿和营。

方药：龙胆泻肝汤加减。龙胆草 12 g，栀子 9 g，黄芩 9 g，柴胡 6 g，生地黄 12 g，泽泻 9 g，当归 5 g，车前子 10 g，木通 9 g，甘草 5 g。舌苔厚腻者，加竹茹、佩兰；小便黄赤者，加滑石、绵茵陈；大便秘结者，加冬瓜仁、玄参；大便溏者，加茯苓、竹叶。

5. 瘀血阻滞证

治法：活血祛瘀，通络止汗。

方药：血府逐瘀汤加减。桃仁 10 g，红花 10 g，当归 10 g，赤芍 10 g，川芎 10 g，生地 15 g，柴胡 10 g，枳壳 10 g，甘草 6 g，郁金 10 g，浮小麦 30 g，煅龙骨 30 g（先煎），煅牡蛎 30 g（先煎）。偏身汗出者，加黄芪；上肢汗出者，加灵仙；下肢汗出者，加牛膝。

（二）中成药

（1）玉屏风散：一次 6 g，口服，每日 3 次。

（2）生脉注射液：30 mL，加入生理盐水 250 mL 中，静脉滴注，每日 1 次。

（三）针灸

1. 体针

主穴：肺俞、鱼际、太渊、大都、太白。湿热汗出取脾俞、足三里，阴虚取肾俞，盗汗取阴郄、五里、间使、百劳、气海。平补平泻法。每日针1次，留针20分钟，10天为1个疗程。

手足汗证：取双手合谷穴，用1.5寸的毫针，快速进针5～7分深度，留针15～30分钟，留针期间轻轻捻转提插毫针3～4次，以加强针感。每日1次，连用5～8次。同法，足汗多者，取双足三阴交穴针刺，进针深度约1寸。

2. 耳针　取穴：肺、脾、肾、神门、交感、皮质下。每次选2～3穴，耳穴埋压法，10次为1个疗程。

（张　睿　郑　一　骆　锋　蔡施霞）

参考文献

［1］贾建平. 神经病学［M］.7版. 北京：人民卫生出版社，2013.

［2］吴江. 神经病学［M］.2版. 北京：人民卫生出版社，2013.

［3］孙怡. 实用中西医结合神经病学［M］.2版. 北京：人民卫生出版社，2011.

［4］鲍远程. 现代中医神经病学［M］.北京：人民卫生出版社，2003.

［5］张美增. 老年神经病学［M］.北京：人民卫生出版社，2007.

［6］史玉泉. 实用神经病学［M］.2版. 上海：上海科学技术出版社，1994.

第十八章 神经-肌肉接头和肌肉疾病

第一节 概 述

神经-肌肉接头疾病是指神经-肌肉接头间传递障碍所引起的疾病，主要包括重症肌无力和 Lambert-Eaton 综合征等。肌肉疾病是指骨骼肌本身病变引起的疾病，主要包括进行性肌营养不良症、周期性瘫痪、多发性肌炎、强直性肌营养不良症和线粒体肌病等。

【发病机制】

1. 神经-肌肉接头病变
（1）突触前膜病变涉及 Ach 合成和释放障碍。
（2）突触间隙中乙酰胆碱酯酶含量异常。
（3）突触后膜主要为 AchR 病变。
2. 肌肉疾病
（1）肌细胞膜电位异常。
（2）能量代谢障碍。
（3）肌细胞膜内病变。

【临床症状】

1. 肌肉萎缩　身体部分骨骼肌的体积萎缩变小，是由于肌纤维数目减少或容积变小所致。临床上，判断肌肉萎缩时必须注意是否伴有感觉障碍、肌肉萎缩是否按神经支配范围分布、是否伴有肌束颤动等；还应注意是否伴有皮肤及皮下组织萎缩（多发性肌炎、皮肌炎）；实验室检查可做肌电图、肌酶及肌活检进行鉴别。

2. 肌无力　共同特点是肌无力的范围或肌肉分布不能以某一组或某一根单一神经损伤来解释。

3. 肌肉疼痛　包括静止性和活动性肌肉疼痛两种。静止性肌肉疼痛，常是固定的，影响肌肉活动，亦称痛性肌痉挛。活动性疼痛仅指活动时肌肉疼痛。肌肉疼痛除神经病变外，多发性肌炎也常有肌痛。

4. 肌肉强直　肌肉收缩后不易放松。反复多次活动或温暖以后症状减轻。

5. 肌肉不自主运动　系指在静息状态下肌肉不自主地收缩和抽动。

（1）肌束颤动（fasciculation）：指肌束不自主收缩，肉眼可以辨认但不引起肢体运动，见于脊髓前角或前根损害。

（2）肌纤维颤动（fibrillation）：肉眼不能识别（舌肌除外），只能在肌电图上显示。

（3）肌颤搐（myokymia）：指大块肌肉的不自主抽动，可见于正常人的过度疲劳之后。

6. 肌肥大与假肥大　肌肥大分为功能性肥大和病理性肌肥大两种。其中病理性肌肥大可见于：①肌病，先天性肌强直症患者可伴有肌肉肥大，但肌力减弱。假肥大型肌营养不良症可有腓肠肌等肌肉肥大，这是由于肌纤维的坏死、再生，脂肪和结缔组织的增生、浸润所致，故称假性肥大。②内分泌障碍，甲状腺功能减退可引起黏液性水肿，可出现躯体外形增大，但肌力减弱。肢端肥大症早期肌肥大，晚期肌萎缩。③先天性偏侧肥大，主要表现为一侧面部肥大，或一侧面部与同侧半身肥大。

7. 真性肌肥大症　罕见，在儿童中发生，肢体肌肉肥大进行性发展，到一定程度自行停止。

【诊断】

肌肉疾病的诊断首先判断是否是在肌肉本身或神经－肌肉接头。根据肌无力和肌萎缩起病年龄、进展速度、是否为发作性、萎缩肌肉的分布、遗传方式、病程和预后，结合实验室生化检测、肌电图、肌肉病理，以及基因分析，可对各种肌肉疾病进行诊断和鉴别诊断。

【治疗】

（1）病因治疗：去除病因和根据发病机制进行治疗。如重症肌无力的胸腺瘤切除，用糖皮质激素及免疫抑制剂减轻乙酰胆碱受体抗体对突触后膜乙酰胆碱受体的破坏。

（2）对症治疗：可改善患者的症状。如溴吡斯的明通过抑制胆碱酯酶对突触间隙乙酰胆碱的水解，从而可减轻重症肌无力的症状。

第二节　重症肌无力

重症肌无力（myasthenia gravis，MG）是一种神经－肌肉接头传递障碍的获得性自身免疫性疾病。病变主要累及神经－肌肉接头突触后膜上乙酰胆碱受体（acetylcholine receptor，AchR）。临床特征为部分或全身骨骼肌极易疲劳，通常在活动后症状加重，经休息和胆碱酯酶抑制剂（cholinesterase inhibitors，ChEI）治疗后症状减轻。

每年的发病率为 8 ~ 20/100 000，患病率为 50/100 000。男女比例为 4 : 6。老年男性是高发病人群。该病可以发生在任何年龄，在 40 岁以前，女性比男性的发病率高 2 ~ 3 倍，而在年龄较大者中男性比女性高 1.5 倍。女性的发病高峰在 20 ~ 30 岁，男性的发病高峰在 60 岁左右，伴有胸腺瘤者的发病年龄较大，男性多见。患 MG 的妇女生育的婴儿中有 10% ~ 20% 会患新生儿 MG。

本病属中医"痿证"范畴。单纯眼睑型，中医学称"上睑下垂"，又名"目睑下垂""睑废"等；抬头无力则属"头倾"；呼吸肌无力出现呼吸困难，如肌无力危象则属"大气下陷"等病证。

【病因与发病机制】

一、西医

MG 是由乙酰胆碱受体抗体（AchR-Ab）介导的、细胞免疫依赖的、补体参与的神经－肌肉接头处传递障碍的自身免疫性疾病。其原因不明，可能与胸腺的病毒感染有关，遗传因素也起重要作用，欧美国家的白种人女性与 HLA-B8 有关，我国和日本与 HLA-DR2 或 DR4 有关。

体内产生的 AchR 抗体，在补体参与下与突触后膜的 AchR 产生免疫应答，破坏了大量 AchR，不能产生足够的终板电位，导致突触后膜传递障碍而产生肌无力。细胞免疫在 MG 的发病中也起一定的作用。MG 患者周围血中辅助性 T 细胞增多，抑制性 T 细胞减少，造成 B 细胞活性增强而产生过量抗体。

由于几乎所有的重症肌无力患者都有胸腺异常，故推断诱发免疫反应的起始部位在胸腺。在正常和增生的胸腺中存在肌样细胞，具有横纹并载有 AchR，最近还在胸腺中检测到 AchR 亚单位的 mRNA，因而推测在一些特定的遗传素质个体中，由于病毒或其他非特异性因子感染后，导致"肌样细胞"上的 AchR 构型发生某些变化，成为新的抗原，其分子结构与神经－肌肉接头处的 AchR 的结构相似，刺激了免疫系统而产生 AchR 抗体，它既作用于"肌样细胞"上的 AchR，又作用于骨骼肌突触后膜上的 AchR（交叉反应）。

病理可见肌纤维凝固、坏死、肿胀。肌纤维和小血管周围可见淋巴细胞浸润，称为"淋巴溢"。慢性病变可见肌萎缩。神经－肌肉接头处病变明显，突触间隙加宽，突触后膜皱褶稀少和变浅，免疫电镜可见突触后膜上有 IgG-C3-AchR 结合的免疫复合物沉积，突触后膜崩解，AchR 明显减少等。80% 重症肌无力患者有胸腺淋巴滤泡增生，生发中心增多，10%~20% 合并胸腺瘤，以淋巴细胞型为主，良性的胸腺瘤组织几乎替代了正常的腺体。

二、中医

1. 脾胃虚损　素体脾胃虚弱，或久病伤及脾胃致虚，或劳倦过度损及脾胃，致使脾胃受纳运化功能失常，气血津液生化之源不足则气血虚，肌肉、筋脉失养，故肌肉无力，眼睑下垂，或四肢乏力，或呼吸困难等。

2. 肝肾亏虚　久病体虚，伤及肝肾，肝肾阴虚，则阴精亏损；或素体阴虚，阴虚内热，则灼液伤精，精血亏损不能荣养筋肉则致痿软无力。

3. 禀赋不足　先天禀赋不足，或劳倦伤肾，肾阳虚亏，不能温煦脾阳，脾阳不振则不能运化水谷之精微、濡润肌肉筋脉，故四肢肌肉痿软无力。

【诊断与辨证】

一、西医诊断

（一）临床表现

重症肌无力在任何年龄组均可发病，小至出生后数个月，大至 70~80 岁发病，但有两个发病年龄高峰：一个是20~40岁，女性多于男性，约为3：2；另一个是40~60岁，男性多见，多合并胸腺瘤。如母亲患重症肌无力，则其婴儿可从胎盘获得AchR抗体而出现暂时性的重症肌无力症状，多于生后6周左右症状消失。我国10岁以下发病者占重症肌无力患者的10%，家族性病例少见。感染、精神创伤、过度疲劳、妊娠、分娩等为常见的诱因，有时甚至诱发重症肌无力危象。

1. 临床特征　重症肌无力有以下临床特征。

(1) 受累骨骼肌病态疲劳：肌肉连续收缩后出现严重肌无力甚至瘫痪，经短暂休息后可见症状减轻或暂时好转。肌无力症状易波动，多于下午或傍晚劳累后加重，晨起和休息后减轻，称为"晨轻暮重"。

(2) 受累肌肉的分布：虽然全身骨骼肌均可受累，但脑神经支配的肌肉较脊神经支配的肌肉更易受累。常从一组肌群无力开始，逐步累及其他肌群。首发症状常为一侧或双侧眼外肌麻痹，如上睑下垂、斜视和复视。重者眼球运动明显受限，甚至眼球固定，但瞳孔括约肌不受累。若累及面部肌肉和口咽肌则出现表情淡漠、苦笑面容；连续咀嚼无力、进食时间长；说话带鼻音、饮水呛咳、吞咽困难。若胸锁乳突肌和斜方肌受累则颈软、抬头困难、转颈、耸肩无力。四肢肌肉受累以近端为重，表现为抬臂、梳头、上楼梯困难，腱反射通常不受影响，感觉正常。呼吸肌受累出现咳嗽无力、呼吸困难，称为重症肌无力危象，是致死的主要原因。心肌偶可受累，可引起突然死亡。

(3) 胆碱酯酶抑制剂治疗有效，这是重症肌无力一个重要的临床特征。

(4) 起病隐袭，整个病程有波动，缓解与复发交替，晚期患者休息后不能完全恢复，但重症肌无力不是持续进行性加重疾病。少数病例可自然缓解，多发生于起病后2~3年。偶有亚急性起病，进展较快者。多数病例迁延数年至数十年，靠药物维持。

2. 临床分型

(1) 成年型（Osserman分型）

Ⅰ型：眼肌型（15%~20%），病变仅限于眼外肌，出现上睑下垂和复视。对肾上腺糖皮质激素反应佳，预后好。

ⅡA型：轻度全身型（30%），从眼外肌开始逐渐波及四肢，出现四肢肌肉轻度的病态疲劳，但无明显延髓肌受累。

ⅡB型：中度全身型（25%），四肢肌群受累明显，除伴有眼外肌麻痹外，还有较明显的延髓肌麻痹症状，如说话含糊不清、吞咽困难、饮水呛咳、咀嚼无力，但呼吸肌受累不明显。

Ⅲ型：急性重症型（15%），发病急，常在首次症状出现数周内发展至延髓肌、肢带肌、躯干肌和呼吸肌严重无力，有重症肌无力危象，需做气管切开，死亡率高。

Ⅳ型：迟发重症型（10%），2年内由Ⅰ、ⅡA、ⅡB型发展而来，症状同Ⅲ型，常合并胸腺瘤，预后较差。

Ⅴ型：肌萎缩型，少数患者肌无力伴肌萎缩。

(2) 儿童型：约占我国重症肌无力患者的10%，大多数病例仅限于眼外肌麻痹，双眼睑下垂可交替出现呈拉锯状。约1/4病例可自然缓解，仅少数病例累及全身骨骼肌。在儿童型中还有两种特殊亚型：

①新生儿型：在女性患者所生婴儿中，约有 10% 因含母体经胎盘传给胎儿的 AchR 抗体 IgG 而致肌无力。患儿表现为哭声低、吸吮无力、肌张力低和动作减少。经治疗多在 1 周至 3 个月内缓解。

②先天性肌无力：指出生后短期内出现，持续眼外肌麻痹。母亲虽无重症肌无力，但其家族中有重症肌无力患者。

（3）少年型：指 14 岁后至 18 岁前起病的重症肌无力，多为单纯眼外肌麻痹，部分伴吞咽困难及四肢无力。

（二）辅助检查

1. 疲劳试验（Jolly 试验） 受累肌肉重复活动后症状明显加重。如嘱患者用力眨眼 30 次后，眼裂明显变小；或持续上视出现上睑下垂；或两臂持续平举后出现上臂下垂，休息后恢复则为阳性。

2. 抗胆碱酯酶药物试验

（1）新斯的明试验：新斯的明 0.5 ~ 1.5 mg 肌内注射，20 分钟后症状明显减轻者为阳性，可持续 2 小时，可同时注射阿托品 0.5 mg 以对抗新斯的明的毒蕈碱样反应（瞳孔缩小、心动过缓、流涎、多汗、腹痛、腹泻、呕吐等）。

（2）依酚氯铵（tensilon）试验：依酚氯铵 10 mg 用注射用水稀释至 1 mL，静脉注射 2 mg，观察 20 秒，如无出汗、唾液增多等副作用，再给予 8 mg，1 分钟内症状如好转为阳性，持续 10 分钟后又恢复原状。

3. 重复神经电刺激 为常用的具有确诊价值的检查方法。应在停用新斯的明 17 小时后进行，否则可出现假阴性。典型改变为低频（2 ~ 3 Hz）和高频（10 Hz 以上）重复刺激尺神经、面神经和腋神经等运动神经，出现动作电位波幅第 5 波比第 1 波递减 10% 以上（低频刺激）或 30% 以上（高频刺激）为阳性。80% 的病例低频刺激时为阳性，且与病情轻重相关。

4. 单纤维肌电图 用特殊的单纤维针电极测量同一神经支配的肌纤维电位间的间隔时间是否延长，以反映神经－肌肉接头处的功能，重症肌无力为间隔时间延长。

5. AchR 抗体滴度测定 对重症肌无力的诊断具有特征性意义。80% 以上重症肌无力病例的血清中 AchR 抗体浓度明显升高，但眼肌型病例的 AchR 抗体升高不明显，且抗体滴度与临床症状的严重程度不成比例。

6. 胸腺 CT、MRI 或 X 线断层扫描检查 可发现胸腺增生和肥大。

7. 其他检查 5% 重症肌无力患者有甲状腺功能亢进，表现为 T_3、T_4 升高。类风湿因子、抗核抗体、甲状腺抗体也常升高。

（三）诊断要点

根据病史、受累骨骼肌病态疲劳、症状波动、晨轻暮重的特点，诊断不难。

（四）鉴别诊断

1. Lambert-Eaton 综合征 又称肌无力综合征，为一组自身免疫性疾病，其自身抗体的靶器官为周围神经末梢突触前膜的钙离子通道和 Ach 囊泡释放区。主要表现为：①男性患者居多；②约 2/3 患者伴发癌肿，尤其是燕麦细胞型支气管肺癌，也可伴发其他自身免疫性疾病；③以下肢近端肌无力为主，活动后即疲劳，但短暂用力收缩后肌力反而增强，而持续收缩后又呈疲劳状态；④脑神经支配的肌肉很少受累；⑤约半数患者伴有自主神经症状，出现口干、少汗、便秘、阳痿；⑥新斯的明试验可阳性，但不如重症肌无力敏感；⑦神经低频重复刺激时波幅变化不大，但高频重复刺激波幅增高达 200% 以上；⑧血清 AchR 抗体阴性；⑨用盐酸胍治疗可使 Ach 释放增加而使症状改善。以上这些特征可与重症肌无力相鉴别。

2. 肉毒杆菌中毒　肉毒杆菌作用在突触前膜，影响了神经－肌肉接头的传递功能，出现骨骼肌瘫痪。但患者多有肉毒杆菌中毒的流行病学史，应及时静脉输葡萄糖和生理盐水，同时应用盐酸胍治疗。

3. 眼肌型肌营养不良症　①隐匿起病；②青年男性多见；③症状无波动，病情逐渐加重；④抗胆碱酯酶药治疗无效。

4. 延髓麻痹　①有舌肌萎缩、纤颤和四肢肌肉跳动；②病情进行性加重无波动，疲劳试验和新斯的明试验阴性，抗胆碱酯酶药治疗无效易与重症肌无力鉴别。

5. 多发性肌炎　肌无力伴有肌肉压痛，病情无晨轻暮重，血清酶（CK，LDH）增高可资鉴别。

二、中医辨证

1. 中气不足证　眼睑下垂，朝轻夜重，或有复视，最后眼球肌可完全固定，谈话时间较长后声音低哑，构音不清，并带鼻音，吞咽困难，咀嚼无力，四肢无力，抬头无力，倦怠乏力，少气懒言。舌质淡，苔薄白，脉细弱。

2. 胃阴不足证　倦怠乏力，神疲懒言，咀嚼无力，胸闷气短，饮食发呛，肢软无力，下肢较重，口燥咽干，心烦纳呆。舌红少苔，或有薄黄苔，脉细数。

3. 脾虚痰湿证　四肢倦怠无力，咀嚼乏力，吞咽困难，讲话欠清，伴头重如裹，或头晕目眩，神疲气短，纳呆便溏，舌质淡或胖，苔薄腻，脉滑或濡。

4. 气阴两虚证　四肢乏力，失眠多梦，神疲体倦，视物重影，眼睑下垂，面色少泽而灰白，唇淡红，舌淡苔薄而干，少津，脉细数。

5. 肾阳亏虚证　双脚无力，不能行走，手不能持物，难以自理，畏寒肢冷，腰酸膝软，小便清长，或有便溏，舌体胖，舌质淡，苔薄白，脉沉细。

【治疗】

一、西医

1. 药物治疗

（1）胆碱酯酶抑制剂：①溴吡斯的明（Pyridostigmine Bromide），成人每次口服 60 ~ 120 mg，每日 3 ~ 4 次。口服 2 小时达高峰，作用时间为 6 ~ 8 小时，作用温和、平稳、副作用小。②溴化新斯的明（Neostigmine Bromide），成人每次口服 15 ~ 30 mg，每日 3 ~ 4 次。

可在进餐前 15～30 分钟服用，释放快，30～60 分钟达高峰，作用时间为 3～4 个小时，副作用为毒蕈碱样反应，可用阿托品对抗。③安贝氯铵（Mysuran）：成人每次口服 5～10 mg，每日 3～4 次。口服 20～30 分钟起效，维持 4～6 小时。副作用为低血钾。辅助药如氯化钾、麻黄素可加强胆碱酯酶抑制剂的作用。

（2）肾上腺皮质激素：适用于各种类型的 MG。①冲击疗法：适用于住院危重病例、已用气管插管或呼吸机者。甲基泼尼松龙（Methyl Prednisolone，MPL）1000 mg 静脉滴注，每日 1 次，连用 3～5 天，随后地塞米松 10～20 mg 静脉滴注，每日 1 次，连用 7～10 天。若吞咽功能改善或病情稳定，停用地塞米松，改为泼尼松 80～100 mg 每晨顿服。当症状基本消失后，每周减 2 次，每次减 10 mg。减至 60 mg/d 时，每周减 1 次，每次减 5 mg。减至 40 mg/d 时，开始减隔日量，每周减 5 mg，即周 1、周 3、周 5、周 7 服 40 mg，周 2、周 4、周 6 服 35 mg，下一周的隔日量为 30 mg，依次类推，直至隔日量减为 0。以后隔日晨顿服泼尼松 40 mg，维持一年以上。若病情无反复，每月减 5 mg，直至完全停药或隔日 5～15 mg 长期维持。若中途病情波动，则需随时调整剂量。也可一开始就口服泼尼松每日 60～80 mg，大约两周后症状逐渐缓解，常于数月后疗效达高峰，然后逐渐减量。②小剂量递增法：从小剂量开始，隔日每晨顿服泼尼松 20 mg，每周递增 10 mg，直至隔日每晨顿服 60～80 mg 或症状明显改善，最大疗效常在用药后 5 个月出现，然后逐渐减量，每月减 5 mg，至隔日 15～30 mg 维持数年。病情无变化再逐渐减量至完全停药。此法可避免用药初期病情加重。长期应用激素者应注意胃溃疡出血、血糖升高、库欣综合征、股骨头坏死、骨质疏松等并发症。

（3）免疫抑制剂：适用于不能用肾上腺糖皮质激素，或不能耐受肾上腺皮质激素，或对肾上腺糖皮质激素疗效不佳者。①环磷酰胺：口服每次 50 mg，每日 2～3 次；或 200 mg，每周 2～3 次静脉注射，总量 10～20 g；或静脉滴注 1000 mg，每 5 日 1 次，连用 10～20 次。②硫唑嘌呤：口服每次 25～100 mg，每日 2 次，用于泼尼松治疗不佳者，用药后 4～26 周起效。③环孢素 A（Cyclosporine A）：口服 6 mg/（kg·d），12 个月为一个疗程。④麦考酚酸酯（Mycophenolate Mofetil，MyM）：常用剂量为 1～3 g/d，每日 1 次。⑤他克莫司（Tacrolimus Hydrate，FK506）：常用剂量为 2～4 mg/d。

（4）禁用和慎用药物：奎宁、吗啡及氨基糖苷类抗生素、新霉素、多黏菌素、巴龙霉素等均严重加重神经 – 肌肉接头传递障碍或抑制呼吸肌的作用应禁用。地西泮、苯巴比妥等镇静药应慎用。

2. 大剂量静脉注射免疫球蛋白　外源性 IgG 可使 AchR 抗体的结合功能紊乱而干扰免疫反应。IgG 0.4 g/（kg·d）静脉滴注，5 日为一个疗程，作为辅助治疗缓解病情。

3. 血浆置换　通过正常人血浆或血浆代用品置换患者血浆，能清除血浆中 AchR 抗体及免疫复合物。起效快，近期疗效好，但不持久。疗效维持 1 周至 2 个月，之后随抗体水平逐渐增高而症状复现。交换量平均每次 2 L，每周 1～2 次，连用 3～8 次，适用于危象和难治性重症肌无力。

4. 胸腺治疗

（1）胸腺切除：手术切除胸腺可去除重症肌无力患者自身免疫反应的始动抗原。适应证为伴有胸腺肥大和高 AchR 抗体效价者；伴胸腺瘤的各型重症肌无力；年轻女性全身型；对抗胆碱酯酶药治疗反应不满意者。约 70% 患者术后症状缓解或治愈。

（2）胸腺放射治疗：对不适于做胸腺切除者可行胸腺深部^{60}Co 放射治疗。

5. 危象的处理　一旦发生呼吸肌瘫痪，应立即进行气管切开，应用人工呼吸器辅助呼吸，但应明确是何种类型的危象，然后进行积极抢救。

（1）肌无力危象：为最常见的危象，往往由于抗胆碱酯酶药量不足引起。如注射依酚氯铵或新斯的明后症状减轻，则应加大抗胆碱酯酶药的剂量。

（2）胆碱能危象：由抗胆碱酯酶药物过量引起，患者肌无力加重，出现肌束颤动及毒蕈碱样反应。可静脉注射依酚氯铵 2 mg，如症状加重，则应立即停用抗胆碱酯酶药物，待药物排除后可重新调整剂量。

（3）反拗危象：由于对抗胆碱酯酶药物不敏感，依酚氯铵试验无反应，此时应停止抗胆碱酯酶药而用输液维持。过一段时间后如抗胆碱酯酶药物有效时再重新调整剂量。

危象是重症肌无力最危急状态，病死率为 15.4%～50% 。基本处理原则是：①保持呼吸道通畅，当自主呼吸不能维持正常通气量时应尽早气管切开用人工辅助呼吸；②积极控制感染，选用有效、足量和对神经–肌肉接头无阻滞作用的抗生素控制肺部感染；③皮质类固醇激素，选用大剂量甲基泼尼松龙 500～2000 mg/d，或地塞米松 20 mg/d，静滴 3～5 天，再逐步递减；④血浆置换；⑤严格气管切开和鼻饲护理，无菌操作、保护呼吸道湿化、严防窒息和呼吸机故障。

二、中医

（一）辨证论治

1. 中气不足证
治法：益气升阳，调补脾胃。
方药：补中益气汤加减。黄芪 30 g，党参 15 g，白术 15 g，升麻 3 g，当归 10 g，陈皮 10 g，葛根 15 g，柴胡 9 g。胸闷，舌苔厚者，加苍术、苡仁、厚朴理气除湿；口苦，舌红苔黄腻者，加黄柏、茯苓、茵陈清热除湿；食少纳呆者，加砂仁、炒谷麦芽、焦三仙；多汗者，加浮小麦、麻黄根；复视者，加谷精草、沙苑子；腰酸软者，加补骨脂、仙灵脾。

2. 胃阴不足证
治法：生津养阴，健脾润燥。
方药：沙参麦冬汤加减。沙参 15 g，麦冬 12 g，玉竹 15 g，甘草 6 g，扁豆 15 g，天花粉 12 g，白术 10 g，怀山药 30 g，龟甲 30 g（先煎）。内热烦躁者，加丹皮；大便干结者，加生地、肉苁蓉；便溏纳差者，加狗脊、云苓；食少腹胀者，加厚朴、党参；肢体无力者，可加黄芪、千斤拔。

3. 脾虚痰湿证
治法：健脾除痰，化湿通络。
方药：参苓白术散合二陈汤加减。黄芪 30 g，丹参 30 g，葛根 50 g，柴胡 10 g，升麻

5 g，薏苡仁 30 g，茯苓 15 g，石菖蒲 10 g，白蔻仁 10 g，法半夏 10 g，陈皮 10 g，白附子 10 g，胆南星 10 g。面色少华，气短乏力，脉弱者，加当归、白芍、熟地黄；精血不足者，加黄精、枸杞子、菟丝子、女贞子。

4. 气阴两虚证

治法：益气养阴。

方药：生脉散加味。黄芪 60 g，怀山药 30 g，黄精 30 g，麦冬 15 g，白芍 20 g，生地 20 g，玉竹 20 g，党参 20 g，五味子 10 g，当归 10 g，炒枣仁 10 g，甘草 10 g。视物不清者，加白蒺藜、决明子；头晕耳鸣、腰膝酸软者，加女贞子、旱莲草。

5. 肾阳亏虚证

治法：补肾通阳。

方药：四逆汤加味。附片 30 g（先煎 30 分钟），干姜 20 g，炙甘草 40 g，桂枝 10 g，巴戟 15 g。气虚面白者，加黄芪；纳食无味者，加党参、白术；肢体麻木者，加当归；小便清长者，加金樱子、桑螵蛸；大便溏薄者，加茯苓、狗脊。

针对脾胃：注重补益脾胃、健脾和胃，如砂仁、白扁豆、藿香、佩兰等药。其中藿香助脾胃正气，为治疗湿困脾阳、倦怠无力、饮食不甘、舌苔浊垢的最佳之药；佩兰辛平，能散结滞，芬芳能除秽恶；砂仁醒脾调胃。同时可加强健脾的作用，可配伍消食化积的药物，如麦芽、谷芽、山楂、神曲、鸡内金，以化水谷宿食、积滞，健脾暖胃。针对肝胆：肝阳易亢、肝风易动，故注重清肝、疏肝、平肝、清胆，如郁金、枳壳、钩藤、石决明、磁石、黄芩等药；并配伍风药以祛风化痰、通经活络，如防风、蝉蜕；佐以清热凉血之药，如益母草、玄参、鳖甲。其中钩藤轻清而凉，能泻火且能定风；枳壳苦泄辛散，兼能引诸风药入于肺胃，为治风所需；防风治风通用，散头目中滞气，除上焦风邪，多用于眼肌型重症肌无力。针对肺：则先辨寒热，寒者多用细辛、麻黄开宣肺气、温肺化饮，热者多以黄芩、丹参、石膏、生地黄等药清热泄热，佐以厚朴、杏仁、地龙、竹沥、枳实、半夏等化痰宽胸，随症加减。针对心：除了注重清心补心，还注重活血化瘀，如阿胶、龙眼肉养心，丹参、生地黄清心热，红花、川芎、鸡血藤活血化瘀、通经活络。针对肾：则以温补为主，并兼顾肝脾，佐以祛风湿、除痹、强筋骨等药，如肉苁蓉、巴戟天、阳起石温补肾精，山药、芡实健脾补肾、固精止泻，续断、制何首乌补益肝肾，千斤拔、五加皮、牛膝、肉桂等祛风湿、强筋骨。

（二）中成药

（1）补中益气丸：每次 6 g，每日 3 次，适于中气不足者。
（2）胎盘片：每次 4 片，每日 3 次，适于气阴两虚者。
（3）六味地黄浓缩丸：每次 8 丸，每日 3 次，适于肾阴虚证。
（4）杞菊地黄丸：每次 6 g，每日 2 次，适于肝肾阴虚视物不明者。

（三）针灸

1. 头面部　以攒竹、阳白、鱼腰、四白、睛明为主，四肢以合谷、外关、内关、三阴交、太冲、足三里、曲池为主。用补法。

穴位注射：新斯的明 0.5 mg，膈俞、脾俞、足三里每穴注射 0.5 ~ 2 mL，每日 1 次，10 次为 1 个疗程。

2. 眼型重症肌无力　取睛明、丝竹空、攒竹、太阳；配足三里、三阴交、脾俞、肾俞、阳白。每次选主穴 2 ~ 3 个，配穴 3 ~ 4 个，每日 1 次。用补法。

【预后】

重症肌无力患者一般预后良好，但危象的死亡率较高。

第三节　多发性肌炎

发病与细胞和体液免疫异常有关。本病的发病率为 2 ~ 5/100 000。多发性肌炎（polymyositis，PM）是一组弥漫性、特发性、主要累及横纹肌的疾病，临床上以急性或亚急性起病，对称性四肢近端和颈肌及咽肌无力，肌肉压痛，血清酶增高和骨骼肌坏死及淋巴细胞浸润为特征，同时伴有血沉增快及肌电图呈肌源性损伤，用糖皮质激素治疗效果好等特点。多发性肌炎常合并结缔组织病和肿瘤。

该病属于中医学的"皮痹""肌痹"和"痿证"范畴。

【病因与发病机制】

一、西医

一般认为遗传因素是内因。外因多与病毒感染和自身免疫功能异常有关。

多发性肌炎以细胞免疫为主，T 细胞毒性淋巴细胞直接导致肌纤维的破坏，细胞间黏附分子、白细胞介素 -1α 和炎性细胞的浸润密切相关。体液免疫也参与了多发性肌炎的发病，抗体的作用机制可能为：①直接与肌膜上的靶抗原结合；②抗体与肌膜表面的蛋白呈交叉反应，引起组织损伤；③补体参与引起免疫反应。

病理主要为骨骼肌的炎性改变，肌纤维斑片状变性、坏死、再生和炎性细胞浸润，尤其是肌纤维膜下和肌纤维间 T 淋巴细胞及巨细胞浸润，肌束周围小血管梗死，毛细血管内皮细胞增厚、肿胀，毛细血管、小动脉、静脉闭塞。

二、中医

邪气留恋于筋骨，则疼痛难已；病久日深，营卫之行涩，皮肤不营，则麻木不仁；病邪深入，内传于五脏六腑，则导致脏腑之痹。痿证的症状主要是肢体筋脉弛缓、手足痿软无力的一种病证，主要是由于邪热灼伤阴液，筋脉失于濡养；或因湿热浸淫筋脉肌肉，而弛纵不用；或因体虚久病，肝肾亏虚，精血不足，不能濡养肌肉筋骨，或瘀阻脉络等而成。

【诊断与辨证】

一、西医诊断

（一）临床表现

急性或亚急性起病的、对称性的肢体或躯干肌无力。病程在数周到数月进行性发展，少数病程有缓解和复发。任何年龄和性别均可发病，常见发病年龄为 30 ~ 60 岁，女性多见。少数患者在肌无力之前有感染，多数无明确的原因。首发症状通常为四肢近端无力，肌无力大部分是无痛性，常从盆带肌开始逐渐累及肩带肌肉，表现为上楼困难、起蹲困难、双臂不能高举、梳头困难等。颈肌无力出现抬头困难，咽喉肌无力表现为构音、吞咽困难，呼吸肌在病情严重时受影响出现胸闷、呼吸困难。15% 患者臀部、小腿和肩部肌肉有疼痛，肌肉痛性痉挛也可出现，依赖于远端肌肉的某些精细运动，如裁缝、扣衣扣，写字仅在疾病的晚期才出现困难。眼肌和括约肌不受影响，肌强直少见，没有皮疹。感觉正常，偶尔肌肉有触痛和结节样感觉，肌腱反射存在，但在严重的肌无力和肌萎缩者中可消失。假如不治疗，肌无力和肌萎缩继续进展，会出现肌肉挛缩，尤其是老年人，更容易出现肌萎缩和挛缩，钙盐沉着，这些患者对治疗的反应极差。

多发性肌炎是全身性疾病，除肌肉外其他器官也可受到影响，出现发热、疲乏、不适、体重减轻和关节痛。少部分出现房室传导阻滞、心动过速等心律失常，心力衰竭，间质性肺炎，胃肠道、肾脏和内分泌的异常。少数病例合并有皮疹、蝶形红斑、关节炎等其他自身免疫性疾病。10% ~ 30% 病例伴发恶性肿瘤，如乳腺肿瘤、肺癌、卵巢癌和胃癌等。有以下情况者伴发肿瘤可能性较大：发病年龄大于 50 岁，男性，临床表现为皮肌炎，有间质性肺炎。因此，对年龄较大的多发性肌炎或皮肌炎均应进行随访。有些病例肿瘤切除可使肌炎缓解。

另外，咽和食管肌无力可引起吸入性肺炎，接受免疫抑制剂治疗容易感染。

（二）辅助检查

1. 激酶　最敏感的是肌酸激酶（creatine kinase，CK），大多数升高，可达正常值的 5 ~ 50 倍，少数伴结缔组织病者和病程较长者有可能正常。CK 与临床病情有很好的一致性，并可用于治疗的监测，因此，对怀疑多发性肌炎者及治疗的前后均有必要进行 CK 检查。皮肌炎较多发性肌炎的 CK 水平要低，如肌肉有梗死或急性肌束膜变性，CK 也可中等程度升高。天冬酸氨基转移酶、丙氨酸氨基转移酶、乳酸脱氢酶和醛缩酶也可升高，但敏感性不如 CK。

2. 肌炎特异性抗体　60% ~ 80% 多发性肌炎患者血浆中可以检测到各种抗体，某些是肌炎所特有的，称为肌炎特异性抗体（myositis-specific antibodies，MSA），1/3 患者类风湿因子和抗核抗体阳性，免疫球蛋白及抗肌球蛋白的抗体增高。

3. 有一半患者急性期白细胞数可增高，红细胞沉降率和 C - 反应蛋白增高，慢性者有贫血，α_2、γ 球蛋白增高，类风湿因子阳性。

4. 24 小时尿肌酸增高，这是肌炎活动的一个指标。部分患者可有肌红蛋白尿。

5. 肌电图　可见自发性纤颤电位和正锐波，多相波增多，运动单位电位时限缩短和波幅降低等肌源性损伤的表现。神经传导速度正常。阳性率为85%～90%，对多发性肌炎的诊断有帮助，但没有特异性，为肌病表现，典型表现为低幅、短时程多相运动电位，有自发性纤颤，正相波等肌膜应激性增强表现。肌肉轻度炎症变化处最明显，无临床症状的肌肉也可出现异常，可帮助确定活检部位。肌肉松弛时出现自发纤颤电位和正锐波，插入电极可诱发肌强直电位，轻收缩时呈多相、短时程、低电压电位，最大收缩呈现干扰相或混合型。反映了末端轴突损伤引起的失神经支配。有少数多发性肌炎患者肌电图会出现神经源性损伤，其原因是供应神经的血管由于免疫反应受到损伤而影响到周围神经，所以并不能根据肌电图出现神经源性损伤而除外多发性肌炎的诊断。神经传导速度多正常。

6. 组织病理学检查　是诊断多发性肌炎的关键检查，肌肉活检部位应注意选择中等或轻度病变的部位。阳性率为85%～90%。在活检标本中炎细胞浸润和肌纤维变性均可出现，但以某一方面为主。

7. 52%～75%患者有心电图异常，Q-T间期延长、ST段下降。

8. MRI　受影响的肌肉和周围组织由于炎性反应和水肿MRI信号增高，由于缺乏特异性和敏感性，MRI对多发性肌炎的诊断帮助不大，但可以用来监测疾病的进展和指导肌肉活检。

（三）诊断要点

诊断要点包括：①四肢近端肌无力；②血清酶增高，尤其是CK增高明显；③肌电图为肌源性损伤；④肌肉活检符合肌炎的组织病理变化。上述要点均存在，诊断可以明确。如有典型的皮肤损伤，皮肌炎的诊断也可明确。当诊断确立以后，应考虑有无并发结缔组织病和肿瘤，尤其对老年人应进行长期的随访观察。

（四）鉴别诊断

1. 肢带型肌营养不良症　肢带型肌营养不良症常有家族史、无肌痛、肌活检以脂肪变性为主而无明显炎性细胞浸润，可资鉴别。

2. 重症肌无力　根据病情无明显波动，抗胆碱酯酶药物不敏感，血清酶活性增高而排除重症肌无力。

3. 与风湿性多肌痛、类固醇肌病、包涵体性肌炎、寄生虫等感染性肌病、肌营养不良、代谢性肌病（糖尿病、甲状腺功能亢进）、局灶性肌炎、神经性肌炎和嗜酸性筋膜炎等相鉴别。肌肉活检组织病理学检查在鉴别诊断中的意义很大。

二、中医辨证

1. 热毒炽盛证　病情急性发作，皮损为紫红色斑，壮热不退，口苦，咽干，肌肉、关节疼痛无力，甚至神昏烦躁。舌质红绛，苔黄腻，脉弦滑数。

2. 寒湿浸淫证　病程缓慢，不发热，皮肤有暗红色斑片、水肿，全身肌肉、关节疼痛且酸软无力，舌质淡，舌苔薄白，脉沉缓或沉细。

3. **阳气虚衰证** 病延日久，四肢关节肌肉酸痛、重着、麻木，甚则肿痛不消或肌肉萎缩，行走无力，形体消瘦，肢端发绀、发凉，可见皮损从颜面发展至上胸、四肢伸侧，皮色暗红或紫红，质硬，有细小鳞屑。并可伴心悸，头晕，纳呆，乏力，畏寒，便溏，腹胀，舌质淡红、胖大，苔白润，脉细无力。

4. **肝肾阴虚证** 四肢肌肉酸痛隐隐，近端肌肉萎缩，时感乏力，行滞语迟，腰酸腿软，甚则吞咽不利，足不任地，形体偏瘦。面部、四肢及躯干可遗有暗色红斑或色素沉着。面色潮红，时有五心烦热、头晕、视物不清、口干、耳鸣、健忘、失眠等症状，舌红少苔，或中心剥苔有裂纹，脉细数。

5. **心脾两虚证** 四肢肌肉酸软无力，面色萎黄，纳差，腹胀便溏，下肢水肿，或心悸气喘，睡眠不安，月经不调，舌质淡，苔净，脉细弱。

【治疗】

一、西医

急性期需要卧床休息，鼓励患者在监护下尽早进行适当理疗或被动运动，防止关节挛缩和畸形。一旦炎症控制，应开始康复训练，包括增加活动度训练，肌肉的等长收缩训练，肌力改善后进行有轻微阻力的肌肉等张训练，非活动期每天可进行有氧训练 15 ~ 30 分钟。激素治疗时需进食低钠高蛋白低脂肪饮食，适当补充钾盐。有反流等食管运动障碍者可予 H_2 受体拮抗剂和质子泵抑制剂药物治疗。慢性肌无力患者可应用支架等体疗设备，以防畸形。

1. **皮质类固醇激素** 为多发性肌炎之首选药物。常用方法：地塞米松 10 ~ 20 mg/d，静脉滴注，或泼尼松 100 ~ 200 mg，隔日顿服。一般在 6 周左右之后临床症状改善，然后持续 8 ~ 12 周后逐渐减量，每 2 ~ 4 周减少 1 次，每次减少 5 ~ 10 mg，逐步减至 30 mg，隔日顿服，整个疗程约需 1 年。激素量不足时肌炎症状不易控制，减量太快则症状易波动，应特别注意。急性或重症患者可首选大剂量甲基泼尼松龙 1000 mg 在 2 小时内静滴，每日 1 次，连用 3 ~ 5 天，然后逐步减量。发热、疲乏、关节痛及心脏损伤症状用激素治疗效果较好。在激素治疗过程中肌无力加重除考虑到多发性肌炎复发外，还有出现类固醇肌病的可能，类固醇肌病的 CK 和肌电图的变化不明显，尽管一般不需要进行肌活检，但萎缩的 Ⅱ 型肌纤维增多提示是类固醇肌病。女性易患，激素增加剂量后，症状加重，激素剂量减少，症状减轻。治疗应降低激素至维持剂量，观察肌酶谱的变化，如肌酶谱仍然升高并且临床症状继续恶化，重新开始大剂量激素治疗。

2. **免疫抑制剂** 当出现以下情况时，可考虑应用免疫抑制剂。①激素治疗一段时间（4周）无效；②激素减少剂量时复发；③出现严重的激素不良反应；④当病情进展迅速，出现呼吸困难、吞咽困难等，有预后不良的表现。甲氨蝶呤和硫唑嘌呤是常用的治疗多发性肌炎的二线药物，可以单独应用，也可与激素合用，与激素合用时，激素剂量可减少（泼尼松每日 15 ~ 25 mg）。

（1）甲氨蝶呤：75% 对激素无效者加用甲氨蝶呤（Methotrexate）后症状有改善，成人剂量开始每周 7.5 mg（0.4 mg/kg），口服或静脉注射，口服分 3 次，静脉给药时间在 20 ~

60 分钟，每周增加 2.5 mg，每周最大剂量可达 25 mg。当症状改善后，可每 2 周给药 1 次，然后每 3 周给药 1 次，当最大的临床症状改善出现后，可每月给药 1 次，治疗 10~24 个月。主要不良反应有胃肠道反应、白细胞减少和肝肾毒性，严重者需停药。

（2）硫唑嘌呤（Azathioprine）：成人开始每天剂量 50 mg，口服，逐渐增加剂量至白细胞开始下降，一般每日剂量为 1.5~2 mg/kg，有时可增加到每日 2~3 mg/kg。治疗效果需较长时间才出现，与其他免疫抑制剂相比，不良反应较少，不良反应有骨髓抑制、食欲缺乏、恶心、呕吐、黄疸等。

（3）其他免疫抑制剂：①环磷酰胺（Cyclophosphamide），多用于 Wegener 肉芽肿等疾病，对多发性肌炎的治疗价值不大，因对间质性肺炎有一定效果，也有学者主张使用，成人剂量为 2~2.5 mg/（kg·d），口服或静脉给药，也可每月以 500~1000 mg/m² 剂量冲击治疗。②环孢素（Cyclosporine），对难治性患者可考虑使用，一般认为不比其他免疫抑制剂的治疗效果更好，且不良反应较大。剂量为 5 mg/（kg·d）。③苯丁酸氮芥（Chlorambucil），对难治性患者可考虑使用，每日剂量 4 mg，口服。用药期间注意白细胞减少和定期进行肝肾功能的检查。

3. 免疫球蛋白　急性期使用，效果较好。免疫球蛋白 1 g/（kg·d），静滴连续 2 天；或 0.4 g/（kg·d）静脉点滴，每月连续 5 天，4 个月为一个疗程，不良反应为恶心、呕吐、头晕，但能自行缓解。用于对激素效果不好者和 HIV 感染者的短程治疗，一般治疗 1~2 个疗程可以出现效果。

4. 血浆置换　泼尼松和免疫抑制剂治疗无效并伴有明显吞咽困难、构音障碍者可用血浆置换治疗，以去除血液中的淋巴因子和循环抗体，可改善肌无力的症状。

二、中医

（一）辨证论治

1. 热毒炽盛证

治法：清热解毒，凉血清营。

方药：清瘟败毒饮加减。生石膏 30 g（先煎），栀子 10 g，玄参 10 g，知母 10 g，赤芍 12 g，生地 20 g，生甘草 10 g，丹皮 12 g，白花蛇舌草 12 g，水牛角粉 6 g（分冲），连翘 15 g。胃纳欠佳者，加砂仁、陈皮；吞咽不利，呛咳及音哑者，加半夏、陈皮、胆南星、竹茹；心悸、怔忡者，加太子参、五味子；关节及肌肤肿胀者，加防己。

2. 寒湿浸淫证

治法：健脾化湿，宣痹通络。

方药：四君子汤合身痛逐瘀汤加减。党参 15 g，炙甘草 6 g，当归 10 g，桂枝 12 g，茯苓 15 g，红花 10 g，牛膝 12 g，川芎 12 g，炒白术 10 g，羌活 12 g，秦艽 12 g，木瓜 12 g，生黄芪 30 g，没药 10 g，鸡血藤 30 g。畏寒肢冷重者，可加制附子、肉桂；腹胀便溏者，加木香、苡仁。

3. 阳气虚衰证

治法：益气温阳，通经活络。

方药：四君子汤合肾气丸加减。党参 20 g，生黄芪 30 g，熟地 20 g，千年健 12 g，炒白术 12 g，制附子 10 g（先煎），山药 12 g，川芎 12 g，茯苓 15 g，桂枝 15 g，当归 10 g，鹿角胶 10 g（烊化），炙甘草 10 g，山萸肉 12 g，鸡血藤 30 g。肌肉和关节疼痛较重者，加羌活、独活。

4．肝肾阴虚证

治法：滋补肝肾。

方药：知柏地黄丸加减。生地 20 g，茯苓 15 g，龟甲胶 10 g（烊化），丹皮 12 g，泽泻 10 g，山萸肉 15 g，知母 10 g，玄参 15 g，山药 12 g，黄柏 10 g，菟丝子 15 g，牛膝 15 g，熟地 15 g。肌肉萎缩者，加鹿角胶、阿胶；四肢无力者，加黄芪、党参、鸡血藤；心烦失眠者，加炒枣仁。

5. 心脾两虚证

治法：补益心脾。

方药：归脾汤加减。黄芪 20 g，党参 30 g，白术 12 g，当归 10 g，茯苓 12 g，远志 6 g，酸枣仁 15 g，桂圆肉 10 g，鸡血藤 30 g，黄精 15 g，炙甘草 6 g。怔忡心烦者，加珍珠母；肌肉酸疼者，加木瓜、灵仙；月经量多者，加阿胶、鹿角胶。

（二）中成药

（1）补中益气丸：适用于中气不足证，每次 6 g，每日 2 次。

（2）金匮肾气丸：适用于肾气虚衰证，每次 6 g，每日 2 次。

（3）雷公藤片：适用于本病各型，每次 2～4 片，每日 3 次。

（4）血塞通片：可缓解肌肉疼痛，每次 100 mg，每日 3 次。

（5）二十五味珍珠丸：每次 1 g，每日 1 次口服；也可开水泡化后服用。

（三）针灸

1. 体针　主穴：足三里、上巨墟、下巨墟、血海、三阴交、曲池、外关。吞咽困难取廉泉、天突、下关，颈肌无力加天柱、大椎、风池，上肢取合谷，下肢取环跳、风市、髀关、阳陵泉、太冲，兼见倦怠无力、纳差加中脘、脾俞、胃俞，怕冷加气海、关元、肾俞、命门、大椎等穴。

2. 耳针　取穴：脾、胃、肺、内分泌、皮质下。配以病变局部的对应穴，如眼睑、咽喉、膝、肘、腕、颈等。

【预后】

儿童预后较好。多发性肌炎患者中半数可基本痊愈。伴肿瘤的老年患者，尤其是有明显的肺、心、胃肠受累者预后差。

第四节 周期性瘫痪

周期性瘫痪（periodic paralysis）是以反复发作的骨骼肌弛缓性瘫痪为特征的一组肌病，发作时多伴有血清钾含量的改变。肌无力可持续数小时或数周，发作间歇期完全正常，根据发作时血清钾的浓度，可分为低钾型、高钾型和正常钾型三类，临床上以低钾型者多见。其中部分病例合并甲状腺功能亢进、肾衰竭和代谢性疾病，称为继发性周期性瘫痪。

本病属中医"痿证"范畴。

【病因及发病机制】

一、西医

（一）低钾型周期性瘫痪

致病基因位于 1 号染色体长臂（1q31-32），为编码肌细胞钙离子通道（calcium channel of skeletal muscle）α-1 亚单位基因的突变而致病。肌无力在饱餐后休息中或激烈活动后休息中最易发作，注射胰岛素、肾上腺素或大量葡萄糖也能诱发，这可能是葡萄糖进入肝和肌肉细胞合成糖原，因代谢需要也带入钾离子，使血中钾含量降低。

发病机制尚不清楚，普遍认为与钾离子浓度在骨骼肌细胞膜内、外的波动有关。在疾病发作期间，病肌对一切电刺激均不起反应，处于瘫痪状态。

主要病理变化为肌浆网空泡化，肌原纤维被圆形和卵圆形空泡分隔，空泡内含透明的液体及少数糖原颗粒。电镜下可见空泡由肌浆网终末池和横管系统扩张所致。发作间歇期上述病理改变可恢复，但不完全，故肌纤维间仍可见数目不等的小空泡。

（二）高钾型周期性瘫痪

致病基因位于第 17 号染色体长臂（17q13），由于骨骼肌膜钠通道的 α-亚单位基因的点突变，导致氨基酸的改变，引起膜电位下降，膜对钠的通透性增加或肌细胞内钾、钠转换能力缺陷。

（三）正常钾型周期性瘫痪

正常钾型周期性瘫痪（normal kalemic periodic paralysis），又称钠反应性正常血钾型周期性瘫痪，为常染色体显性遗传，较为罕见。病理改变与低钾型周期性瘫痪相似，为肌浆网纵管系统扩大。

二、中医

脾失健运、水谷精微输布失常，气血精微生化不足，四肢肌肉无以温煦濡养故发生痿软无力。禀赋不足，素体肾阳亏虚，不能温煦脏腑气血，输布失常，筋脉肌肉失养而出现肢体萎弱无力；病变反复，日久由阳损及阴，肝肾同病，致肝血不足，血不养筋，则肢体萎弱无力，反复发作难愈。或素体阳虚，受寒湿邪气外袭，肌肤经脉不畅，气血运行不利，导致肢体肌肉失养，出现筋脉弛缓，肢体痿软不用。

【诊断与辨证】

一、西医诊断

（一）临床表现

1. 低钾型周期性瘫痪　任何年龄均可发病，以20～40岁男性多见，随年龄增长发作次数减少。疲劳、饱餐、寒冷、酗酒和精神刺激等是常见的诱因。常于饱餐后夜间睡眠或清晨起床时，肢体肌肉对称性无力或完全瘫痪，下肢重于上肢、近端重于远端；也可从下肢逐渐累及上肢，数小时至1～2天达高峰。可伴有肢体酸胀、针刺感。发病期间神志清楚、呼吸、吞咽、咀嚼、发音和眼球活动正常。瘫痪肢体肌张力低、腱反射减弱或消失。膀胱直肠括约肌功能不受累。发病前可有肢体疼痛、感觉异常、口渴、多汗、少尿、潮红、嗜睡、恶心等。少数严重病例可发生呼吸肌麻痹、心动过速或过缓、室性心律失常、血压增高而危及生命。发作一般经数小时至数日逐渐恢复，最先受累的肌肉最先恢复。发作频率不等，一般数周或数月一次，个别病例每天均有发作，也有数年一次甚至终身仅发作一次。发作间期一切正常。伴发甲状腺功能亢进的周期性瘫痪发作频率较高，每次持续时间短，常在数小时至1天之内。甲状腺功能亢进控制后，发作频率减少。

2. 高钾型周期性瘫痪　多在10岁前起病，男性居多，在饥饿、寒冷、剧烈运动和钾盐摄入时可诱发肌无力发作。肌无力从下肢近端开始，然后影响到上肢、颈部肌和脑神经支配的肌肉，瘫痪程度一般较轻，但常伴有肌肉痛性痉挛。每次持续时间短，约数分钟到1小时。发作频率为每天数次到每年数次。部分患者伴有手肌、舌肌的强直发作，肢体放入冷水中易出现肌肉僵硬。多数病例在30岁左右趋于好转，逐渐终止发作。

3. 正常钾型周期性瘫痪　多在10岁前发病，常于夜间或清晨醒来时发现四肢或部分肌肉瘫痪，甚至发音不清、呼吸困难等。发作持续时间常在10天以上。限制钠盐摄入或补充钾盐均可诱发，补钠后好转。

（二）辅助检查

1. 低钾型周期性瘫痪
（1）发作期血清钾常低于3.5 mmol/L以下，间歇期正常。
（2）心电图呈典型的低钾性改变，U波出现，T波低平或倒置，P-R间期和Q-T间期延长，ST段下降，QRS波群增宽。
（3）肌电图示运动电位时限短、波幅低，完全瘫痪时运动单位电位消失，电刺激无反应。膜静息电位低于正常。

2. 高钾型周期性瘫痪

发作时血清钾水平升高至 7～8 mmol/L，血清酶如肌酸激酶（CK）可升高。心电图呈高血钾性改变，如 T 波高尖，快速型心律失常。肌电图呈纤颤电位和强直放电，在肌无力发作高峰时，EMG 呈电静息，自发的或随意的运动、电刺激均无动作电位出现，神经传导速度正常。

3. 正常钾型周期性瘫痪

血清钾水平正常。

（三）诊断要点

1. 低钾型周期性瘫痪　根据周期性发作的短时期的肢体近端弛缓性瘫痪，无意识障碍和感觉障碍，发作期间血钾低于 3.5 mmol/L，心电图呈低钾性改变，补钾后迅速好转等不难诊断。有家族史者更支持诊断。

2. 高钾型周期性瘫痪　根据发作性无力伴肌强直，无感觉障碍和高级神经活动异常，血钾含量增高及家族史，易于诊断。若诊断有困难，可行：①钾负荷试验，口服氯化钾 3～8 g，若服后 30～90 分钟出现肌无力，数分钟至 1 小时达高峰，持续 20 分钟至 1 天，则有助于诊断。②冷水诱发试验将前臂浸入 11～13 ℃水中，20～30 分钟可诱发肌无力，停止浸冷水 10 分钟后恢复，有助于诊断。

3. 正常钾型周期性瘫痪　根据周期性发作的短时期的肢体近端弛缓性瘫痪，血钾正常不难诊断。

（四）鉴别诊断

1. 低钾型周期性瘫痪

（1）高钾型周期性瘫痪：本病一般在 10 岁以前发病，尤以白天运动后发作频率较高。肌无力症状持续时间短，血钾增高，补钙后停止发作。

（2）正常血钾型周期性瘫痪：常在夜间发病，肌无力持续的时间更长，无肌强直表现。血钾正常，补钾后症状加重，服钠后症状减轻。

（3）重症肌无力：本病症状呈波动性，晨轻暮重，病态疲劳。疲劳试验及新斯的明试验阳性。血清钾正常，肌电图重复神经电刺激检查可资鉴别。

（4）吉兰－巴雷综合征：本病呈四肢弛缓性瘫痪，伴有周围性感觉障碍和脑神经损害，脑脊液蛋白细胞分离现象，肌电图神经源性损伤，可与低钾型周期性瘫痪相鉴别。

2. 高钾型周期性瘫痪　应注意与低钾型周期性瘫痪、正常钾型周期性瘫痪和先天性副肌强直症鉴别。另外，尚需与肾功能不全、肾上腺皮质功能下降、醛固酮缺乏症和药物性高血钾瘫痪相鉴别。

3. 正常血钾型周期性瘫痪　主要与吉兰－巴雷综合征、高钾型和低钾型瘫痪相鉴别。

二、中医辨证

1. 脾胃虚弱证　饱食或醉饮后肢体软弱无力，甚者瘫痪，肢体酸胀麻木，腹胀便溏，脉细或弦细无力，舌淡，苔薄白。

2. 肝肾亏损证　四肢瘫痪，下肢尤甚，全身酸痛，四肢麻木，平素多见腰膝酸软，头晕耳鸣，尿少或无尿，舌质红或淡，苔薄黄或薄白，脉细数或沉细无力。

3. 寒湿阻络证　饮食不节或受凉突见肢体痿软无力，行动不便，甚或瘫痪，伴周身困重，形寒肢冷，舌质淡胖，舌苔白腻，脉缓。

【治疗】

一、西医

（一）低钾型周期性瘫痪

（1）发作时给予 10% 氯化钾或 10% 枸橼酸钾 40～50 mL 顿服，24 小时内再分次口服，一日总量为 10 g。也可静脉滴注氯化钾溶液以纠正低血钾状态。

（2）对发作频繁者，在发作间期可用钾盐 1 g，每日 3 次口服；或乙酰唑胺 250 mg，每日 4 次口服；或螺旋内酯 200 mg，每日 2 次口服，以预防发作。低钠高钾饮食也有助于减少发作。

（3）呼吸肌麻痹者应予辅助呼吸，严重心律失常者应积极纠正。伴有甲状腺功能亢进者，甲状腺功能亢进控制后发作将明显减少或终止发作。

应避免各种诱因，平时少食多餐，忌浓缩高糖类饮食，并限制钠盐。避免受冻及精神刺激。

（二）高钾型周期性瘫痪

（1）发作时可用 10% 葡萄糖酸钙静脉注射，或 10% 葡萄糖 500 mL 加胰岛素 10～20 U 静脉滴入以降低血钾。也可用呋塞米排钾。

（2）预防发作可给予高糖类饮食，勿过度劳累，避免寒冷刺激，或口服氢氯噻嗪等药帮助排钾。

（三）正常型周期性瘫痪

（1）大量生理盐水静脉滴入。

（2）10% 葡萄糖酸钙 10 mL，每日 2 次静脉注射，或钙片每日 0.6～1.2 g，分 1～2 次口服。

（3）每日服食盐 10 g～15 g，必要时用氯化钠静脉点滴。

（4）乙酰唑胺 0.25 g，每日 2 次口服。间歇期可给予氟氢可的松和乙酰唑胺。

（5）避免进食含钾多的食物，如肉类、香蕉、菠菜、薯类。防止过劳或过度肌肉活动，注意寒冷或暑热的影响。

二、中医

（一）辨证论治

1. 脾胃虚弱证

治法：健脾益气，养胃生津。

方药：参苓白术散加减。党参 30 g，炒白术 12 g，苡仁 15 g，石斛 15 g，茯苓 30 g，莲子 30 g，当归 12 g，怀山药 30 g，生甘草 10 g，白芍 30 g。面白气虚者，加炙黄芪；兼阳虚者，加鹿角霜；腹胀纳呆者，加砂仁、陈皮；肢体麻木者，加鸡血藤、桑寄生。

2. 肝肾亏损证

治法：补肾益肝，强筋壮骨。

方药：健步壮骨丸加减。龟甲 30 g（先煎），熟地黄 20 g，紫河车 12 g，制附子 10 g（先煎 1 小时），川牛膝 15 g，炒白术 12 g，炒杜仲 12 g，当归 12 g，泽泻 12 g，锁阳 12 g，党参 30 g，木瓜 12 g。小便短少者，加猪苓、车前子等利尿；气虚面白者，加黄芪、炙甘草；阴虚内热者，加黄柏、知母。间歇期患者，可长期服食六味地黄丸，以减少发作。

3. 寒湿阻络证

治法：散寒除湿，舒筋通络。

方药：鸡鸣散加减。陈皮 10 g，萆薢 10 g，苍术 10 g，木瓜 15 g，羌活 12 g，鸡血藤 30 g，槟榔 10 g，独活 12 g，川牛膝 15 g，生苡仁 15 g，茯苓 15 g。肢体瘫痪者，加黄芪、党参；形寒肢冷者，加桂枝、苏梗；大便溏薄者，加狗脊、莲子；小便不利者，加猪苓、车前子；寒湿化热者，加桑枝、黄柏。

（二）中成药

（1）六味地黄浓缩丸：用于各型周期性瘫痪预防发作，每次 8 丸，每日服 2~3 次。

（2）归脾丸：用于气血不足证，也可用于预防发作，每次 6 g，每日服 2~3 次。

（3）十全大补丸：用于肝肾亏虚、气血不足的治疗和预防，每次 3~6 g，每日服 2~3 次。

（4）健步壮骨丸：适用于肝肾两虚证，每次 6 g，每日 2 次。

（三）针灸

1. 体针　取中脘、足三里、脾俞、肾俞、肝俞、大椎等穴，上肢治疗配肩髃、曲池、外关、合谷，下肢治疗配环跳、伏兔、风市、阳陵泉、悬钟、太冲等。每次治疗根据病情选取 2~3 个主穴和 1~2 个配穴。采用强刺激、平补平泻手法，或以电针仪，频率 120~200 次/分，强度 1.5 mA，通电治疗 15 分钟。

2. 耳针　选取脾、肝、肾、胃、内分泌、皮质下等穴位，发作期以针刺治疗，间歇期做耳穴压贴治疗，有预防作用。

【预后】

预后良好，随年龄增长发作次数趋于减少。

第五节　进行性肌营养不良症

进行性肌营养不良症（progressive muscular dystrophy，PMD）是一组遗传性肌肉变性疾病，临床特征主要为缓慢进行性加重的对称性肌肉无力和萎缩，无感觉障碍；遗传方式主要为常染色体显性、隐性和 X 连锁隐性遗传；电生理表现主要为肌源性损伤、神经传导速度正常；组织学特征主要为进行性的肌纤维坏死、再生和脂肪及结缔组织增生，肌肉无异常代谢产物堆积；在治疗方面主要为对症治疗，目前尚无有效的根治方法。

根据遗传方式、起病年龄、萎缩肌肉的分布、病程进展速度和预后，进行性肌营养不良症至少可以分为 9 种类型：Duchenne 型肌营养不良症（Duchenne muscular dystrophy，DMD）、Becker 型肌营养不良症（Becker muscular dystrophy，BMD）、面肩肱型肌营养不良症（facioscapulohumeral muscular dystrophy，FSHD）、肢带型肌营养不良症（limb-girdle muscular dystrophy，LGMD）、Emery-Dreifuss 肌营养不良症（Emery-Dreifuss muscular dystrophy，EDMD）、先天性肌营养不良症（congenital muscular dystrophy，CMD）、眼咽型肌营养不良症（oculopharyngeal muscular dystrophy）、眼型肌营养不良症（ocular muscular dystrophy）和远端型肌营养不良症（distal muscular dystrophy）。在这些类型中，DMD 最常见，其次为 BMD、FSHD 和 LGMD。

本病属中医"痿证"范畴。

【病因与发病机制】

一、西医

进行性肌营养不良各种类型的基因位置、突变类型和遗传方式均不相同，其致病机制也不一样。实际上各种类型均是一种独立的遗传病。

假肥大型肌营养不良症的基因（DMD 和 BMD）位于染色体 Xp21，属 X 连锁隐性遗传。

面肩肱型肌营养不良症基因定位在四号染色体长臂末端（4q35），在此区域有一与 KpnI 酶切位点相关的 3.3 kb 重复片段。正常人该 3.3 kb/KpnI 片段重复 10～150 次，而面肩肱型肌营养不良症患者通常少于 8 次，故通过测定 3.3 kb/KpnI 片段重复的次数可做出基因诊断。

肢带型肌营养不良症是一类具有高度遗传异质性和表型异质性的常染色体遗传性肌病。根据遗传方式，常染色体显性遗传的称为 LGMD1，常染色体隐性遗传的称为 LGMD2。90% 以上肢带型肌营养不良症是常染色体隐性遗传。

眼咽型肌营养不良症基因位于染色体 14q11.2～13，其蛋白产物为多聚腺苷酸结合蛋白 2 ［Poly（A）binding protein 2，PABP2］，故也称为多聚腺苷酸结合蛋白 2 基因。

Emery-Dreifuss 肌营养不良症基因（emerin 基因）位于染色体 Xq28 和 lq21-23，该基因的突变导致位于骨骼肌和心肌细胞核内膜的 emerin 蛋白消失。

肌肉病理改变均为肌纤维的坏死和再生，肌膜核内移。随着病情进展，光镜下肌细胞大小差异不断增加，有的萎缩，有的代偿性增大，呈镶嵌分布；肌纤维内横纹消失，空泡形成；萎缩的肌纤维间有大量的脂肪细胞和结缔组织增生。电镜下肌细胞膜有锯齿状改变。组织化学染色Ⅰ型和Ⅱ型纤维均受累，为非特异性改变。假肥大的肌肉是由于肌束内大量脂肪和结缔组织的堆积，心肌也有类似的病理改变。各种类型的特异性蛋白改变需用相应的抗体进行检测，对诊断有决定性意义。

二、中医学认识

本病的形成与禀赋不足及五脏败伤有关。病机要点为脾肾亏损，筋骨肌肉失于濡养。病位主要在脾、肾。

（1）精髓不足，骨失所养：肾为先天之本，藏精，主骨生髓。肾藏元阴元阳。若先天禀赋不足，肾脏虚亏，精髓不足，骨失所养，则骨枯而髓空，症见足不任身，腰脊不举，发为骨痿。

（2）脾胃虚寒，生化不足：脾胃为后天之本，为气血津液生化之源，主肌肉、四肢。脾胃虚则五脏无所禀，水谷精微不能达于四肢、肌肉而成痿。若先天肾脏之元阳不足，致命门火衰，不能温煦脾阳，脾胃虚寒，受纳及运化功能失常，气血津液生化之源不足，肌肉得不到濡润，故见四肢肌肉痿软无力，发为肉痿。

（3）禀赋不足，气血两虚：先天禀赋不足，气血两虚，不能营养筋骨肌肉，而出现肢体无力和肌肉萎缩。由于先天不足，后天失养，气血虚亏，导致五脏内伤，脏腑气血功能的失调使气血更加亏虚，肌肉痿软无力不断进展。

【诊断与辨证】

一、西医诊断

（一）临床表现

1. 假肥大型　本型可分为两种类型。

（1）Duchenne 型肌营养不良症（DMD）：DMD 是我国最常见的 X 连锁隐性遗传的肌病，活男婴发病率约 3/100 000。女性为致病基因携带者，所生男孩 50% 发病，无明显地理或种族差异。

通常 3~5 岁隐袭起病，突出症状为骨盆带肌肉无力，表现为走路慢、脚尖着地、易跌跤。由于髂腰肌和股四头肌无力而导致上楼及蹲位站立困难。背部伸肌无力使站立时腰椎过度前凸，臀中肌无力导致行走时骨盆向两侧上下摆动，呈典型的"鸭步"。由于腹肌和髂腰肌无力，患者自仰卧位起立时必须先翻身转为俯卧位；次屈膝关节和髋关节，并用手支撑躯干成俯跪位；然后以两手及双腿共同支撑躯干；再用手按压膝部以辅助股四头肌的肌力，身体呈深鞠躬位；最后双手攀附下肢缓慢地站立。上述动作称为 Gowers 征，为 DMD 的特征性表现。随着症状加重出现跟腱挛缩、双足下垂、平地步行困难。

肩胛带肌、上臂肌往往同时受累，但程度较轻。由于肩胛带松弛形成游离肩。因前锯肌和斜方肌萎缩无力，举臂时肩胛骨内侧远离胸壁，两肩胛骨呈翼状竖起于背部，称为"翼状肩胛"，在两臂前推时最明显。

90% 患儿有肌肉假性肥大，触之坚韧，为首发症状之一。以腓肠肌最明显，三角肌、臀肌、股四头肌、冈下肌和肱三头肌等也可发生。因萎缩肌纤维周围被脂肪和结缔组织替代，故体积增大而肌力减弱。

大多患者伴心肌损伤，如心律失常，右胸前导联出现高 R 波和左胸前导联出现深 Q 波；心脏扩大，心瓣膜关闭不全。约 30% 患儿有不同程度的智能障碍。平滑肌损伤可有胃肠功能障碍，如呕吐、腹痛、腹泻、吸收不良、巨结肠等。面肌、眼肌、吞咽肌、胸锁乳突肌和括约肌不受累。

患儿 12 岁不能行走，需坐轮椅，这是鉴别 DMD 和 BMD 的主要依据。晚期患者的下肢、躯干、上肢、髋和肩部肌肉均明显萎缩，腱反射消失；因肌肉挛缩致使膝、肘、髋关节屈曲不能伸直。最后因呼吸肌萎缩而出现呼吸变浅，咳嗽无力，多数患者在 20~30 岁因呼吸道感染、心力衰竭而死亡。

（2）Becker 型肌营养不良症（BMD）：Becker（1967 年）首先报道该病，呈 X 连锁隐性遗传，与 DMD 是等位基因病，发病率为 DMD 患者的 1/10。多在 5~15 岁起病，临床表现与 DMD 类似：首先累及骨盆带肌和下肢近端肌肉，有腓肠肌假性肥大，逐渐波及肩胛带肌；但进展缓慢，病情较轻，12 岁尚能行走，心脏很少受累，智力正常，存活期长，接近正常生命年限。

DMD 和 BMD 均有血清酶 CK 和 LDH 显著升高。肌电图为肌源性损伤，尿中肌酸增加，肌酐减少。肌肉 MRI 检查示变性肌肉呈"虫蚀现象"。抗肌萎缩蛋白基因诊断（PCR 法、印迹杂交法和 DNA 测序法等）可发现基因缺陷。抗肌萎缩蛋白免疫学检查的确诊率为 100%。

2. 面肩肱型肌营养不良症（FSHD）

（1）常染色体显性遗传，性别无差异。多在青少年期起病，但也可见儿童及中年发病者。

（2）常为面部和肩胛带肌肉最先受累，患者面部表情少，眼睑闭合无力，吹口哨、鼓腮困难，逐渐延及肩胛带（翼状肩胛）、三角肌、肱二头肌、肱三头肌和胸大肌上半部。肩胛带和上臂肌肉萎缩十分明显，可不对称。因口轮匝肌假性肥大嘴唇增厚而微翘，称为"肌病面容"。可见三角肌假性肥大。

（3）病情缓慢进展，逐渐累及躯干和骨盆带肌肉，可有腓肠肌假性肥大、视网膜病变和听力障碍。大约 20% 需坐轮椅，生命年限接近正常。

（4）肌电图为肌源性损害，血清酶正常或轻度升高。印迹杂交 DNA 分析可通过测定 4 号染色体长臂末端 3.3 kb/KpnI 重复片段的多少来确诊。

3. 肢带型肌营养不良症

（1）常染色体隐性或显性遗传，散发病例也较多。

（2）10～20 岁起病，首发症状多为骨盆带肌肉萎缩、腰椎前凸、"鸭步"、下肢近端无力出现上楼困难，可有腓肠肌假性肥大。

（3）逐渐发生肩胛带肌肉萎缩、抬臂和梳头困难、翼状肩胛，面肌一般不受累。

（4）血清酶明显升高、肌电图肌源性损伤、心电图正常。

（5）病情缓慢发展，平均起病后 20 年左右丧失劳动能力。

4. 眼咽型肌营养不良症

（1）常染色体显性遗传，也有散发病例。

（2）40 岁左右起病，首发症状为对称性上睑下垂和眼球运动障碍，逐步出现轻度面肌、眼肌无力和萎缩、吞咽困难、构音不清。

（3）血清 CK 正常。

5. Emery-Dreifuss 型肌营养不良症（EDMD）

（1）X 连锁隐性遗传，5～15 岁缓慢起病。

（2）临床特征为疾病早期出现肘部屈曲挛缩和跟腱缩短，颈部前屈受限，脊柱强直而弯腰、转身困难。

（3）受累肌群主要为肱二头肌、肱三头肌无力和萎缩，腓骨肌和胫前肌，继之骨盆带肌和下肢近端肌肉无力或萎缩，腓肠肌无假性肥大，智力正常。

（4）心脏传导功能障碍，表现为心动过缓、晕厥、心房纤颤等，心肌损伤明显，血清 CK 轻度增高。

（5）病情进展缓慢，症状轻重不等，重者不能行走，轻者无明显症状。

（二）辅助检查

1. 血清酶学检测 常规的血清酶检测主要包括肌酸激酶（CK）、乳酸脱氢酶（LDH）和肌酸激酶同工酶（CK-MB）。异常显著升高（正常值的 20～100 倍）者见于 DMD、BMD、远端型肌营养不良症的 Miyoshi 亚型，LGMD2C、2D、2E、2F 型。其他类型的肌酶轻到中度升高。在 DMD 和 LGMD2 晚期，因患者肌肉严重萎缩则血清 CK 值明显下降。其他血清酶如 GOT、GPT 等在进展期均可轻度升高。

2. 肌电图 具有典型的肌源性受损的表现。用针电极检查股四头肌或三角肌，静息时可见纤颤波和正锐波；轻收缩时可见运动单位时限缩短、波幅减低、多相波增多；大力收缩时可见强直样放电及病理干扰相。神经传导速度正常。

3. 基因检查 采用 PCR、印迹杂交、DNA 测序等方法，可以发现基因突变进行基因诊断。

4. 肌肉活组织检查 各种类型的进行性肌营养不良症患者的肌肉活检均表现为肌肉的坏死和再生、间质脂肪和结缔组织增生这一共性，常规染色方法不能区分各种类型，但采用免疫组织化学法使用特异性抗体可以检测肌细胞中特定蛋白是否存在来鉴别各种类型的肌营养不良症。

5. 其他检查　X线、心电图、超声心动图可早期发现进行性肌营养不良症患者的心脏受累程度。CT可发现骨骼肌受损的范围，MRI可见变性肌肉呈不同程度的"虫蚀现象"。DMD和BMD患者应做智力检测。

（三）诊断要点

根据临床表现、遗传方式、起病年龄、家族史，加上血清酶测定及肌电图、肌肉病理检查和基因分析，诊断不难。如基因检测阴性或检测所有基因突变点有困难，用特异性抗体对肌肉组织进行免疫组化检测，可以明确诊断。

（四）鉴别诊断

1. 少年型近端脊肌萎缩症　本病有肌束震颤，肌电图为神经源性损伤，有巨大电位；病理为神经性萎缩，可资鉴别。

2. 慢性多发性肌炎　本病无遗传史，病情进展较快，常有肌痛、血清酶增高，肌肉病理符合肌炎改变，用皮质类固醇治疗有效，不难鉴别。

3. 肌萎缩侧索硬化症　本病除肌萎缩外，尚有肌肉跳动、肌张力高、腱反射亢进和病理反射阳性，易于鉴别。

4. 重症肌无力　主要与眼咽型和眼肌型区别。重症肌无力有易疲劳性和波动性的特点，新斯的明试验阳性，肌电图的低频重复电刺激检查也可做鉴别。

二、中医辨证

1. 脾胃虚弱证　四肢无力，骨肉痿软，口眼闭合无力，唇口增厚软弱，不任劳倦，脉细，舌淡。

2. 脾肾虚损证　病有时日，肩背痿软，上肢无力，难以握持，咀嚼乏力，口淡流涎，腰膝酸软，不任步行，肌肉痿弱，尿清便溏，脉沉无力或细，舌淡胖，苔净或少。

3. 气血两虚证　素体虚弱，渐至手不能持、足不能步，起蹲困难，肌肉痿软，或见肢体挛缩、变形，伴有心悸气短，面色苍白，食少纳呆，脉细弱无力，舌淡白，苔薄或少。

4. 肝肾阴虚证　发育迟缓，步态不稳，步若鸭行，常易绊跌，肌肉痿软，或伴头晕耳鸣，腰膝酸软，心烦失眠，脉沉细或细数，舌淡红瘦小，苔少。

【治疗】

一、西医

进行性肌营养不良症迄今无特异性治疗，只能对症治疗及支持治疗，如增加营养，适当锻炼。物理疗法和矫形治疗可预防及改善脊柱畸形和关节挛缩，对维持活动功能很重要。应鼓励患者尽可能从事日常活动，避免长期卧床。药物可选用ATP、肌苷、维生素E、肌生注射液等。基因治疗及干细胞移植治疗可望成为有效的治疗方法。

由于目前尚无有效的治疗方法，因此检出携带者、进行产前诊断、人工流产患病胎儿就显得尤其重要。首先，应确定先症者（患儿）的基因型，然后确定其母亲是否为携带者。当携带者怀孕以后确定是男胎还是女胎，对男胎进行产前基因诊断，若是病胎则终止妊娠，防止患儿出生。

二、中医

（一）辨证论治

1. 脾胃虚弱证

治法：补中益气，活血通络。

方药：补中益气汤加减。黄芪20 g，党参、当归、茯苓、鸡血藤各12 g，柴胡、陈皮、升麻、地龙各6 g。肌肉瘦削明显者，加紫河车粉、龟甲胶；心悸气短，声低气怯者，加何首乌、熟地；食少便溏者，加薏苡仁、炒白术；痰多脘闷者，加薏苡仁、山楂。若湿热内蕴，见小便黄赤、舌苔黄腻者，加青蒿、地骨皮、蔻仁。

2. 脾肾虚损证

治法：健脾益气，补肾强筋。

方药：补中益气汤合右归丸加减。黄芪30 g，党参30 g，白术15 g，紫河车12 g，芡实30 g，莲子肉15 g，淫羊藿12 g，金樱子15 g，锁阳10 g，陈皮6 g，桂枝10 g，白芍15 g，当归10 g，炙甘草6 g。肌肉萎缩明显者，加鸡血藤、桑寄生；便溏次多者，加狗脊、薏苡仁；夜尿清长者，加益智仁、桑螵蛸；上肢无力者，加灵仙、羌活；下肢无力者，加牛膝、独活。

3. 气血两虚证

治法：补益气血，强筋壮骨。

方药：归脾汤合独活寄生汤加减。黄芪30 g，党参30 g，白术12 g，当归10 g，独活10 g，桑寄生20 g，鸡血藤30 g，川木瓜15 g，秦艽12 g，杜仲15 g，巴戟12 g，炙甘草6 g。肢体挛缩变形者，加白芍、蜈蚣、全蝎；心悸失眠者，加酸枣仁、夜交藤；食少纳呆者，加怀山药、陈皮。

4. 肝肾阴虚证

治法：滋肾养肝，壮骨荣筋。

方药：六味地黄汤加减。山萸肉12 g，怀山药15 g，泽泻12 g，熟地15 g，丹皮10 g，茯苓15 g，紫河车12 g，金樱子15 g，黄精15 g，白芍15 g，牛膝12 g，鹿角胶15 g（烊化）。烦躁内热者，加地骨皮、白薇；智力迟缓者，加远志、菖蒲；腰膝酸软者，加川断、杜仲；梦遗者，加莲须、桑螵蛸。

（二）中成药

（1）健步丸：适用于进行性肌营养不良，属肝肾两虚者。6岁以下每服1/2丸，6岁以上每服1丸，每日2次。

（2）人参鹿尾精：适用于进行性肌营养不良，属肾阳不足、气血亏虚者。3～6岁每服

5 mL，6～9 岁每服 7.5 mL，9 岁以上每服 10 mL，每日服 2～3 次。

（3）阿胶三宝膏：适用于进行性肌营养不良，属气血不足者。3～6 岁每服 5 mL，6～9 岁每服 7.5 mL，9 岁以上每服 10 mL，每日服 2 次。

（4）健步壮骨丸：适用于进行性肌营养不良，症见假性肌肥大，或肌肉疼痛者。7 岁以下每服 1/2 丸，7 岁以上每服 1 丸，每日服 2 次。

（5）参桂再造丸：适用于各型进行性肌营养不良。6 岁以下每服 1/2 丸，6 岁以上每服 1 丸，口服 2 次。

（三）针灸

1. 体针　上肢取肩、曲池、阳池、合谷，下肢取环跳、梁丘、足三里、阳陵泉，头面取风池、阳白、太阳、攒竹。肾虚者，加肾俞、肝俞、太溪、三阴交；脾虚者，加脾俞、胃俞、中脘；气虚血滞者，加血海、气海。每次选 8～10 个穴位，行补法或平补平泻，留针 20～30 分钟，每日 1 次，4 周为 1 个疗程。

2. 头针　取两侧头皮运动区的前 1/5、中 1/5 及运用区，严格消毒。用 2 寸毫针顺时针大幅度捻转，持续 20～30 分钟，隔日 1 次，5～7 次为 1 个疗程。

（四）推拿

取肌肉萎缩部位，做较长时间推拿、按摩，以皮肤出现热、重为宜。一般以揉、拿为主，行补法。肢体痉挛处，施以弹拨手法，行强刺激，以患者能忍受为度。每日 1 次，10 次为 1 个疗程。

【预后】

没有特效的治疗方法，多数预后差。DMD 患者 12 岁不能行走，20 多岁死于呼吸衰竭或心力衰竭；LGMD2C、LGMD2D、LGMD2E、LGMD2F 和先天性肌营养不良症患者也预后不良。FSHD、BMD、眼型、眼咽型和远端型肌营养不良症患者的预后较好，部分患者寿命可接近正常生命年限。

第六节　强直性肌营养不良症

强直性肌营养不良症（myotonic muscular dystrophy or dystrophia myotonia，DM）是一组以肌无力、肌强直和肌萎缩为特点的多系统受累的常染色体显性遗传病。除骨骼肌受累外，还常伴有白内障、心律失常、糖尿病、秃顶、多汗、性功能障碍和智力减退等表现。发病率为 13.5/100 000，患病率为 5/100 000。

中医学将本病归于"风证""痉证"及"痿证"范畴。

【病因与发病机制】

一、西医

强直性肌营养不良症的基因位于 19 号染色体长臂（19q13.3），基因组跨度为 14 kb，含 15 个外显子，编码 582 个氨基酸残基组成萎缩性肌强直蛋白激酶（dystrophia myotonica protein kinase，DMPK）。该病的外显率为 100%。

肌活检病理可见 I 型肌纤维萎缩，大小不一；II 型肌纤维肥大，可见环状纤维；肌细胞核内移，呈链状排列。肌原纤维退缩到肌纤维的一侧形成肌浆块。肌细胞坏死和再生不明显。心脏传导系统纤维化，心肌细胞萎缩，脂肪浸润。丘脑和黑质的胞质内可见包涵体。

二、中医

1. 风寒外袭　素体阳虚，卫外不固，风寒邪气外袭肌肤，经络闭阻，气血不行，则致经脉拘急而见肢体强痉。

2. 血虚生风　先天精血不足，肝无所养，血虚风动，风从内生而肢体强痉颤动不止。

3. 肝肾阴虚　劳倦伤脾，气血精微亏虚，肌肉失养，久则见肌肉萎缩无力，渐至痿证。

【诊断与辨证】

一、西医诊断

（一）临床表现

1. 发病年龄及起病形式　多在 30 岁以后起病，但也有儿童期起病者。起病隐袭，进展缓慢，肌强直通常在肌萎缩之前数年或同时发生。病情严重程度差异较大，部分患者可无自觉症状，仅在查体时才被发现有异常。

2. 肌强直　肌肉用力收缩后不能正常地松开，遇冷加重。主要影响手部动作、行走和进食。用叩诊锤叩击四肢肌肉、躯干甚至舌肌时，可见局部肌球形成，持续数秒后才能恢复原状。

3. 肌无力和肌萎缩　肌肉萎缩往往先累及手部和前臂肌肉，继而累及头面部肌肉，如上睑、颞肌、咬肌、面部诸肌、胸锁乳突肌等。尤其颞肌和咬肌萎缩最明显，患者面容瘦长，颧骨隆起，呈"斧状脸"，颈消瘦而稍前屈，而呈"鹅颈"。部分患者有构音障碍、足下垂及跨越步态。

4. 骨骼肌外的表现　大多在成年患者中较明显，病变程度与年龄密切相关。

（1）白内障：成年患者很常见。裂隙灯下检查白内障是发现轻症家族性患者的敏感方法。患者也可有视网膜色素变性。

（2）内分泌症状：①男性睾丸小，生育能力低；女性月经不规律，卵巢功能低下过早停经甚至不孕。②糖耐量异常占 35%，伴糖尿病的患者较多。③部分患者有宽额头及秃顶。

（3）心脏：心律失常、心悸，甚至晕厥。可有Ⅱ～Ⅲ度房室传导阻滞。

（4）胃肠道：平滑肌受累可出现胃排空慢、胃肠蠕动差、假性肠梗阻、便秘。有时因肛门括约肌无力可大便失禁。

（5）其他：部分患者有智力低下、听力障碍、多汗、肺活量减少、颅骨内板增生、脑室扩大等。

（二）辅助检查

1. 肌电图　典型的肌强直放电表现为受累肌肉出现连续高频强直波逐渐衰减，肌电图扬声器发出一种类似轰炸机俯冲样声音。67%患者的运动单位时限缩短，48%有多相波。

2. 基因检测　患者染色体19q13.3位点的肌强直蛋白激酶基因的3'-端非翻译区的CTG重复顺序异常扩增超过100次（正常人为5～40次），即可确诊。

3. 肌肉活组织检查　Ⅱ型肌纤维肥大，Ⅰ型肌纤维萎缩，伴大量核内移，可见肌浆块和环状肌纤维，以及肌纤维的坏死和再生。

4. 其他　血清CK和LDH等酶正常或轻度升高；免疫球蛋白IgA、IgG、IgM减少；心电图有房室传导阻滞；头颅CT示蝶鞍变小和脑室扩大。

（三）诊断要点

根据肌强直及肌萎缩的特点，阳性家族史，加上有白内障、前额秃发、睾丸萎缩、月经失调等诊断不难。肌电图及基因检查可确定诊断。

（四）鉴别诊断

1. 先天性肌强直　与强直性肌营养不良症的主要区别点是肌强直及肌肥大，貌似运动员但肌力减弱，无肌萎缩和内分泌改变。

2. 先天性副肌强直　突出的特点是出生后就持续存在面部、手、上肢远端肌肉遇冷后肌强直或活动后出现肌强直（反常肌强直）和无力，如冷水洗脸后眼睛睁开缓慢，在温暖状态下症状迅速消失，叩击性肌强直明显。常染色体显性遗传，致病基因定位在17q23。患者寿命正常。

3. 高钾型周期性瘫痪　10岁前起病的迟缓性瘫痪伴肌强直，发作时血钾水平升高、心电图T波增高，染色体17q13的α-亚单位基因的点突变检测可明确诊断。

4. 神经性肌强直　又称Isaacs'syndrome，儿童及青少年期隐袭起病，缓慢进展，临床特征为持续性肌肉抽动和出汗，腕部和踝部持续或间断性痉挛。

二、中医辨证

1. 风寒外袭证　四肢及躯干活动时肌肉起动困难，出现肌肉僵硬强直，放松困难，遇冷症状加重，得热症状缓解，有汗或无汗，舌体微胖，舌质淡，脉微弦。

2. 血虚风动证　四肢、面部、颈部等部位进展性肌肉萎缩、无力、强直，以萎缩、无力为著，并有语言不清、吞咽困难、倦怠乏力、胃脘胀满、心慌气短等症状，舌体胖，舌质淡，苔白，脉沉细无力。

3. 肝肾亏虚证 四肢痿软，肢冷无力，肌肉干瘦，动则气喘，精神疲乏，智力低下，头晕耳鸣，五心烦热，腰膝酸软，舌淡瘦小，脉沉细无力。

【治疗】

一、西医

目前缺乏根本的治疗。针对肌强直可口服苯妥英钠0.1 g，每日3次；卡马西平0.1～0.2 g，每日3次；普鲁卡因酰胺1 g，每日4次；或奎宁0.3 g，每日3次。但有心脏传导阻滞者忌用奎宁和普鲁卡因酰胺，可改用钙离子通道阻滞剂。物理治疗对保持肌肉功能有一定的作用。注意心脏病的监测和处理。白内障可手术治疗。内分泌异常给予相应处理。

二、中医

（一）辨证论治

1. 风寒外袭证

治法：解肌调营卫，祛风通经络。

方药：桂枝汤加减。桂枝10 g，葛根15 g，大枣3枚，白芍15 g，生地15 g，炙甘草8 g，羌活10 g，木瓜10 g，生姜3片。汗出较多，卫气虚者，加黄芪、防风、白术；无汗者，加麻黄；肌强直较重，手足不温者，加细辛、秦艽、僵蚕。

2. 血虚风动证

治法：益气养血息风。

方药：八珍汤加减。党参20 g，当归12 g，木瓜12 g，全蝎3 g，茯苓15 g，生地15 g，钩藤15 g，柴胡10 g，炒白术12 g，川芎15 g，生石决明30 g（先下），炙甘草10 g，白芍15 g，僵蚕15 g。头晕、肌肉萎缩、无力较重者，加黄芪、紫河车；腰膝酸软，视物不清，下肢无力，舌红，少苔，脉细者，加鹿角胶、龟甲胶、山萸肉；有白内障者，加菊花、女贞子；构音不清，吞咽困难者，加法半夏、胆南星、竹茹；脘腹胀满者，加佛手、枳壳。

3. 肝肾亏虚证

治法：调补肝肾。

方药：六味地黄汤加减。女贞子10 g，当归10 g，山萸肉10 g，山药10 g，丹皮10 g，泽泻10 g，熟地10 g，茯苓10 g，龟甲18 g（先煎），党参30 g。脾虚纳少者，加炒白术、炒扁豆。

（二）中成药

（1）八珍丸：适用于血虚风动证，每次1丸，每日2次，口服。

（2）紫河车胶囊：适用于血虚风动证，每次2粒，每日3次，口服。

（3）六味地黄浓缩丸：每次8丸，每日3次，小儿酌减。适用于各型肌强直治疗。

（三）针灸

1. 体针　采用远端取穴，每次酌情从以下穴位中选择 6 个左右，交替运用：大椎、曲池、风市、阳陵泉、血海、脾俞、足三里、三阴交、肾俞、气海。

2. 耳针　取穴：脾、肾、胃、肺、内分泌、皮质下、肌肉受累部位及肢体局部穴。

【预后】

个体间差别很大。越是幼年起病预后越差，大多在未成年就死亡。有症状者多在 45 ～ 50 岁死于心脏病。症状轻者可接近正常生命年限。

（王素平　刘　翠　蔡施霞　刘天蔚）

参考文献

[1] 贾建平. 神经病学 [M].7 版. 北京：人民卫生出版社，2013.

[2] 吴江. 神经病学 [M].2 版. 北京：人民卫生出版社，2013.

[3] 孙怡. 实用中西医结合神经病学 [M].2 版. 北京：人民卫生出版社，2011.

[4] 鲍远程. 现代中医神经病学 [M]. 北京：人民卫生出版社，2003.

[5] 张美增. 老年神经病学 [M]. 北京：人民卫生出版社，2007.

[6] 刘焯霖，梁秀龄，张成. 神经遗传病学 [M].2 版. 北京：人民卫生出版社，2002.

[7] 史玉泉. 实用神经病学 [M].2 版. 上海：上海科学技术出版社，1994.

[8] 杨淑慧，邓志远，谭梅傲，等. 基于双层频权剪叉算法探讨中药治疗重症肌无力用药规律 [J]. 广州中医药大学学报，2020，37（3）：567 – 573.